유방암 재활 홈트

BREAST CANCER REHABILITATION HOME TRAINING

"나를 위한 나만을 위한 나만의 재활"

유방암 재활은 **평생관리**
부작용 없는 **재활홈트**

김민석 지음

유방암 환자의 삶의 질 향상을 위한

유방암 재활홈트

ⓒ 김민석 2022(저자와 맺은 특약에 따라 검인을 생략합니다.)

1판 1쇄 인쇄 2022년 7월 10일
1판 1쇄 발행 2022년 7월 18일

발행처 페인프리북스 PAINFRRE BOOKS
발행인 김민석
기획총괄 김민석
내지디자인 여름날디자인
일러스트 장소희 최경숙
출판등록 2019. 7. 30. 제 25100-2019-000017호
주소 22613 인천광역시 미추홀구 경인로 358 2층 페인프리북스
전화 032-872-7555
팩스 032-874-7555
전자우편 painfredu@gmail.com
홈페이지 painfreetherapy.co.kr

ISBN 979-11-967898-3-1 (93510)

- 이 책은 저작권법에 따라 보호받는 저작물이므로 무단전재와 무단복제를 금지하며, 이 책 내용의 전부 또는 일부를 이용하려면 반드시 저작권자와 페인프리북스의 서면동의를 받아야 합니다.
  본 서의 무단전재 또는 복재행위는 저작권법 제 136조에 의하여 5년 이하의 징역 또는 5천만원 이하의 벌금에 처하게 됩니다.

※ 책값은 뒤표지에 있습니다. 잘못된 책은 교환해 드립니다.
  낙장 및 파본은 구매처에서 교환해 드립니다.
  구입철회는 구매처 규정에 따라 교환 및 환불처리가 됩니다.

유방암 환자 생존자의 삶의 질 향상을 위한

유방암 재활홈트

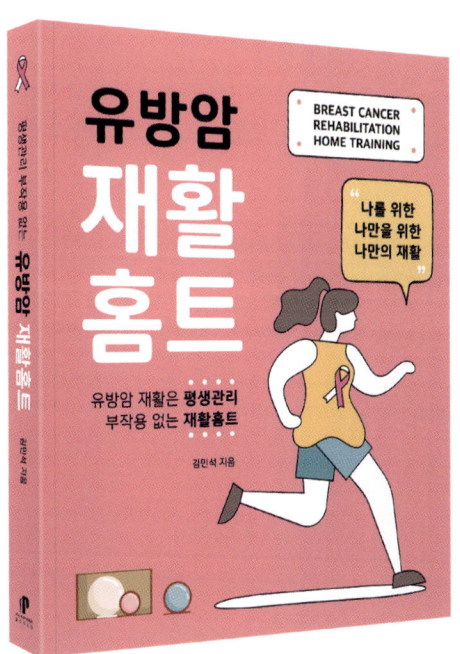

유방암 수술 후, 피할 수 없는
신체기능저하, 만성통증, 체형변형으로
어려움을 겪는
모든 **유방암 환자·생존자**들을 위한 **필독서**

수술 이후 더욱 필요한 건강관리!
유방암 수술 전후, **유방암 환자·생존자**의
삶의 질 향상을 위한 『유방암 재활홈트』

유방암 수술 후 추가적으로 발생하는 수술 후 상처, 통증, 불편감 등으로 만성 근골격계 통증·관절기능장애와 같은 증상들이 발생합니다. 『**유방암 재활홈트**』의 평생 관리법을 통해 2차 질환으로 발전되기 전에 유방암 환자·생존자가 스스로 관리 예방을 통해 통증과 불안감으로부터 해방되세요.

CONTENTS

1. 유방암 재활 홈트 10계명 … 16	6. 옆면 - 표면근육 … 21
2. 컨디셔닝 체인 … 17	7. 측면 - 표면근육 … 22
3. 기초 해부학 자세 … 18	8. 측면 - 속근육 … 23
4. 앞면 - 표면근육 … 19	9. 유방암 치료 부작용 … 24
5. 뒷면 - 표면근육 … 20	10. 유방암 수술 후 부작용(1) - 방사선 경화증 … 25

Part 1 수술전 컨디셔닝 셀프 스트레칭

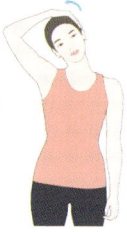

01. 의학적 근거에 의한 셀프 스트레칭 … 28	2. 어깨 올리기 & 뒤로 돌리기 … 33
02. 컨디셔닝 셀프스트레칭 노하우! … 28	3. 팔꿈치 회전하기 … 34
03. 컨디셔닝 셀프스트레칭과 근력운동 … 29	4. 어깨관절 크게 돌리기 … 34

Lv.1 준비운동 … 29

1. 목 돌리기 … 29	
2. 목 앞으로 밀기 & 턱 넣기 … 29	
3. 얼굴 회전하기 … 30	
4. 손으로 목 회전하기 … 30	
5. 목 측굴하기 … 31	
6. 목 굽히기 & 젖히기 … 31	
7. 목 회전하기 & 젖히기 … 32	
8. 목 대각선으로 젖히기 … 32	

Lv.2 어깨스트레칭 … 35

1. 뒷짐지기 … 35
2. 손 등 닿기 … 35
3. 등으로 두손 깍지끼기 … 36
4. 뒤로 깍지끼고 들어올리기 & 내리기 … 36

Lv.2 어깨 근육 활성화 운동 … 37

1. 두팔 벌려 머리위로 손벽치기 … 37
2. 머리 위로 팔 곧게 펴기 … 38
3. 누워서 위로 팔벌리기 … 39
4. 팔 앞으로 들기 & 머리위로 들기 … 39

Lv.2 어깨 회전 운동 … 33

1. 어깨 으쓱하기 … 33

Lv.2 어깨 활성화 운동 — 40

1 팔 옆으로 들어 벌리기 — 40

2. 엎드려 두팔 위로 들기 — 41

3. 뒤통수 깍지끼고 팔 모으리 & 벌리기 — 42

4. 팔꿈치 대고 앞으로 뒤로 이동하기 — 43

Lv.2 능동 어깨운동 — 44

1. 두팔 벌려 머리위로 들기 — 43

2. 어깨뼈 모으기 — 43

3. 두팔 교차해 한손으로 팔 들기 — 44

4. 어깨뼈 모으기 & 하방회전 — 44

Lv.2 부드러운 능동 어깨스트레칭 — 45

1. 팔벌려 내회전 하기 — 45

2. 한손으로 뒷짐지기 — 45

3. 수평으로 내회전 하기 — 46

4. 두팔 펴고 어깨 관절 회전하기 — 47

5. 두팔 뻗어 앞으로 원 그리기 — 47

Lv.3 응용 스트레칭 — 48

1. 수건잡고 허리스트레칭 하기 — 48

2. 수건잡고 어깨관절 스트레칭 하기 — 49

3. 책상에 팔대고 옆으로 굽히기 — 49

4. 허리숙여 가슴 스트레칭 하기 — 50

Lv.3 문 사이를 이용한 어깨 스트레칭 — 51

1. 큰가슴근 스트레칭 하기 - 낮은높이 — 51

2. 큰가슴근 스트레칭 하기 - 중간높이 — 52

3. 큰 가슴근 스트레칭 하기 - 높은 높이 — 53

유방암 수술 후 부작용(2) - 액와막 증후군 — 54

Part 2 수술 직후 유착 떼어내기

1. 큰가슴근 — 60

2. 앞톱니근 — 62

3. 위팔두갈래근 & 위팔세갈래근 — 63

4. 모음근 — 65

5. 넓은목근 & 목빗근 6. 배곧은근 — 66

6. 배곧은근 — 67

유방암 수술 후 부작용(3) - 부종 — 68

Part 3 스스로 림프마사지를 해보자!

1. 자가 림프마사지	72
1) 심호흡	74
2) 쇄골 위	74
3) 목뒤(1)	75
4) 목뒤(2)	75
5) 겨드랑이	76
6) 목 - 쇄골라인	76

2. 흉터마사지	77
1) 옆라인 마사지	79
2) 허벅지 마사지	80
3) 무릎 뒤 마사지	81
4) 종아리 마사지	81
5) 발목 마사지	82
6) 발가락 마사지	82

유방암 수술 후 부작용(4) 감각이상   83

Part 4 볼테라피를 이용해 스스로 관절기능장애를 조절해 보자!

01. 볼테라피 원리와 방법	88
1. 볼테라피 시퀀스	88
2. 볼테라피 루틴 4 포인트	89
3. 볼 사용 개수에 따른 효과차이	90
4. 호흡	91
1) 흉식호흡	91
2) 복식호흡	92
5. 볼 자극 조절하기	93
6. 중복동작과 커스텀 시퀀스 익히기	97
7. 기본 볼테라피 운동	98
1) 루틴시퀀스	99
2) 기본 볼테라피 시퀀스	102

(1) 위쪽 큰가슴근	102
(2) 바깥쪽 큰가슴근(누운자세)	106
(3) 바깥족 큰가슴근(앉은자세)	108
(4) 작은원근	111
(5) 앞톱니근	113
(6) 마름근	115
(7) 넓은등근	118
(8) 가시위근	121
(9) 가시아래근	123
(10) 어깨세모근	126

유방암 수술 후 부작용(5) 어깨기능장애 및 통증   129

Part 5 기능 장애·예방·관리를 위한 어깨재활운동

1. 어깨 기능감소 예방 운동 … 132
2. 어깨뼈 리듬운동 … 133
   1) 어깨뼈 리듬운동(1) … 133
   2) 어깨뼈 리듬운동(2) … 133
   3) 어깨뼈 리듬운동(3) … 134
   4) 어깨뼈 리듬운동(4) … 135
   5) 어깨뼈 리듬운동(5) … 136
   6) 어깨뼈 리듬운동(6) … 137

2. 목·어깨 스트레칭 … 138
3. 등·어깨 스트레칭 … 139
4. 등·가슴 옆 스트레칭 … 140
5. 목·어깨 스트레칭 … 142
6. 어깨 허리복부 코어 활성화 … 143

유방암 수술 후 부작용(6) - 심혈관계 장애 … 144

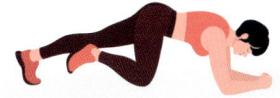

Part 6 통증이 없어질 때쯤 맨손 재활홈트!

1. 맨손 재활 홈트 노하우! … 148

2. 복부 강화 운동 … 149
   1) 일어서서 다리 들어올리기 … 149
   2) 누워서 모은 다리 굽히기 … 150
   3) 누워서 모은 다리 들어 올리기 … 151
   4) 누워서 교채해 들어 올리기 … 152
   5) 팔로 지탱해 엉덩이 들고 다리들기 … 153
   6) 플랭크 동작 후, 허리 좌우로 움직이기 … 154
   7) 플랭크 동작 후, 무릎 굽혀 올리기 … 155
   8) 플랭크 동작 후, 두 다리 동시에 굽히기 … 156

2. 어깨 강화 운동 … 157
   1) 두손 곧게 펴 머리위로 들기 … 157
   2) 두팔 벌리기 … 158
   3) 두팔 곧게 펴 앞으로 들기 … 159
   4) 양팔 팔꿈치 굽히기 … 160
   5) 앞으로 팔 올린 채 팔 벌리기 … 161

3. 허리 강화 운동 … 162
   1) 누워서 엉덩이 들기! … 162
   2) 네발기기 자세에서 팔 다리 곧게 펴기 … 163
   3) 골반 회전 운동 … 164
   4) 플랭크 자세 후, 다리 뒤로 들기 … 165

4. 하체 강화 운동

1) 스쿼트 자세(앉았다 일어서기) ... 166
2) 런지 걷기 운동 ... 167
3) 의자를 이용해 무릎 굽힘 운동 ... 168
4) 탄력 밴드 이용해 다리 벌리기 ... 169
5) 제자리 높이 뛰기 ... 170

유방암 수술 후 부작용(7) 피로감 ... 171

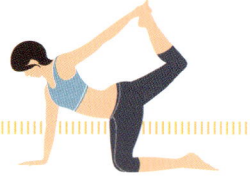

Part 7 컨디션이 올라와 더 운동하고 싶을 때 요가홈트!

1. 나무자세 ... 175
2. 바람빼기 자세 ... 175
3. 소머리 자세(변형1) ... 176
4. 반활자세 ... 176
5. 강아지 자세 변형 ... 177
6. 양다리 벌려 선 전굴자세 ... 177
7. 허리비틀기 자세 ... 178
8. 어깨 서기 자세 ... 178
9. 메뚜기 자세 ... 179
10. 전사 자세 ... 179
11. 소머리 자세(변형2) ... 180
12. 쪼그려 앉은 자세 ... 181
13. 얼굴 아래로 향한 개 자세 ... 181
14. 앉은 전굴 자세 ... 182
15. 강아지 자세 ... 182
16. 아기자세 ... 183
17. 소 얼굴 자세 ... 183
18. 앉은 비틀기 자세 ... 184
19. 옆허리 스트레칭 자세 ... 185
20. 앉은 숫자 4 자세 ... 185
21. 박쥐 자세 ... 186
22. 독수리 자세 ... 186
23. 양다리 벌려 선 전굴자세 ... 187
24. 전사자세3 ... 188
25. 의자자세 ... 188
26. 양팔을 들어 올린 자세 ... 189
27. 양팔 벌린 숫자 4 자세 ... 189
28. 옆 널빤지 자세 ... 190
29. 보트자세 ... 190
30. 사지 막대 자세 ... 191
31. 코브라 자세 ... 191
32. 낙타자세 ... 192

유방암 수술 후 부작용(8) 불면증 ... 193

Part 8 컨디션이 올라와 근력향상을 위해, 기구 운동이 필요할 때

1. 어깨 강화 운동   196
1) 로우 풀리 래터럴 레이즈   198
2) 시티드 덤벨 프레스   199
3) 업라이트 로우   200
4) 케틀벨 스윙   201
5) 프리쳐 컬   202

2. 가슴 근육 강화운동   201
1) 크로스 오버   201
2) 펙 덱 플라이   204

3. 등 강화 운동   205
1) 시티드 로우(1)   205
2) 시티드 로우(2)   206
3) 렛 풀 다운   207
4) 클로즈 그립 렛 풀 다운   208

4. 하체 강화 운동   209
1) 레그 익스텐션   209
2) 머신 어덕션   210
3) 파워 스쿼트   211
4) 런지   212
5) 스쿼트   213

5. 유산소 운동   214
1) 러닝머신   214
2) 싸이클   215
3) 크로스 워킹   216

유방암 수술 후 부작용(9) 골다공증과 골감소증   217

Part 9 이유 모를 만성통증이 느껴질 때 볼테라피 재활 홈트!

1. 목·어깨 통증과 두통 시퀀스　221
1) 목커브 만들기　222
2) 위등세모근　225
3) 어깨 올림근　228
4) 뒤통수밑근　231
5) 머리널판근　233
6) 목빗근　235
7) 목갈비근　238

2. 허리 통증 시퀀스　240
1) 요추커브 만들기　241
2) 엉덩허리근 – 뒤쪽　244
3) 엉덩허리근 – 앞쪽　246
4) 배곧은근　249
5) 배가로근　253
6) 골반 비틀기　255
7) 허리네모근　258
8) 골반저근육　260
9) 큰볼기근　263

3. 무릎 통증 시퀀스　265
1) 앞정강이근　266
2) 아래 넙다리네갈래근　270
3) 넙다리뒤근육　273
4) 장딴지근　276

유방암 수술 후 부작용(10) 다이어트　279

Part 10 이식 수술 재활을 위한 볼테라피!

1. 유방 보형물 및 조직확장기   284
    1) 큰가슴근   285
    2) 앞톱니근   288
    3) 배곧은근   290
    4) 위등세모근   293
    5) 마름근   296

2. 복직근을 이용한 가슴복원 수술   299
    1) 배곧은근   301
    2) 엉덩허리근 – 뒤쪽   305
    3) 엉덩허리근 – 앞쪽   307
    4) 허리네모근 & 빗근   310
    5) 척추세움근   312

3. 넓은등근을 이용한 가슴복원 수술   314
    1) 넓은등근   316
    2) 허리네모근 & 빗근   319
    3) 골반비틀기   321

4. 허벅지 안쪽 넓적다리 근육을 이용한 가슴복원 수술   324
    1) 모음근   326
    2) 넙다리뒤근육   329
    3) 골반저근육   332

5. 아래엉덩이 근육을 이용한 가슴복원 수술   335
    1) 넙다리뒤근육   337
    2) 큰볼기근   340
    3) 골반저근육   342

6. 엉덩이 뒤 근육을 이용한 가슴복원 수술   345
    1) 큰볼기근   347
    2) 골반저근육   349
    3) 엉덩정강근막띠   352
    4) 궁둥구멍근   355

PROLOGUE

들어가기 전, 유방암 재활에 대한 안타까운 마음

수많은 유방암 환자나 생존자를 치료하면서 느꼈던 가장 안타까운 것은 이들을 위한 전문적인 재활 프로그램이 부족하다는 것이였습니다. 유방암 수술은 대부분 대학병원에서 그 역할을 맡고 있지만, 유방암 세포 제거, 전이 방지 등의 치료에 초점이 맞춰져 있기 때문에 수술 이후 환자의 신체기능 관리에 집중하기 어려운 상황입니다. 특히, 유방암 재활은 단기간에 이뤄지는 것이 아닌, 장기적으로 평생동안 관리가 필요합니다. 유방암 환자의 신체기능 재활을 위해서는 장기간 관리와 전문가의 치료와 관리가 필요하지만, 유방암 환자 · 생존자들은 시간적 · 비용적 · 공간적 제약과 함께 전문 치료사의 부족으로 인해 지속적으로 재활치료를 받기 어려운 실정입니다. 유방암 환자들이 수술 후 퇴원, 정기 진료 등을 통해 병원의 치료를 받지만, 이것은 유방암 세포의 재발이나 전이와 같은 유방암 세포치료를 위한 관리입니다.

과거 수술법이 발달하기 전에는 유방암 세포의 전이를 예방하기 위해 불필요하게 많은 림프절을 절제를 한 경우 림프부종 치료에 재활 초점이 맞춰져 있었습니다. 하지만 세계적인 트렌드 역시 부종치료와 함께 신체기능 재활의 중요성이 대두되고 있습니다. 환자들의 관리정도와 수술법, 검사법의 발달, 영양상태 등으로 유방암 환자는 더 이상 환자가 아닌 유방암 생존자로써 더 나은 삶의 질 유지에 많은 관심을 쏟고 있습니다. 또한, 최근에는 유방 절제 후 유방 재건에 대한 관심과 수술이 증가하고 있는 추세입니다. 과거에는 배곧은판 재건, 넓은등근피판 재건, 안쪽넓적다리피판, 엉덩넙다리피판 재건 수술법등이 사용되었습니다. 물론 필요에 따라, 최근에도 위와 같은 수술방법들을 사용되지만, 조직 제공부위와 수술부위가 신체기능에 동시에 영향을 미치기 때문에, 두 부위 모두 재활이 필수적입니다. 정상적인 신체 조직이 이탈됐기 때문에, 조직제공 부위의 신체 기능이 정상일 리가 없지만 유방 재건에 초점이 맞춰져 있기 때문에 조직제공 부위의 재활에 대한 관심은 상대적으로 부족합니다. 결과적으로, 유방 재건에는 성공적일 수는 있지만, 조직제공 부위에는 기능저하 · 통증이 발생할 수 있기 때문에, 조직제공 부위도 관리가 되어져야 하지만, 두 부위 모두 관리하기에는 유방암 생존자들의 시간적 · 비용적 · 공간적 부담이 가중되고 있는것이 사실입니다.

유방암 생존자의 몸 컨디션은 수술 전의 몸 컨디션과는 매우 다릅니다. 성공적인 수술 이후 신체에 아무 문제가 없더라도, 여행과 같은 야외활동을 통해서 갑자기 컨디션이 저하 될 수 있기 때문에 평상시 몸 컨디션 관리는 매우 중요합니다. 최근에는 수술법의 발달로 수술 직후에는 수술 후유증이 크게 문제 되지 않을 수 있지만, 유방암 치료는 항암 치료, 방사선치료, 약물치료 등 지속적인 암세포 치료로 인해 전반적으로 신체기능의 저하 뿐만 아니라, 어깨기능 저하를 초래할 수 있습니다. 따라서, 수술 전, 수술 직후, 수술 후 3개월 이후 단계에서 전문적인 관리가 필요합니다. 따라서, 유방암 생존자는 단순히 유방암 재발만 걱정할 것이 아니라, 적극적인 관리를 통해 보다 나은 삶의 질을 영유하는 것이 매우 중요합니다.

머리말

『유방암 재활 홈트』는 유방암 수술 후 신체적으로 어려움을 겪는 유방암 환자와 생존자의 삶의 질 향상을 위해 출판되었습니다. 『유방암 재활 홈트』는 획일적인 운동법 보다는 유방암 환자 개개인의 신체 건강 상태에 따라 맞춤식 재활 운동이 될 수 있도록 내용을 구성하였습니다. 유방암에 대한 일반적인 지식을 담기보다는 유방암 환자 생존자에게 실질적으로 필요한 운동법에만 초점을 맞췄습니다. 『유방암 재활 홈트』는 해외 유수의 의료기관과 유방암 재활 관련 해외 최신 SCI급 논문을 참고했을 뿐만 아니라 저자의 유방암 재활 박사학위 연구, 임상과 연구경험을 더해 구성되었습니다.

당부의 말씀

"앞으로 어떻게 건강 관리를 하지?" "부종이 생길 수 있다는데 어떻게 예방, 관리를 하지?"
"어깨, 목, 허리 통증 등이 생긴다는데 어떻게 예방, 관리를 하지?"

유방암 진단과 수술 이후 많은 환자분들께서 건강에 대한 막막한 두려움 등을 느끼셨을 거라 생각됩니다. 정기검진 이후, 유방암 완치라는 희망찬 기쁨과 동시에 재발과 전이라는 두려움에 직면하게 됩니다. 대부분의 유방암 환자들은 수술을 한 대학병원에서 발길이 뜸해질수록 세상에 방치된 기분을 느낄 수 있습니다. 이러한 막연함 속에 많은 환자들은 혼자만의 힘으로 어려움을 극복하려 합니다. 인터넷에서 접할 수 있는 나와 다른 환자의 경험담에 혹 하여 무작정 따라하거나, 검증되지 않은 민간 요법에 현속되기 쉽습니다. 유방암 재활 홈트는 다수의 유방암 재활 관련 최신 국제 논문, 임상경험, 전공 서적 등을 참고하여 출간되었습니다. 유방암 수술 후 신체기능과 통증관리는 충분히 자가관리 할 수 있습니다. 성공적인 수술 이후, 컨디셔닝- 통증관리-컨디션 유지-근력회복-근 지구력 회복-근력강화-근지구력 유지 및 강화의 컨디셔닝 체인이 끊어 지지 않게 노력 한다면 유방암 수술 후 컨디션 관리는 충분히 가능합니다. 『유방암 재활 홈트』는 유방암 수술 전·후부터 유방암 재활에 사용되길 희망하며, 각각의 신체 건강 조건에 맞는 맞춤식 재활의 길잡이가 되길 기대합니다.

『유방암 재활 홈트』는 수술 전, 직후 부터, 만성통증이 찾아오는 3~6개월 이후의 불편감이나 통증을 환자 생존자가 스스로 관리 예방하기를 기대합니다. 물론 불편감이나 통증이 질병으로 발전하면, 의사의 전문적인 치료가 필요하지만, 2차적인 질환 발전을 예방하는 것이 최선입니다. 본 책은 유방암 재활 관련한 해외 최신논문과 해외 유수의 의료기관에서 제공하는 재활운동을 기반으로 작성되었고, 이에더해, 저자의 임상과 연구경험을 더해 최대한 안전한 재활운동으로 본 책을 구성하였습니다. 하지만, 운동기간 중 통증이 극심해지거나 다른 수술에 의한, 운동에 의한, 일상생활에 의한 어떠한 부작용이 발생하였을 경우에는 전문의와 상의 후에 운동하시기를 권장합니다. 권장사항을 준수하지 않는 경우 부상 발생시에는 책임을 지지 않습니다. 『유방암 재활 홈트』는 유방암 환자 생존자가 병원의 전문적인 치료와 함께, 독립적으로 관리 예방에 많은 관심과 노력을 통해 높은 삶의 질을 영유하길 기원합니다.

효과적인 책 활용법

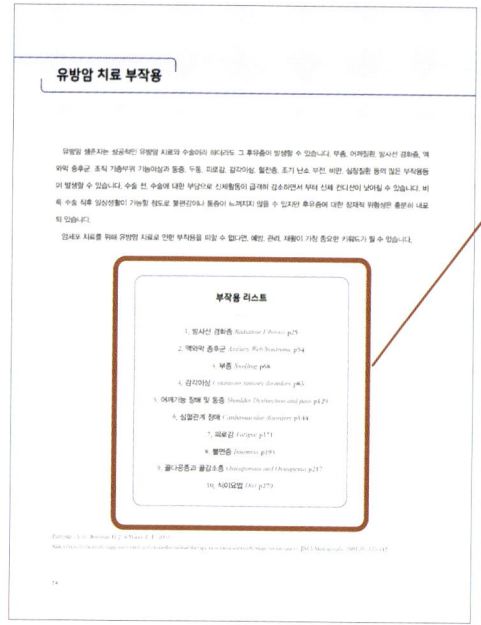

1. 해외 최신 논문에 근거한 유방암 수술 부작용 관련 정보

유방암 부작용에 대한 최신 해외 SCI 논문을 인용했습니다.
유방암 재활에 참고해주세요.

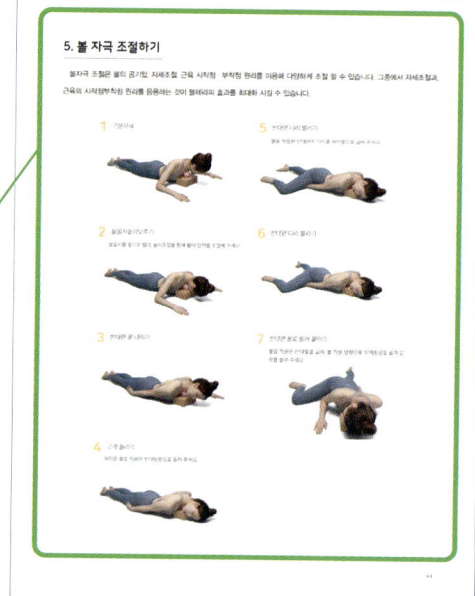

2. 볼테라피 방법 확인하기

볼테라피 효과를 극대화 하기 위해
볼테라피 운동법을 상세히 확인해 주세요.

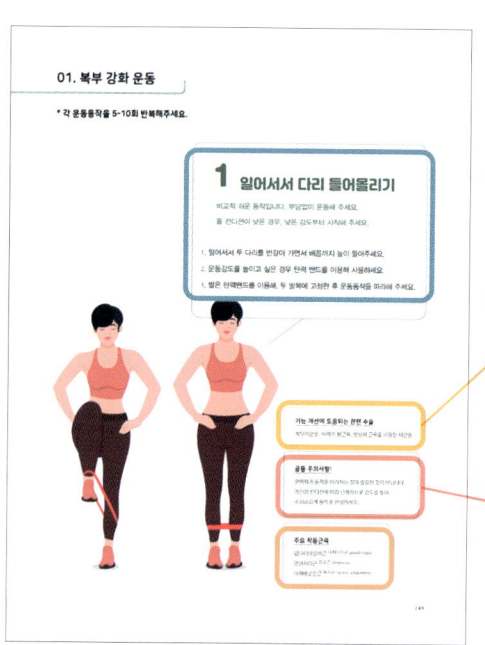

3. 이식수술에 도움되는 운동 확인하기

가슴복원을 위한 이식부위 재활에
도움이 되는 수술법을 확인해주세요.

4. 주의사항 확인하기

운동 중, 부상위험을 낮추기 위해
운동 주의사항을 참고해 주세요.

5. 근육설명 확인하기

근육에 대한 볼테라피의 효과를 확인하기 위해
기본적인 근육에 대한 정보를 제공합니다.

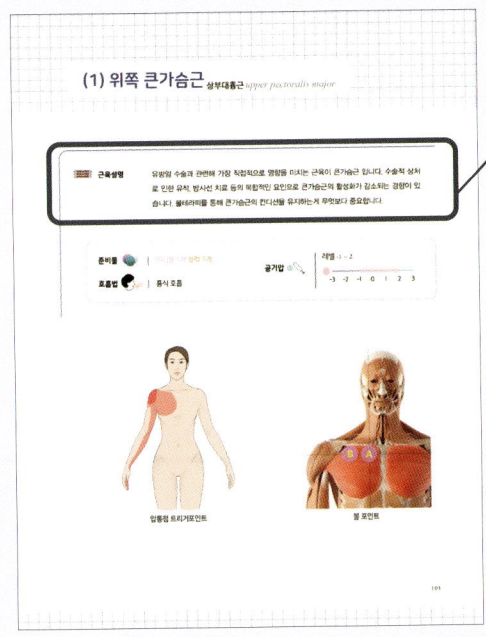

6. 운동 상세설명 확인하기

볼테라피를 위해 준비물, 호흡법, 볼 압력 정도를 참고해 주세요.
각 Part 운동법에 대한 상세설명을 참고해 주세요.

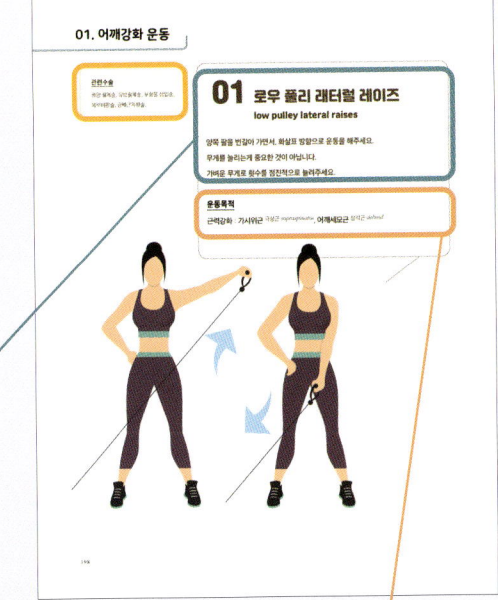

7. 주요 작동근육(운동목적) 확인하기

효과적인 재활 운동을 위해
근육명칭을 학습해 주세요.

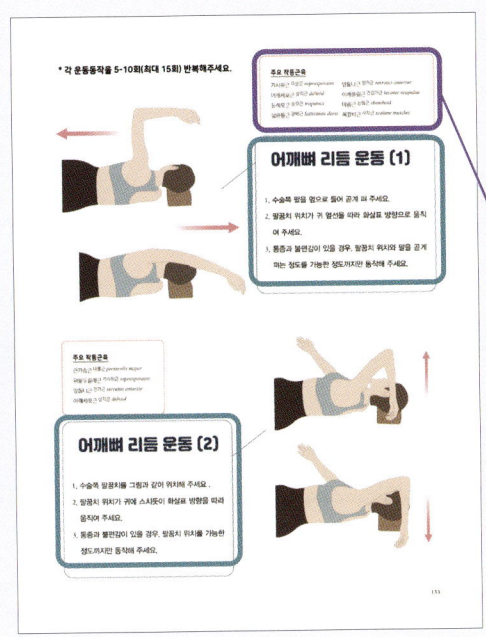

8. 운동 근육 확인하기

각 Part 운동 효과로 기능개선과
통증이 감소하는 근육을 확인해 보세요.

유방암 재활 홈트 10계명

1. 꾸준히 운동하라!
큰 결심 이후, 운동을 꾸준히 하면 유방암을 계기로 더욱 건강해 질 수 있습니다.

2. 자신의 몸을 유리처럼 아껴라!
가족 지인들도 유방암 진단과 수술 직후에는 배려를 해주지만, 시간이 지날수록 둔감해 지기 때문에, 스스로 몸을 아끼고, 지인들에게 충분히 본인의 건강상태를 설명해주세요. 그리고, 스스로 자신의 몸을 유리처럼 아끼세요. 경험하지 않은 것에 대해 남들은 이해 하지 못합니다.

3. 몸이 건강해야 정신도 건강하다!
몸이 건강해야 건강한 정신으로 대인 관계도 유지되고 발전될 수 있습니다.

4. 컨디션에 따라 일보 후퇴하라!
컨디션이 좋지 않을 때는 평상시 운동 강도보다 낮추고, 스트레칭과 같은 컨디셔닝 운동을 통해 건강을 유지하세요.

5. 운동의 강도보다는 횟수를 늘려라!
유방암 재활의 핵심은 꾸준함과 안전입니다. 이를 위해, 운동 강도에 집중하기보다는 운동횟수와 컨디션 유지에 집중하세요.

6. 욕심내지 말고, 단계적으로 운동하라!
유방암 재활은 장기전 입니다. 한번에 즉각적인 효과를 기대하기 보다는, 단계적으로 운동강도를 올리세요. 안전하게 운동하는 것이 제일입니다.

7. 운동시 통증이 느껴지면, 즉시 운동을 잠시 보류하라!
운동시 언제든지 통증이 발생할 수 있습니다. 욕심내지 말고 운동을 잠시 보류하세요. 컨디셔닝을 통해 천천히 몸 상태를 끌어 올리세요.

8. 남들이 효과 봤다는 운동을 따라하지 마라!
인터넷에 쉽게 접할 수 있는, 남들이 효과봤다는 운동 무작정 따라하지 마세요. 각 개인의 몸 상태는 서로 다릅니다. 다른 사람과 본인과의 몸 상태는 다르기 때문에, 그효과 역시 다를 수 있습니다.

9. 처음부터 완벽한 운동 동작을 따라하지 마라!
과욕은 금물입니다. 운동 첫 시작부터, 완벽하게 동작을 따라하지 마세요. 비슷하게 따라하면서, 단계적으로 운동 동작을 완성하세요.

10. 운동, 여행 등을 앞두고, 특히 컨디션 유지에 신경써라!
좋은 컨디션 유지 중에, 여행 운동과 같은 신체활동을 앞두고, 운동 강도와 횟수를 조금 높여주세요. 미리 준비하지 않으면, 신체활동 이후 급격하게 컨디션이 저하 될 수 있습니다.

컨디셔닝 체인

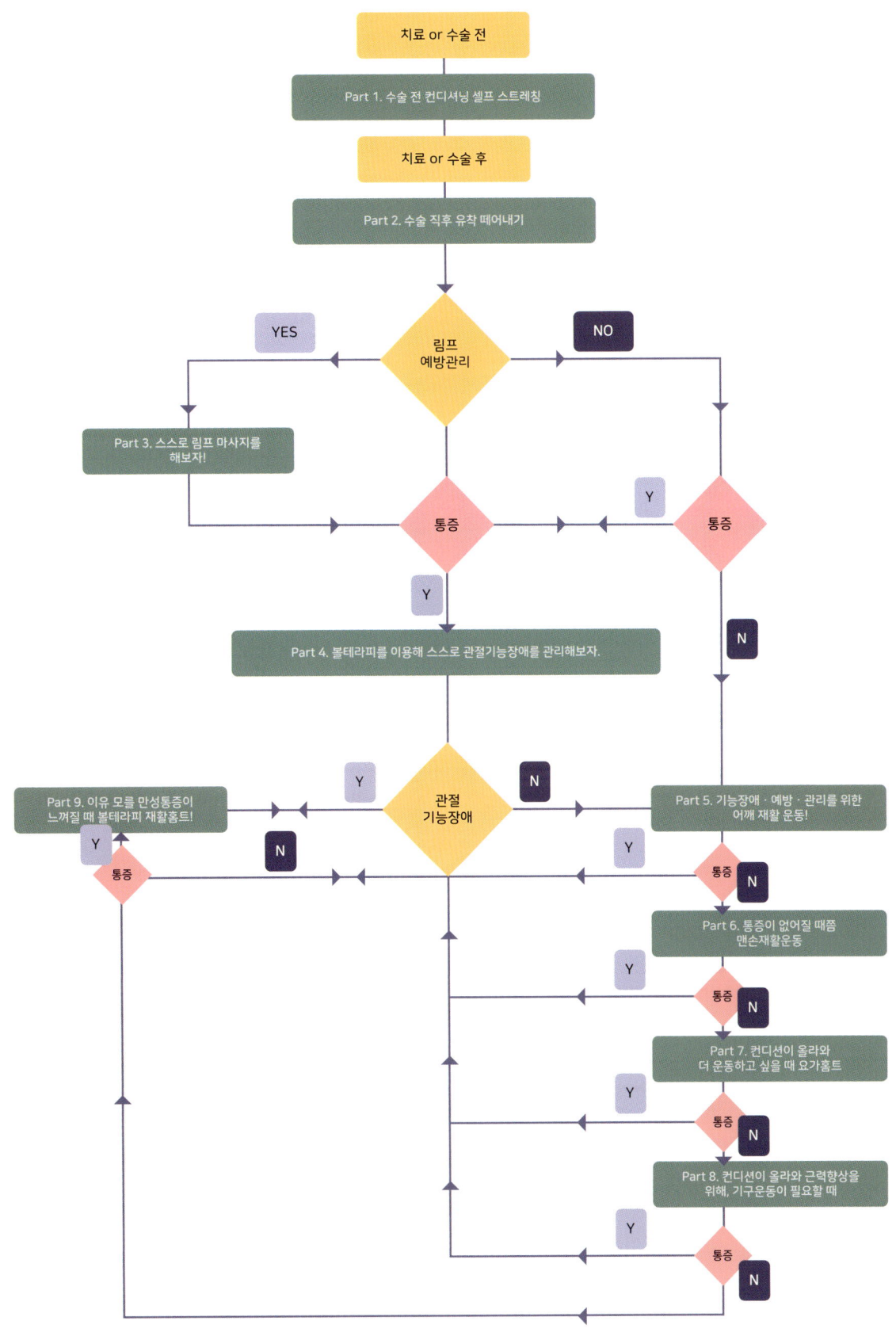

1. 기초 해부학 자세

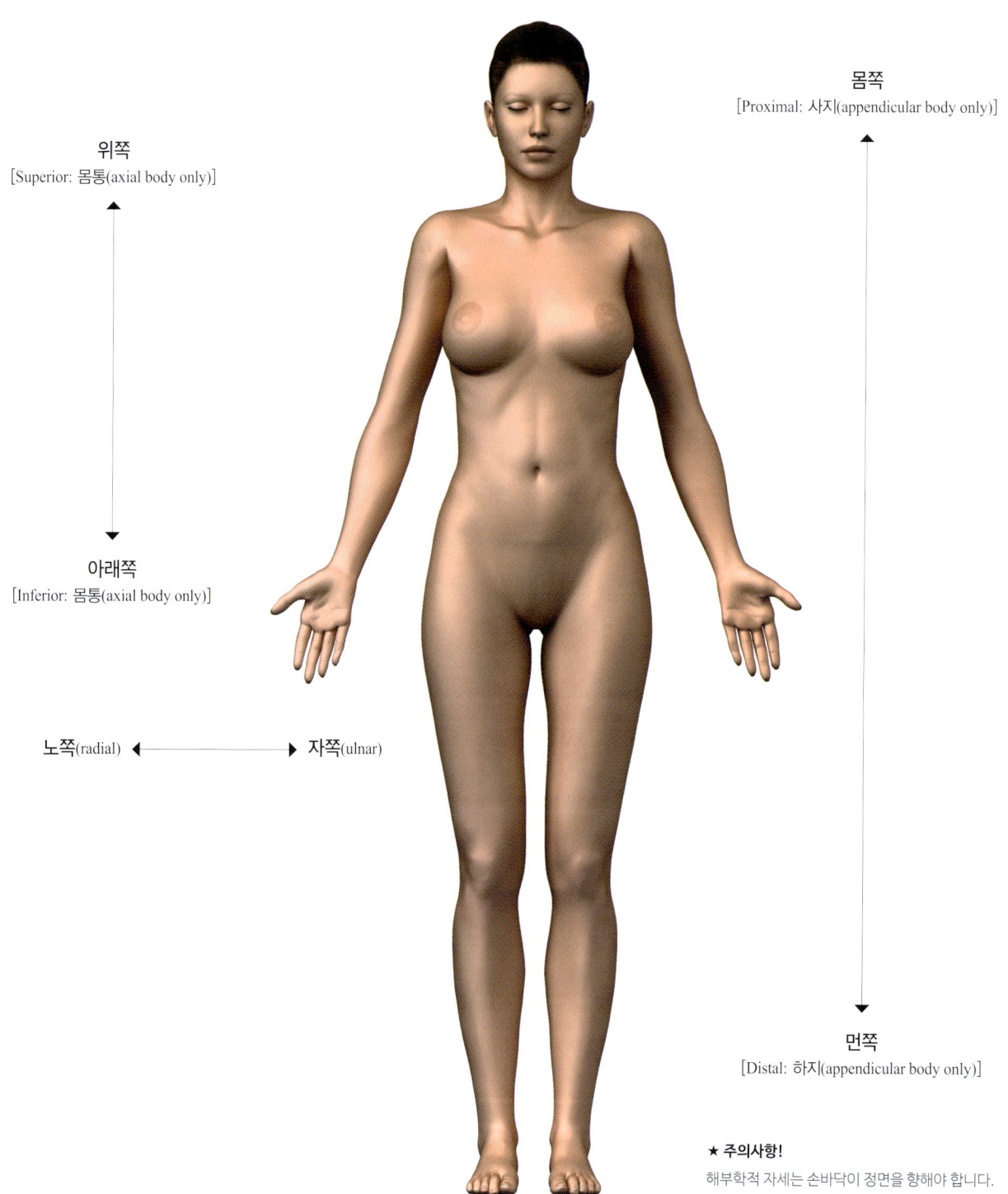

위쪽
[Superior: 몸통(axial body only)]

아래쪽
[Inferior: 몸통(axial body only)]

노쪽(radial) ◄────► 자쪽(ulnar)

몸쪽
[Proximal: 사지(appendicular body only)]

먼쪽
[Distal: 하지(appendicular body only)]

★ 주의사항!
해부학적 자세는 손바닥이 정면을 향해야 합니다.

바깥쪽 [Lateral: 전체 신체(entire body)] ◄────► 중심쪽 [Medial: 전체 신체(entire body)]

2. 앞면 - 표면근육

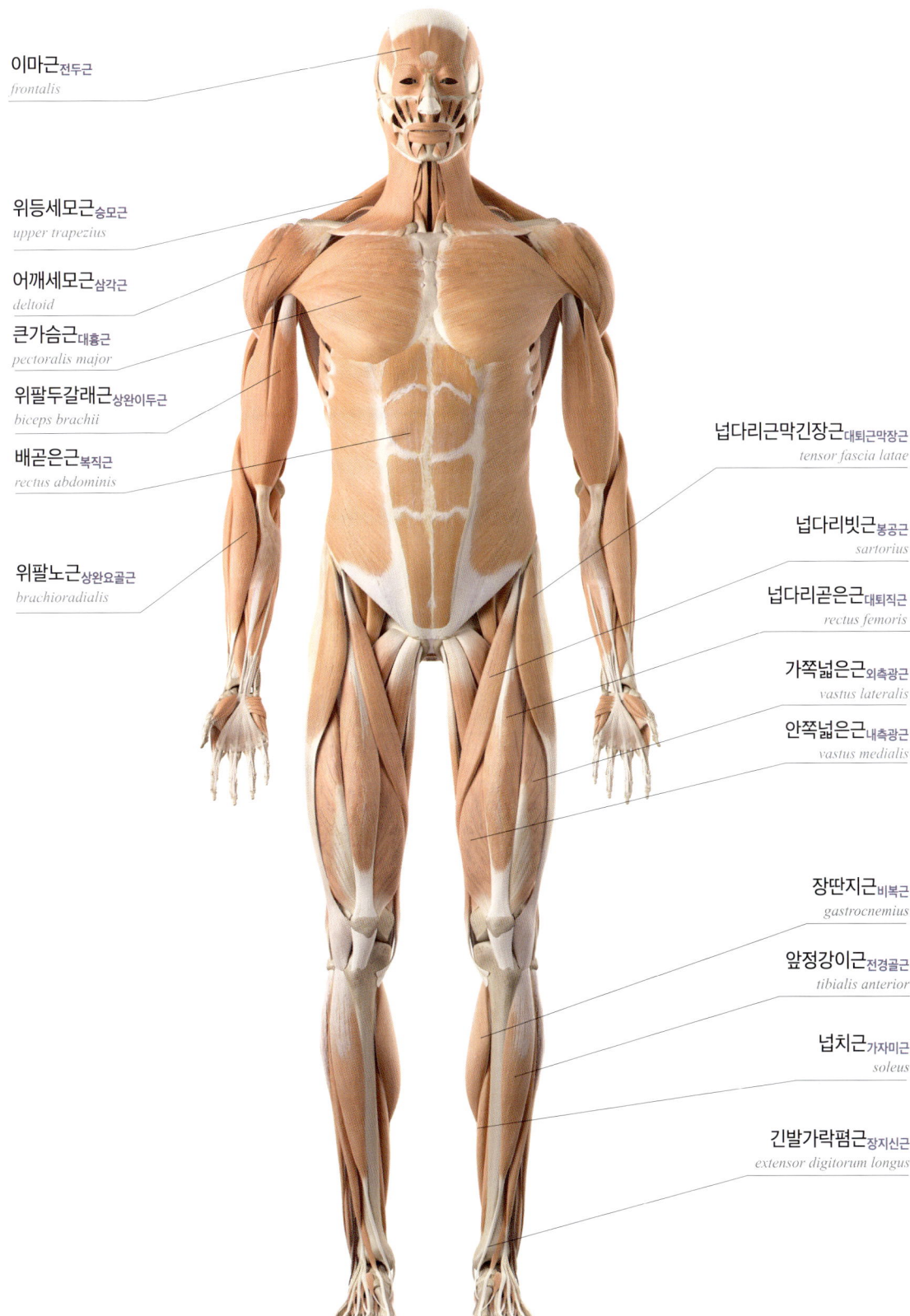

3. 뒷면 - 표면근육

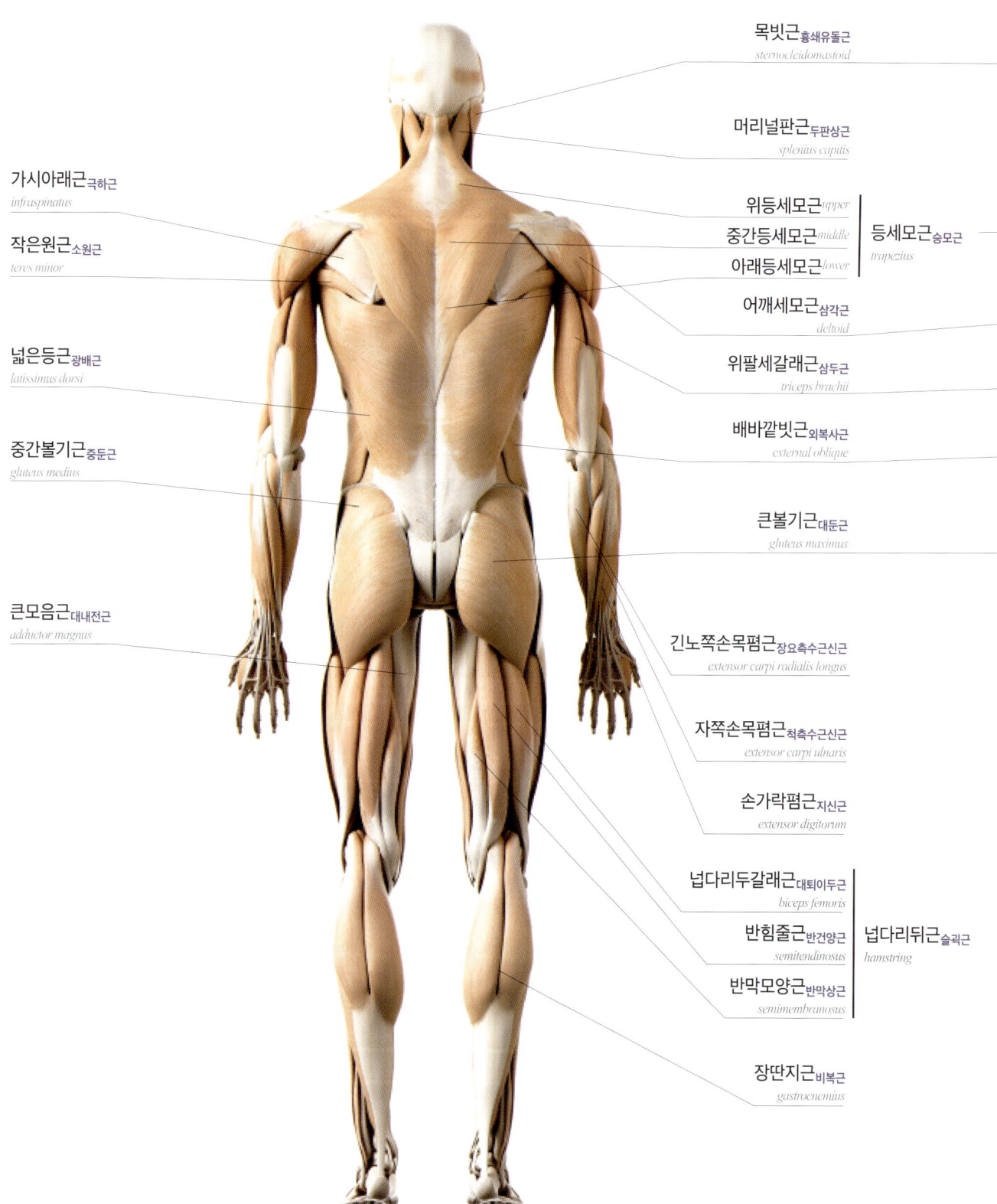

4. 옆면 - 표면근육

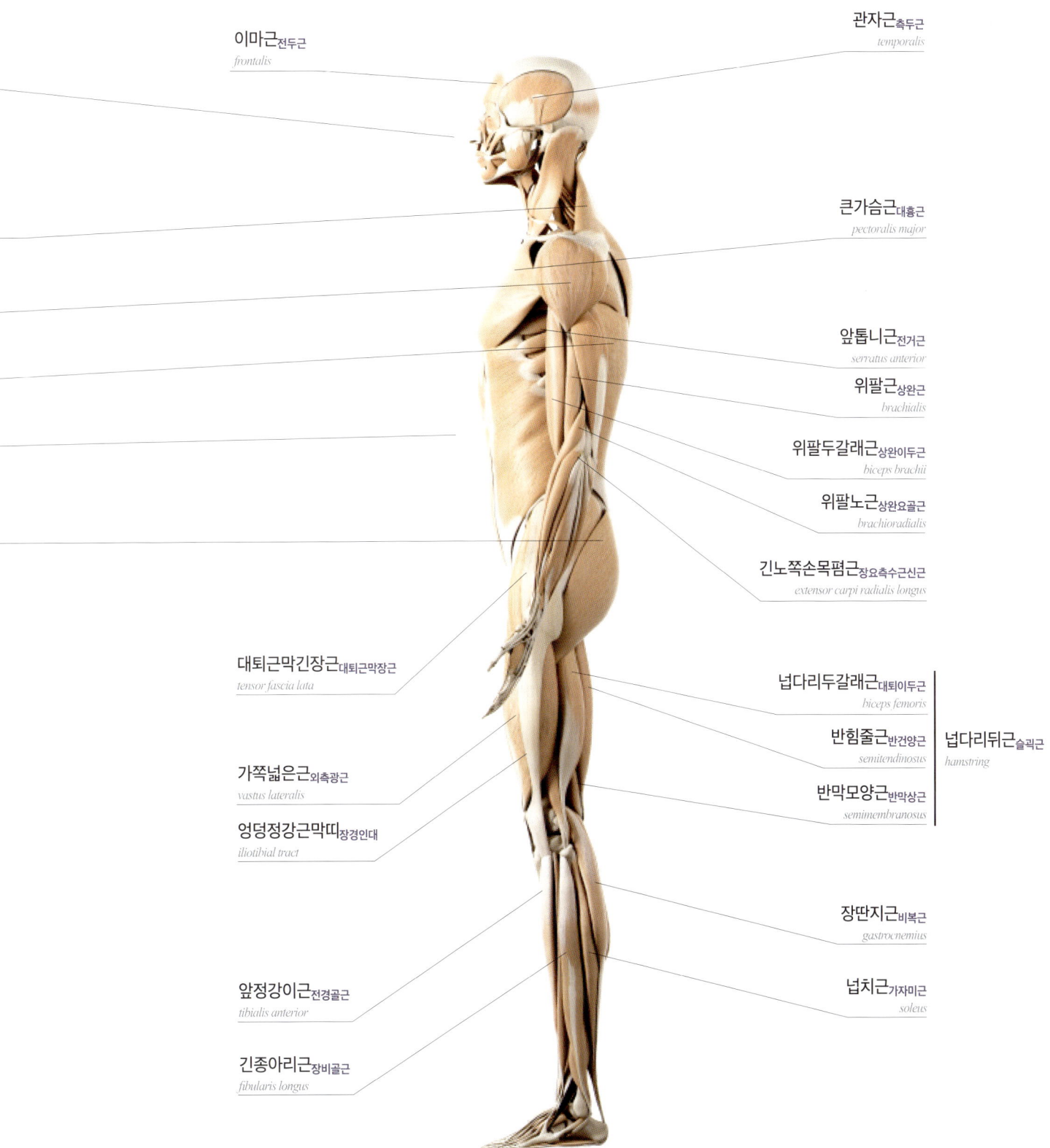

5. 측면 - 표면근육

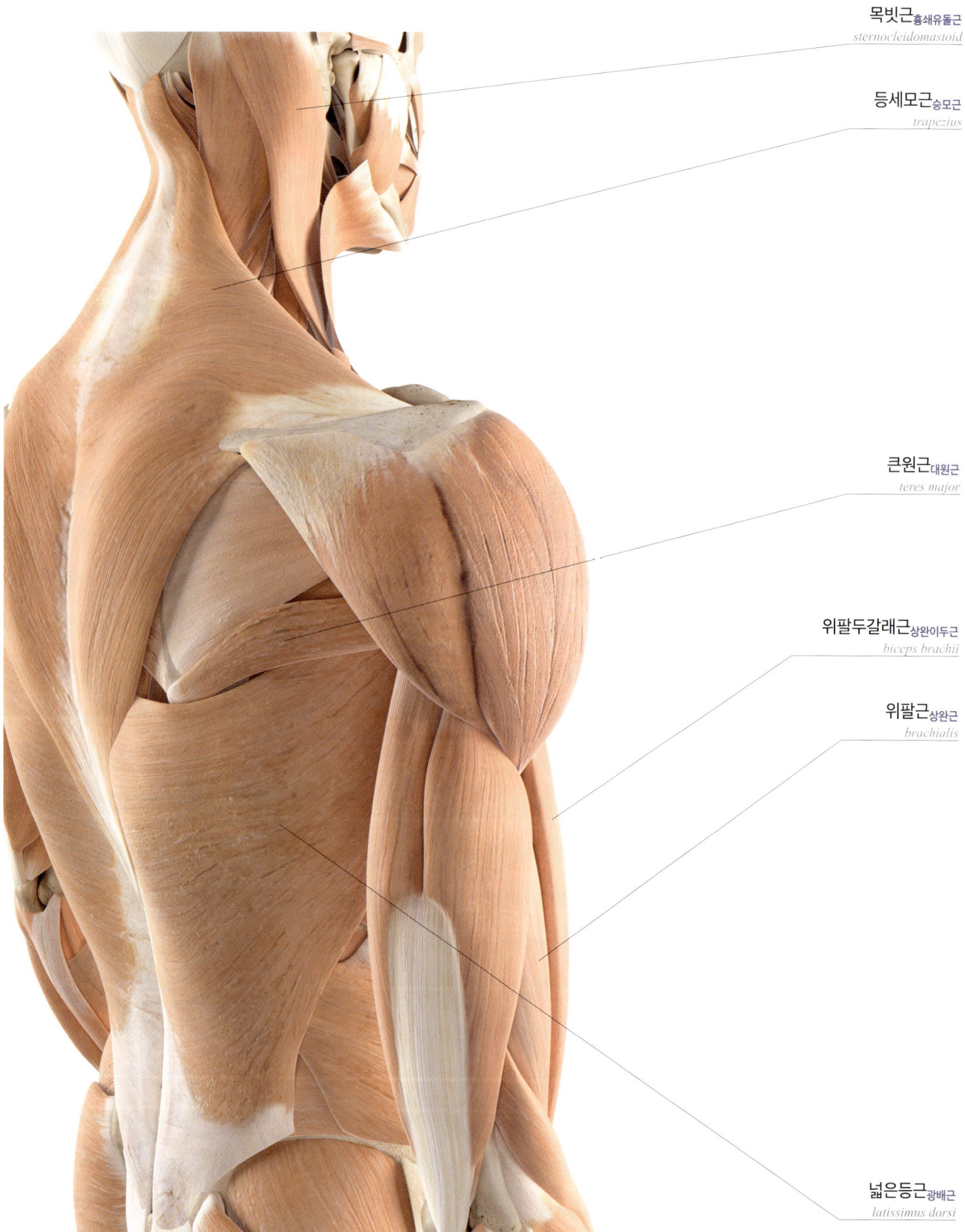

목빗근 흉쇄유돌근
sternocleidomastoid

등세모근 승모근
trapezius

큰원근 대원근
teres major

위팔두갈래근 상완이두근
biceps brachii

위팔근 상완근
brachialis

넓은등근 광배근
latissimus dorsi

6. 측면 - 속근육

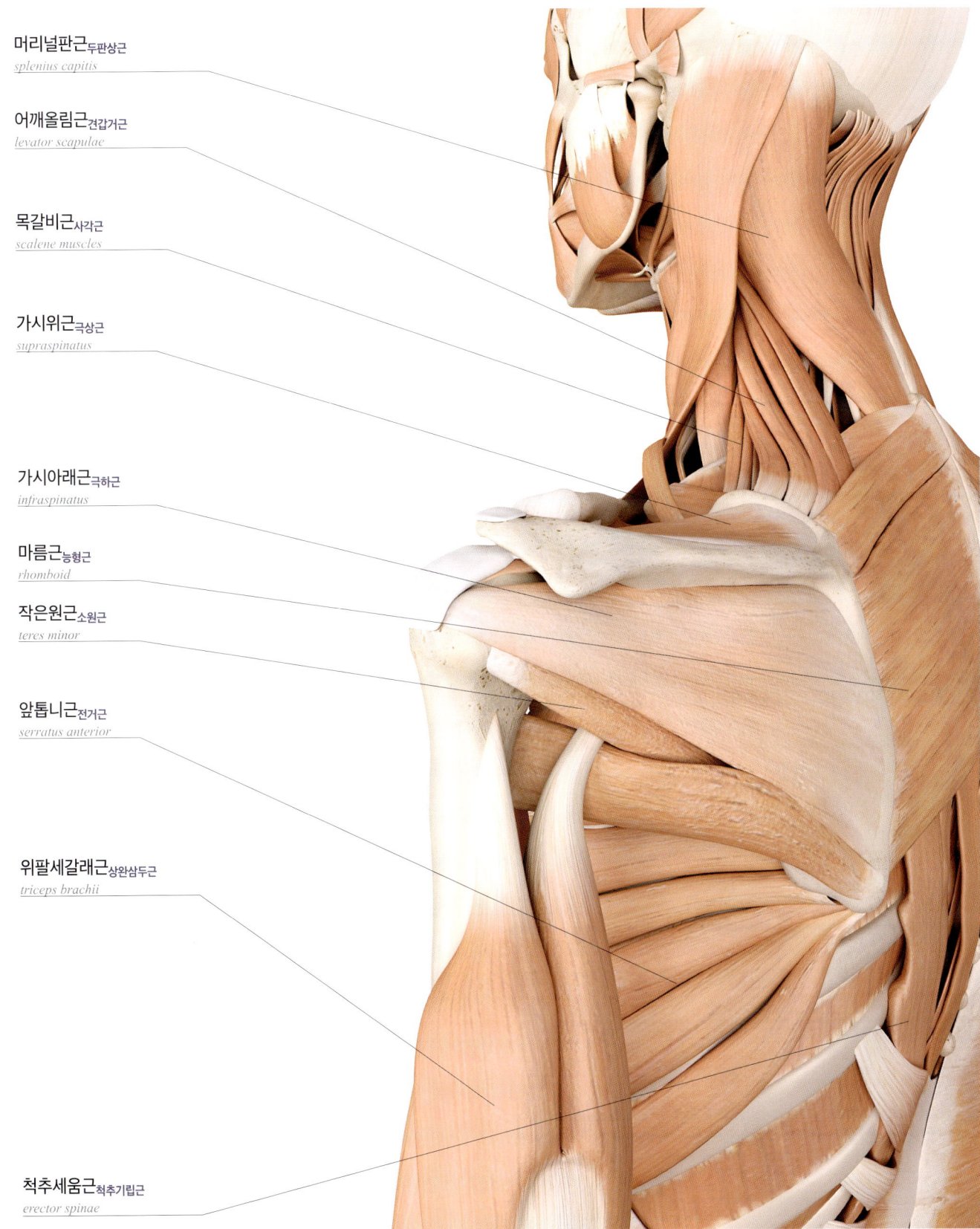

- 머리널판근 두판상근
  splenius capitis
- 어깨올림근 견갑거근
  levator scapulae
- 목갈비근 사각근
  scalene muscles
- 가시위근 극상근
  supraspinatus
- 가시아래근 극하근
  infraspinatus
- 마름근 능형근
  rhomboid
- 작은원근 소원근
  teres minor
- 앞톱니근 전거근
  serratus anterior
- 위팔세갈래근 상완삼두근
  triceps brachii
- 척추세움근 척추기립근
  erector spinae

유방암 치료 부작용

유방암 생존자는 성공적인 유방암 치료와 수술이라 하더라도 그 후유증이 발생할 수 있습니다. 부종, 어깨질환, 방사선 경화증, 액와막 증후군, 조직 기증부위 기능이상과 통증, 두통, 피로감, 감각이상, 혈전증, 조기 난소 부전, 비만, 심장질환 등의 많은 부작용등이 발생할 수 있습니다. 수술 전, 수술에 대한 부담으로 신체활동이 급격히 감소하면서 부터 신체 컨디션이 낮아질 수 있습니다. 비록 수술 직후 일상생활이 가능할 정도로 불편감이나 통증이 느껴지지 않을 수 있지만 후유증에 대한 잠재적 위험성은 충분히 내포되 있습니다.

암세포 치료를 위해 유방암 치료로 인한 부작용을 피할 수 없다면, 예방, 관리, 재활이 가장 중요한 키워드가 될 수 있습니다.

부작용 리스트

1. 방사선 경화증 *Radiation Fibrosis* p25
2. 액와막 증후군 *Axillary Web Syndrome* p54
3. 부종 *Swelling* p68
4. 감각이상 *Cutaneous sensory disorders* p83
5. 어깨기능 장애 및 통증 *Shoulder Dysfunction and pain* p129
6. 심혈관계 장애 *Cardiovascular disorders* p144
7. 피로감 *Fatigue* p171
8. 불면증 *Insomnia* p193
9. 골다공증과 골감소증 *Osteoporosis and Osteopenia* p217
10. 식이요법 *Diet* p279

Partridge, A. H., Burstein, H. J., & Winer, E. P. (2001).
Side effects of chemotherapy and combined chemohormonal therapy in women with early-stage breast cancer. JNCI Monographs, 2001(30), 135-142.

유방암 수술 후 부작용(1)
방사선 경화증 Radiation Fibrosis

유방암 치료를 위해 방사선 치료는 필수적인 치료입니다. 암세포 제거를 위한 치료지만, 방사선 치료로 인해 신경세포의 직접적인 손상과 방사선으로 유발되는 조직 섬유증으로 인해 보다 점진적인 손상, 신경을 공급하는 인접 혈관 손상과 결합된 신경 내부 및 신경 주변의 흉터 조직이 발생할 수 있습니다. 또한, 신경세포에 대한 방사선의 영향은 신경 세포가 수축하여 신경 섬유의 탄력성이 감소됩니다.

방사선 경화증은 방사선 치료 후, 빠르고 공격적으로 진행됩니다. 일부 환자에게서는 점진적으로, 심지어 몇 년 후에도 발병하지만, 다른 환자에서는 복잡한 메커니즘 때문에 그 원인을 명확하게 설명하기 어렵습니다. 방사선 경화증의 주된 증상으로는 감각이상(따끔거림, 무감각, 뜨거운 느낌, 가려움증, 전기적 느낌, 찌름), 접촉에 대한 피부의 민감도 증가, 부분적 운동 상실(근육 약화 및 운동기능 저하), 완전 마비, 근육 위축, 이동 장애, 어깨 관절 기능 저하와 통증 등이 대표적입니다.

방사선 경화증에 의한 근육 경련과 트리거포인트 통증은 근막 통증유발점과 매우 유사합니다. 방사선 경화증의 일반적인 부작용 및 목 부위, 등세모근 승모근 *trapezius*, 마름근 능형근 *rhomboid* 과 같은 근막동통 유발점과 비슷합니다. 방사선 경화증이 시작되면 경련이 항상 발생하는 것은 아니지만, 막연한 근육 뻣뻣함을 느낄 수 있습니다. 하지만, 방사선 경화증이 진행되면 흉부근육과 바깥갈비사이근 늑간근 *external intercostal muscles*의 지속적인 근육 수축이 상당히 심해져서 몇 시간 호흡에 힘들어 지속될 수 있습니다.

방사선 경화증 관리의 핵심은 예방과 관리입니다. 방사선에 의해 정상세포도 피복이 되기 때문에 해외에서는 주로 다음과 같은 방법으로 치료 및 관리를 할 수 있습니다.

1) 약처방, 2) 산소치료 3) 물리치료 4) 미세전류 자극 등의 방법이 사용되고 있습니다.

방사선 경화증 치료를 위한 물리치료적 접근은 다음과 같습니다. 1) 신체운동 2) 어깨 움직임운동 3) 림프부종 관리

1. Johansen, S., Fosså, K., Nesvold, I. L., Malinen, E., & Fosså, S. D. (2014). Arm and shoulder morbidity following surgery and radiotherapy for breast cancer. Acta oncologica, 53(4), 521-529.
2. Warpenburg, M. J. (2014). Deep friction massage in treatment of radiation-induced fibrosis: rehabilitative care for breast cancer survivors. Integrative Medicine: A Clinician's Journal, 13(5), 32.
3. Cheville, A. L., & Tchou, J. (2007). Barriers to rehabilitation following surgery for primary breast cancer. Journal of surgical oncology, 95(5), 409-418.

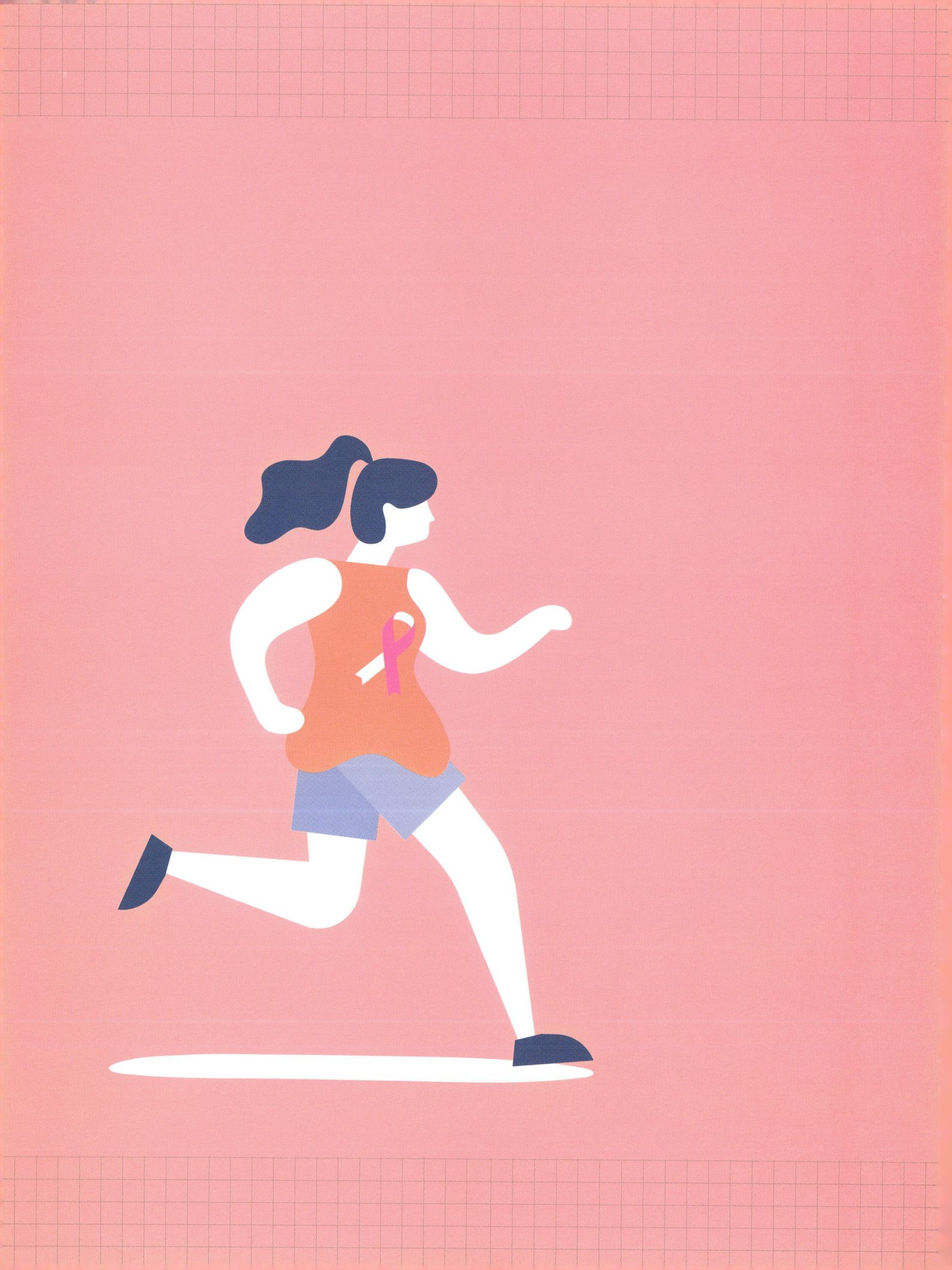

Part I.

수술전 컨디셔닝
셀프 스트레칭

Part 1.
수술전 컨디셔닝 셀프 스트레칭

유방암 진단을 받고, 유방암 치료와 수술을 앞두고 신체사용이 급격히 감소되면서 근육의 활성화가 감소되어 겉근육, 속근육의 긴장이 증가 할 수 있습니다. 또한, 유방암 수술 이후 외과적인 수술 상처로 인해 신체 사용이 감소되기 때문에 신체 기능이 저하 될 수 밖에 없습니다. 물론, 수술법의 발달로 수술 이후에 일상생활에 큰 무리 없이 활동은 할 수 있지만, 방사선 치료, 항암치료, 약물 치료 등으로 장기적으로 신체 기능이 약화 될 수 밖에 없습니다. 따라서, 수술 전, 1-2주간 컨디셔닝 차원에서 간단한 컨디션 조절 운동은 수술 이후 좋은 예후를 기대할 수 있기 때문에 수술 전 컨디셔닝이 매우 중요합니다(Futter, 2003). 단 통증이나, 불편감이 심할 경우에는 운동을 중단하길 권장합니다.

01. 의학적 근거에 의한 셀프스트레칭

셀프 스트레칭 운동은 영국 암 연구소(Cancer Research UK)의 권장 재활 운동과 암재활 관련 해외 논문(Caheville AL, 2007 & Kim, 2019)을 기반으로 발전시킨 운동입니다.

02. 컨디셔닝 셀프스트레칭 노하우!

스트레칭 강도: 근육의 약간의 스트레칭 느낌이 날 정도로만 부드럽게 스트레칭하기.
스트레칭 방법: 과도한 스트레칭보다는 관절가동범위의 끝범위가 느껴질 정도의 스트레칭을 하기.
스트레칭 횟수: 5 - 10회 1세트, 짧게 수시로 하기.
주의사항: 통증이 느껴질 정도로 과도하게 시도하지 말기. 근육이 부드럽게 늘어나는 정도 신체기능의 향상이 아닌, 컨디셔닝이라는 점이 중요합니다!

03. 컨디셔닝 셀프스트레칭과 근력운동

Lv.1 준비운동 — 1-8번 동작을 3-5회 반복해주세요.

> **공통 주의사항!**
> 완벽하게 동작을 따라하는 것이 중요한 것이 아닙니다.
> 개인의 컨디션에 따라 단계적으로 강도를 높여,
> 조심스럽게 동작을 완성하세요.

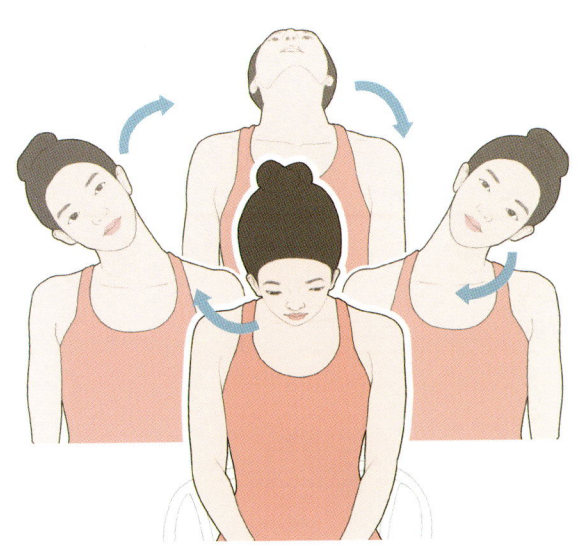

1 목 돌리기

1. 머리를 전후좌우로 360° 천천히 회전해주세요.
▶ 목의 회전 가동범위를 조금씩 넓혀주세요. 느리게 회전할 수록 안전하고 더욱 효과적입니다.
▶ 느리게 회전할 수록 쓰이지 않던 목의 속근육이 활성화되 목 관절의 기능이 회복될 수 있습니다.

2 목 앞으로 밀기 & 턱 넣기

1. 목을 앞으로 내밀고 턱을 당겨주세요. 3회 반복해 주세요.
▶ 목의 앞뒤 움직임을 천천히 해주세요. 느리게 할 수록 안전하고 더욱 효과적입니다.
▶ 느리게 움직일 수록 목 뒤 속근육이 더욱 스트레칭되 목의 움직임이 부드러워집니다.

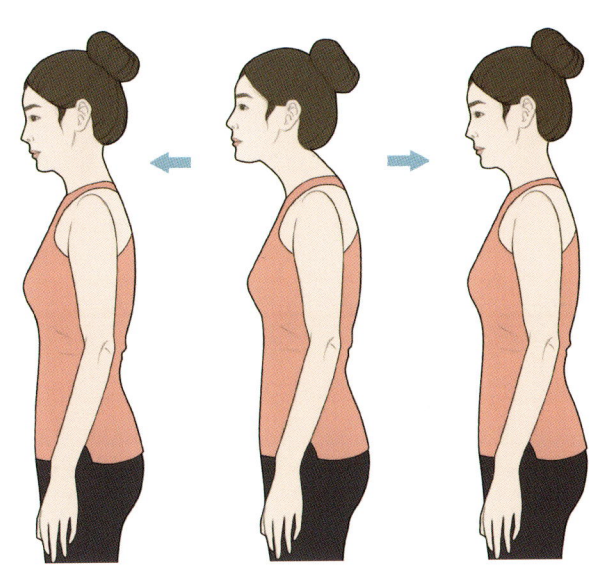

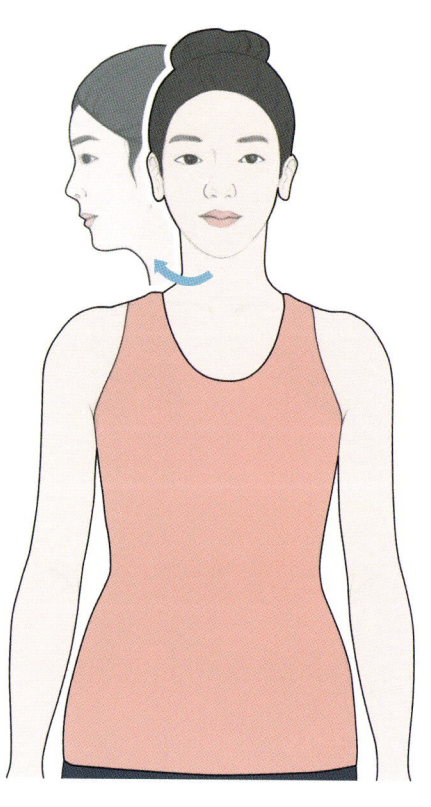

3 얼굴 회전하기

1. 통증이 없는 범위 내에서 고개를 좌우 끝범위로 천천히 돌려주세요.

▶ 목의 양쪽 회전 가동범위 끝에 도착하면, 마지막에 조금 더 회전시켜 끝범위에서 잠시 머무르면서 자세를 유지해주세요.

▶ 끝범위에서 잠시 머무를수록 목빗근 흉쇄유돌근 *sternocleidomastoid*과 위등세모근, 어깨올림근 견갑거근 *levator scapular*의 활성화가 증가해 목과 어깨 관절가동범위 증가에 효과적입니다.

4 손으로 목 회전하기

1. 통증이 없는 범위 내에서 양손을 이용해 고개를 끝범위 까지 좌우로 천천히 돌주세요.
2. 두 손을 이용해 이마 옆과 뒷목을 잡아주세요.
3. 목에 힘을 주면 부상위험이 있으니, 목힘을 빼고 손의 힘을 이용해서 회전해주세요.

▶ 목회전을 통해, 목빗근 흉쇄유돌근 *sternocleidomastoid*, 머리널판근 두판상근 *splenius capitis*, 목갈비근 사각근 *scalene muscles* 등 목회전 근육 스트레칭에 효과적입니다.

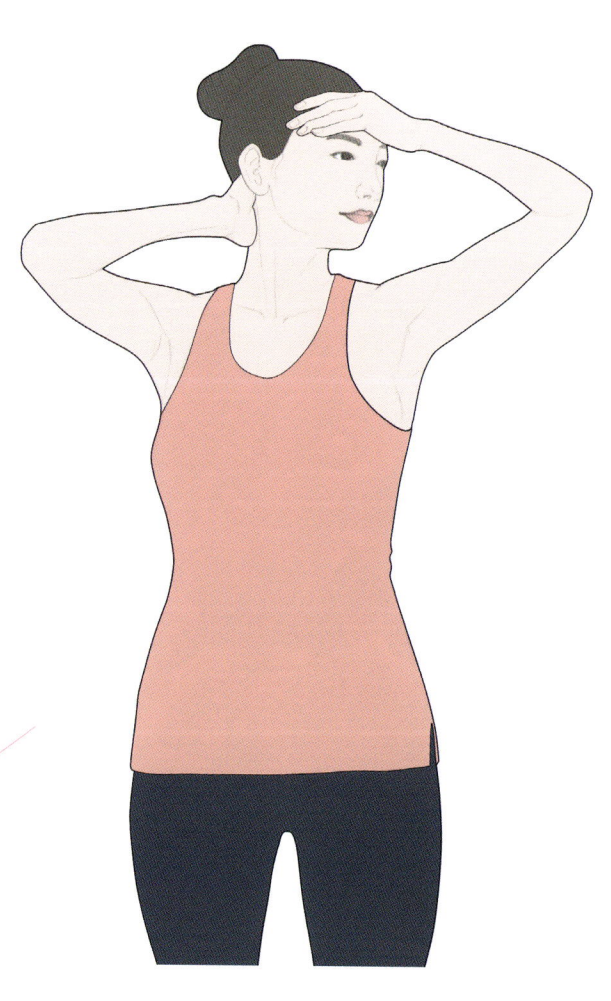

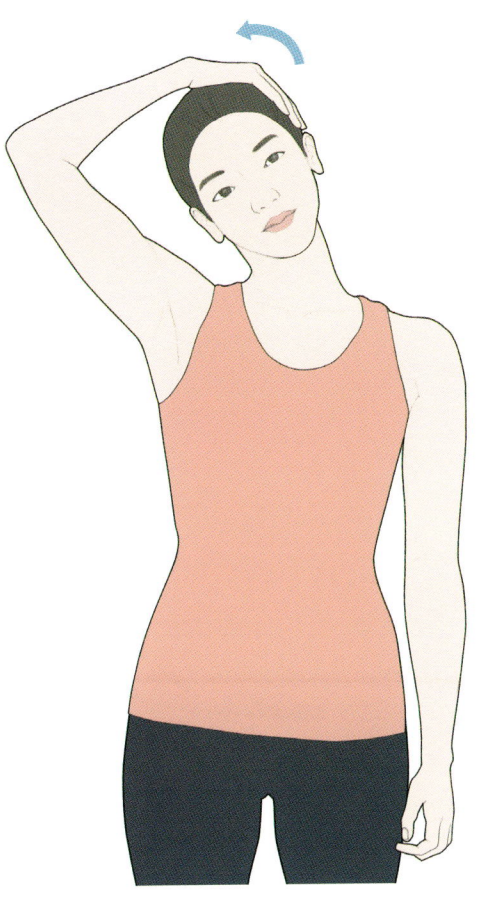

5 목 측굴하기

1. 통증이 없는 범위 내에서 한손을 이용해 머리를 좌우로 천천히 굽혀주세요.
2. 목 옆굽힘 시, 목이 앞으로 기울여 지지 않게 자세를 유지해 주세요.
3. 끝범위에서 손의 힘은 빼지 않고 유지한채, 머리를 잡아 당기는 손 방향 반대로 살짝 힘을 주세요.

▶ 목갈비근 사각근 scalene muscles과 등세모근 승모근 trapezius 의 스트레칭과 이완에 효과적인 동작입니다.
▶ 끝범위에서 움직임을 느리게 해주세요.
▶ 끝범위에서 저항을 주는 것은 근육의 활성화와 이완을 위한 동작입니다.

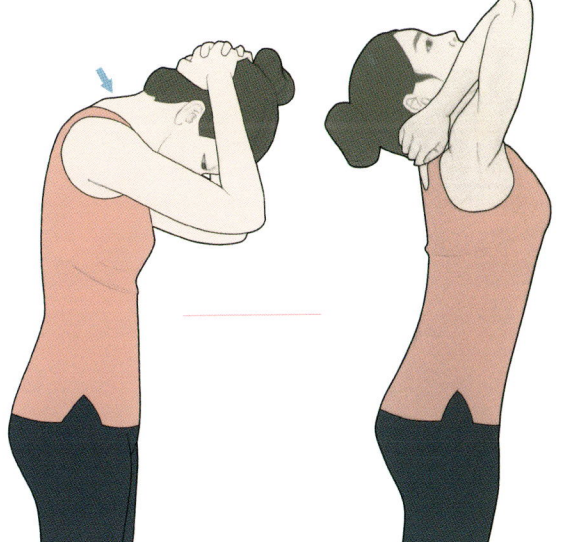

6 목 굽히기 & 젖히기

1. 양손을 깍지낀 후 머리후면을 지긋이 당겨 목을 굽혀주세요.
2. 고개를 뒤로 젖혔을 때, 움푹 들어가는 화살표 부분을 손가락으로 누르면서 고개를 뒤로 젖혀주세요.

▶ 고개를 앞으로 숙였을 때, 경추 5,6번이 뒤로 살짝 밀릴수 있습니다.
▶ 스트레칭 이후, 손가락으로 경추 5,6번을 눌러 원래 자리로 돌아오게 하기 위함입니다.
▶ 위등세모근, 머리널판근 두판상근 splenius capitis, 뭇갈래근 다열근 multifidus, 반가시근 박극형근 semispinalis 스트레칭에 효과적입니다.

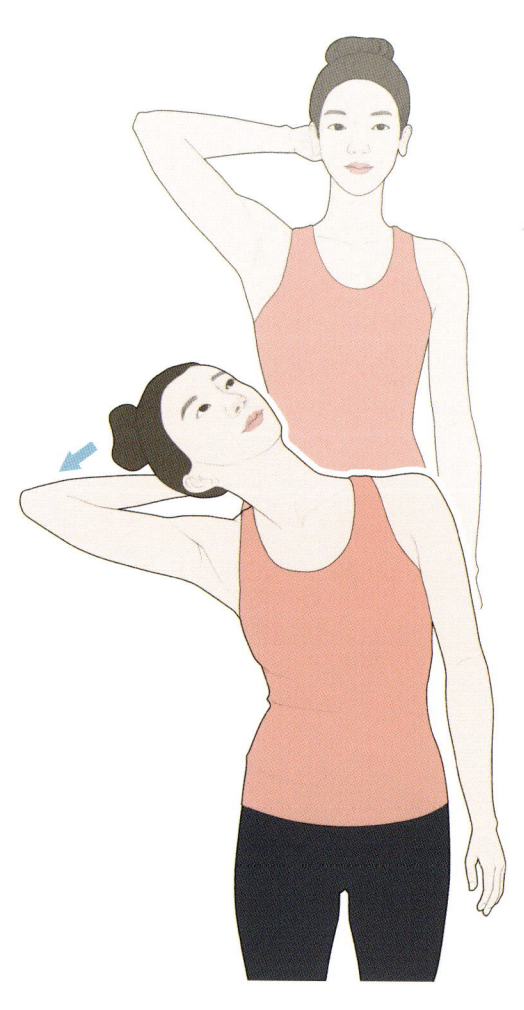

7 목 회전하기 & 젖히기

1. 머리 옆뒤(귀 뒤)를 잡고 화살표 방향으로 지긋이 당겨주세요.
2. 고개를 좌우로 회전하는게 아니고 턱이 늘린채 목을 회전하는 동작입니다.

▶ 머리널판근 두판상근 *splenius capitis* 과 목빗근 흉쇄유돌근 *sternocleidomastoid*, 등세모근 승모근 *trapezius* 스트레칭에 효과적입니다.

▶ 끝범위에서 저항을 주는 것은 근육의 활성화와 이완을 위한 동작입니다.

8 목 대각선으로 젖히기

1. 이마 위를 잡고 화살표 방향으로 지긋이 당겨주세요.
2. 끝범위에서 손의 힘은 빼지 않고 유지한채, 머리를 손 힘 반대방향으로 살짝 힘주세요.

▶ 앞목의 표면근육인 넓은목근 활경근 *platysma* 과 머리널판근 스트레칭에 효과적입니다.

▶ 끝범위에서 저항을 주는 것은 근육의 활성화와 이완을 위한 동작입니다.

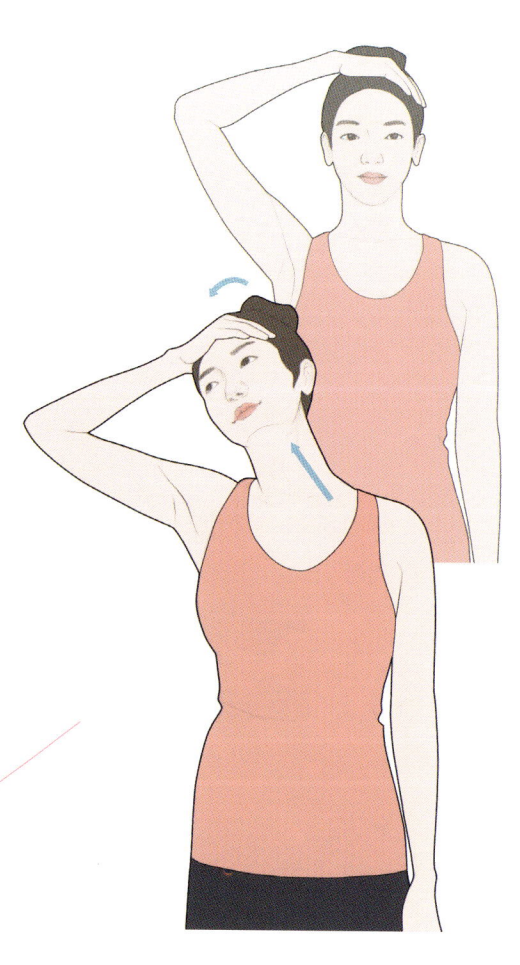

Lv.2 어깨회전운동 — 1-4번 동작을 3-5회 반복해주세요.

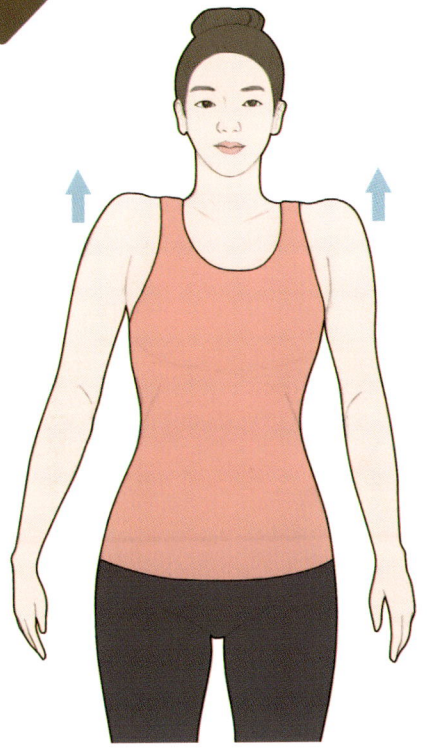

1 어깨 으쓱하기

1. 어깨를 귀 옆으로 천천히 올려주세요.
2. 어깨를 바로 내리지 말고 끝범위에서 한번더 어깨를 올려주세요.

▶ 어깨올림근 견갑거근 *levator scapular*, 등세모근 승모근 *trapezius*을 수축해 근육 활성화를 증가시킵니다.

▶ 특히, 어깨올림근은 항중력 근육으로 일상 대부분 움직임이 적어 수축경험이 부족한 근육입니다.

2 어깨 올리기 & 뒤로 돌리기

1. 어깨를 화살표 방향으로 천천히 회전시켜주세요
2. 어깨를 앞으로 말아주세요.
3. 어깨를 위로 올린 후 뒤로 말아주세요.
3. 어깨를 아래로 내린 후 앞으로 말아주세요.

▶ 작은가슴근 소흉근 *pectoralis minor*, 큰가슴근 대흉근 *pectoralis major*, 마름근 능형근 *rhomboid*, 등세모근 승모근 *trapezius*등 어깨뼈 움직임에 관여하는 근육을 활성화 시키는 동작입니다.

▶ 작은가슴근이 과긴장되면 라운드숄더 체형이 발생됩니다.

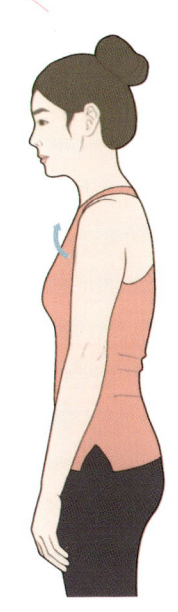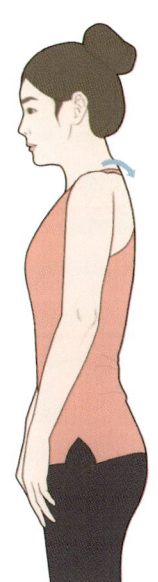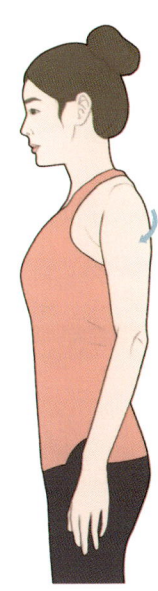

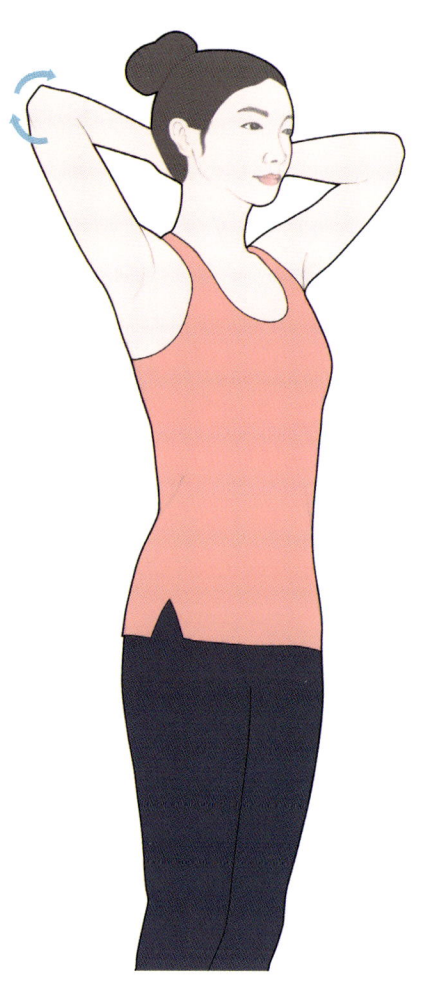

3 팔꿈치 회전하기

1. 두손을 깍지낀 후, 팔꿈치를 회전시켜 주세요. 팔꿈치로 그리는 원의 크기에 따라 난이도 조절을 해주세요.
2. 팔꿈치로 그리는 원의 크기가 클수록 난이도가 어려워 집니다.

▶ 두팔 벌려 팔을 회전하는 것에 비해, 목 주변의 어깨근육들의 관여를 높이는 동작입니다.

▶ 빠른 동작보다는 느리게 움직일 수록 더욱 효과적입니다.

▶ 회전근개 근육인 위팔두갈래근, 가시위근, 가시아래근, 작은원근을 활성화 시키는 동작입니다.

4 어깨관절 크게 돌리기

1. 양 팔을 곧게 펴고 화살표 방향으로 회전시켜 주세요.
2. 앞·뒤방향으로 번갈아 가면서 동작해 주세요.

▶ 어깨관절가동범위는 팔꿈치와 손목통증과도 관련성이 높습니다.

▶ 손을 앞에서 뒤로 360° 크게 원을 그리는 게 정상 관절 가동범위 입니다.

▶ 큰가슴근, 위팔두갈래근, 넓은등근, 위팔세갈래근 등 어깨 회전에 쓰이는 큰근육 위주의 동작입니다.

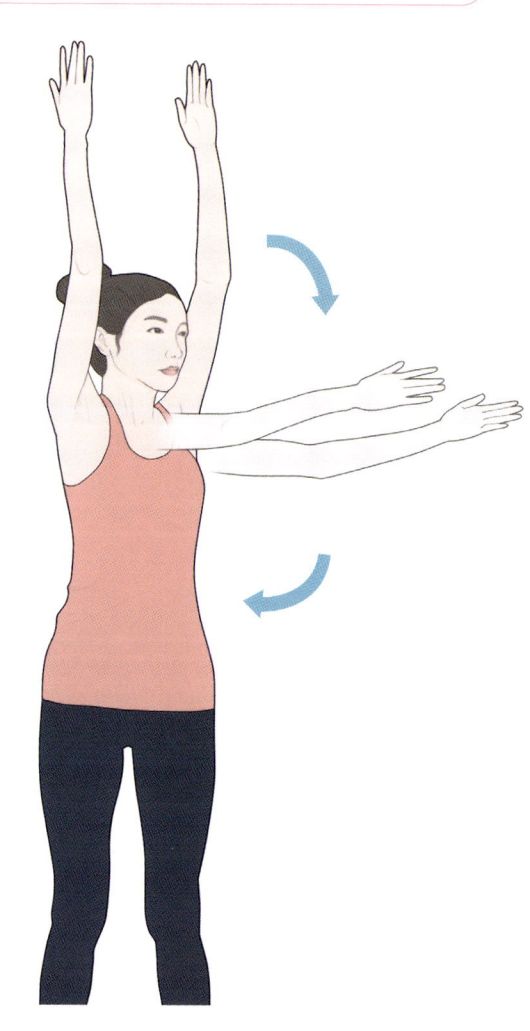

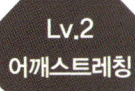

Lv.2 어깨스트레칭 — 1-4번 동작을 3-5회 반복해주세요.

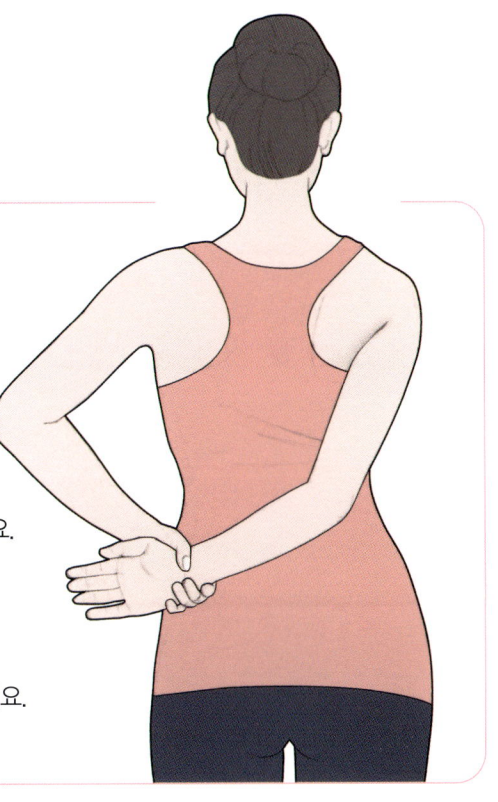

1 뒷짐지기

1. 정상쪽손으로 수술쪽을 정상손 방향으로 천천히 잡아당겨주세요.
2. 수술쪽손은 힘을 빼고, 정상쪽손으로 가볍게 화살표 방향으로 당겨주세요.
3. 끝범위에서 잡아당기는 힘 방향 반대쪽으로, 수술쪽 손을 가볍게 당겨주세요.
4. 정상쪽손은 힘을 빼지 말고 가볍게 수술쪽 손을 계속 잡아당겨주세요.

▶ 어깨세모근 삼각근 *deltoid*을 활성화 시켜 팔 벌림 동작에 도움이 됩니다.

▶ 끝범위에서 동작을 느리고, 통증이 발생하지 않는 약한 힘으로 저항을 주세요.

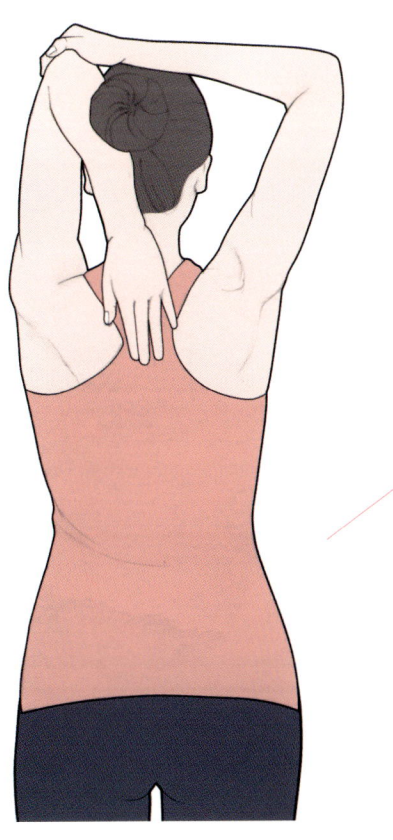

2 손등닿기

1. 수술쪽손을 머리 뒤에 위치시킨 후, 정상손으로 환측 팔꿈치를 머리 뒤쪽으로 천천히 밀어주세요.
2. 수술쪽팔이 머리 뒤로 넘어가지 않으면, 팔을 옆으로 벌리고, 앞으로 드는 동작부터 점진적으로 늘려주세요.
3. 끝범위에서 수술쪽팔을 앞으로 내려주세요. 정상쪽손으로 수술쪽 팔꿈치를 잡고 머리뒤 방향으로 저항을 주세요.
4. 3번동작을 반복하면서, 어깨관절가동범위가 조금씩 증가할 수 있습니다.

▶ 팔을 펴고, 뒤로 뻗을 때 사용되는 위팔세갈래근 상완삼두근 *triceps brachii* 스트레칭에 효과적인 동작입니다.

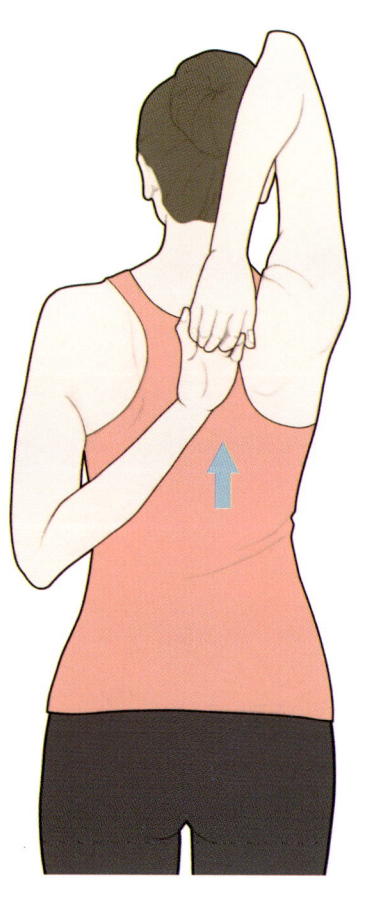

3 등으로 두손 깍지끼기

1. 정상손쪽(오른손)으로 수술쪽손(왼손)을 정상쪽방향으로 천천히 잡아당겨 주세요.

▶ 두 손이 닿지 않을 경우, 점진적으로 관절가동범위를 넓혀주세요. 억지로 동작을 하지 마세요.

▶ 팔을 펴고, 뒤로 뻣을 때 사용되는 위팔세갈래근 상완삼두근 *triceps brachii*, 어깨밑근 견갑하근 *subscapularis* 스트레칭에 효과적인 동작입니다.

4 뒤로 깍지끼고 들어올리기 & 내리기

1. 양손을 허리뒤에 위치한 후, 깍지를 낀 상태에서 위, 아래 방향으로 양팔을 위아래로 움직여 주세요.

▶ 팔을 뒤로 뻗는 넓은등근, 위팔세갈래근을 활성화 시키는 동작입니다.

▶ 큰가슴근, 작은가슴근, 위팔두갈래근을 스트레칭 하는 동작입니다.

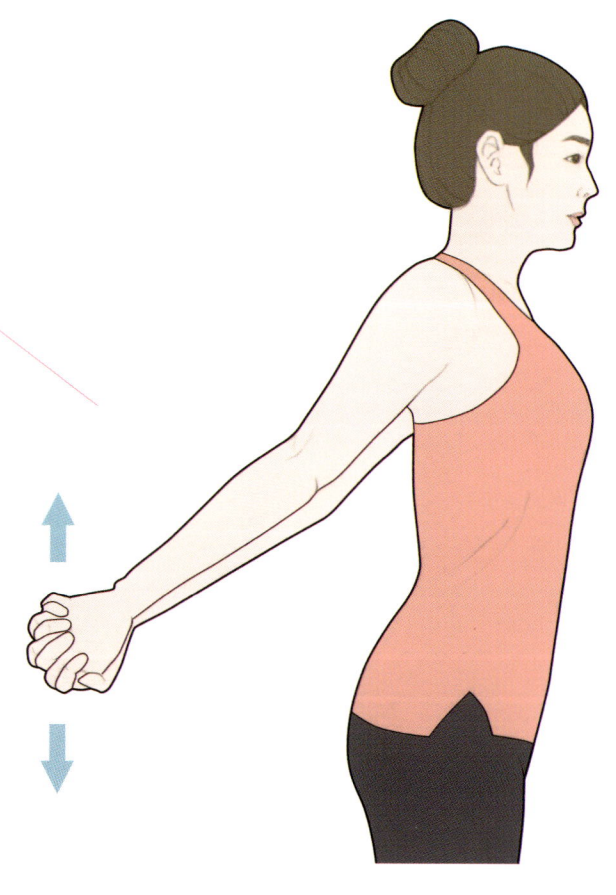

Lv.2 어깨 근육 활성화 운동

누운 자세 1-4번 동작을 3-5회 반복해주세요.

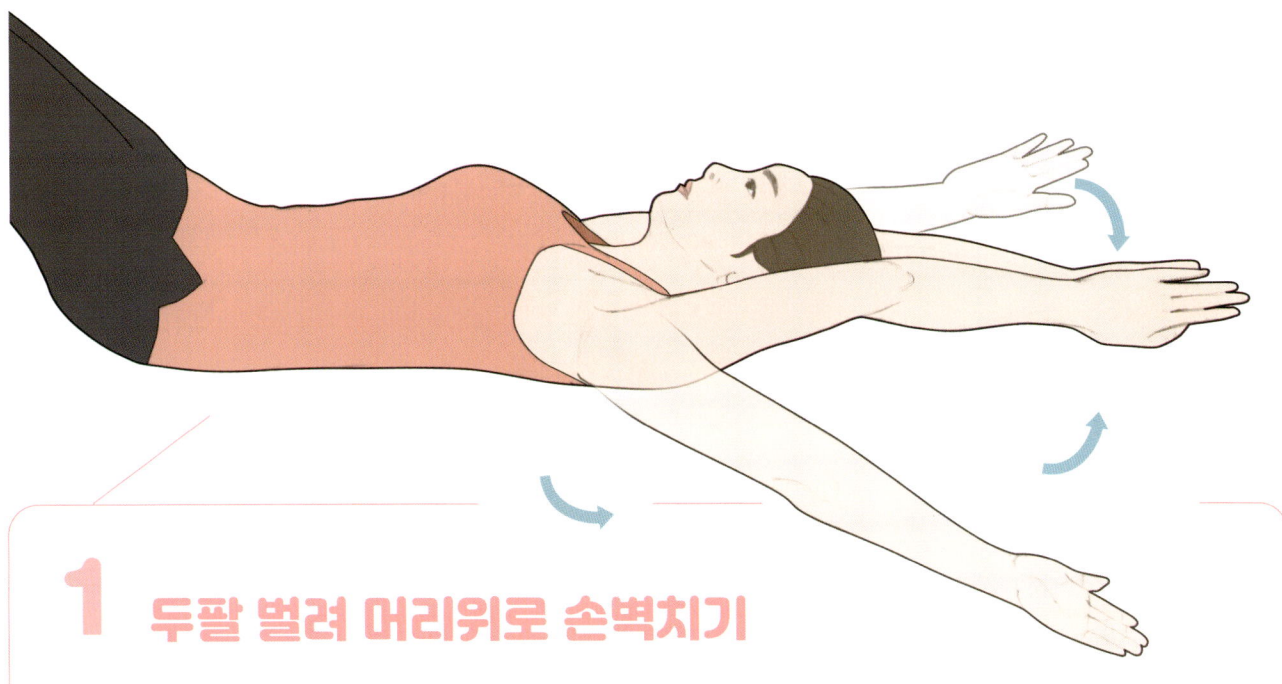

1 두팔 벌려 머리위로 손벽치기

1. 누운자세에서 팔을 머리 위로 곧게 펴 주세요. 활살표 방향으로 팔을 뻗어주세요.

2. 팔꿈치가 지면에 스치듯이 동작해 주세요.

3. 통증이 발생하면, 팔꿈치를 지면에서 떨어트린 후, 동작해 주세요.

4. 통증 범위 밖에서, 점진적으로 관절가동범위를 넓혀주세요.

▶ 팔을 위로 뻗은 뒤 어깨세모근 후삼각근 *deltoid*, 등세모근 승모근 *trapezius*을 활성화 시키는 동작입니다.

▶ 통증이 발생하지 않는 범위에서 동작해 주세요.

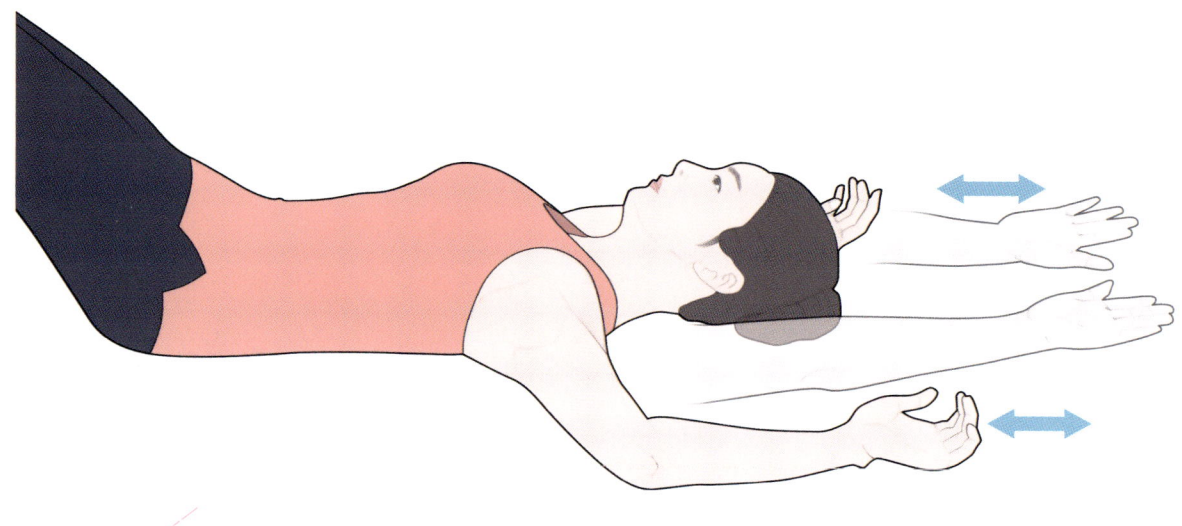

2 머리위로 팔 곧게 펴기

1. 양팔을 곧게 펴, 대각선방향으로 벌려주세요.
2. 두 손바닥이 맞닿게 박수를 쳐주세요.
3. 팔꿈치가 지면에 스치듯이 동작해 주세요.
4. 통증범위 밖에서, 팔꿈치를 지면에서 떨어트린 후, 동작해 주세요.

▶ 팔을 벌리고 모으는 근육을 50% 정도만 활성화 시키는 동작입니다. 100% 활성화 동작은 3번 동작입니다.

▶ 넓은등근 광배근 *latissimus dorsi*, 가시아래근 극하근 *infraspinatus*, 큰가슴근 대흉근 *pectoralis major*, 부리위팔근 오훼완근 *coracobrachialis*, 위팔세갈래근 상완삼두근 *triceps brachii* 등 팔을 아래로 모으는 근육을 활성화 시킵니다.

▶ 팔을 머리 위로 모으는 어깨세모근 삼각근, 등세모근 승모근을 활성화 시킵니다.

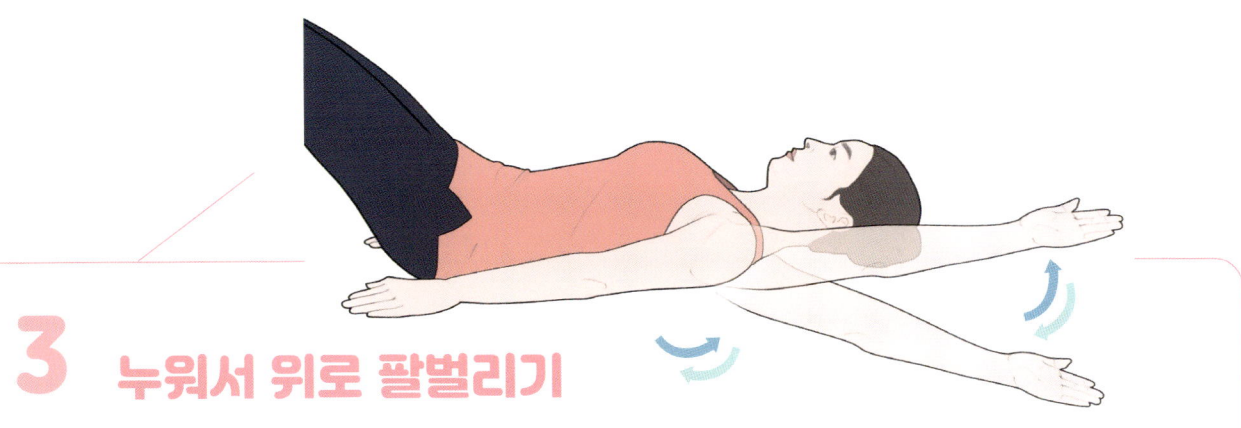

3 누워서 위로 팔벌리기

1. 양팔을 곧게 펴, 허리 옆에 위치해 주세요.
2. 양팔을 벌려, 귀 옆으로 올려주세요.
2. 팔꿈치가 지면에 스치듯이 동작해 주세요.
3. 통증이 발생하지 않는 범위 내에서 동작해 주세요.
4. 통증 발생시, 점진적으로 관절가동범위를 넓혀주세요.

▶ 팔을 위로 뻗는 근육과 팔을 아래로 내리는 근육을 활성화시키는 동작입니다.

▶ 넓은등근 광배근 latissimus dorsi, 가시아래근 극하근 infraspinatus, 큰가슴근 대흉근 pectoralis major, 부리위팔근 오훼완근 coracobrachialis, 위팔세갈래근 상완삼두근 triceps brachii 등 팔을 아래로 모으는 근육을 활성화 시킵니다.

▶ 팔을 머리위로 모으는 어깨세모근 삼각근 deltoid, 등세모근 승모근 trapezius을 활성화 시킵니다.

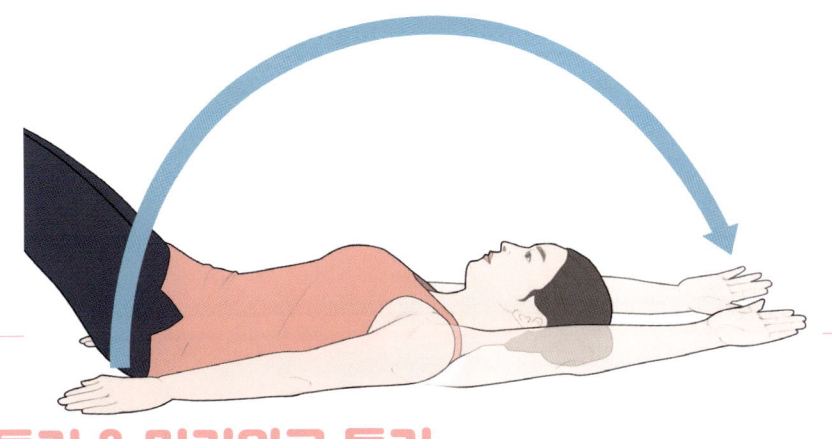

4 팔 앞으로 들기 & 머리위로 들기

1. 양팔을 곧게 편 상태로 화살표 방향으로 팔을 머리위로 뻗어주세요.
2. 두 팔이 벌어지지 않게 주의해 주세요.

▶ 팔을 앞으로 드는 앞 어깨세모근 전삼각근 deltoid, 큰가슴근 대흉근 pectoralis major을 활성화 시키는 동작입니다.

Lv.2 어깨 활성화 운동

옆으로 누워서 1-4번 동작을 3-5회 반복해주세요.

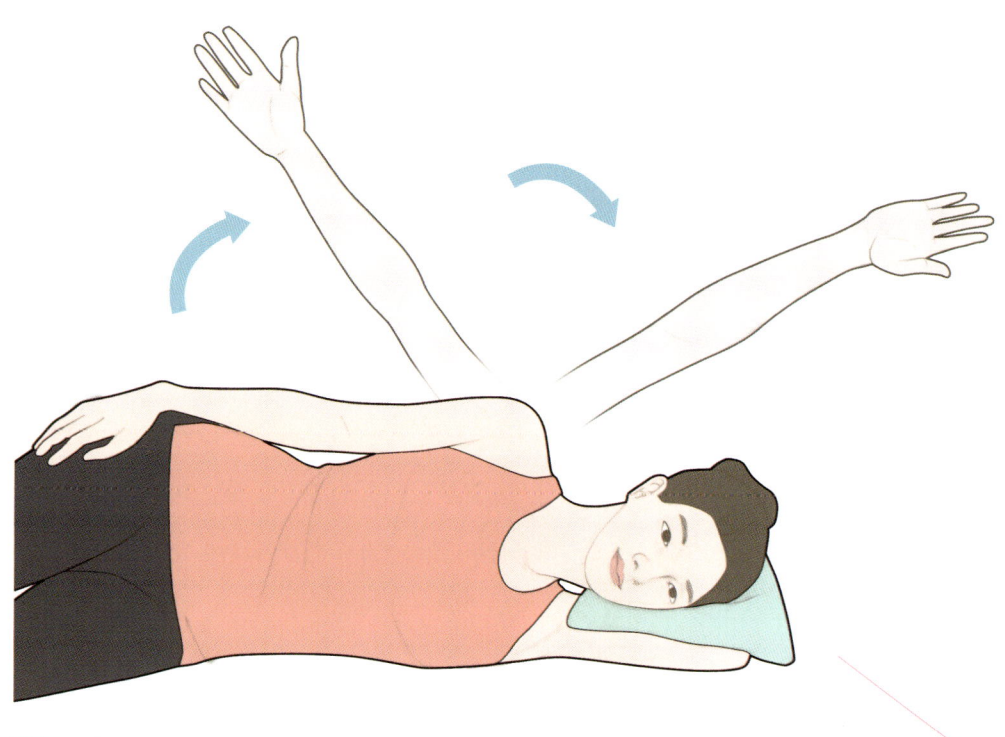

1 팔 옆으로 들어 벌리기

1. 수술쪽 팔을 곧게 펴 귀 옆에 닿을 때까지 팔을 벌려 동작해 주세요.
2. 통증없는 범위 내에서 동작해 주세요.
3. 점진적으로 관절가동범위를 넓혀주세요.

▶ 팔을 옆으로 벌리는 어깨세모근, 등세모근을 활성화 시키는 동작입니다.

▶ 팔을 벌려 끝범위에 도착할 때, 팔벌림 동작의 속도를 늦추는 넓은등근 광배근 *latissimus dorsi*, 큰가슴근 대흉근 *pectoralis major*, 가시아래근 극하근 *infraspinatus*, 큰원근 대원근 *teres major* 등을 활성화 시키는 동작입니다.

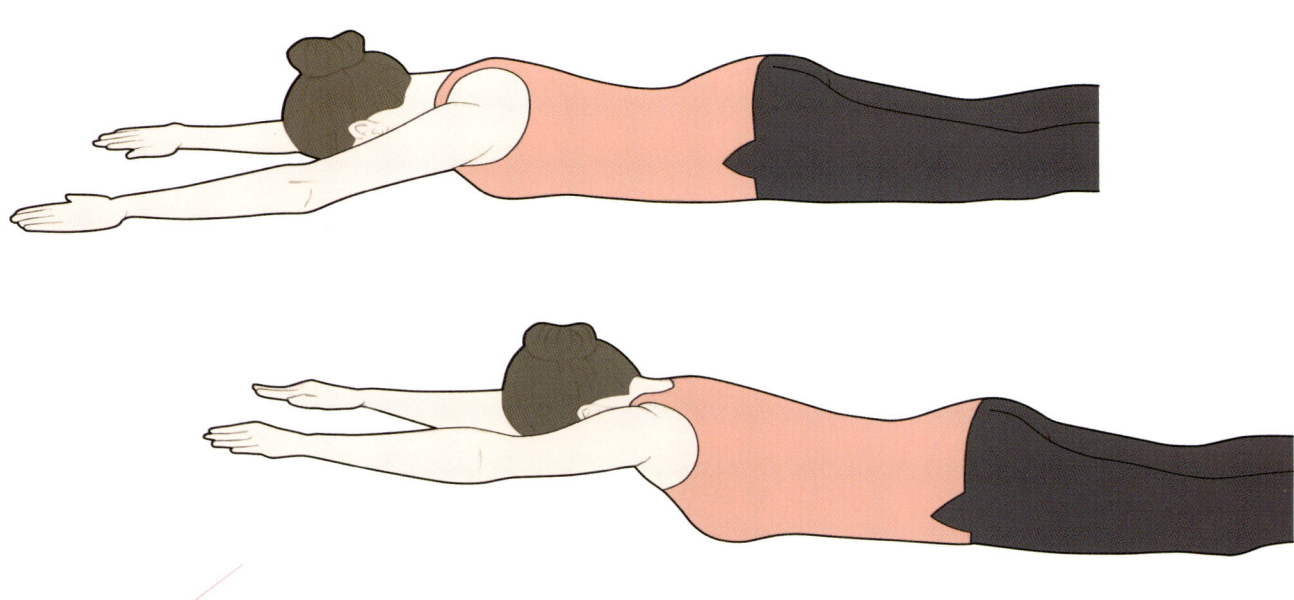

2 엎드려 두팔 위로 들기

1. 엎드린 자세에서, 팔을 곧게 펴주세요.

2. 통증이나 불편감이 없을 경우 팔을 머리 뒤 방향으로 더 높이 들어주세요.

▶ 팔을 머리뒤로 젖히는 등세모근, 어깨세모근을 활성화 시키는 동작입니다.

▶ 자세유지시, 허리근육도 동원되 척추세움근 척추기립근 *erector spinae*, 넓은등근 광배근 *latissimus dorsi*, 뭇살래근 다열근 *multifidus*, 큰볼기근 대둔근 *gluteus maximus*, 넙다리뒤근육 슬곽근 *hamstring* 등을 활성화 시킵니다.

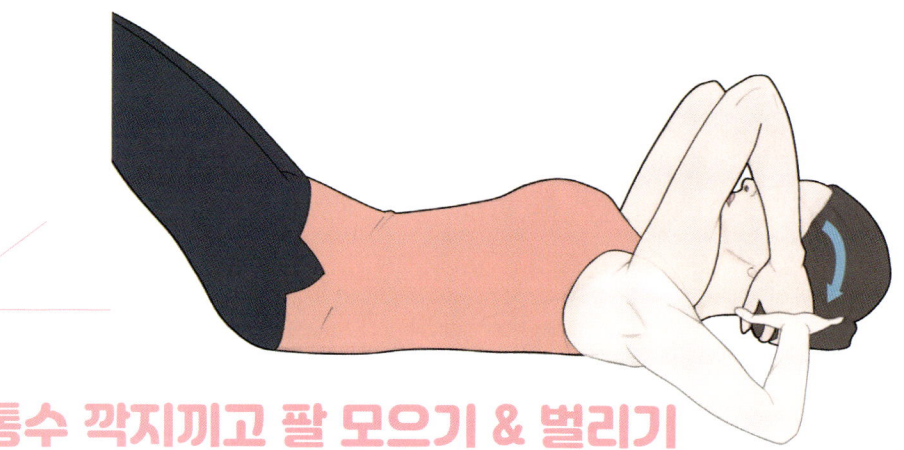

3 뒤통수 깍지끼고 팔 모으기 & 벌리기

1. 두 손을 머리 뒤에 위치한 후, 깍지를 껴주세요.
2. 화살표 방향으로 앞뒤로 팔꿈치를 움직여주세요.
3. 통증범위 밖에서, 점진적으로 동작을 완성해 주세요.

▶ 팔을 앞으로 모으는 큰가슴근 대흉근, 부리위팔근 오훼완근, 어깨세모근 삼각근을 활성화 시키는 동작입니다.

▶ 팔을 뒤로 젖힐 때 마름근 능형근 rhomboid, 위팔세갈래근 상완삼두근 tricepsbrachii, 넓은등근 광배근 latissimus dorsi 을 활성화 시키는 동작입니다.

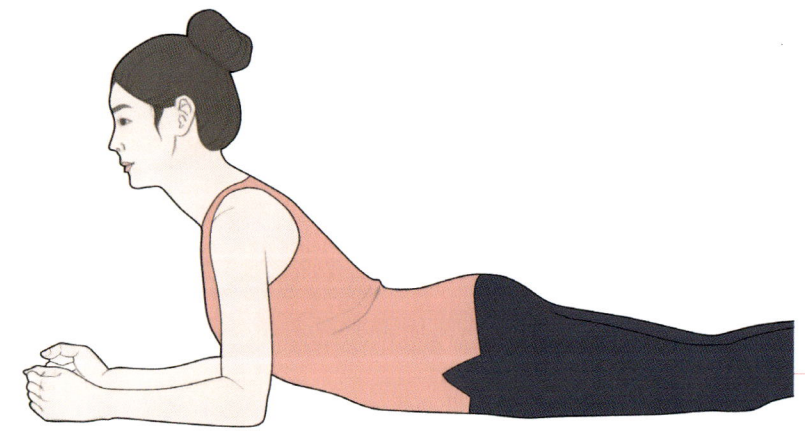

4 팔꿈치 대고 앞으로 뒤로 이동하기

1. 팔꿈치로 상체를 지탱한 채, 몸을 앞뒤로 이동해 주세요.
2. 통증범위 밖에서 동작해 주세요.
3. 몸을 앞으로 끌고, 뒤로 밀어주세요.

▶ 어깨와 어깨뼈 주변 근육을 동시다발적으로 안전하게 활성화 시키는 동작입니다.

▶ 몸을 앞으로 끌때, 위팔세갈래근 상완삼두근 triceps brachii, 넓은등근 광배근 latissimus dorsi 이 활성화 됩니다.

▶ 몸을 뒤로 밀 때, 작은가슴근 소흉근 pectoralis minor, 큰가슴근 대흉근 pectoralis major 이 활성화 됩니다.

Lv.2 능동 어깨운동   1-4번 동작을 3-5회 반복해주세요.

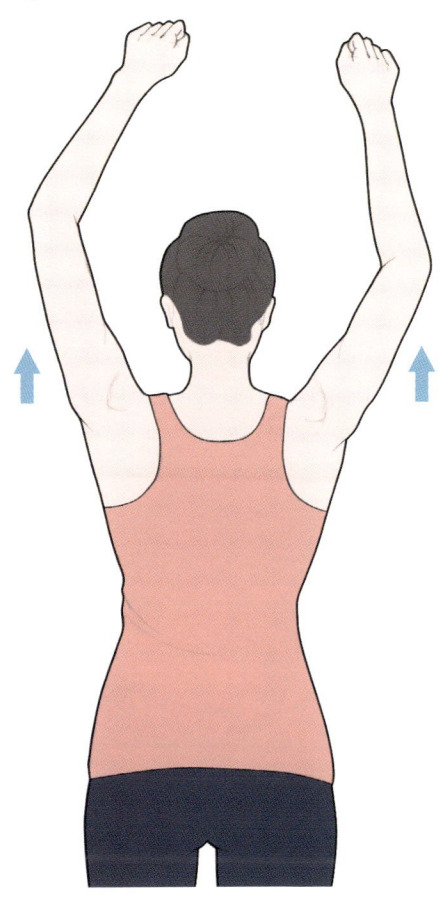

1 두팔벌려 머리 위로 들기

1. 팔을 머리위로 곧게 펴주세요.
2. 팔꿈치가 모이지 않게 주의해 주세요.
3. 팔꿈치가 등 뒤로 가지 않게 주의해주세요.
4. 팔꿈치 위치는 위아래 수직방향으로만 움직여 주세요.

▶ 어깨근육 활성화 운동 1번과 동일한 동작이지만 어깨 근육의 협동과 조절능력이 필요한 동작입니다.

▶ 느리게 할수록 더욱 효과적입니다.

▶ 어깨뼈 상방회전을 통해 위등세모근, 가시위근과 큰가슴근의 활성화와 넓은등근 이완에 효과적인 동작입니다.

2 어깨뼈 모으기

1. 팔을 어깨높이, 뒷방향으로 당겨주세요.
2. 팔꿈치가 떨어지지 않게 주의해 주세요.
3. 가슴을 활짝 펴는 느낌으로 동작해 주세요.

▶ 어깨뼈를 서로 맞닿게 하는 마름근 능형근 *rhomboid* 을 활성화 시킵니다.

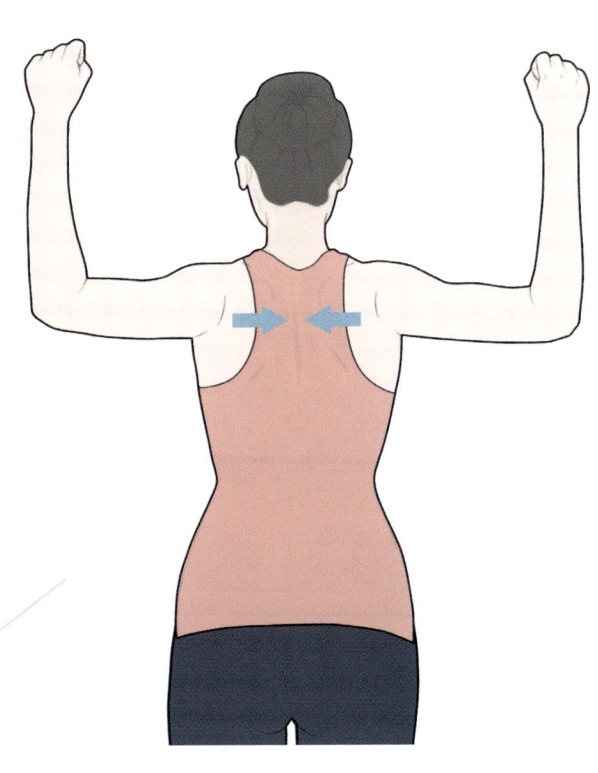

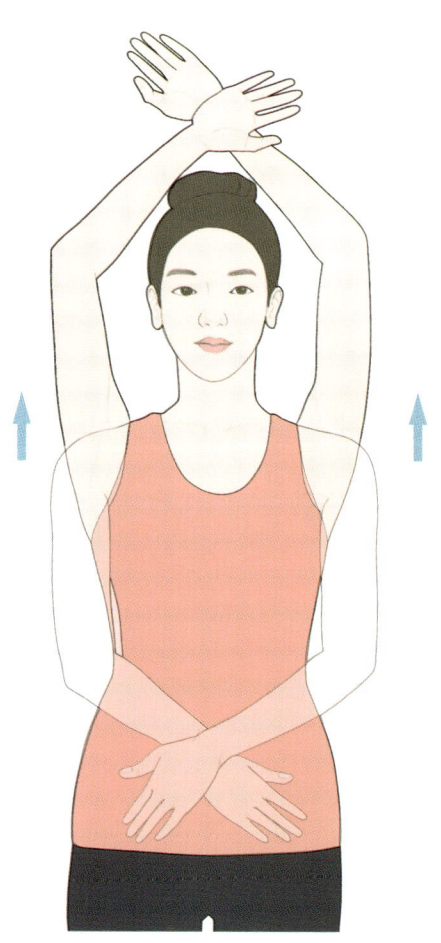

3 두팔 교차해 한손으로 팔 들기

1. 수술쪽 팔(오른)을 이용해, 정상팔(왼)을 머리 위로 팔을 올려주세요.
2. 수술쪽 팔에 통증이 없는 상태에서 동작해 주세요.
▶ 수술쪽 팔의 근력향상을 위한 동작입니다.

4 어깨뼈 모으기 & 하방회전

1. 팔꿈치를 어깨 높이에 위치시킨 후 아랫방향으로 당겨주세요.
2. 팔꿈치가 등 뒤로 움직여야 합니다.
3. 대각선 아래 방향으로 팔을 뒤로 젖혀 주세요.
▶ 어깨뼈를 서로 맞닿게 하는 마름근 능형근을 활성화 시킵니다.
▶ 팔을 아래로 내리는 넓은등근 광배근 *latissimus dorsi*을 활성화 시킵니다.
▶ 큰가슴근 대흉근 *pectoralis major*을 스트레칭 시킵니다.

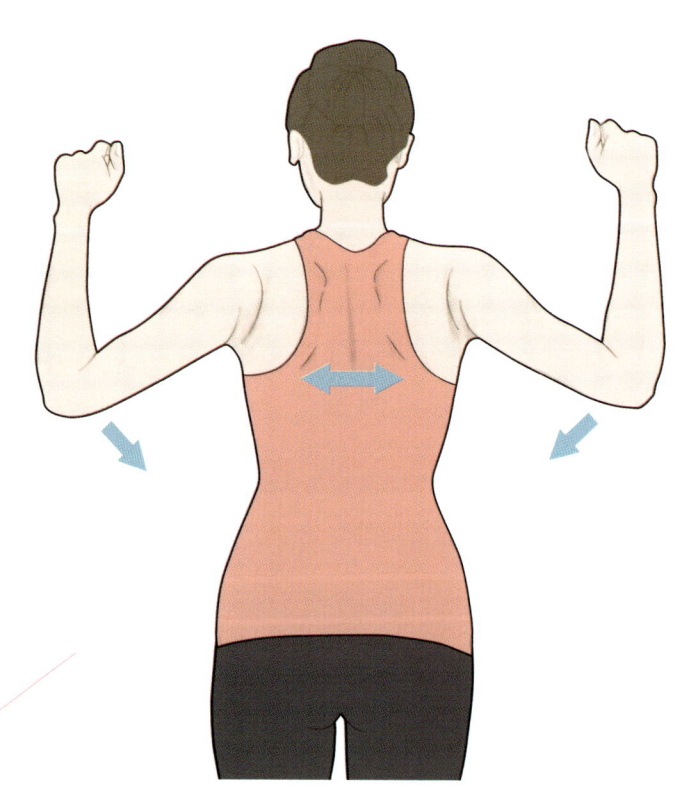

Lv.2 부드러운 능동 어깨스트레칭

1-5번 동작을 3-5회 반복해주세요.

회전근개 근육 rotator cuff
가시위근 극상근 *supraspinatus*
가시아래근 극하근 *infraspinatus*
작은원근 소원근 *teres minor*
어깨밑근 견갑하근 *subscapularis*

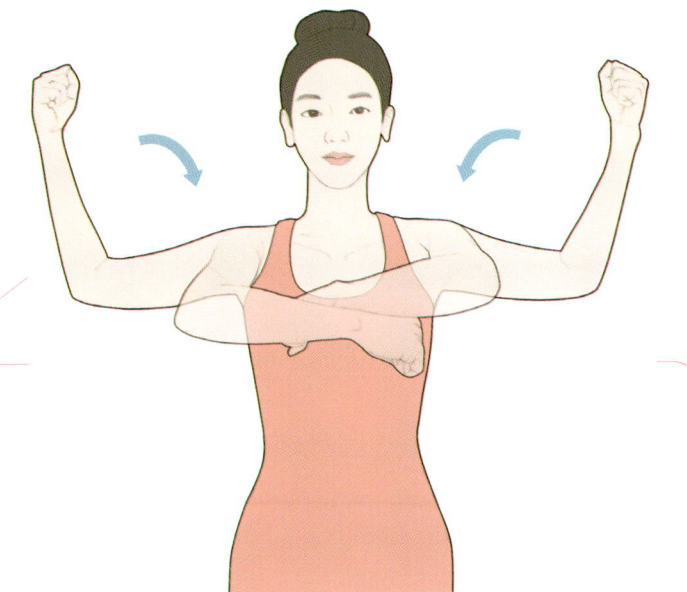

1 팔벌려 내회전 하기

1. 팔꿈치를 어깨높이만큼 양 옆으로 벌려주세요.
2. 양 주먹을 화살표방향으로 가슴 안쪽으로 회전시켜주세요.
3. 팔꿈치가 떨어지지 않게 주의해 주세요.

▶ 어깨질환과 관련성이 높은 회전근개 근육*rotator cuff*을 활성화 시키는 동작입니다.

▶ 회전근개 근육 중 어깨밑근 견갑하근*subscapularis*과 가시위근 극상근*supraspinatus*을 주로 활성화 시킵니다.

2 한손으로 뒷짐지기

1. 수술쪽 팔을 허리뒤에 위치한 후 스스로 손을 반대쪽 끝까지 이동시켜 주세요.
2. 어깨스트레칭 1번동작(p28)이 가능한 후에 가능한 운동 동작입니다.

▶ 팔을 바깥쪽으로 외회전 시키는 회전근개(가시아래근 극하근 · 작은원근 소원근)근육을 활성화 시킵니다.

▶ 팔을 허리 뒤쪽으로 모으는 넓은등근 광배근을 활성화 시킵니다.

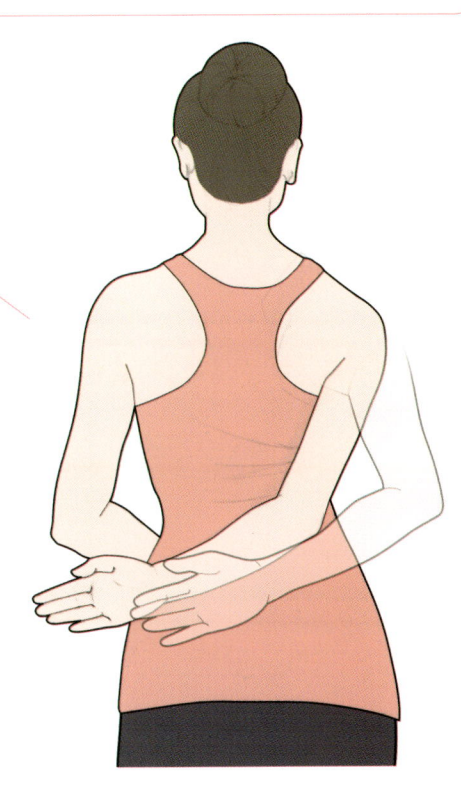

3 수평으로 내회전 하기

1. 팔을 벌려 어깨높이에 팔꿈치를 위치시켜 아래팔을 아래로 회전시켜 주세요.
2. 팔꿈치가 어깨높이보다 낮아지지 않게 주의해 주세요.
3. 손을 아래방향으로 회전할때, 통증이 느껴질 수 있습니다.
4. 끝범위에서 1~3초 정도 머물러 주세요.
5. 정상팔은 수술쪽팔에 운동수준을 맞춰주세요.

▶ 어깨 질환과 관련이 높은 회전근개 근육을 활성화시키는 동작입니다.

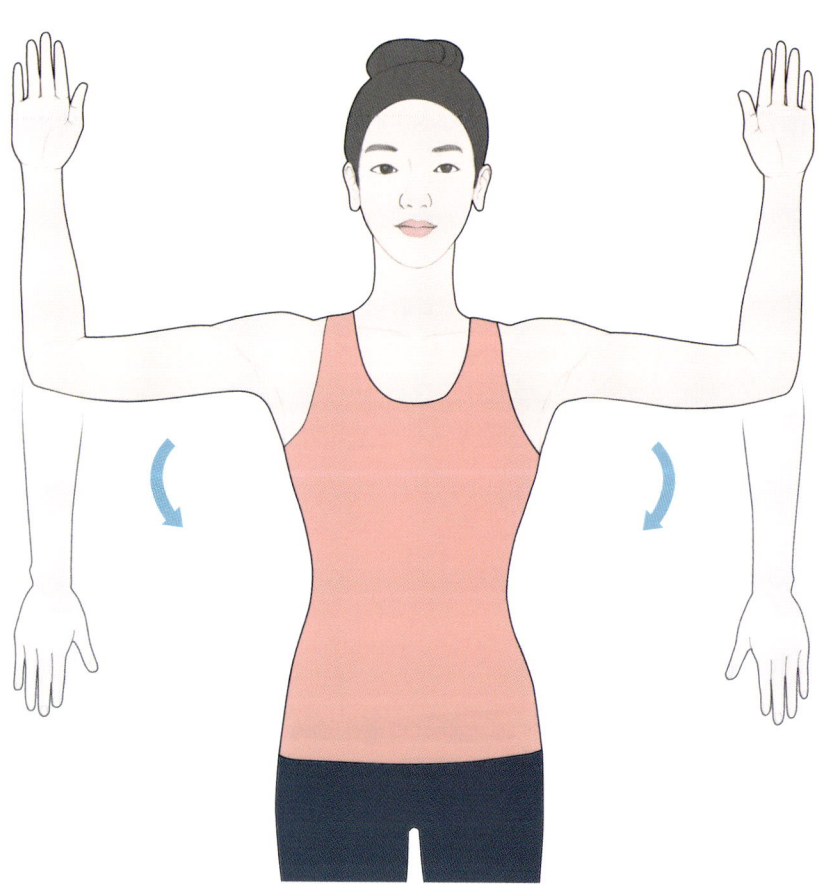

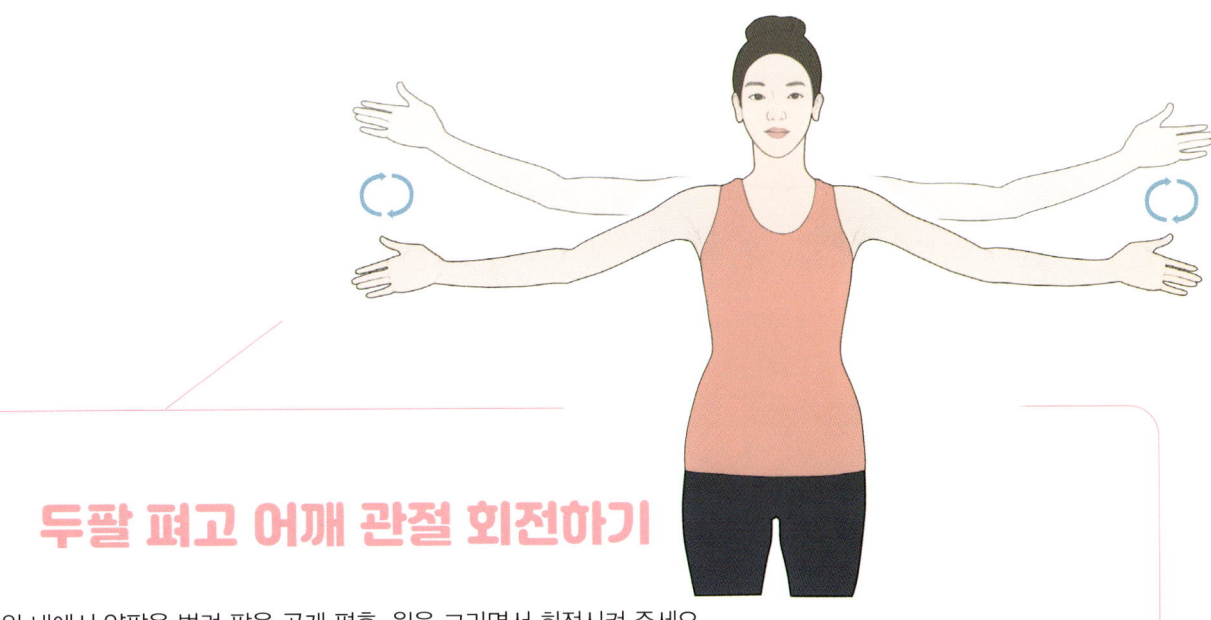

4 두팔 펴고 어깨 관절 회전하기

1. 통증범위 내에서 양팔을 벌려 팔을 곧게 편후, 원을 그리면서 회전시켜 주세요.
2. 팔꿈치를 곧개 펴서, 원을 그리면서 회전시켜주세요.
3. 앞, 뒤 방향으로 번갈아 가면서 동작해 주세요.
4. 회전반경을 조금씩 넓혀가면서 운동수준을 높여주세요. 느리게 할 수록 부상위험을 낮출 수 있습니다.
▶ 어깨뼈 주변 근육보다는, 상완와 관절 주변 근육을 활성화 시킵니다.

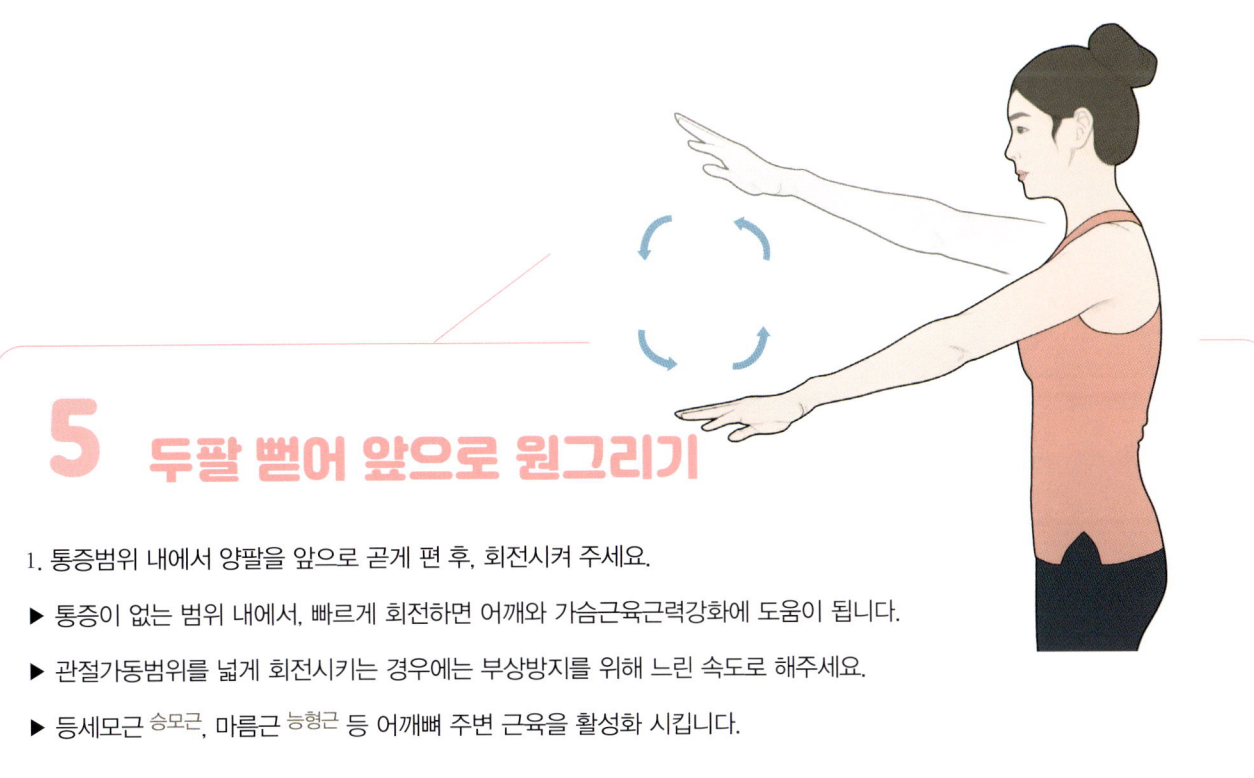

5 두팔 뻗어 앞으로 원그리기

1. 통증범위 내에서 양팔을 앞으로 곧게 편 후, 회전시켜 주세요.
▶ 통증이 없는 범위 내에서, 빠르게 회전하면 어깨와 가슴근육근력강화에 도움이 됩니다.
▶ 관절가동범위를 넓게 회전시키는 경우에는 부상방지를 위해 느린 속도로 해주세요.
▶ 등세모근 승모근, 마름근 능형근 등 어깨뼈 주변 근육을 활성화 시킵니다.

Lv.3 응용 스트레칭 1-4번 동작을 3-5회 반복해주세요.

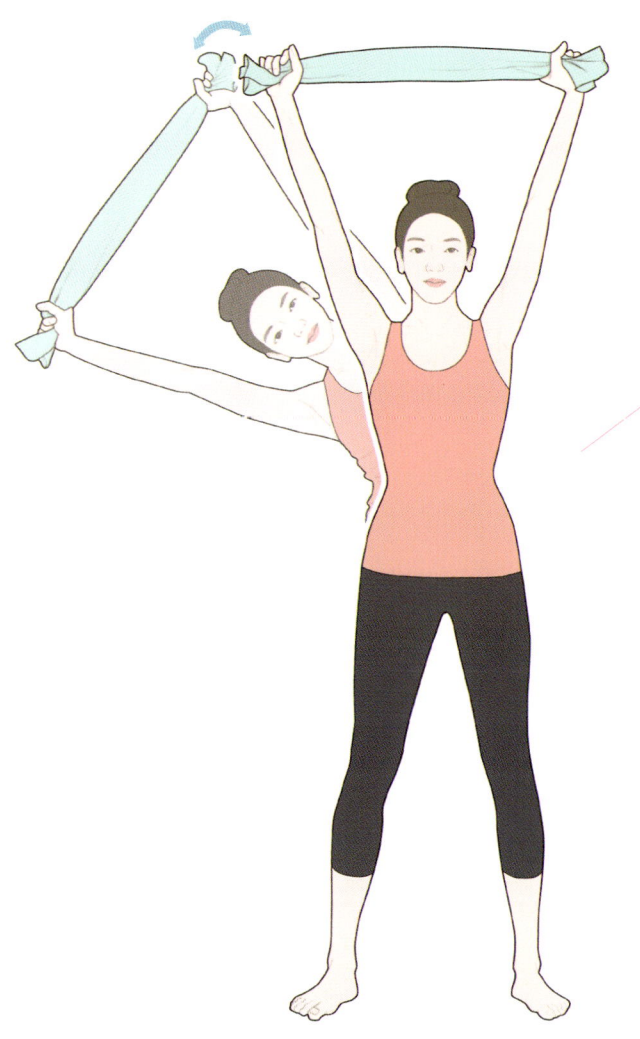

1 수건잡고 허리스트레칭 하기

1. 수건을 팽팽하게 유지한채 허리를 좌우로 굽혀주세요.
2. 팔을 높이 들지 못할경우, 팔을 앞으로 조금 내린 후 동작해주세요.
3. 반동을 이용한 동작이 아닙니다. 느린 동작으로 부상을 방지해 주세요.

▶ 배바깥빗근 외복사근external oblique, 배속빗근 내복사근internal oblique, 넓은등근 광배근latissimus dorsi, 허리네모근 요방형근quadratus lumborum, 넙다리근막긴장근 대퇴근막장근tensor fascia lata 등 신체 옆라인을 스트레칭 하는 동작입니다.

▶ 배바깥빗근, 배속빗근, 허리네모근 등 굽히는 방향 근육을 강화시켜줍니다.

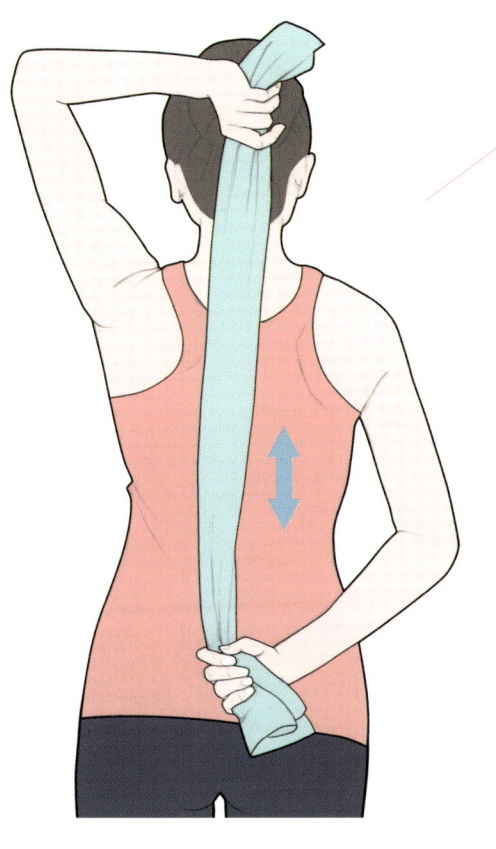

2 수건잡고 어깨관절 스트레칭 하기

1. 양팔을 교대로 운동하는 동작입니다.
2. 수술쪽 손을 머리뒤에 놓고, 위로 당겨주세요.
3. 정상쪽 손을 허리뒤에 놓고, 아래로 당겨주세요.
4. 위, 아래 방향으로 서로 잡아당기면서 손이 위로 아래로 움직이도록 동작해 주세요.
5. 끝범위에서 멈춤 후, 움직이지 않도록 서로 반대방향으로 잡아 당겨주세요.
6. 끝범위에서 1~3초정도 자세를 유지해 주세요.

▶ 가시아래근 극하근, 가시위근 극상근, 작은원근 소원근과 같은 어깨뼈 주변 근육을 활성화시킵니다.

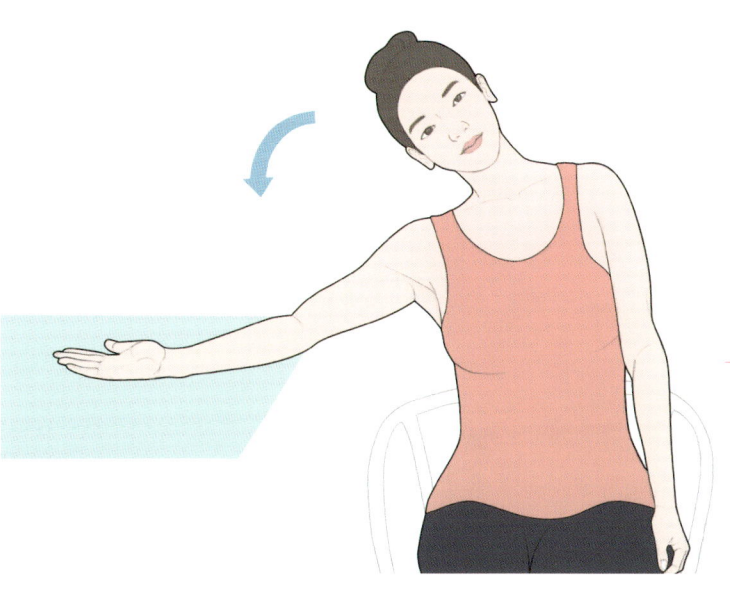

3 책상에 팔대고 옆으로 굽히기

1. 수술쪽팔을 테이블에 올린 후, 상체를 옆으로 눕혀 겨드랑이 밑과 옆구리를 스트레칭 해주세요.
2. 힘을 빼고, 아래방향으로 허리를 옆으로 숙여주세요.
3. 위로 올라갈때는, 팔과 허리 힘을 이용해서 허리를 세워주세요.

▶ 넓은등근 광배근, 작은원근 소원근, 가시아래근 극하근 스트레칭, 근력강화하는 동작입니다.

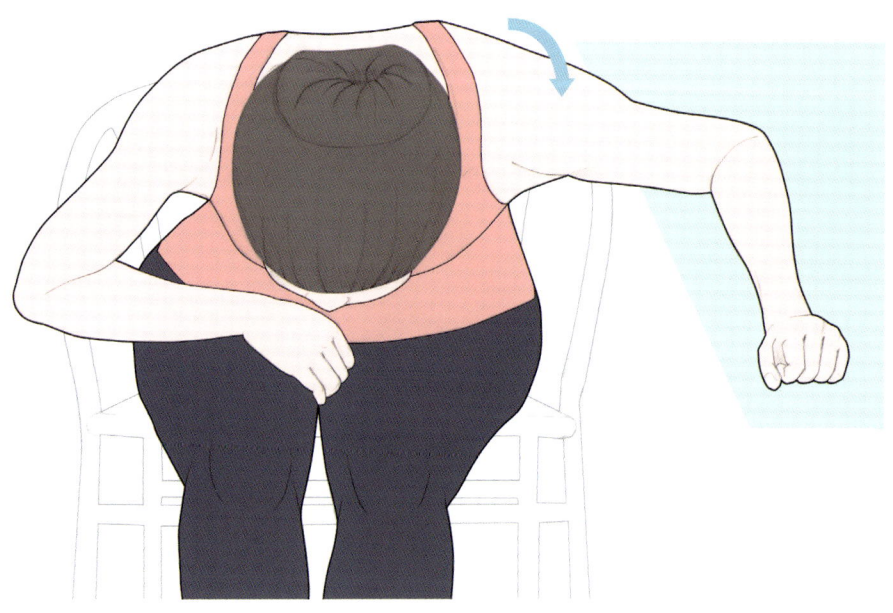

4 허리숙여 가슴스트레칭 하기

1. 수술쪽을 테이블에 올린 상태에서 상체를 앞으로 굽혀주세요.
2. 허리를 굽힐 시, 가슴부위에 힘을 빼고 가슴부위를 스트레칭 해주세요.
3. 허리를 세울 시, 팔과 허리에 힘을 이용해 허리를 세워주세요.

▶ 큰가슴근 대흉근을 스트레칭, 근력강화하는 동작입니다.

Lv.3 문 사이를 이용한 큰가슴근 스트레칭

1-3번 동작을 3-5회 반복해주세요.

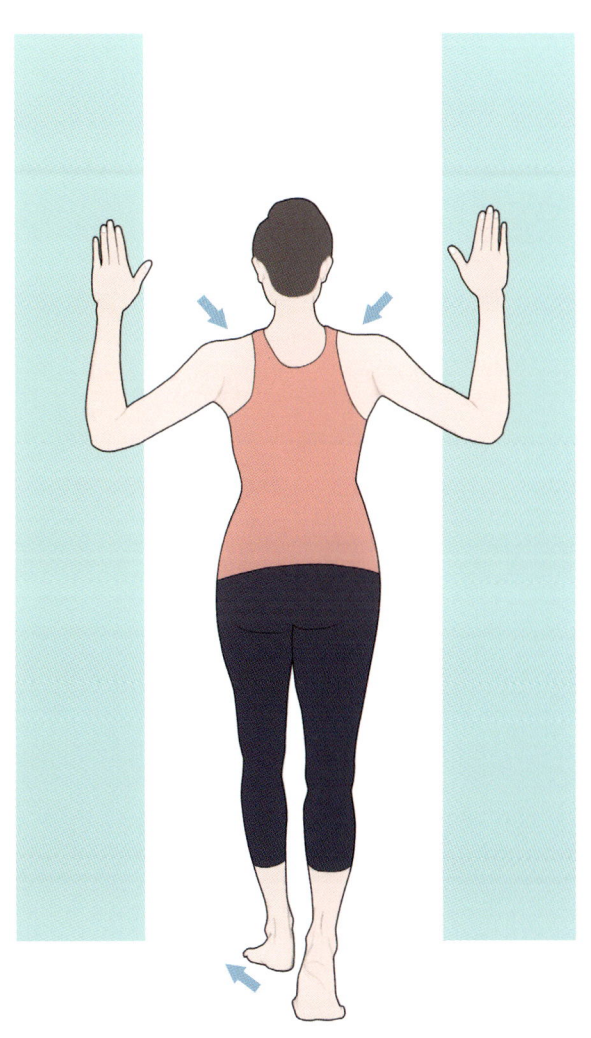

1 큰가슴근 스트레칭 하기 - 낮은 높이

1. 손을 귀 높이에 위치한 후, 양 팔을 문기둥에 기댄채 서주세요.
2. 앞 다리를 구부린채 몸을 앞, 뒤 방향으로 천천히 이동시켜 가슴부위와 어깨부위를 스트레칭 시켜 주세요.
3. 앞다리 무릎을 구부려 강도를 조절해 주세요.

▶ 큰가슴근 대흉근, 앞 어깨세모근 전삼각근을 스트레칭 하는 동작입니다.

▶ 손의 위치에 따라 스트레칭 정도가 다릅니다. 1번 동작이 자극이

주의사항!

수술부위 근육에 무리가 가지 않게 횟수와 관절가동범위를 점진적으로 올리면서 운동해 주세요.

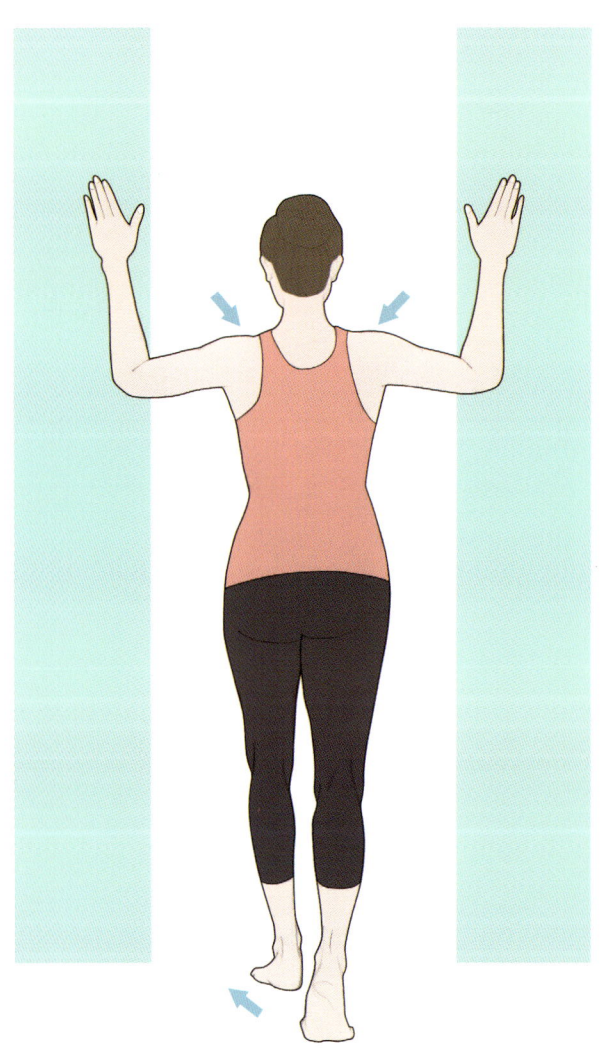

2 큰가슴근 스트레칭 하기 - 중간 높이

1. 팔꿈치를 어깨 높이에 위치한 후, 양 팔을 문기둥에 기댄 채 서주세요.
2. 앞 다리를 구부린 채 몸을 앞, 뒤 방향으로 천천히 이동시켜 가슴부위와 어깨부위를 스트레칭 시켜주세요.
3. 앞다리 무릎을 구부려 강도를 조절해주세요.

▶ 큰가슴근, 앞 어깨세모근, 위팔두갈래근 상완이두근을 스트레칭 하는 동작입니다.

▶ 손의 위치에 따라 스트레칭 정도가 다릅니다.

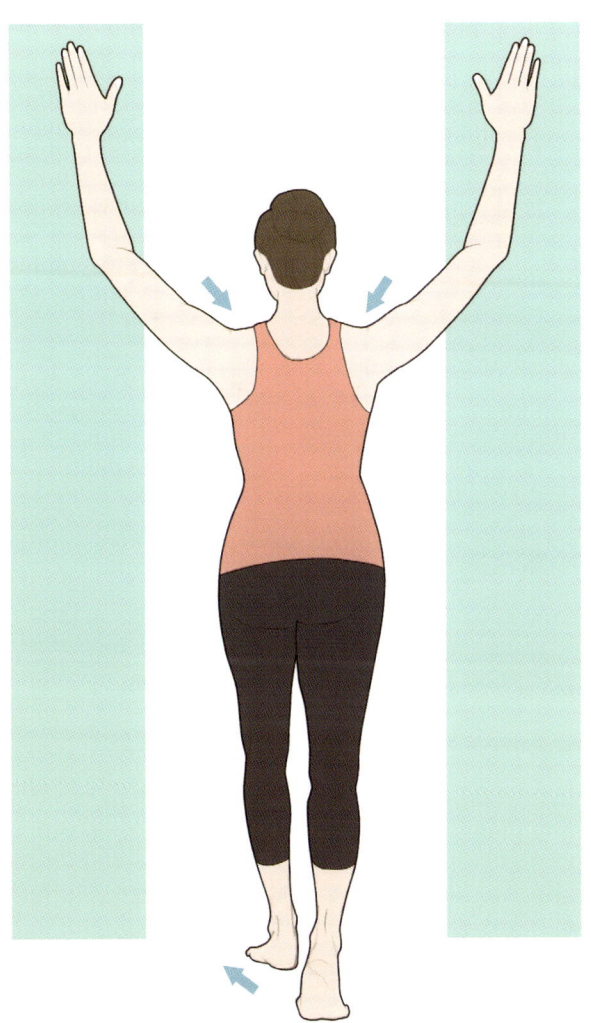

3. 큰 가슴근 스트레칭 하기 - 높은 높이

1. 팔꿈치를 귀 높이에 위치한 후, 양 팔을 문기둥에 기댄 채 서주세요.
2. 앞다리를 구부린채 몸을 앞, 뒤 방향으로 천천히 이동시켜 가슴부위와 어깨부위를 스트레칭 시켜주세요.
3. 앞다리 무릎을 구부려 강도를 조절해 주세요.

▶ 큰가슴근, 앞 어깨세모근, 위팔두갈래근, 넓은등근, 작은원근 소원근을 스트레칭 하는 동작입니다.

▶ 손의 위치에 따라 스트레칭 정도가 다릅니다.

---

1. Moskovitz AH, Anderson BO, Yeung RS, Byrd syndrome after axillary dissection. Am J Surg. 2. Severeid K, Simpson J, Templeton B, York R, cording among patients with breast cancer of Rehabilitation Oncology. 2007;25(4):8-13.
2. Leidenius M, Leppanen E, Krogerus L, von web syndrome after sentinel node biopsy and Surg. 2003;185(2):127-130.
3. Koehler, L. A. (2006). Axillary web syndrome and lymphedema, a new perspective. Lymph Link, 18(3), 9-10.

유방암 수술 후 부작용(2)
액와막 증후군 axillary web syndrome

유방암 수술과 함께 겨드랑이 림프절 절제술^{ALND}을 받은 많은 환자들은 수술 후 통증과, 팔을 벌렸을 때 수술쪽 겨드랑이에서 촉지가능한 힘줄 같은 '코드'가 잡히는것을 경험할 수 있습니다. 액와막 증후군$^{axillary\ web\ syndrome}$으로 알려진 이 유착 조직은 어깨관절 가동범위를 감소시키는 하나의 원인이 됩니다.

액와막 증후군은 겨드랑이 림프절 제거 수술 이후 발생 할 수 있습니다. 액와막 증후군은 일반적으로 수술 후 2-4주 이내에 발생할 수 있지만 수술 후 수개월부터 수년 동안 환자에서도 발생될 수 있습니다. 액와막 증후군은 겨드랑이 림프절 절제술 환자의 최대 72%에서 발생할 수 있습니다. 액와막 증후군은 겨드랑이에 있는 피부 바로 아래에 있는 조직 줄로 나타나며 팔꿈치를 향해 팔 안쪽을 따라 내려갈 수 있습니다. 심한 경우에는 엄지 손가락까지 뻗어나갈 수 있으며 팔 아래 측면을 따라 범위가 넓어질 수 있습니다. 수술 후 움직임 제한과 통증으로 인해 액와막 증후군이 발생할 수도 있습니다. '코드'가 팔을 따라 내려가면 팔의 움직임 제한과 팔꿈치 펴기 동작과 손목 움직임에도 제한을 줄 수 있습니다.

액와막 증후군의 '코드'는 한줄, 두줄로 형성될 수 있으며, 경우에 따라 팔꿈치까지 '코드'가 형성될 수 있습니다. 또한, 굳어진 림프관 때문에 가슴조직이 움츠려들어^{retraction} 피부표면이 칼자국처럼 주름질 수 있습니다.

액와막 증후군은 팔의 외회전이 '코드'에 긴장을 발생하기 때문에 통증과 당기는 느낌이 발생할 수 있습니다. 일반적으로는 팔을 사용하지 않을 때는 통증이 발생하지 않습니다. 수술 후, 어깨 움직임에 제한이 없을 수 있지만 액와막 증후군이 발달하기 시작하면 움직임이 제한되고 통증이 발생할 수 있습니다. 액와막 증후군은 특이하게도 날씬한 사람들에게 더 자주 발생하는 경향이 있습니다. '코드'를 숨기는 지방 조직이 적기 때문에 날씬한 사람에서 '코드'를 더욱 쉽게 식별할 수 있는 것으로 추측되고 있습니다.

액와막 증후군은 정확한 원인은 아직 밝혀지지 않았지만 림프절 제거와 관련이 있을 수 있습니다. 연구에 따르면 액와막 증후군의 발병률이 높을 수록 림프절 제거수가 더 많다는 연구 결과도 있습니다. 액와막 주변조직은 림프관과 림프관으로 구성된 것으로 확인되었습니다.

액와막 증후군은 경우에 따라 수술 후 약 3개월 이내에 자연적으로 소멸되는 것은 경우가 있어 치료가 필요하지 않는 경우도 있습니다. 하지만, 대부분의 경우에는 '코드'가 발달되어 장기적으로 어깨기능 장애를 발생할 수 있습니다. 액와막 증후군 치료를 위해 비스테로이드성 항염증제^{NSAIDS}가 사용되는 경우도 있지만, 근본적으로는 통증없는 어깨 운동을 통해서 어깨움직임 장애와 통증해결이 더욱 중요합니다.

'코드'로 인한 운동 제한을 치료하기 위해 물리치료와 같은 비수술적 치료가 사용될 수 있습니다. 피부 견인*SKIN TRACTION*, 근막이완, 연부조직 가동술*SOFT TISSUE MOBILIZATION*과 같은 도수치료는 근육과 연부조직의 움직임을 개선할 수 있습니다. 부드러운 도수치료는 림프부종 예방에 효과적이며, 정맥과 림프관으로 결합된 '코드'를 틈어, 어깨 움직임이 개선될 수 있습니다. '코드'가 틈어지는 느낌을 통해 어떤 조직이 틈어진것인지는 밝혀지지는 않았지만 '코드' 주변조직들의 유착이 개선되었다고 추측할 수 있습니다.

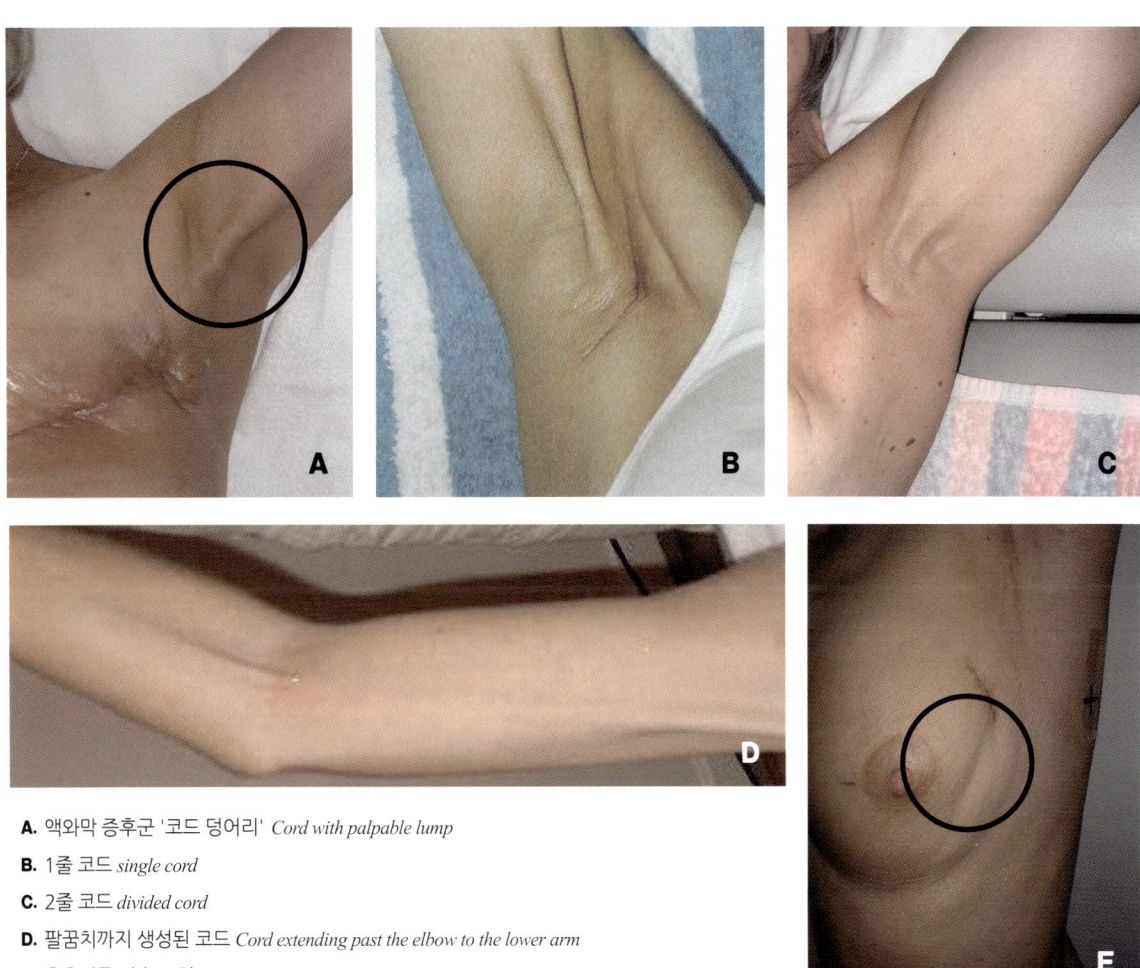

A. 액와막 증후군 '코드 덩어리' *Cord with palpable lump*
B. 1줄 코드 *single cord*
C. 2줄 코드 *divided cord*
D. 팔꿈치까지 생성된 코드 *Cord extending past the elbow to the lower arm*
E. 움츠러든 가슴 조직 *retraction breast tissue*

1. Byrd DR, Lawton TJ, Moe RE. Axillary web Surg. 2001;181(5):434-439.
2. R, Hummel-Berry K, Leiserowitz A. Lymphatic of melanoma referred to physical therapy.
3. Smitten K. Motion restriction and axillary axillary clearance in breast cancer. Am J lymphedema, a new perspective. Lymph Link.
4. Josenhans, E. (2007). Physiotherapeutic treatment for axillary cord formation following breast cancer surgery. Pt_Zeitschrift für Physiotherapeuten, 59(9), 868-878.

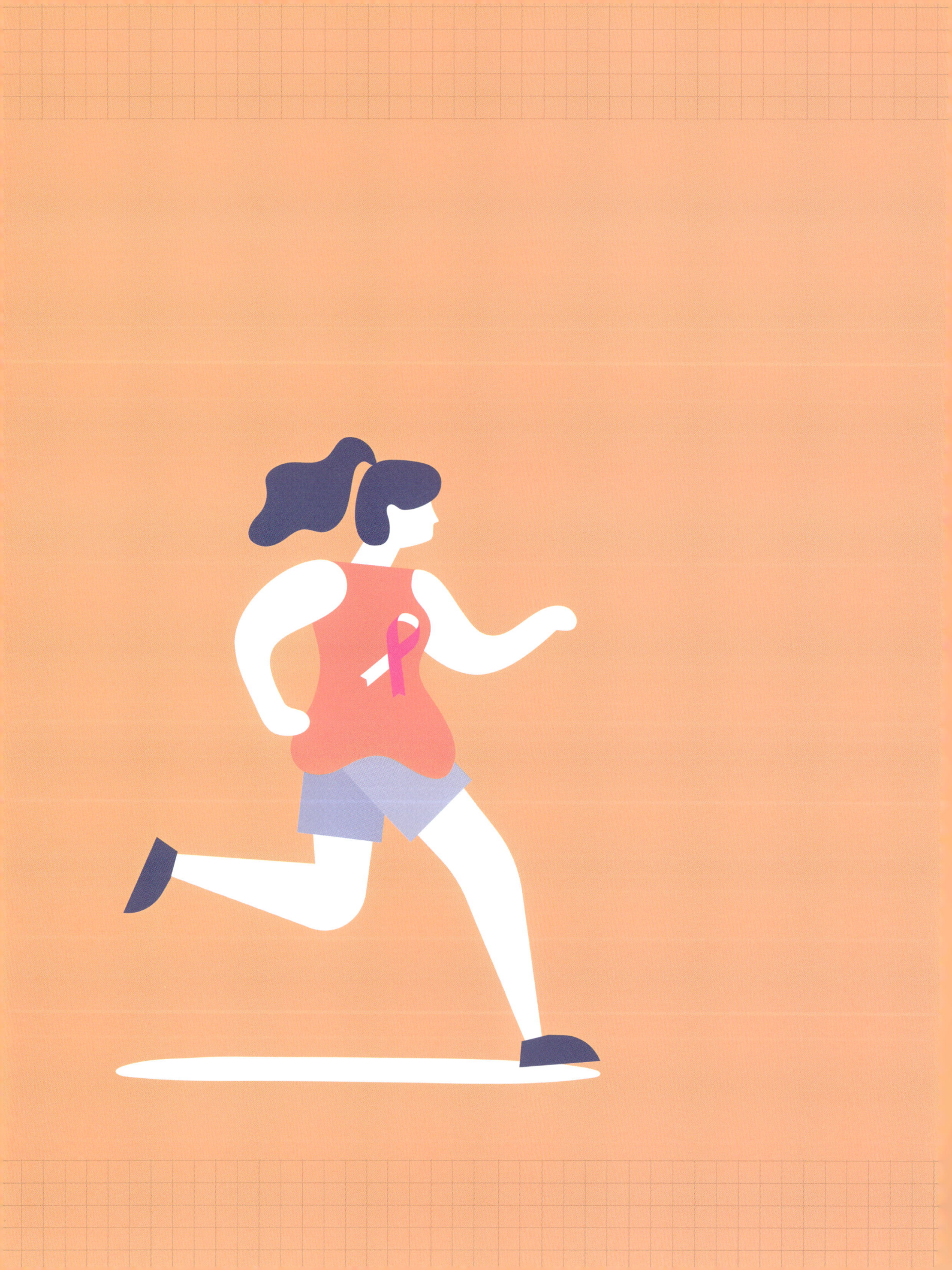

Part 2.

수술 직후
유착 떼어내기

Part 2.
수술 직후 유착 떼어내기

정상세포와 유착세포 구조 차이

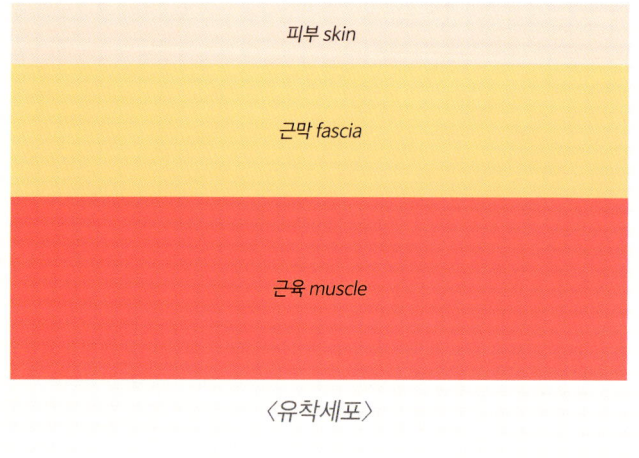

〈유착세포〉

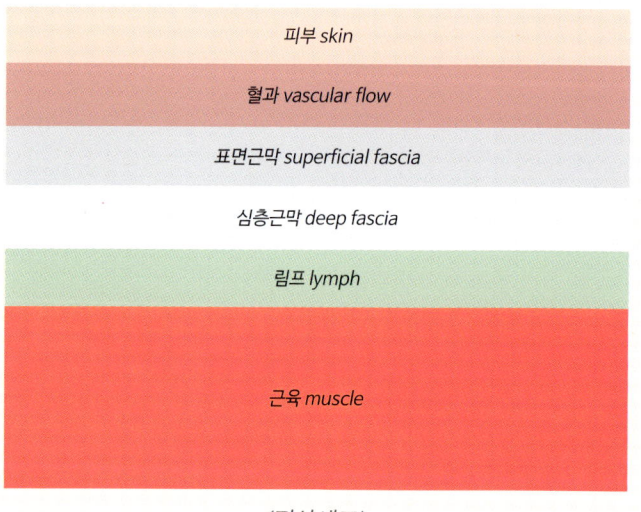

〈정상세포〉

정상 세포는 대략 6개 조직층을 이루며, 유착 세포는 근막유착에 의해 대략적으로 3개 조직층을 이룹니다. 이로인해, 혈액과 림프 순환에 장애가 발생 할 수 있습니다. 수술 직후 근육과 근막 유착을 떼어내면, 부종, 유연성 감소와 관절가동범위 감소를 예방할 수 있습니다. (Lacomba, M, 2010 & Zimmermann, A, 2021). 부종증상이 없더라도 예방차원에서 유착방지가 목적입니다. 부종이 있는 경우, 병원에서 전문적인 치료와 함께 보조적인 수단으로 사용하기를 권장합니다.

유착 떼어내기 방법 - 공통

1. 어깨 움직임에 관여하는 주요 근육(큰가슴근, 앞톱니근, 작은원근, 마름근)과 수술자국 주변부위를 위주로 가볍게 자극해 유착을 떼어주세요.
2. 수술부위는 절대 만지지 마세요. 수술 주변부위의 근막유착을 떼어내기 위함입니다.
3. 손가락 끝으로 가볍게 가볍게 자극해 유착을 떼어주세요.(가장 강한 압박 = 100%, 마사지 강도 = 10-20%)
4. 빠르게 자극하는 것이 아니라, 각 유착 포인트 마다 볼이나 손끝으로 10초 정도 지긋이 눌러주세요. 볼을 이용해 피부를 가볍게 누른 상태에서 1~2cm 정도만 당겨주세요.
5. 유착떼기는 누르고 가만히 있는 것이 아니라, 위, 아래, 오른쪽, 왼쪽으로 방향성을 갖고 한 방향씩 가볍게 밀어주면서 지긋이 눌러주세요.

1. 큰가슴근 대흉근 *pectoralis major*

근육설명

큰가슴근은 팔을 앞으로 들거, 팔굽혀펴기 동작시 작용하는 대표적인 근육입니다.

큰가슴근은 작은가슴근과 층을 이루고 있으며, 위팔두갈래근 위로 지나가기 때문에 어깨움직임에도 직접적으로 영향을 미칩니다.

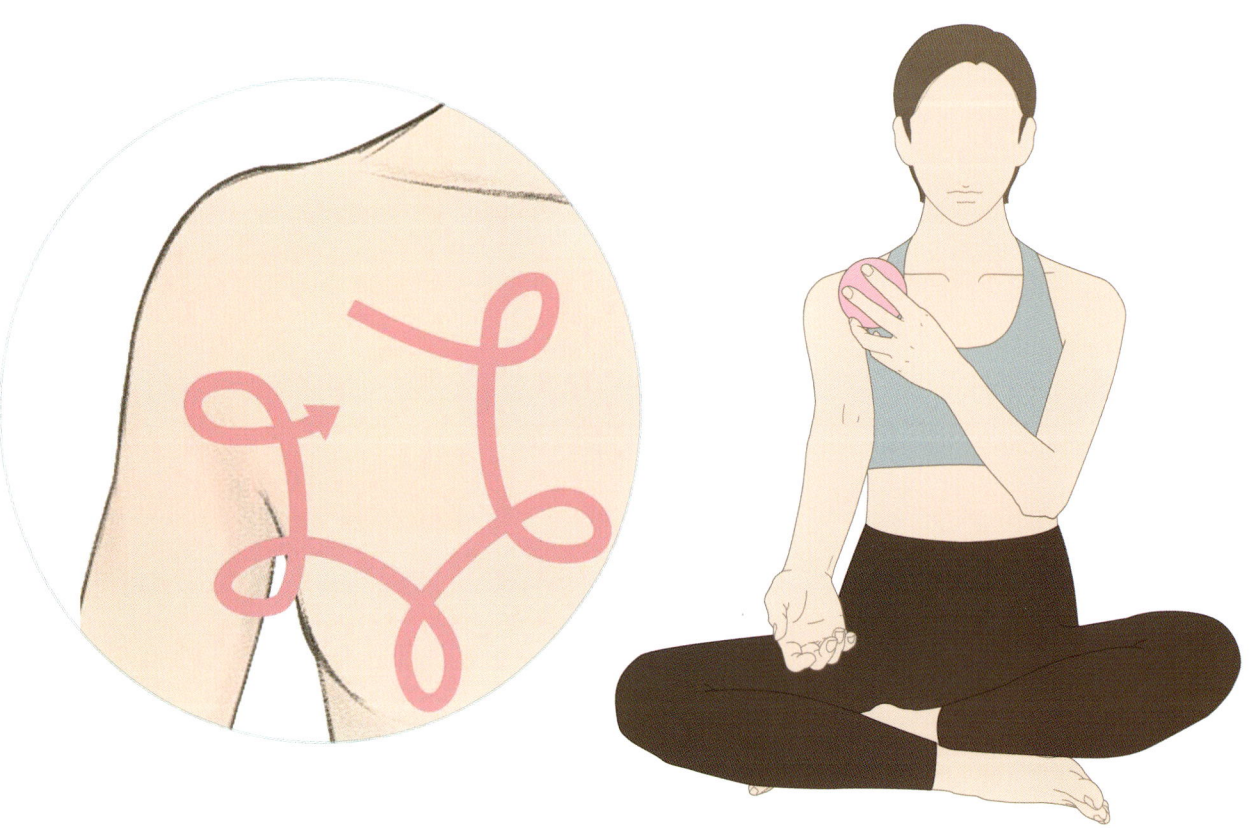

유착떼기 - 큰가슴근

1. 림프절이 많이 분포한 부위를 중심으로 손끝이나 미니볼로 가볍게 자극해 주세요.
2. 볼을 이용해 500원 동전을 가볍게 누르는 약한 강도로 피부를 누르면서 당겨주세요.
3. 볼로 가볍게 누른채, 1-2cm 정도 피부를 부드럽게 당겨주세요.
4. 몸의 중심부에 가까운 방향으로 피부를 부드럽게 당겨주세요.

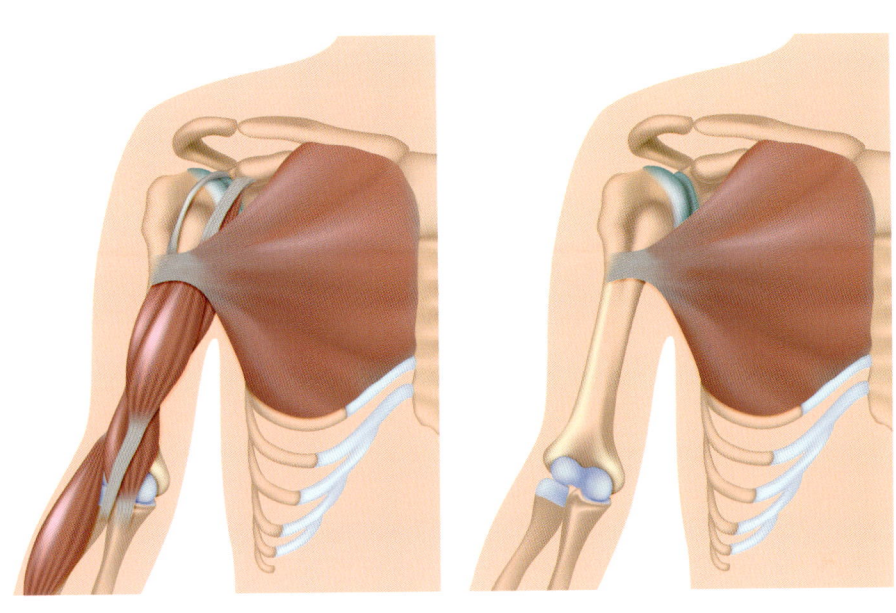

〈위팔두갈래근과 큰가슴근의 해부학적 이해〉

큰가슴근의 부착점은 위팔두갈래근 위로 지나 위팔뼈에 붙기 때문에, 큰가슴근의 단축과 경직은 어깨 움직임을 방해 할 수 있습니다. 팔을 머리위로 들때 위팔두갈래근은 주동근, 큰가슴근은 협력근의 개념으로 활성화 됩니다. 유방암 수술 이후, 큰가슴근의 수술적 손상은 어깨 움직임 방해의 중요 요소가 될 수 있습니다.

2. 앞톱니근 전거근 *serratus anterior*

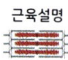 앞톱니근은 어깨뼈와 갈비뼈에 붙어 팔굽혀펴기에 주로 사용합니다.

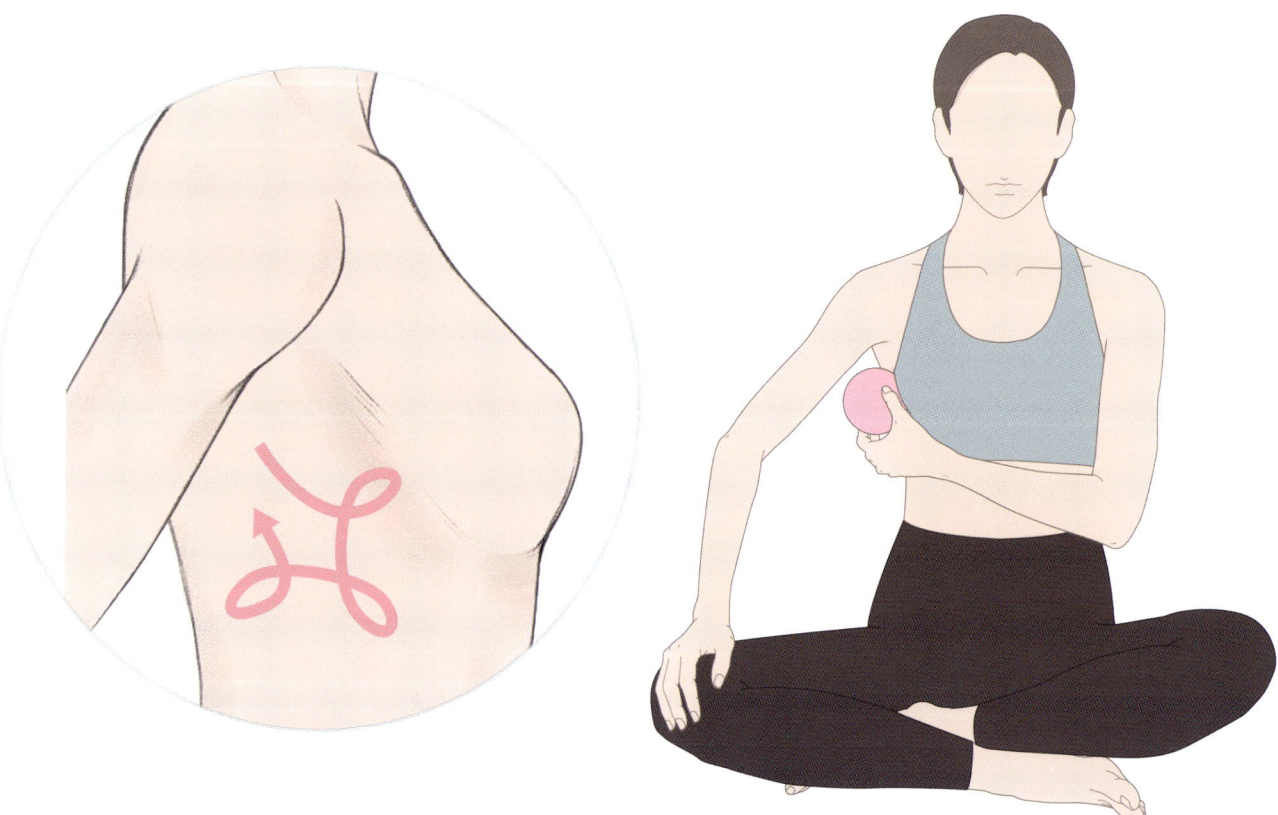

유착떼기 - 앞톱니근

1. 가볍게 눌러주며 화살표 방향으로 지긋이 당겨주세요.
2. 앞톱니근은 얇은근육으로 갈비뼈와 가깝기 때문에 매우 예민합니다.

3. 위팔두갈래근 상완이두근 *biceps brachii* & 위팔세갈래근 상완삼두근 *triceps brachii*

 위팔두갈래근은 팔꿈치를 굽힘, 회외할 때 주로 작용합니다.

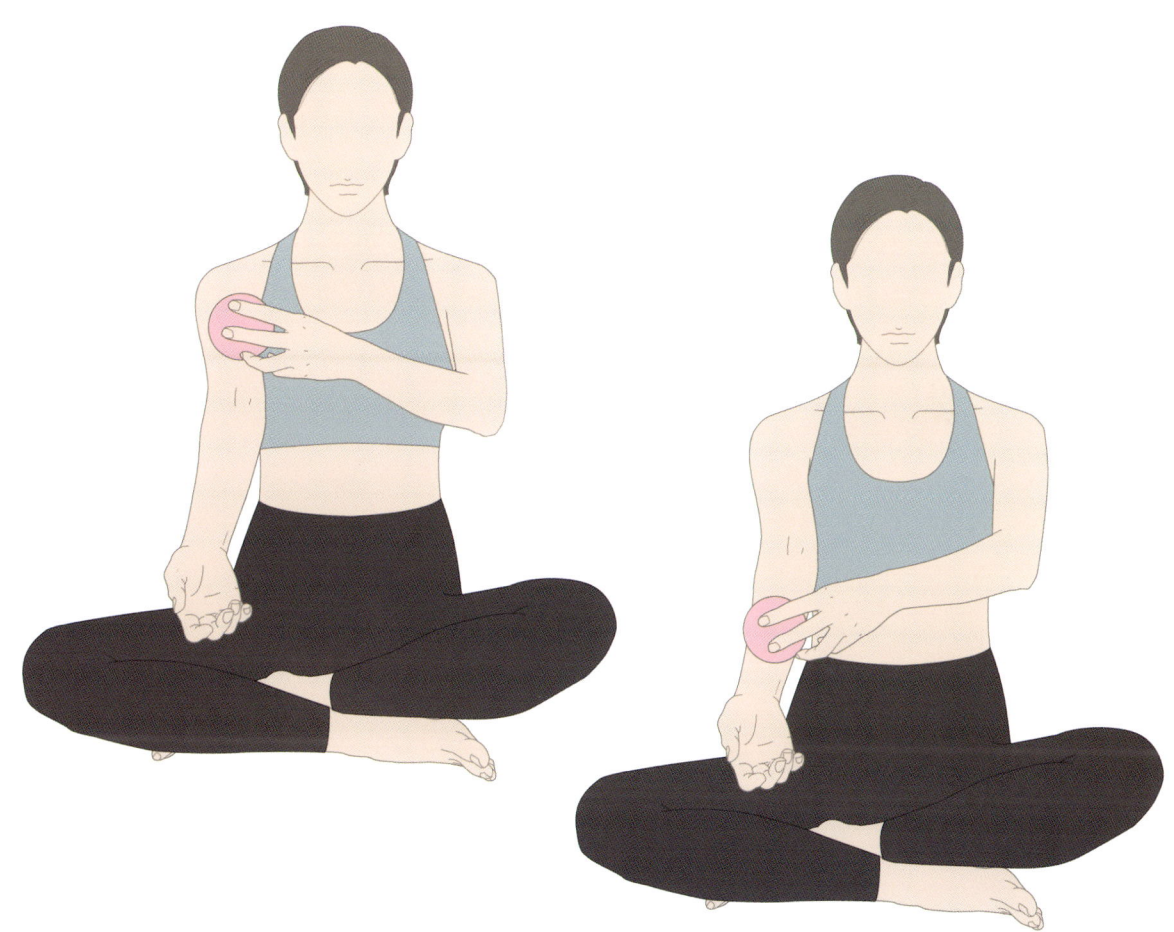

유착 떼기 - 위팔두갈래근

1. 겨드랑이 안쪽이 아닌, 위팔두갈래근 표면을 자극해 주세요.
2. 위팔두갈래근은 팔꿈치 아래까지 뻗어 있습니다. 팔꿈치 주름 바로 밑에까지 자극해 주세요.

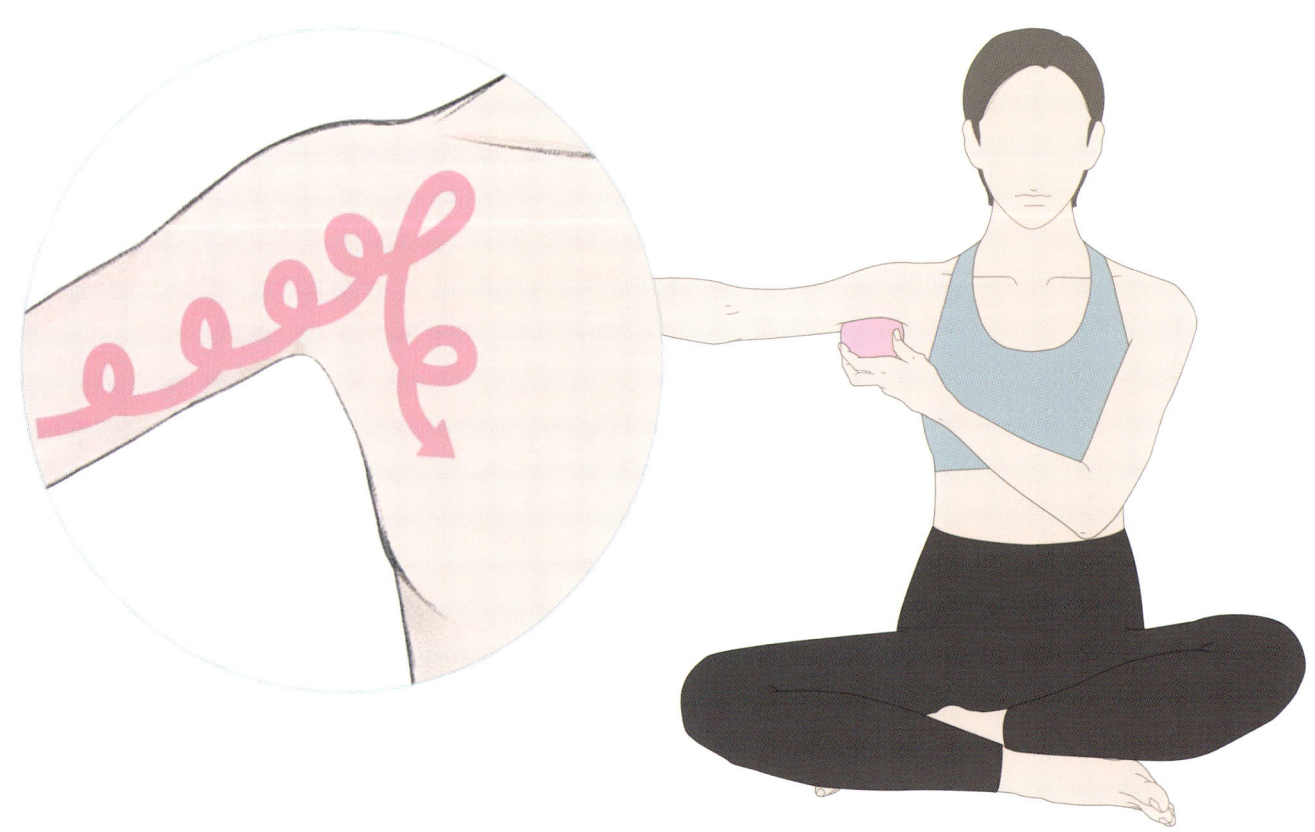

유착 떼기 - 위팔세갈래근

1. 팔 안쪽 위주로 자극해 주세요.

2. 윗 팔 뒤쪽도 자극해 주세요.

3. 가볍게 눌러주며 화살표 방향으로 지긋이 당겨주세요.

4. 팔 안쪽(겨드랑이까지)에는 림프가 다수 위치하고 있습니다.

* 마사지 강도는 약 10 - 20%

4. 모음근 내전근 *adductors*

 근육설명

볼 유착 떼기 - 모음근

모음근은 엉덩관절 모임이 주된 작용 하지만, 부분적으로 엉덩관절 굽힘과 폄을 협력근으로 작용합니다.

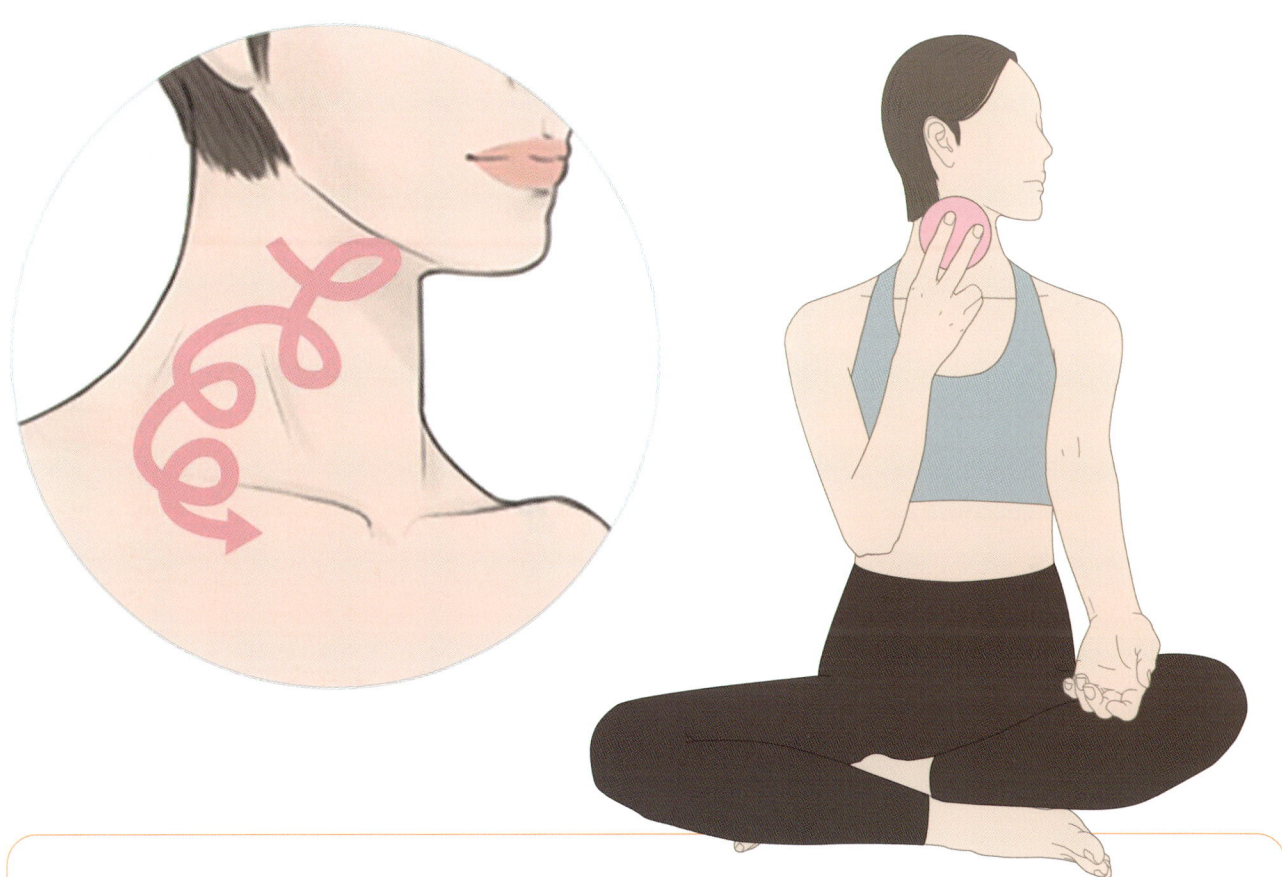

목 림프자극 & 유착떼기 - 목근육

1. 쇄골 안쪽 부터 뒤통수, 귀, 턱 방향으로 림프절이 분포합니다.
2. 가볍게 눌러주며 화살표 방향으로 지긋이 당겨주세요.
3. 마사지 강도 약 10%로 부드럽게 자극해 주세요.

5. 넓은목근 활경근 *platysma* & 목빗근 흉쇄유돌근 *sternocleidomastoid*

 근육설명 활경근은 턱을 밑으로 내리는 근육이고, 목빗근은 목을 회전시키고 목을 굽히는데 작용합니다.

알림!
4~6은 유방복원 수술을 위해 자가이식 수술을 한 경우에 해당됩니다.

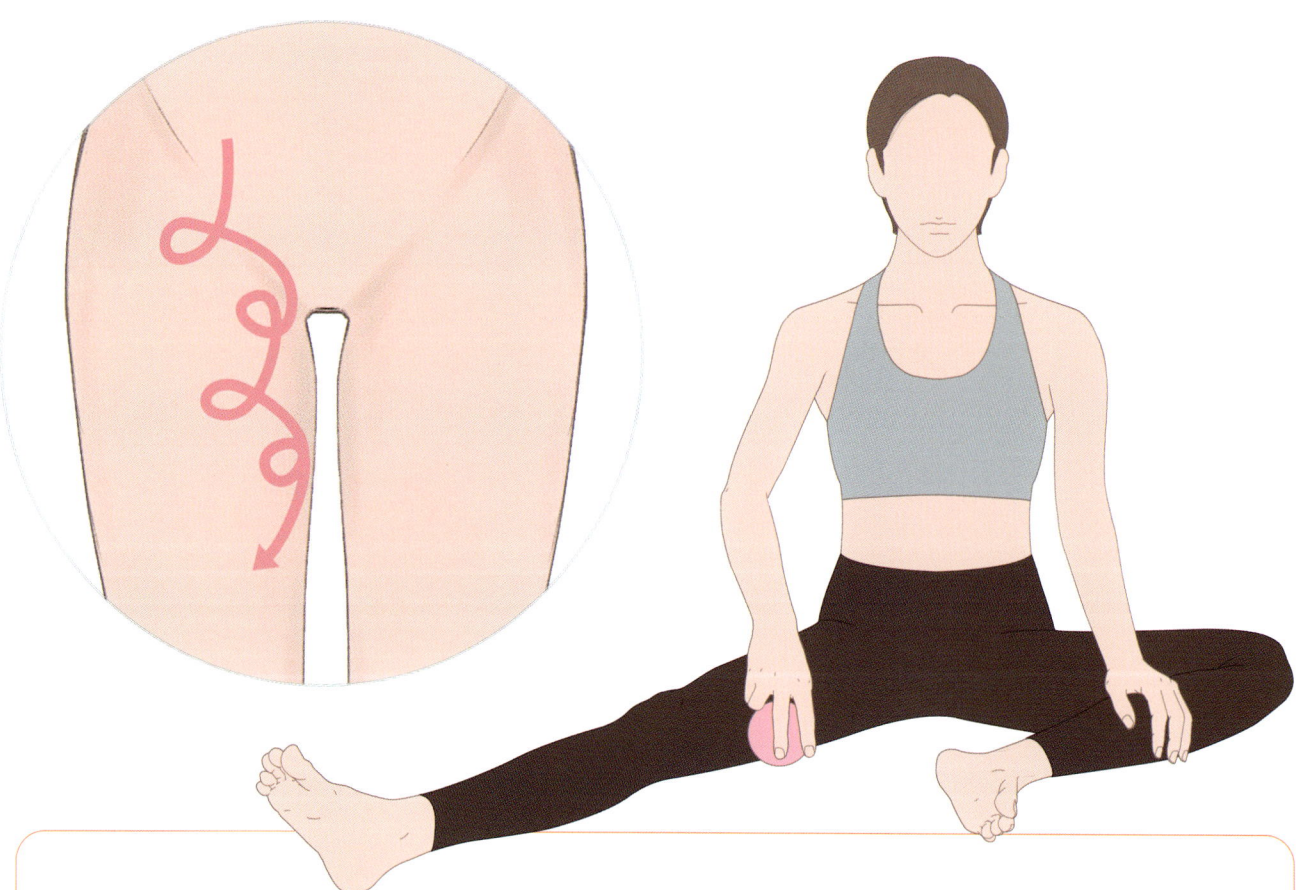

유착떼기 - 모음근

1. 허벅지 안쪽 위주로 자극해 주세요.

2. 가볍게 눌러주며 화살표 방향으로 지긋이 당겨주세요.

3. 허벅지 위쪽 깊은 부위부터 무릎가까이 까지 자극해 주세요. 허벅지 안쪽에는 림프가 다수 위치하고 있습니다.

* 마사지 강도 약 10 - 20%

6. 배곧은근 복직근 *rectus abdominis*

 근육설명
배곧은근은 갈비뼈와 두덩뼈에 붙어 몸통굽힘을 주로 작용합니다.

배곧은근은 배바깥빗근, 배가로근과 층을 이루고 있어 근막 유착시 기능장애가 발생할 수 있습니다.

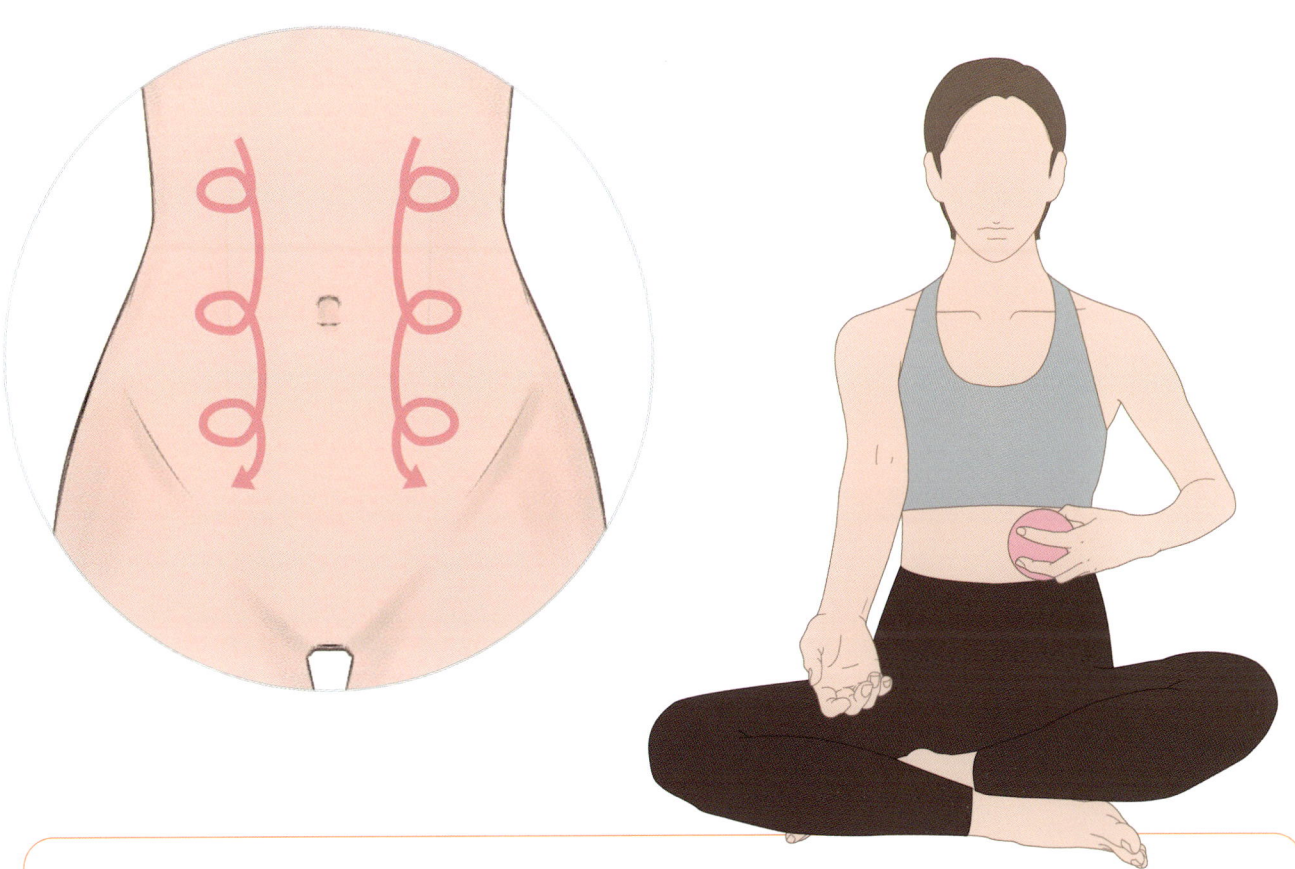

유착떼기 - 배곧은근

1. 복부이식수술의 경우에 해당합니다.

2. 배꼽 주변을 중심으로 가볍고 부드럽게 자극해 주세요.

3. 가볍게 눌러주며 화살표 방향으로 지긋이 당겨주세요.

4. 배꼽을 중심으로 아래 서혜부 방향으로 자극해 주세요. 배꼽을 중심으로 아래방향으로 림프가 다수 위치하고 있습니다.

* 마사지 강도 약 10 - 20%

유방암 수술 후 부작용(3)
부종 lymph edema

　림프 부종은 유방암 수술을 받은 팔이 붓는 현상으로, 림프계의 이상으로 인해 림프를 구성하는 조직액이 과도하게 축적되어 발생합니다. 림프는 필수 면역 화학 물질과 세포를 운반하는 역할을 합니다. 림프부종을 치료하지 않고 방치하면 만성염증, 감염 및 피부 경화를 유발할 수 있습니다. 또한, 방사선 치료로 인해 림프부종이 더욱 악화 될 수도 있습니다.

　유방암 수술 후 일반적으로 3년 이내에 림프부종이 발생 할 수 있습니다. 하지만, 림브부종 발생은 수술방법과 환자상태에 따라 발생유무가 달라질 수 있으며, 유방암 치료 후 20년 후에도 발병할 수 있기 때문에 유방암 수술 이후 림프부종 예방은 매우 중요합니다.

　일반적인 임상조언은 과도한 수술쪽 팔의 손상된 림프계의 과도한 압박을 줄이라고 조언하는 경우도 있지만, 팔의 근력을 감소시키거나 통증을 발생시킬 수도 있습니다. 팔의 부피 감소를 조절하기 위해 압박 붕대를 장기적으로 착용하는 경우가 대부분입니다.

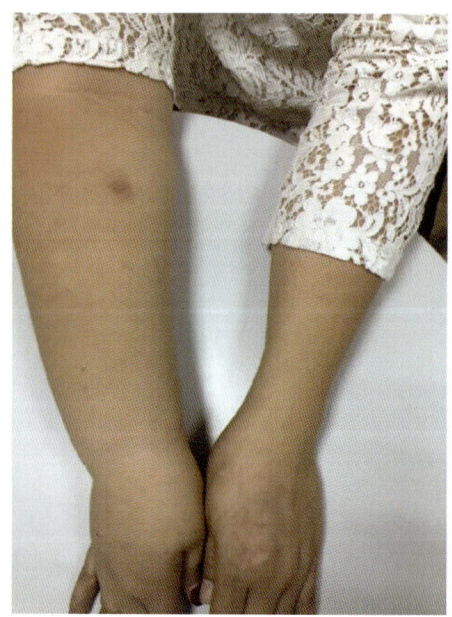 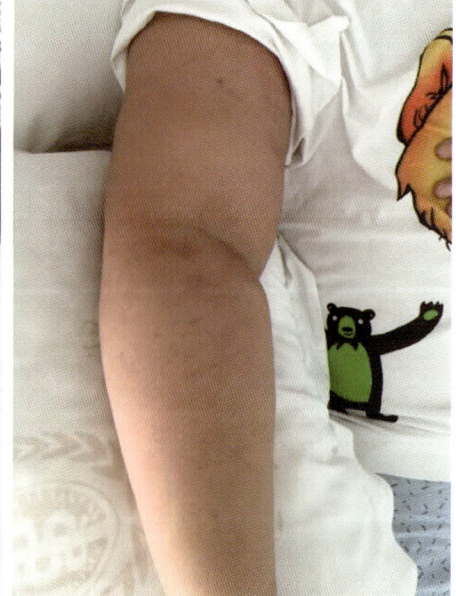

〈팔의 림프부종〉

일상생활 중 쉽게 관리 하는 방법으로는 팔걸이 등을 이용해 부종 팔을 심장 보다 높에 위치하는 것입니다. 저항운동은 유방암에 의한 림프부종 예방과 관리에 효과적인 방법이 될 수 있습니다. 신체 움직임 개선 뿐만 아니라 림프펌핑 효과를 통해 림프흐름, 근육 수축에 도움이 될수 있습니다. 또한, 근력향상은 피로, 골밀도 감소와 같은 암 치료의 부작용을 일부 생쇄시키는데 도움이 될 수 있습니다.

1. Nelson, N. L. (2016). Breast cancer-related lymphedema and resistance exercise: a systematic review. Journal of strength and conditioning research, 30(9), 2656-2665.
2. Hayes, S. C., Janda, M., Cornish, B., Battistutta, D., & Newman, B. (2008). Lymphedema after breast cancer: incidence, risk factors, and effect on upper body function. Journal of clinical oncology, 26(21), 3536-3542.
3. He, L., Qu, H., Wu, Q., & Song, Y. (2020). Lymphedema in survivors of breast cancer. Oncology letters, 19(3), 2085-2096.

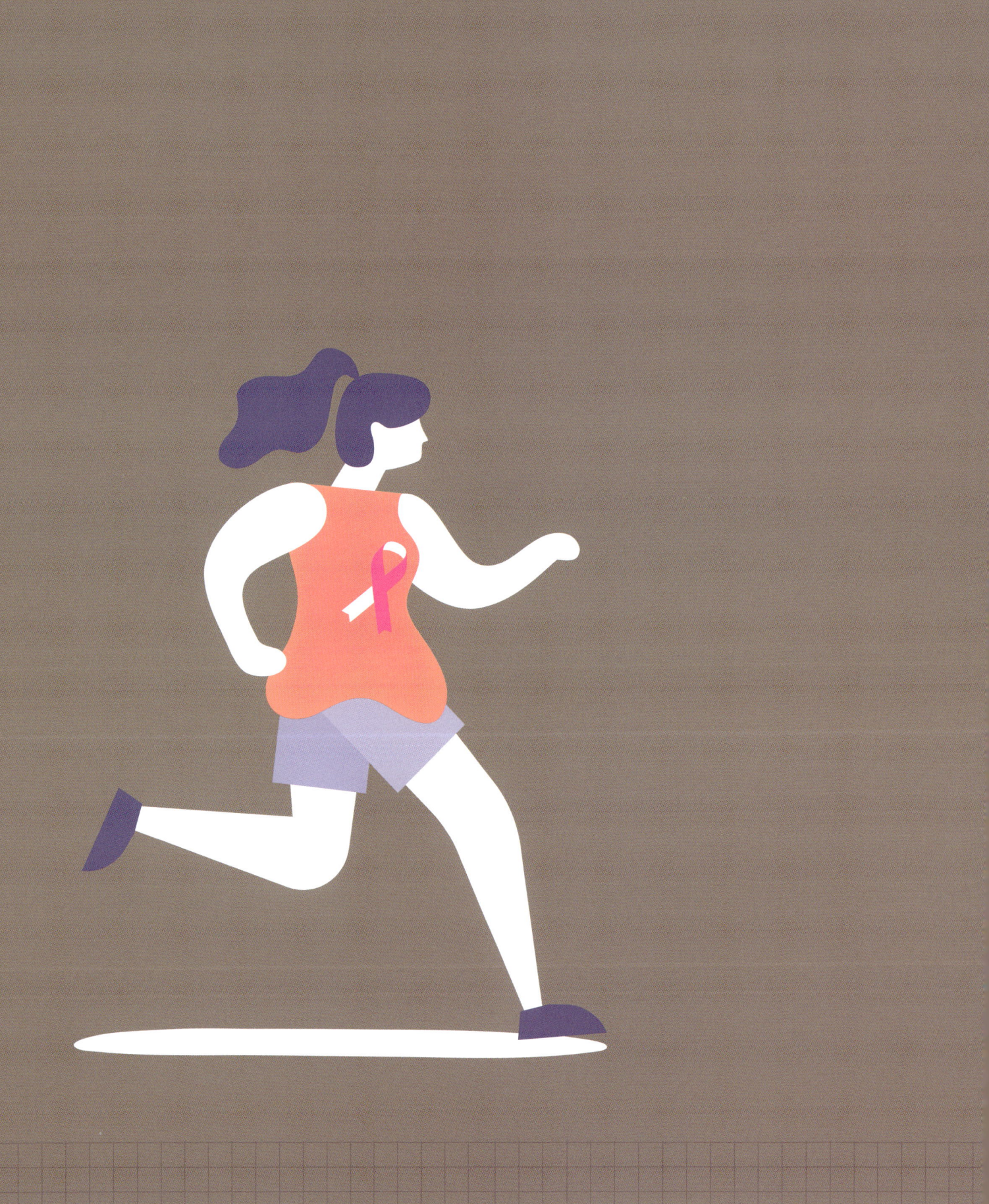

Part 3.
스스로
림프마사지를
해보자!

Part 3.
스스로 림프마사지를 해보자!

림프조직은 혈액의 노폐물을 흡수하고 배출하며, 면연력에도 관여하는 조직으로 림프관과 림프절로 연결되어 있으며 구성되어 있습니다. 림프절은 목, 겨드랑이, 서혜부에 집중적으로 위치하고 있습니다. 유방암 수술 중에 림프조직을 절제하거나, 방사선 치료에 의해 손상받을 수도 있습니다. 이러한 부작용으로 만성 림프부종이 발생 할 수 있습니다.

> **공통 주의사항!**
> 자가 림프마사지는 전문 림프마사지치료사를 대체할 수 있는 정도의 내용은 아닙니다.
> 전문림프치료사 치료의 보조적인 수단이며, 예방과 관리차원에서 효과를 기대할 수 있습니다.

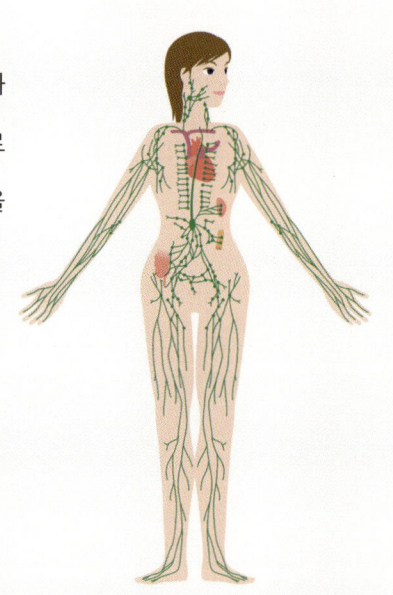

〈신체 림프 분포도〉

1. 자가 림프마사지의 효과

자가 림프마사지는 부종부위에서 림프절이 제대로 작동하는 부위로 여분의 체액을 이동시키는데 도움이 되는 부드러운 피부 마사지 입니다.

2. 감염 증상

1. 부기와 피부가 빨간 경우
2. 다리나 발에 통증이 있을 경우
3. 부종 주변에 열감이 느껴지는 경우
4. 오한이나 감기기운이 있을 경우

3. 자가 림프마사지 방법

1. 가벼운 압력을 사용하여 손을 부드럽고 편안하게 유지하세요.
2. 손가락 끝보다는 림프관을 더욱 자극하기 위해 손가락 끝의 평평한 부분을 사용하세요.
3. 암 치료를 받지 않은 신체 부위는 마사지 하지 마세요.
4. 자가 림프마사지를 하는 동안 편암함을 느끼는게 중요합니다. 앉은자세, 서있는자세, 눕는 자세에서 자가 림프마사지를 시도할 수 있습니다.
5. 매일 자가 림프마사지를 하는 것이 효과적입니다.
6. 몸의 양쪽을 모두 마사지해야 하는 경우 한쪽 몸부터 시작하여 각 단계를 수행하세요. 한쪽 부위가 완료되면 신체 반대쪽도 동일하게 반복해 주세요.

4. 금기증

1. 어깨, 목, 팔 는 손부위에 무리를 주지 마세요.
2. 통증을 유발할 정도로 강하게 자극하지 마세요.
3. 통증이 발생하면 자가 림프마사지를 중단하세요.
4. 해당 부위에 감염이 있는 경우에는 자가 림프마사지를 하지 마세요.

캐나다 미체너 대학보건 네트워크(UHN) 에서 개발한 자가 림프마사지 프로그램을 참고하였습니다. 202, UHN, TORONTO, CANADA

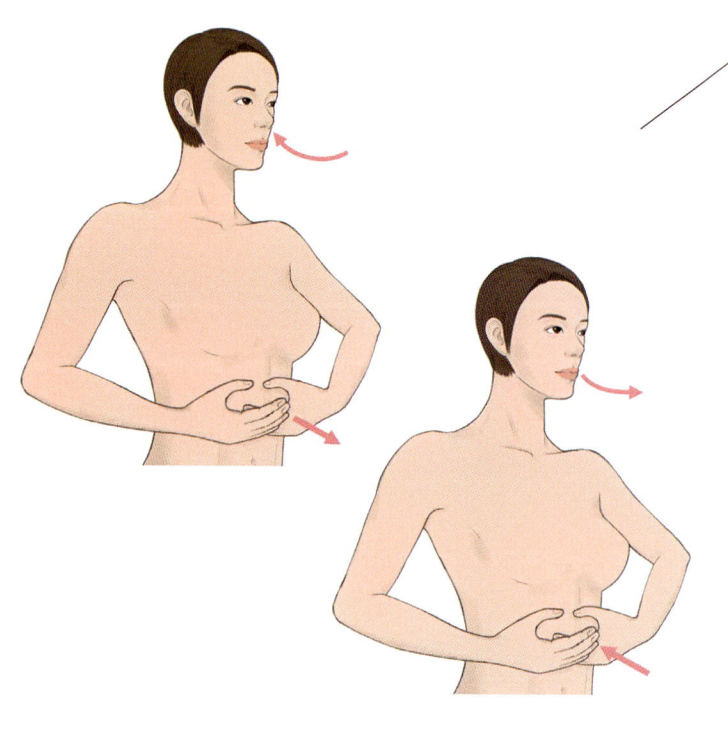

01 쉼호흡

심호흡은 전신의 림프계를 자극하는데 도움이 됩니다.

1. 천천히 코로 깊게 숨을 들이쉬고 배를 팽창시켜 주세요.
2. 오므린 입술로 천천히 숨을 내쉬고 배를 평평하게 해주세요.
3. 5회 반복합니다. 어지럼증이 오지 않도록 호흡 사이에 짧은 휴식을 취해주세요.

02 쇄골 위

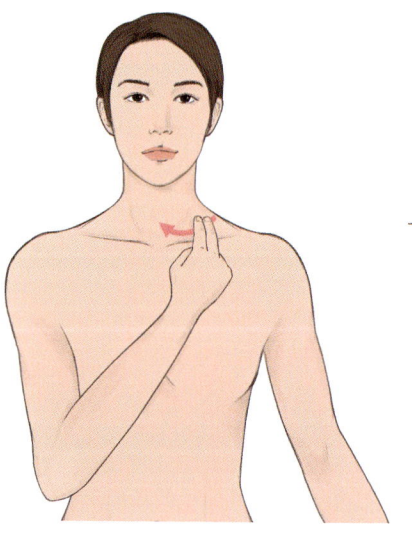

1. 림프액이 목의 혈류로 다시 배출될 수 있게 목 앞쪽 피부를 스트레칭하고 풀어주세요.
2. 한쪽 면을 동시에 마사지하거나 양쪽 면을 동시에 마사지 해 주세요. 동시에 두 가지를 수행하는 경우 손을 교차해주세요.
3. 두번째 세번째 손가락의 평평한 부분을 목 양쪽 쇄골 바로 위에 위치해 주세요. 어깨를 으쓱해보고 이 부위가 오목하게 들어간 것을 확인해 보세요.
4. 쇄골을 향해 아래로 안쪽으로 마사지해주세요.
5. 항상 손가락을 쇄골 위에 위치해주세요. 피부가 자연스럽게 당기는 만큼 부드럽게 펴졌다가 풀어주세요.
6. 손가락 방향은 알파벳"J" 모양처럼 쇄골을 따라 이동해 주세요.

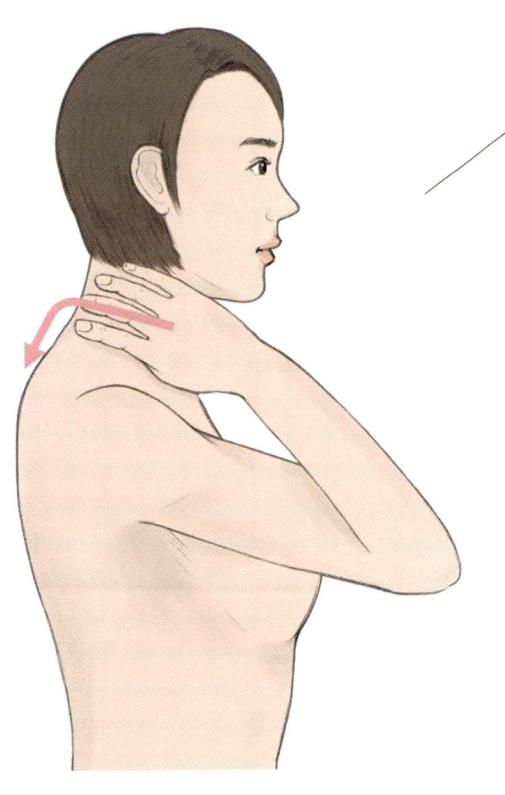

03 목뒤(1)

목의 옆 피부를 스트레칭과 이완시켜 주세요. 한번에 한 쪽을 마사지하거나 양쪽을 함께 마사지 해주셔도 됩니다.

1. 납작한 손을 귀 바로 아래 목 양쪽에 위치해 주세요.
2. 피부를 얼굴에서 멀리 뒤로, 아래로 부드럽게 스트레칭 해주세요.
3. 리듬에 따라 천천히 부드럽게 목을 마사지해주세요.
4. 10-15회 반복해 주세요. 무엇보다 가벼운 압력으로 자극하는 것이 중요합니다.

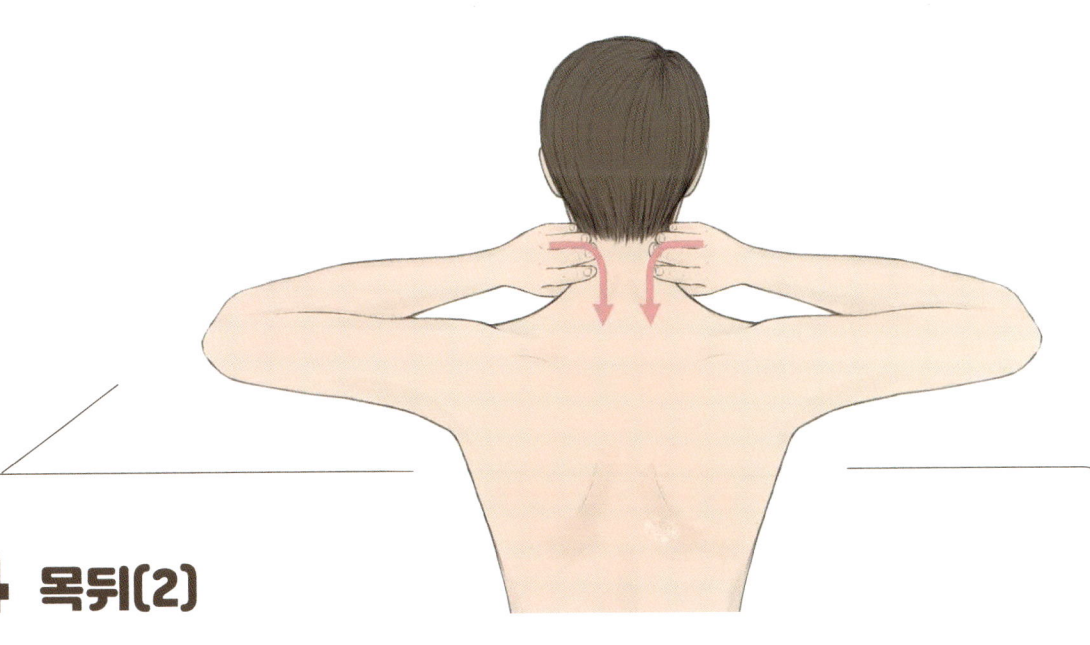

04 목뒤(2)

목 뒤쪽의 피부를 스트레칭하고 풀어주세요.

1. 평평한 손을 목 뒤, 척추 양쪽의 어깨라인 바로 아래에 위치해 주세요.
2. 피부를 척추 쪽으로 당긴 다음 목 밑으로 아래로 당겼다가 놓아주세요.
3. 10-15회 반복해 주세요.

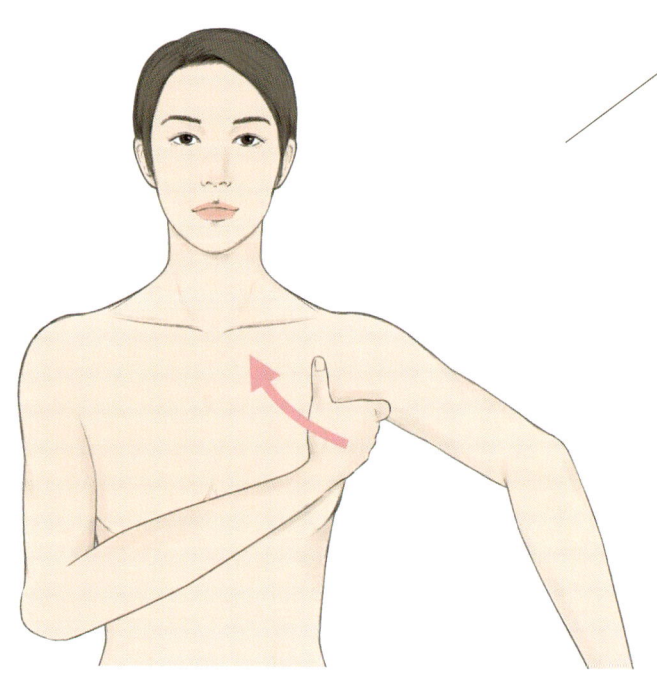

05 겨드랑이

겨드랑이의 림프절이 영향을 받은 복부와 다리의 림프액을 흡수할 수 있게 미리 준비하는 단계입니다. 5단계에서 팔을 편안한 자세로 위치한 후, 약간 겨드랑이살을 쓸어올려 담듯이 마사지해주세요.

1. 쇄골에 손을 위치해주세요. 손을 움직여 겨드랑이 쪽, 팔아래로 내려주세요. 림프채액을 목과 가슴에서 아래팔의 림프절로 이동시키는데 도움이 됩니다.
2. 근육이 아닌 피부를 가슴 아래로 부드럽게 쓸어 내려주세요.
3. 10~15회 반복해 주세요.

06 목 - 쇄골라인

머리와 목에서 멀어지는 방향으로 위쪽 가슴에서 아래쪽으로 피부를 스트레칭하고 근육을 풀어주세요.

1. 쇄골에 손을 위치해주세요. 손을 움직여 겨드랑이 쪽, 팔아래로 내려주세요. 림프채액을 목과 가슴에서 아래팔의 림프절로 이동시키는데 도움이 됩니다.
2. 근육이 아닌 피부를 가슴 아래로 부드럽게 쓸어 내려주세요.
3. 10~15회 반복해 주세요.

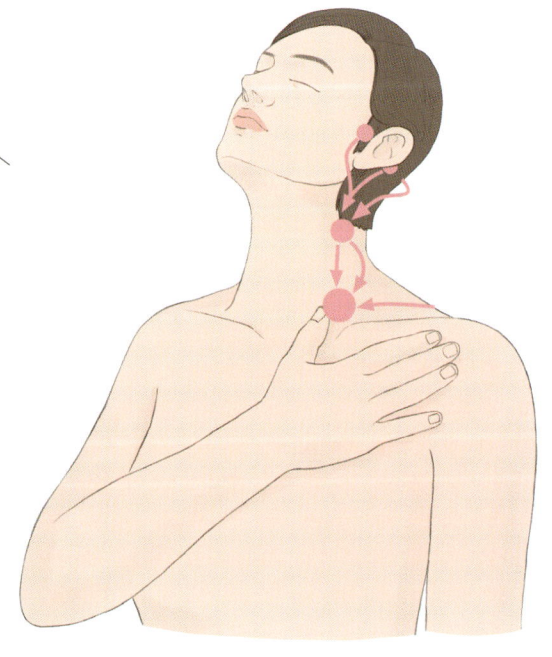

5. 흉터마사지

흉터를 직접적으로 강하게 자극하며 마사지 하지 마세요. 이 마사지는 수술을 받은 경우에만 해당됩니다. 흉터부위 마사지는 수술 이후 3주 이후부터 시작해 주세요. 모든 실밥을 제거될 때까지 절대 마사지하지 마세요. 흉터가 매우 민감하기 때문에 가렵거나 당길수 있습니다. 흉터마사지는 가려움증이나 당기는 증상을 완화시킬 수 있습니다. 흉터마사지는 혈액공급에 효과적이고 흉터부위를 부드럽게 만드는데 효과적입니다. 흉터마사지 시, 통증이 느껴지면 안됩니다.

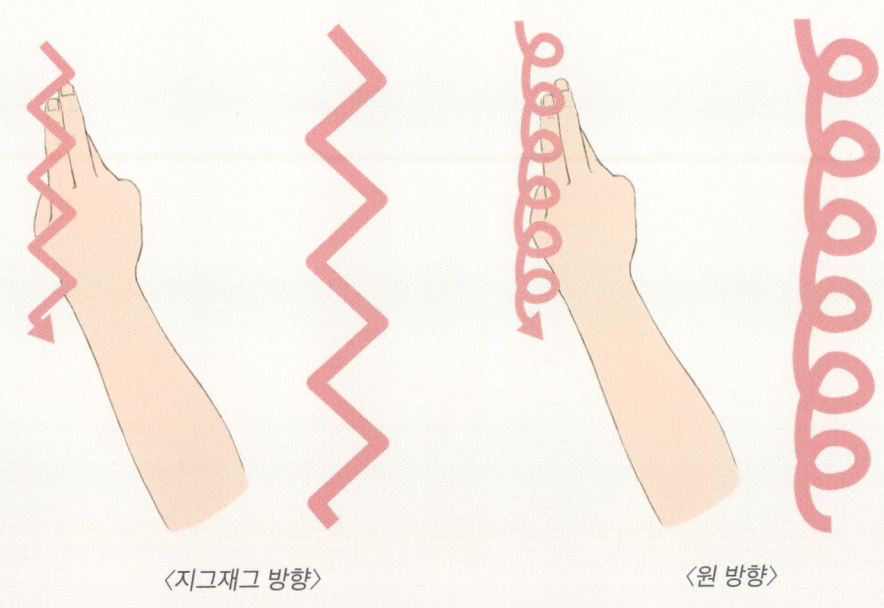

〈지그재그 방향〉　　〈원 방향〉

운동방법

1. 흉터위에 손바닥을 위치해주세요.
2. 흉터를 따라 지그재고 패턴 또는 원형 패턴으로 위아래로 이동해주세요.
3. 흉터를 따라 움직이면서 단단하지만 부드러운 압력을 가해주세요. 흉터를 따라 피부를 들어올리는 느낌으로 쓸어올려주세요.
4. 흉터를 따라 5회 마사지해 주세요.
5. 손가락 끝을 흉터 바로 위에 놓고 흉터에서 피부를 부드럽게 당겨 떼어내주세요. 5회 반복해 주세요.
6. 손가락 끝을 흉터 아래에 놓고 흉터에서 피부를 부드럽게 당겨 쓸어 올려주세요. 5회 반복해 주세요.

주의사항

다리 마사지 시작 전 자세

허리통증을 피하기 위해 다음과 같이 다리를 위치해 주세요.

1. 낮은 의자에 발을 올려놓아 주세요.
2. 발목을 무릎 위에 올려놔 주세요.
3. 더 높은 의자에 발을 올려 놓아 주세요.
4. 필요한 경우 베개를 사용하여 지지해 주세요. 등, 손목 또는 손을 긴장시키지 말아주세요.

   필요에 따라 위치를 변경해 주세요.

tip
흉터 마사지를 하는 동안 오일으로 사용하지 마세요.
마사지 종료 후 로션이나 오일을 사용해 주세요.

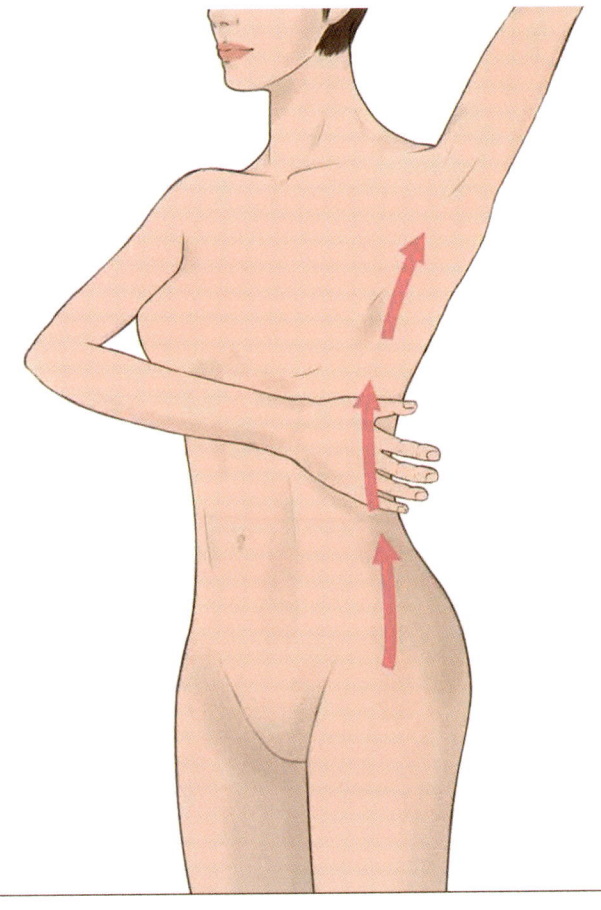

01 옆라인 마사지

엉덩이에서 겨드랑이까지 피부를 스트레칭하고 풀어주세요. 림프부종이 있는 쪽에서 이 단계를 수행해주세요. 이 단계는 체액을 엉덩이에서 겨드랑이 쪽으로 향하게 하는데 도움을 줍니다.

1. 림프부종이 있는 쪽의 엉덩이에 손을 얹어주세요.
2. 몇 번의 작은 스트로크를 사용해 엉덩이 바깥쪽에서 부드럽게 마사지해주세요. 몸의 측면을 따라 겨드랑이까지 위쪽으로 마사지해주세요.
3. 피부가 자연스럽게 닿을 때까지 부드럽게 손바닥을 펴서 근육을 풀어주세요.
4. 10~15회 반복해 주세요.

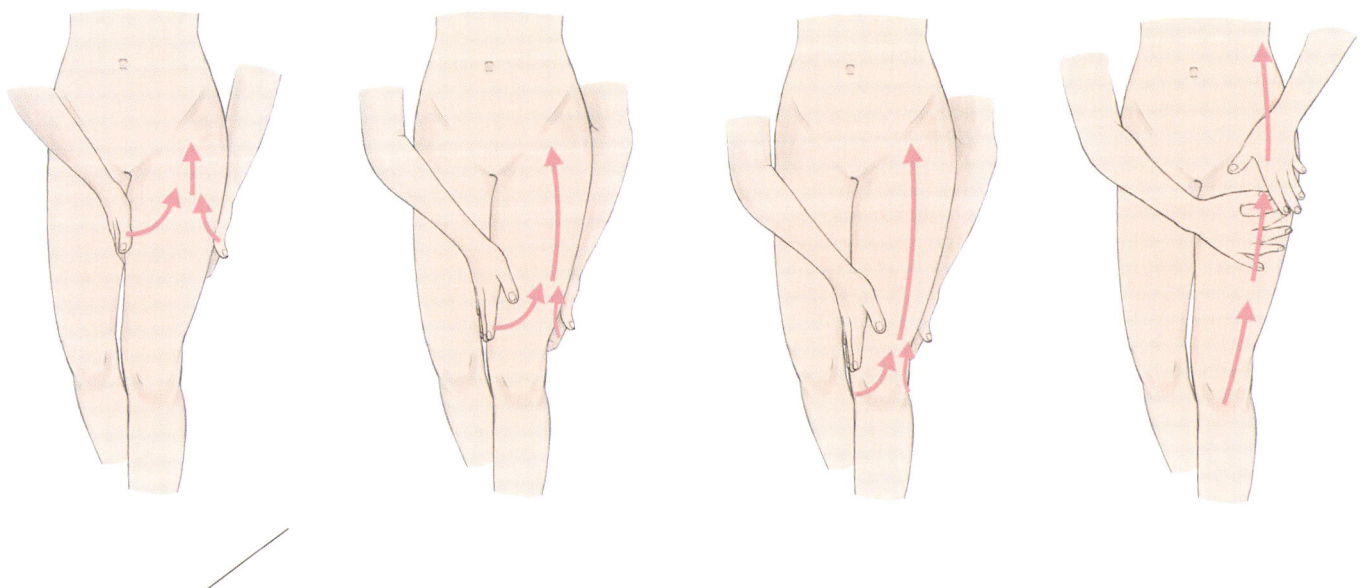

02 허벅지 마사지

다리 안쪽에서 바깥쪽으로 피부를 스트레칭하고 풀어줍니다.체액은 일반적으로 다리 안쪽을 따라 사타구니의 림프절로 흐릅니다. 이 단계는 체액을 다리 안쪽에서 다리 옆으로, 몸 옆에서 겨드랑이 아래로 향하게 합니다. 이 단계에서는 편암함을 느끼며, 등, 손목 또는 손을 긴장시키면 안됩니다. 마사지를 더욱 효과적으로 하기 위해 심호흡을 병행해 주세요.

1. 허벅지 위쪽에서 시작해 주세요.

2. 손목, 손 팔에 무리가 가지 않도록 한손은 다리 안쪽에, 한 손은 다리 뒤쪽에 위치해주세요.

3. 다리 안쪽에서 다리 옆쪽으로 엉덩이 쪽으로피부를 부드럽게 펴고 풀어주세요.

4. 다리에서 손을 낮추고 반복해주세요. 그림과 같이 무릎에 닿을 때까지 계속 아래로 이동하고 이 단계를 반복해주세요.

5. 이제 손을 무릎 바깥쪽에위치해주세요. 왼손과 오른손을 바꿔가며 피부를 겨드랑이 쪽으로 위쪽으로 쓸어 올려주세요.

6. 각 섹션을 10~15회 반복해주세요.

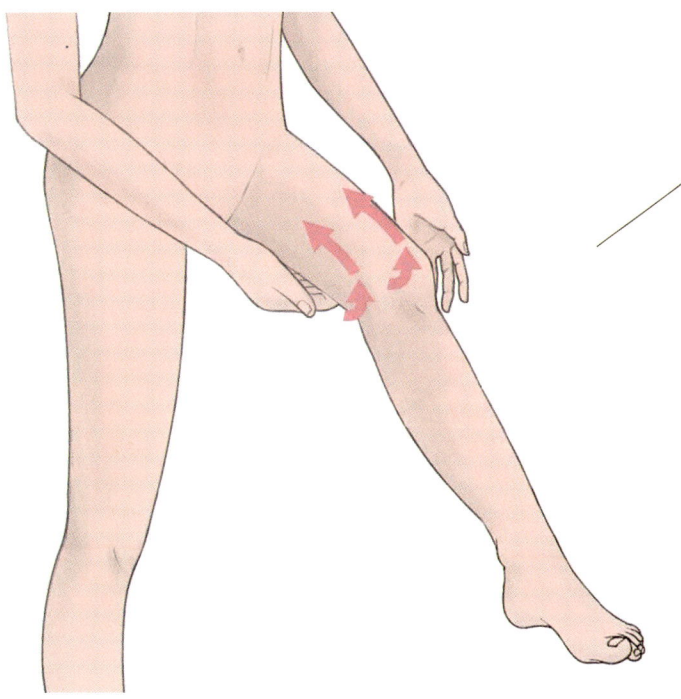

03 무릎 뒤 마사지

무릎 뒤쪽의 림프절이 액체를 흡수하도록 준비하는 단계입니다.

1. 손을 무릎 뒤에 위치해주세요.
2. 무릎 뒤쪽을 손끝을 이용해 롤링하듯이 쓰다듬어 주세요. 알파벳 "J"형태로 위쪽으로 피부를 올려 주세요.
3. 10~15회 반복해 주세요.

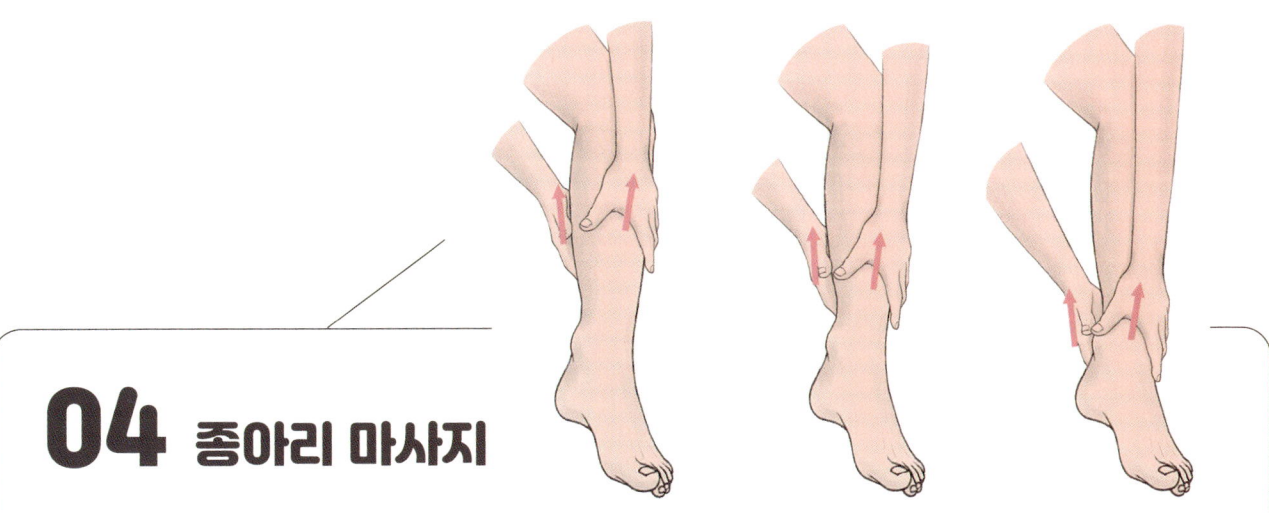

04 종아리 마사지

다리 아래 피부를 스트레칭하고 풀어주세요.

1. 한 손은 정강이에, 다른 손은 무릎 바로 아래 다리 뒤쪽에 위치해 주세요.
2. 피부를 위쪽 다리 쪽으로 부드럽게 늘렸다가 풀어주세요.
3. 손을 아래로 이동하고 발목에 도달할때까지 이 위쪽 동작을 반복해주세요.
4. 무릎 쪽으로 피부를 펴고 펴는 것을 잊지 말아 주세요.
5. 10~15회 반복해주세요.

05 발목 마사지

발목과 발의 피부를 스트레칭하고 풀어주세요.

1. 발목과 발에 대한 이전 단계의 스트로크를 계속해 주세요.
2. 피부가 자연스럽게 닿을 때까지 부드럽게 펴주는 것을 잊지 마세요. 항상 스트로크를 해주세요.

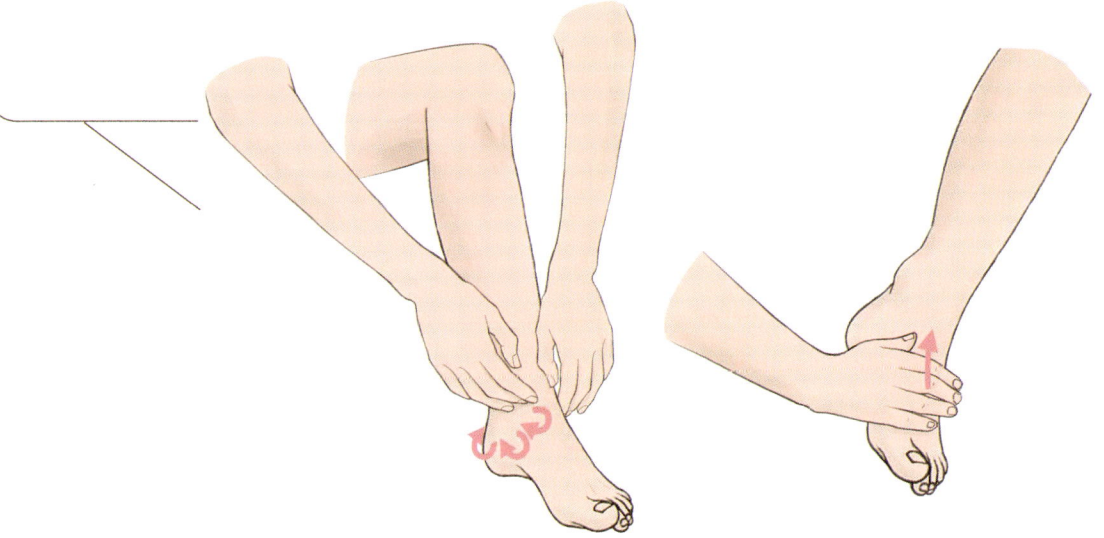

06 발가락 마사지

발가락이 부어오르면 다음 단계를 진행해 주세요.

1. 검지와 엄지를 발가락 밑부분 바닥에 놓습니다
2. 체액을 발 쪽으로 부드럽게 밀어 올려주세요.
3. 횟수제한 없이 부드럽게 반복해주세요.

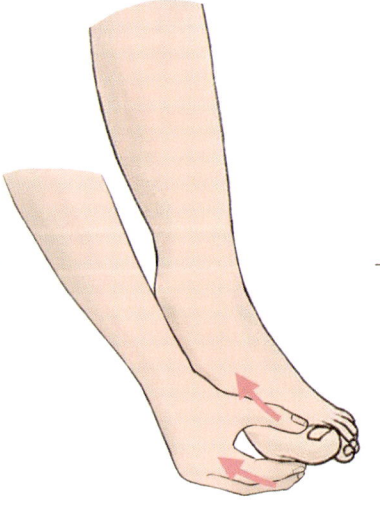

유방암 수술 후 부작용(4)
감각이상 paresthesia

유방암 치료에 있어서 외과적인 치료인 유방절제술이나 유방보존 수술, 유방암 복원 수술은 지속적으로 증가하고 있습니다. 과거에는 유방암 세포 치료에 집중되었지만, 최근에는 유방암 수술로 인한 유방조직 제거는 많은 유방암 생존자의 여성성의 상실로 정신적인 어려움까지 호소 하고 있는 실정입니다. 이러한 이유로 단순히 유방조직의 형태를 복원하는 의미를 넘어, 미용적 가치와 함께 신체 부작용에 따른 재활의 중요성 까지 대두되고 있는 실정입니다. 많은 연구에서 유방암 환자의 약 70%이상은 유방복원 수술을 경험하며, 유방암 수술 환자의 60 ~ 70%는 겨드랑이 수술 부위에서 감각 이상을 느낄 수 있는것으로 보고되고 있습니다.유방조직은 기능적으로 움직임과 모유를 생산하는 기능적 역할을 하는 조직입니다. 이 두가지 기능을 고려할때, 유방조직은 여성의 삶에서 중요한 존재이며 심리적인 안정에도 중요한 요소입니다.

내배형 광배근 플랩은 약 6개월 후 점진적인 회복을 보였으며 약 20개월 후 정상감각으로 회복합니다. 신경봉합술 유리피판을 이용한 유방재건 *innervated TRAM*은 약 6개월 후에 점진적인 회복을 보였으며 약 15 – 18개월 후에 정상감각으로 회복합니다.

반면, 신경봉합술을 하지 않은 유리피판술을 이용한 유방재건술 *non-inervated TRAM*에서는 처음 10개월 동안 감각회복이 관찰되지 않았으며, 12개월 이상 경과 후 감각이 점진적으로 회복되었습니다.

엉덩이 부위 이식수술의 경우, 수술 후 5-7개월 사이에 피부감각과 성감각 회복이 보고되었습니다.

1. Beugels, J., Cornelissen, A. J. M., Spiegel, A. J., Heuts, E. M., Piatkowski, A., Van der Hulst, R. R. W. J., & Tuinder, S. M. H. (2017). Sensory recovery of the breast after innervated and non-innervated autologous breast reconstructions: A systematic review. Journal of Plastic, Reconstructive & Aesthetic Surgery, 70(9), 1229-1241.
2. Andersen KG, Duriaud HM, Kehlet H, Aasvang EK (2017) The relationship between sensory loss and persistent pain 1 year after breast cancer surgery. J Pain 18:1129–1138. https://doi.org/10.1016/j.jpain.2017.05.002
3. Warrier S, Hwang S, Koh CE, Shepherd H, Mak C, Carmalt H, Solomon M (2014) Preservation or division of the intercostobrachial nerve in axillary dissection for breast cancer: meta-analysis of randomised controlled trials. Breast 23:310–316
4. Mustonen L, Aho T, Harno H, Sipilä R, Meretoja T, Kalso E (2019) What makes surgical nerve injury painful? A 4-year to 9-year follow-up of patients with intercostobrachial nerve resection in women treated for breast cancer. Pain 160:246–256
5. Beugels, J., Cornelissen, A. J. M., Spiegel, A. J., Heuts, E. M., Piatkowski, A., Van der Hulst, R. R. W. J., & Tuinder, S. M. H. (2017). Sensory recovery of the breast after innervated and non-innervated autologous breast reconstructions: A systematic review. Journal of Plastic, Reconstructive & Aesthetic Surgery, 70(9), 1229-1241.

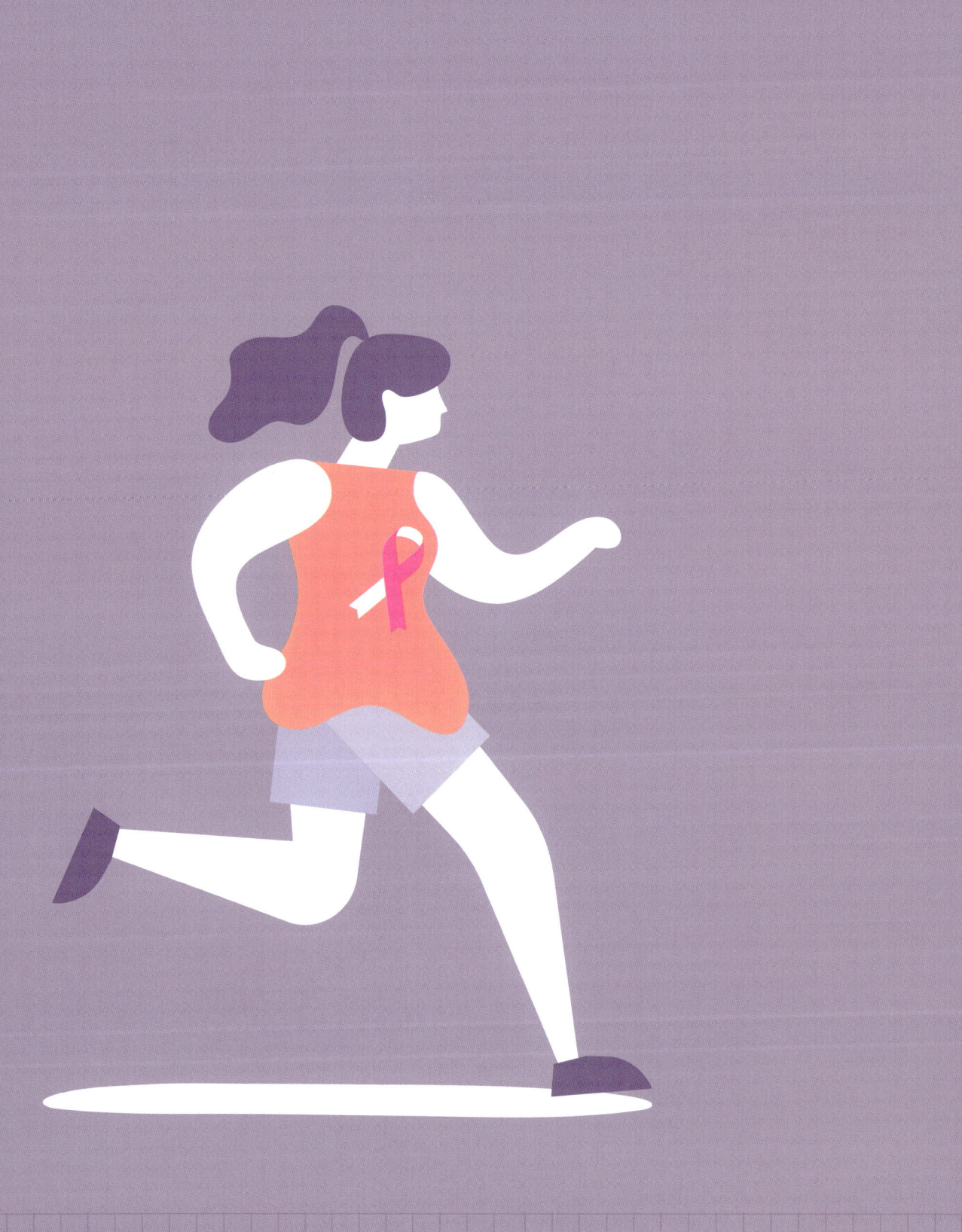

Part 4.

볼테라피를 이용해 스스로 관절기능장애를 관리해보자!

Part 4.
볼테라피를 이용해 스스로 관절기능장애를 관리해보자!

유방암 재활을 위한 볼테라피

볼테라피는 자가 건강관리를 위해 세계적으로 사용되고 있는 운동법입니다. 많은 근골격계 만성통증 관리를 위해 많은 분들이 폼롤러, 땅콩볼, 딱딱한 마사지볼과 같은 많은 자가이완 도구들이 사용되고 있지만, 자극에 의한 통증과 불편감으로 지속적으로 사용하기에는 다소 무리가 있습니다. 하물며, 유방암 수술을 받은 환자/생존자의 경우에는 수술부위에 대한 민감도, 림프부종, 심리적 위축으로 자극이 강한 소도구를 사용하기에는 어려움이 따릅니다. 이에반해, 유방암 재활홈트의 볼테라피는 공기주입식 말랑한 소재의 재질을 사용하기 때문에 부드러운 자극으로 충분히 만성통증 관리가 가능합니다. 무엇보다 만성통증과 불편감이 발생할 때마다, 병원을 방문하여도 만약 특정질환이 아닌 경우에는 치료받기에도 시간적, 공간적, 비용적 제한점이 많습니다. 볼테라피는 이러한 제한점들을 보완할 수 있는 적합한 건강관리법 입니다.

볼테라피를 통한 유방암 재활 운동은 [볼테라피 재활홈트]저자의 연구(SCI, 2019)를 통해 그 효과성을 검증 받았었을 뿐만 아니라, 실제 환자에게 적용하였을 때도 부작용 없이 안전하게 사용하면서 효과를 확인하였습니다. 볼테라피는 정적이고, 스스로 자극을 조절할 수 있기 때문에 사용자의 목적에 맞게 사용할 수 있습니다.

성공적인 유방암 수술이후에도 수술부위·어깨·이식부위 등에 통증과 불편감이 발생 할 수 있습니다. 수술 직후에는 수술부위 상처로 인해 일상생활은 가능한 정도의 통증과 불편감이 발생할 수 있습니다. 하지만, 외과적 수술 통증으로 인해 신체움직임에 소극적이게 되고, 장기적으로 사용하지 않는다면 이차적인 불편감과 함께 이차적 질환으로 발전할 수 있습니다.

수술주변 부위를 직접적으로 운동하기 힘들 경우, 간접적으로 수술주변 부위 먼저 소극적 재활을 시작하는 것은 이차적인 만성질환을 예방할 뿐만 아니라, 수술주변부위 컨디셔닝 뿐만 아니라 근육활성과, 관절가동범위 향상 등과 같은 효과를 기대할 수 있습니다.

볼테라피는 수술직후 외과적 수술상처와 통증으로 신체활동이 감소되어 이차적인 만성통증과 질환으로 발전하는 악순환을 예방하는데 최적화된 방법입니다. 볼테라피의 최대장점은 안정성과 편의성입니다. 볼테라피는 정적인 동작으로 가능하고, 움직임이 작고, 누워서 하는 동작이 대부분이라 안전합니다. 통증으로 재활운동 시작이 어려울 경우, 우선적으로 통증을 감소시키기 위해 사용할 수 있는 최적화된 운동입니다. 볼테라피를 통증을 감소시킨 후, 적극적인 스트레칭, 근력 운동 등을 시작할 수 있습니다. 만약 볼테라피 운동 중, 통증이 발생한다면 볼의 압력을 낮추거나, 볼 적용부위를 옮기거나, 볼 적용 자세를 변경하면 더욱 안전하게 볼테라피를 즐길 수 있습니다(Kim, 2019,)

김민석 박사의 유방암 재활 연구

논문제목
Development of a customized rahabilitation program for improving physical function of breast cancer survivors (발행기관: 고려대학교 보건과학대학)

연구의의
본 연구는 수술 직후부터 수술 후 만성 단계까지 유방암 생존자의 건강상태를 고려한 단계적인 재활 운동법을 제시하였습니다.

논문제목
Effectiveness of therapeutic inflatable ball self-exercises for improving shoulder function and quality of life in breast cancer survivors after sentinel lymph node dissection
저널명: Supportice Care in Cancer (SCI, Impact factor: 3.958)

연구결과
맨손 자가운동은 어깨통증이 감소된 이후에 효과적이며, 통증이 있는 경우에는 페인프리볼이 통증 감소에 효과적이였다.

연구의의
유방암 환자/생존자들이 스스로 어깨통증을 관리, 예방할수 있는 자가운동의 효과를 검증하였습니다. 또한, 수술 후 어깨통증이 심한 경우에는 운동을 잠시 중단하고, 페인프리볼로 관리를 하고, 통증이 감소되었을 때 맨손 스트레칭과 근력운동을 시작하는 것이 어깨통증 감소와 관리에 효과적입니다.

01. 볼테라피 원리와 방법

1. 볼테라피 시퀀스

「유방암 재활홈트」의 볼테라피는 근육 조직이 이완되는 시점인 '스틸포인트'를 90초로 설정하였습니다. 사용자는 90초 동안 볼에 체중을 싣고 신체조직의 충분한 이완을 경험 할 수 있습니다(Jones L,1981). 그 후 간단하게 공 적용 부위에 자극을 가하기 위해 「미동」정도의 진동을 적용합니다. 이는 뇌가 공의 자극에 적응과 순응하기 때문에, 이를 깨어주기 위함입니다. 과긴장된 척추정렬의 볼테라피 자극은 근막의 관점에서 미골거상 기법 coccygeal lift과 (Goodhear, 1985) 유사한 효과로 척수 경질막 조직을 이완시킵니다. 그 다음, 깊은 심호흡을 통해 더욱 완벽한 이완을 경험할 수 있습니다. 깊은 호흡은 근육의 이완 뿐만 아니라, 과흥분된 신경계의 정상화를 촉진시킵니다. 깊은 호흡은 교감신경을 억제하고, 부교감 신경을 항진 시켜 속근육의 안정화와 근육들의 협응 능력을 향상에 도움을 줍니다.

「호흡이 정상화되지 않는다면 어떤 움직임 패턴도 정상화될 수 없다」(Karl Lweit, 2008, Liebenson)처럼 호흡은 신체움직임에 매우 중요합니다. 또한, 신경학적 문제에 효과를 기대하려면 최소한 한 부위에 3분 이상 자세를 유지하는 것이 효과적입니다(Weiselfish, 1993). 근막이완 효과와 근골격계와 신경계 변화를 유도하기 위해서는 볼테라피의 이상적인 적용시간은 20분입니다(D' Ambrogio & Roth, 1997).

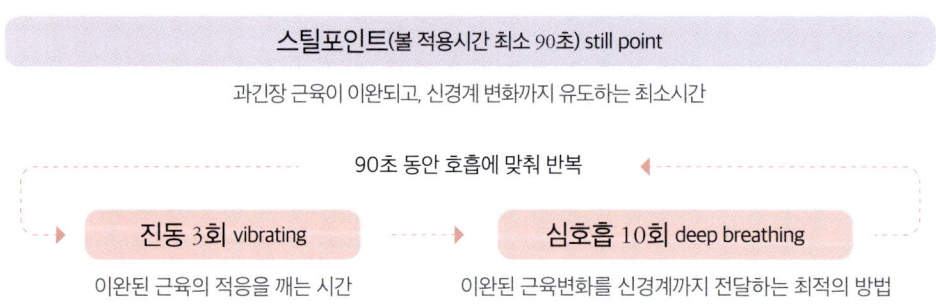

* 한 부위당 최소 90초를 권장하며, 집중적인 관리를 위해서는 호흡을 반복하면서 20분 동안 볼을 적용해 주세요.

「볼테라피」는 기본생리학과 기능해부학의 기본적인 적용 원리를 통해 볼테라피 효과를 설명합니다. 필요에 따라 골프공 같이 강도가 강한 마사지볼이 사용 될 수도 있지만, 「효과와 안전을 극대화 하기 위해 페인프리볼을 사용할 것을 권장합니다.

2. 볼테라피 루틴 4 포인트

효율적인 볼테라피 효과를 위해 모든 동작의 준비단계로 4포인트(sacrum(엉치뼈) - T5(흉추5번) - T3(흉추3번) - C5(경추5번))의 루틴 시퀀스를 기본으로 시작하는 것을 권장합니다.

과긴장된 신체는 척추관절 회전과 측면굽힘의 기능감소, 통증에 의한 일상보상패턴*common compensatory pattern*으로 후두환추 *occipito-atlanal* · 경흉추*cervicothoracic* · 흉요추*thoracolumbar* · 요천추*lumbosacral* 부위의 기능감소와 통증이 발생됩니다(Zink & Lawson, 1979). 「루틴 시퀀스」는 볼테라피의 가장 기본적인 시퀀스로 모든 볼테라피 루틴의 준비운동 개념이며 위 4 루틴 포인트의 이완을 우선적으로 합니다. 「4 루틴 포인트」를 통해 자율신경계 회복으로 과긴장된 신체를 이완하며, 커스텀시퀀스의 국소적인 신체 이완 효과를 극대화 할 수 있습니다.

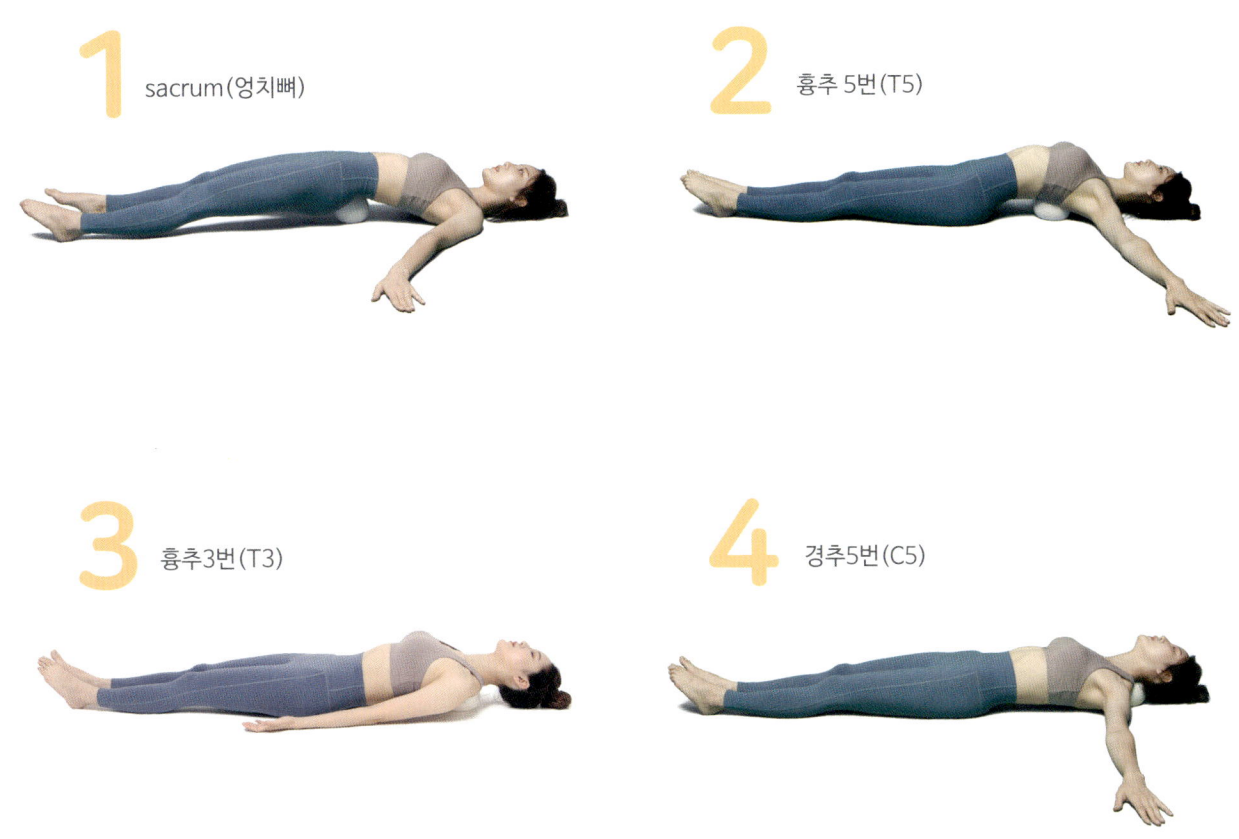

1. sacrum(엉치뼈)
2. 흉추 5번(T5)
3. 흉추3번(T3)
4. 경추5번(C5)

3. 볼 사용 개수에 따른 효과 차이

볼 사용자들이 종종 「볼 1개 적용과 2개 적용시 어떤 차이가 있나요?」라는 질문을 많이 합니다. 볼 1개와 2개 적용 모두 볼테라피의 효과를 기대할 수 있습니다. 하지만, 결과적으로 공 1개 적용이 더욱 효과적입니다. 볼 2개 적용도 효과가 있지만, 두점 식별테스트 이론 *two point discrimination*(Dellon, A, 1978)에 따라 그 효율성 측면에서 볼 1개 적용 보다는 낫기 때문입니다. 뇌의 활성화는 볼 1개의 자극보다 볼 2개의 자극이 더욱 복잡하고 자극 정보를 계산해서 전달하는데 비효율적입니다. 따라서, 타겟근육의 효과적인 이완을 위해서 타겟 근육 부위에 정확한 무게를 지속적으로 적용 가능한 볼 1개를 이용한 볼테라피 방법이 더욱 효과적입니다.

4. 호흡

볼테라피 적용시 볼의 적용 위치 못지 않게 중요한 것은 호흡입니다. 볼테라피 바이블에서는 단순한 호흡이 아니라 자율신경계를 자극할 수 있는 깊은 호흡을 권장합니다. 볼테라피 적용 부위에 따라 가슴아래 부위는 복식호흡, 가슴 부위 위 부터는 흉식호흡을 해야합니다. 이는 척추분절에 분포하는 자율신경계를 효율적으로 자극하기 위한 방법으로, 코르셋 근육이라 불리는 높아진 긴장감의 복부근육과 주요 근육과 장기가 담겨있는 흉곽의 움직임을 유도하기 위함입니다. 볼테라피는 심호흡을 통해 들숨시에는 볼이 몸을 밀어내는것(누르는것) 같지만, 날숨시에는 몸이 볼을 받아들이는 상호작용의 작용·반작용의 효과를 통해 몸과 볼의 끊임없는 소통을 하는 과정입니다.

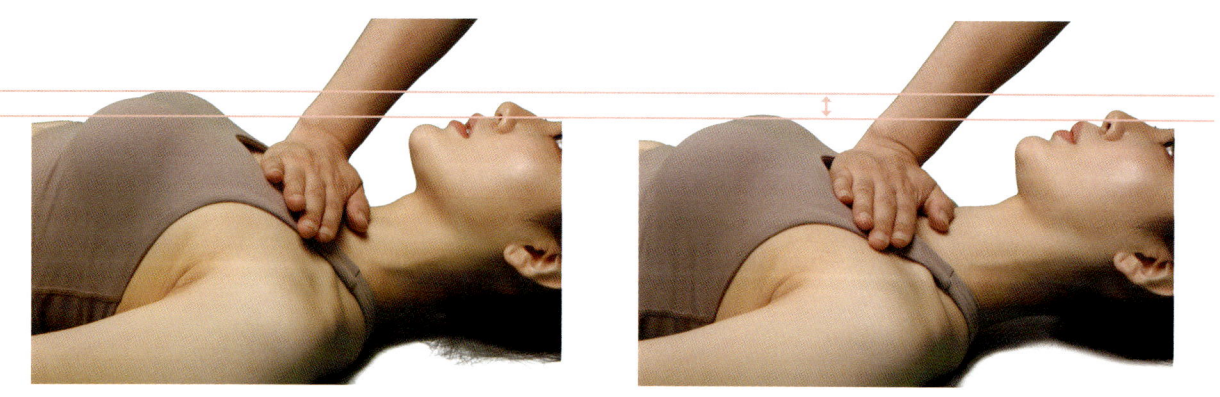

〈흉식호흡 시 흉곽 움직임 상하 차이〉

1) 흉식호흡 방법

❶ 코를 통한 호흡을 하세요.

❷ 흉곽이 상승되도록 호흡하세요. (이때, 복부를 가볍게 척추방향으로 당기면서 호흡하면 흉식호흡에 도움이 됩니다.)

❸ 빠른 호흡보다는 최대한 코를 통해 천천히 심호흡 하세요.

❹ 들숨, 날숨 중간에 가슴부위가 갑자기 상승하거나, 꺼지는 경우를 있을 경우 호흡능력이 낮은 것입니다. 지속적인 연습을 통해 흉곽이 부드럽게 팽창/축소가 될수 있게 연습하세요.

❺ 처음에는 코를 통한 흉식호흡이 어려움을 느껴, 몸의 긴장감이 빠지지 않을 수 있습니다. 의식적으로 힘을 빼려하지 마시고, 긴장될수록 호흡에 집중하면 몸의 이완을 느낄 수 있습니다.

❻ 들숨시, 목빗근과 목갈비근이 수축 되지만, 날숨때 흉곽이 충분히 하강하면 이 두근육은 자연스럽게 이완되는 것을 느낄 수 있습니다.

> **흉식 호흡시 주의사항**
> 노약자나 자율신경계 교란이 있는 경우, 심호흡시 어지럼증과 구토증상을 유발할 수 있습니다.
> 볼 사용을 잠시 중단하고 심호흡을 통해 적응한 후, 볼의 압력을 낮추고 다시 시도하면 어지럼증과 구토증상을 낮출 수 있습니다.

2) 복식호흡 방법

❶ 코를 통한 호흡을 하세요.

❷ 볼테라피 적용 후, 복부가 부드럽게 팽창 될 수 있게 깊은 호흡을 합니다.

❸ 복식호흡을 통해 코르셋 근육으로 불리는 배바깥빗근외복사근 external oblique, 배속빗근내복사근 internal oblique, 배가로근복횡근 transversus abdominis의 수축과 이완을 통해 척추허리뼈의 변화를 유도할 수 있습니다.

❹ 특히, 배가로근의 경우 척추안정성과 매우 밀접한 관련성을 가지고 있어 배가로근 활성화 회복은 허리통증 감소에 효과적입니다.

❺ 빠른 호흡보다는 최대한 코를 통해 천천히 심호흡 하세요.

❻ 들숨, 날숨 중간에 의식적으로 복부근육 수축은 지양해 주세요. 자연스러운 호흡을 통해 복부근육이 이완될 수 있게 자연스럽게 호흡해 주세요.

❼ 처음에는 코를 통한 흉식호흡이 어려움을 느껴, 몸의 긴장감이 낮아지지 않을 수 있습니다. 의식적으로 힘을 긴장을 낮추려고 하지 말고, 긴장될수록 호흡에 집중하면 몸의 이완을 느낄 수 있습니다.

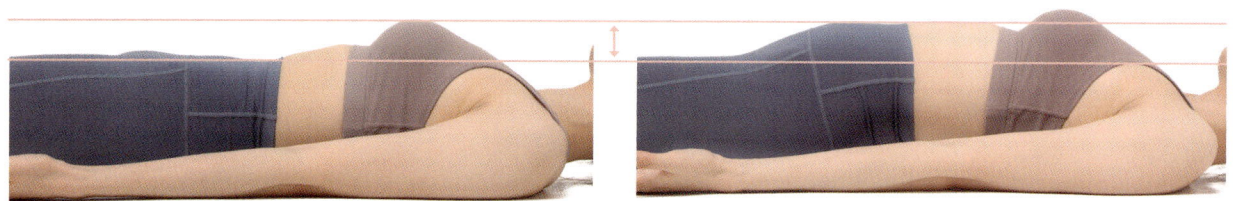

〈복식호흡 시 복부 움직임 상하 차이〉

주의사항

볼의 압력이 높은 경우, 허리통증이 발생 할 수 있습니다. 볼적용 위치를 살짝 변경해 주세요.
통증이 감소된 후, 원래 볼 적용부위에 볼을 위치 시켜 주세요. 다른방법으로는 볼의 압력을 떨어트려 볼 자극을 낮춰주세요.

5. 볼 자극 조절하기

볼자극 조절은 볼의 공기압, 자세조절, 근육 시작점·부착점 원리를 이용해 다양하게 조절 할 수 있습니다. 그중에서 자세조절과, 근육의 시작점부착점 원리를 응용하는 것이 볼테라피 효과를 최대화 시킬 수 있습니다.

1 기본자세

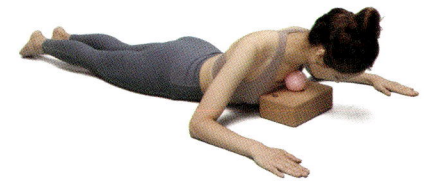

2 팔꿈치높이낮추기

팔꿈치를 옆으로 벌려, 높이조절을 통해 볼의 압력을 조절해 주세요.

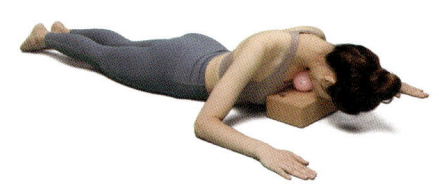

3 반대편 팔 내리기

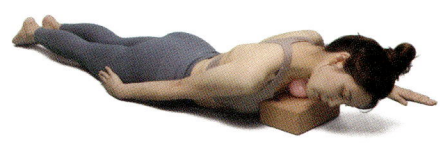

4 고개 돌리기

머리를 볼을 적용한 반대방향으로 돌려 주세요.

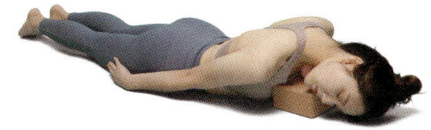

5 반대편 다리 벌리기

볼을 적용한 반대편의 다리를 허리옆으로 굽혀 주세요.

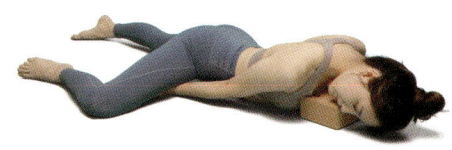

6 반대편 다리 벌리기

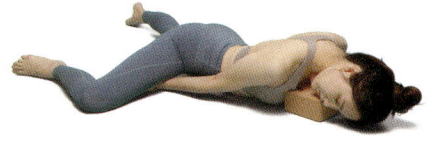

7 반대편 팔로 밀어 붙이기

볼을 적용한 반대팔을 굽혀, 볼 적용 방향으로 무게중심을 옮겨 압력을 높여 주세요.

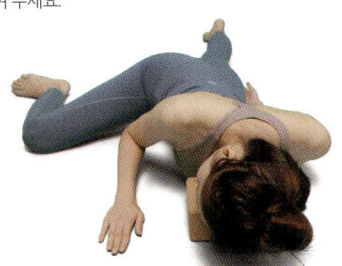

6. 공기압 조절하기

마사지볼 소개

볼테라피는 심호흡을 통해 들숨시에는 볼이 몸을 밀어내는 것 (누르는 것) 같지만, 날숨시에는 볼이 몸을 들어올리는 작용 반작용의 효과를 통해 몸과 볼의 끊임없는 소통을 하는 과정입니다.

볼테라피 도구

① 페인프리볼 소개

페인프리테라피 홈페이지 바로가기
페인프리테라피 용품과 페인프리북스 서적을 구매하실 수 있습니다.
http://www.painfreetherapy.co.kr/

종류	맥스볼	미듐볼	미니볼
주요용도	큰관절 근육 척추관절 엉덩근육	중간관절 국소근육 어깨관절 다리근육	힘줄, 인대, 뼈막, 얇은근육, 손목 관절, 팔근육
압력조절	O	O	O
지름	12-13cm	10-11cm	6.5-7cm
무게	130-135g	120-125g	60-65g
두께	0.4mm	0.4mm	0.5mm

공기 주입에 따라 지름에 차이가 발생할 수 있습니다.
볼 무게와 두께에 따라 자극 정도에 차이가 발생할 수 있습니다.
제품 제조과정에서 불순물이 표면에 묻어나올 수 있습니다. 제품 성능과는 무관하니 안심하고 사용하셔도 됩니다.

② 용도에 따른 압력

공기압 Level	압력						
	-3	-2	-1	0	1	2	3
	30%	50%	70%	100%	110%	120%	130%
미니볼	4cm	5cm	6cm	7cm 기본압력: 핀만 꽂은 압력상태	7.5cm 3번 주입	8cm 6번 주입	9cm 10번 주입
미듐볼	6.5cm	7.5cm	8.5cm	10cm 기본압력: 핀만 꽂은 압력상태	11cm 6번 주입	11.5cm 12번 주입	12cm 20번 주입
맥스볼	8cm	9cm	10cm	11cm 기본압력: 핀만 꽂은 압력상태	12cm 10번 주입	13cm 20번 주입	13.5cm 30번 주입
주요 용도	·통증이 극심할 경우 ·극심한 방사통 발생 ·심호흡시 극심한 　통증 발생 ·어지럼증이 발생	·통증이 심할 경우 ·방사통이 심한 경우 ·심호흡시 통증 발생	·중간정도 통증 발생 ·얕은 방사통	·약한 통증의 경우 ·시원한 통증발생	·강한자극을 원할 때 ·약한 통증의 경우 ·시원한 통증발생	·더욱 강한 자극을 원할 때 ·약한 통증의 경우 ·시원한 통증발생 ·균형 유지를 위한 골격 받침대 역할	·보다 더 강한 자극을 원 할 때 ·약한 통증의 경우 ·더시원한 통증발생 ·균형 유지를 위한 골격 받침대 역할

통증과 불편감 정도는 개인에 따라 다르기 때문에 볼 압력을 자신에 맞게 설정해서 사용해 주세요.
볼압력 예시는 일반적인 사용 강도입니다.
제조 특성상 볼크기에 오차가 발생할 수 있습니다. 제품 성능과는 무관하니 안심하고 사용하셔도 됩니다

③ 상대적인 볼 강도

사용자에 따라 볼의 자극강도가 다르게 느껴질 수 있습니다. 통증이 유발되는 역치점이 개인마다 다르기 때문에, 구체적으로 볼의 강도나 탄력을 규격화 시킬 수는 없지만, 중요한 점은 시원한 통증이 아닌 마사지볼로 유발되는 직접적인 통증이 느껴질 경우 사용을 중단해야 합니다. 안전을 위해 최대한 말랑한 탄력있는 페인프리볼 사용을 권장합니다.

④ 용도에 따른 압력볼 압력 조절

볼 압력에 대한 통증 정도는 개인에 따라 다를수 있습니다 권장하는 볼의 압력은 일반적인 신체조건을 기준으로 제안하는 정도입니다. 볼테라피에서 기본으로 사용되는 볼의 압력은 Level 0 입니다 핀을 꽂은채 볼의 압력과 외부 공기압이 평형을 이루는 단계입니다. Level 0을 기준으로 핀을 꽂은채 볼을 눌러 압력을 낮추는 3단계(Level -3, -2, -1)와, Level 0, 추가 펌프질을 통해 볼의 압력을 올리는 3단계(Level 1, 2, 3), 총 7단계 입니다. 볼의 압력을 자유롭게 사용할 수는 있으나 볼테라피 커스텀시퀀스에서 안내하는 안전 단계 위주로 사용하기를 권장합니다. 통증정도나 불편감이 적응된다면 Level 2, 3 단계까지 사용해도 무방합니다. 통증이 심할 경우 볼의 압력 단계를 낮추고, 목표 부위를 살짝 벗어나 적용해 주세요. 통증정도가 감소되거나 적응된 후에 볼의 압력을 높이거나 목표 부위에 다시 적용해 주세요.

7. 중복동작과 커스텀시퀀스 익히기

볼테라피는 목 – 가슴 – 허리 – 다리로 이어지는 중심 관절을 중심으로 구성되었습니다. 각각의 근육은 단일 작용만 하는 것이 아니라, 복합적인 기능을 수행하기 때문에 볼테라피를 이용해 단일근육의 기능개선만으로도 동시다발적 효과를 기대할 수 있습니다. 결과적으로, 중복되는 동작이 발생할 수 있지만, 목적에 따라 각기 다른 효과를 기대 할 수 있습니다.또한, 볼테라피를 효과적으로 사용하기 위해서는 루틴시퀀스와 함께 커스텀시퀀스를 순서대로 사용하면 그효과를 극대화 시킬 수 있습니다.

<대표 동작>

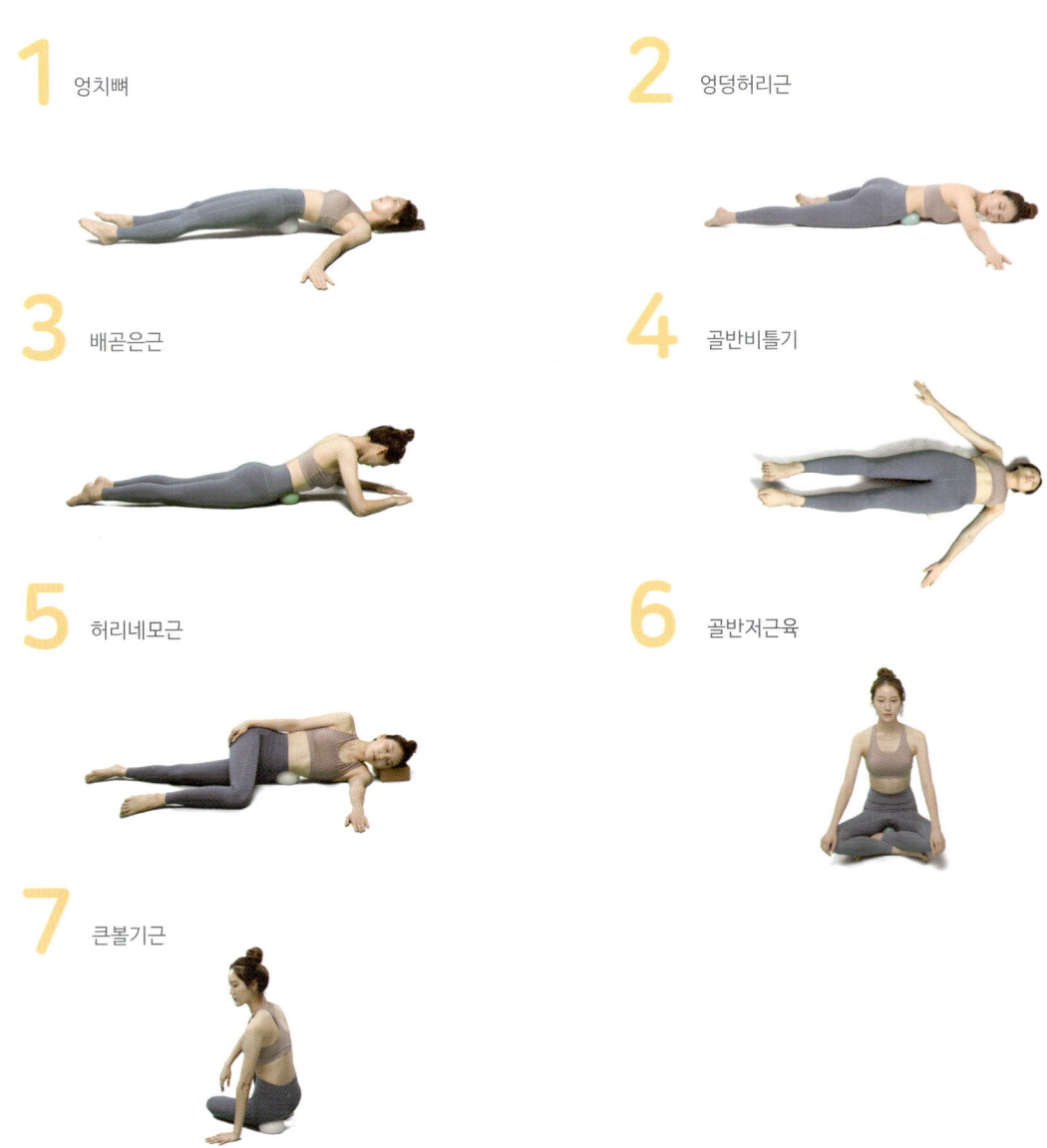

8. 기본 볼테라피 운동
루틴시퀀스 routine sequence

볼테라피의 가장 기본동작인 루틴 시퀀스는 척추라인을 따라 4부위에 볼을 적용합니다. 루틴 시퀀스는 자율신경(교감신경과 부교감신경) 자극을 통해 신체 긴장과 이완의 항상성 유지에 효과적인 부위입니다.

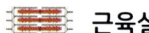 **근육설명**

「루틴 시퀀스」는 볼테라피의 가장 기본적인 시퀀스로 모든 볼테라피 루틴의 준비운동 개념입니다. 엉치뼈 Sacrum - T5 - T3 - C5으로 이어지는 4 포인트의 타겟부위는 돌림근 회전근 *rotatores*, 가쪽허리가로돌기사이근 횡돌기간근 *intertransversarii*, 척추사이근 추간근 *interspinalis* 과 같은 고유수용감각이 풍부한 속근육의 이완과 척추관절의 관절가동술 및 견인효과, 척추라인을 따라 형성된 자율신경계(교감신경·부교감신경)의 균형 회복을 통해 동시다발적 생리학적 변화와 개선을 기대할 수 있는 가장 기본이 되는 자극 포인트 입니다. 특히, 경추부위에 다수 위치한 허리가로돌기사이근은 고유수용감각이 풍부하게 존재해 목의 안정성과 자세 유지에 매우 중요합니다. 루틴 4시퀀스는 근육·관절·신경학적 관점에서 접근 가능한 다양한 효과를 기대할 수 있습니다.

「루틴 시퀀스」는 해부학적 자세 *anatomy position*에서 시행하며 이는 긴장성이 균형을 이루는 가장 이상적인 자세이기 때문입니다.

준비물	맥스볼 1개
호흡법	흉식 호흡
공기압	
레벨 0 ~ 2	-3 -2 -1 0 1 2 3

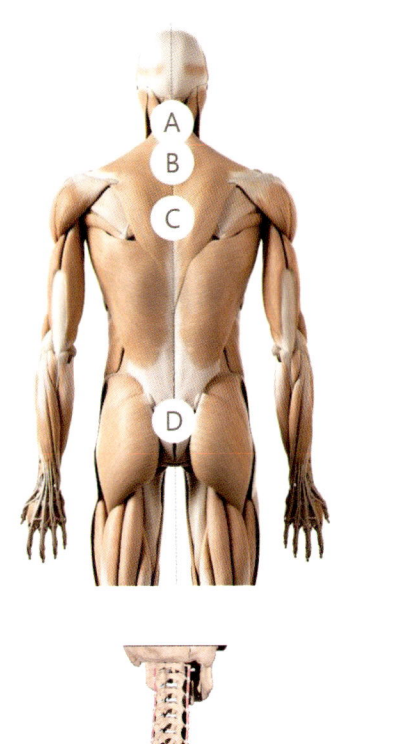
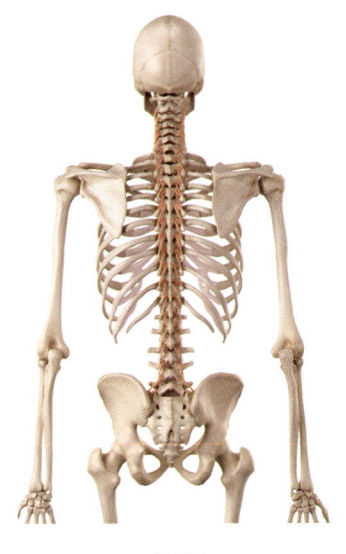

돌림근

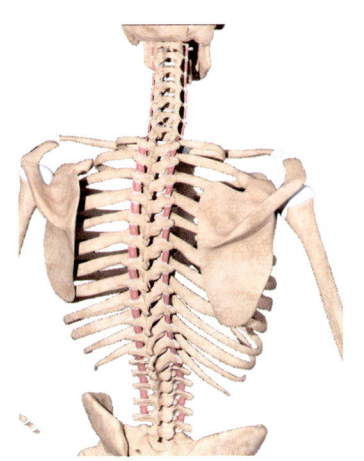

허리가로돌기사이근

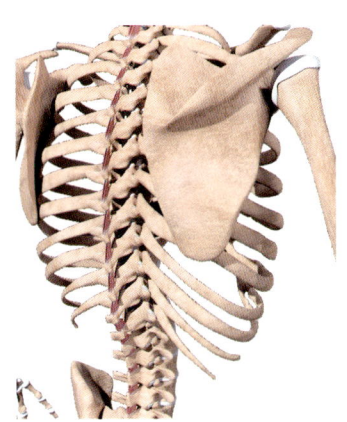

척추사이근

볼 포인트

스틸포인트(볼 적용시간 최소 90초) still point

과긴장 근육이 이완되고, 신경계 변화까지 유도하는 최소시간

90초 동안 호흡에 맞춰 반복

진동 3회 vibrating
이완된 근육의 적응을 깨는 시간

심호흡 10회 deep breathing
이완된 근육변화를 신경계까지 전달하는 최적의 방법

루틴 4 포인트 *routine 4 point*

1 기본자세

항문 위 엉치뼈 D에 맥스볼을 위치시킵니다.

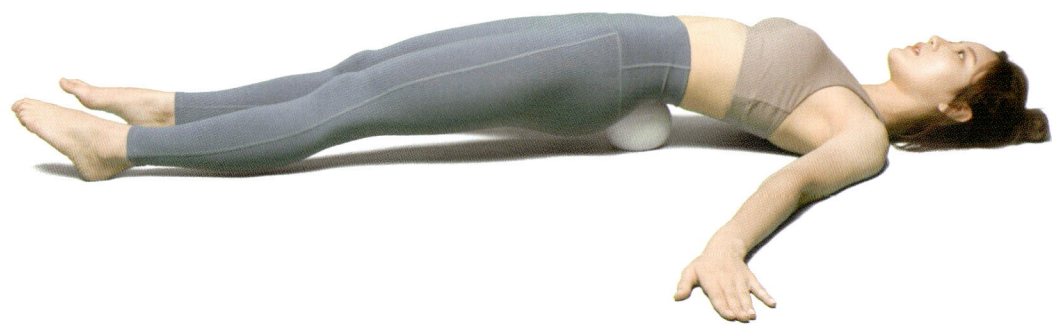

2

가슴 뒤 흉추라인 C에 맥스볼을 위치시킵니다.

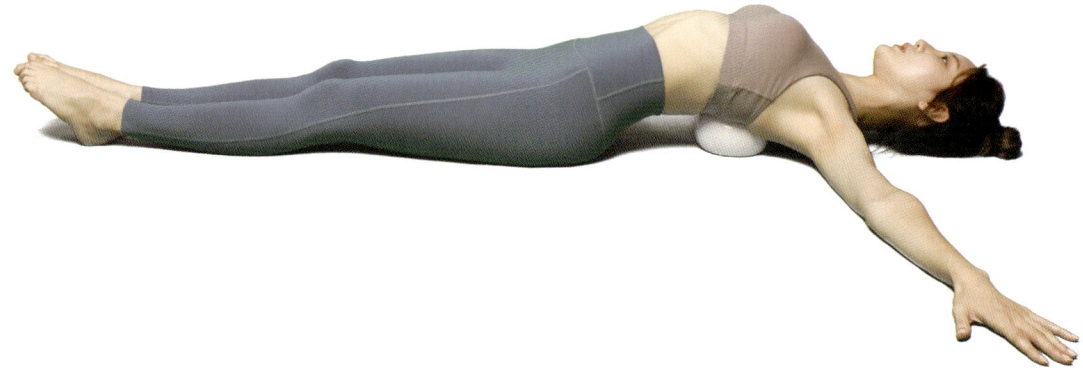

3

어깨높이인 목 아래부분 B에 맥스볼을 위치시킵니다.

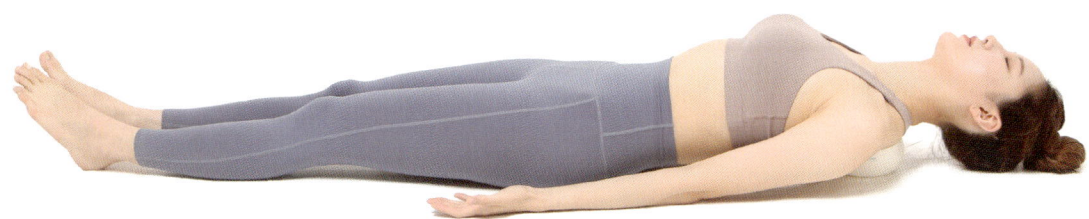

4

뒤통수 아래 목 오목부위 A에 맥스볼을 위치시킵니다.

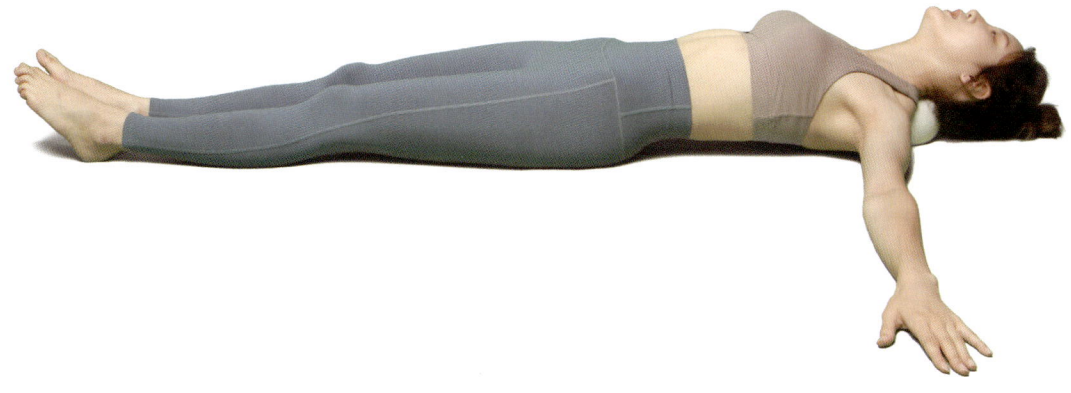

2) 어깨 시퀀스
shoulder sequence

유방암 수술 이후 평균적으로 2년 전후로 어깨기능 감소와 통증이 발생할 수 있습니다. 수술 부작용보다는 항암치료, 방사선치료, 호르몬 치료 유방암 치료 등의 부작용에 의해 발생할 수 있습니다. 무엇보다도 방사선 치료에 의해 발생되는 방사선 경화증 *radiation fibrosis* 에 의해 어깨통증이 발생할 수 있습니다.

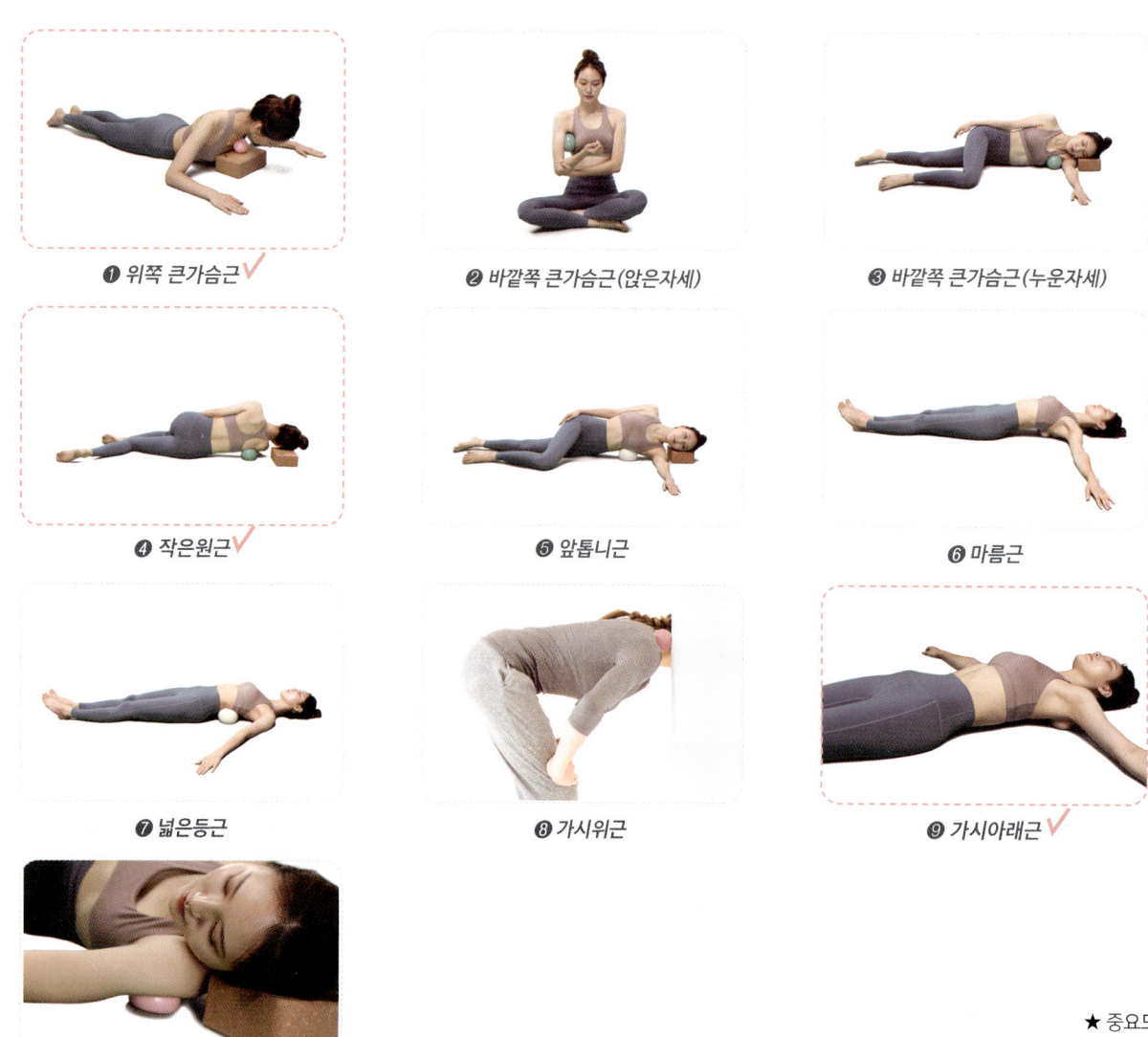

❶ 위쪽 큰가슴근 ✓
❷ 바깥쪽 큰가슴근 (앉은자세)
❸ 바깥쪽 큰가슴근 (누운자세)
❹ 작은원근 ✓
❺ 앞톱니근
❻ 마름근
❼ 넓은등근
❽ 가시위근
❾ 가시아래근 ✓
❿ 어깨세모근

★ 중요도
위쪽 큰가슴근, 작은원근, 가시아래근

볼테라피를 증상에 따라 타겟근육을 순서대로 적용해 주세요. 증상, 해부생리학적 요인, 근육이완 정도에 따라 근육을 긴장시키는 요소들을 고려해 최적의 운동 프로토콜을 순서대로 구성했습니다. 커스텀시퀀스는 개인 체형, 기능, 통증 정도에 따라 이상적인 시퀀스로 구성되었지만, 개인에 따라 유연하게 사용할 수 있습니다.

(1) 위쪽 큰가슴근 상부대흉근 *upper pectoralis major*

근육설명 유방암 수술과 관련해 가장 직접적으로 영향을 미치는 근육이 큰가슴근 입니다. 수술적 상처로 인한 유착, 방사선 치료 등의 복합적인 요인으로 큰가슴근의 활성화가 감소되는 경향이 있습니다. 볼테라피를 통해 큰가슴근의 컨디션을 유지하는게 무엇보다 중요합니다.

준비물 | 미니볼 1개 블럭 1개

호흡법 | 흉식 호흡

공기압

레벨 -1 ~ 2

-3 -2 -1 0 1 2 3

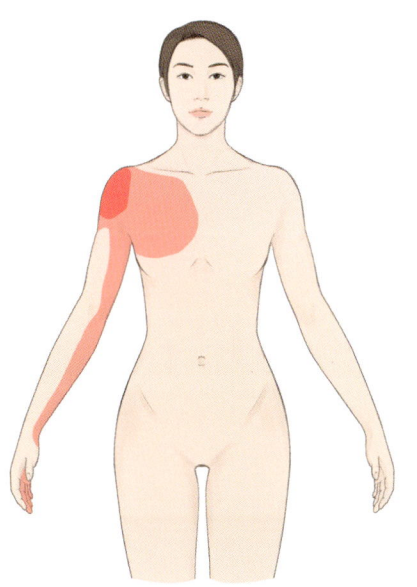

압통점 트리거포인트

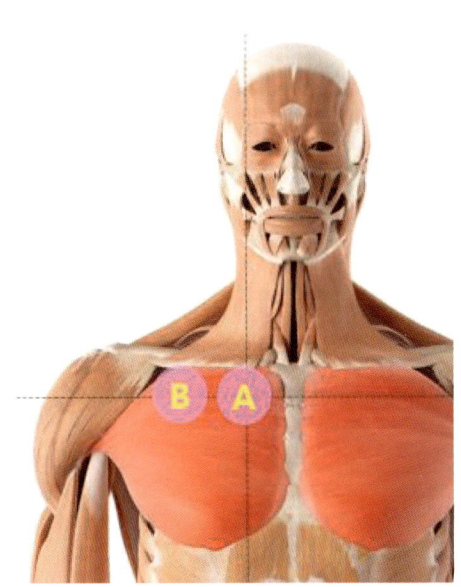

볼 포인트

커스텀 시퀀스 *custom sequence*

1 기본자세

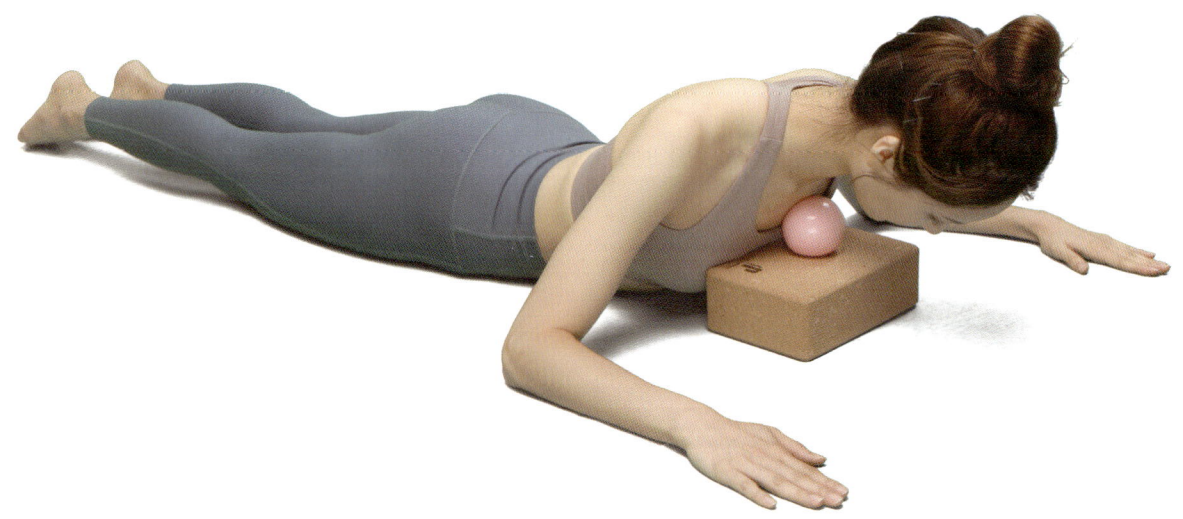

빗장뼈*clavicle* 안쪽 바로 밑 A, B 부위에 체중을 실어 가볍게 압박해 주세요.
특히, 여성의 경우 통증이 심할 수 있습니다. 자세조절을 통해 볼 자극을 조절해 주세요.

볼자극 조절 *adjusting stimulation*

1 기본자세

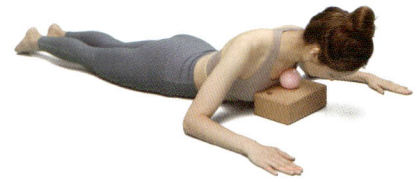

2 팔꿈치높이낮추기

팔꿈치를 옆으로 벌려, 높이조절을 통해 볼의 압력을 조절해 주세요.

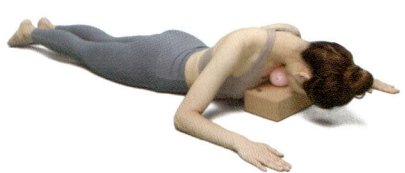

3 반대편 팔 내리기

볼 반대편 팔을 먼저 내려 주세요.

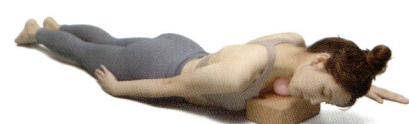

4 두팔 내리기

두팔을 허리 옆으로 나란히 해 주세요.

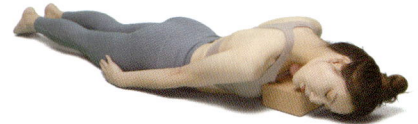

5 볼 반대편 다리 올리기

볼을 적용한 반대편의 다리를 허리옆으로 굽혀 주세요.

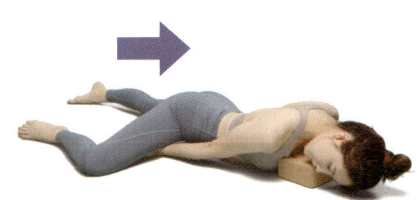

6 볼 방향 다리 더 벌리기

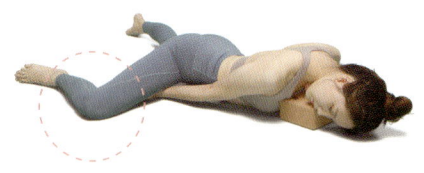

7 반대편 팔로 밀어 붙이기

볼을 적용한 반대팔을 굽혀, 볼 적용 방향으로 무게중심을 옮겨 압력을 높여 주세요.

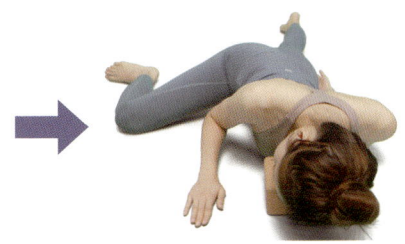

(2) 바깥쪽 큰가슴근(누운자세) 대흉근 *lateral pectoralis major*

근육설명 바깥쪽 큰가슴근에 미듐볼 적용시, 겨드랑이에 최대한 밀착시킨 후 체중을 이용해 앞으로 45° 기울여 주세요. 많이 기울일 수록 작은가슴근까지 동시에 자극할 수 있습니다.

준비물 | 미듐볼 1개 블럭 1개

호흡법 | 흉식 호흡

공기압 레벨 0 ~ 2

-3 -2 -1 0 1 2 3

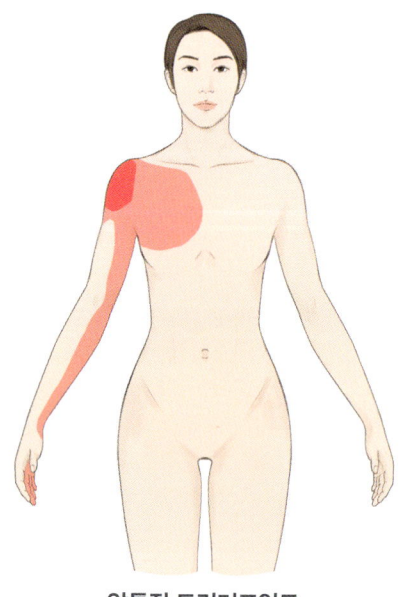

압통점 트리거포인트

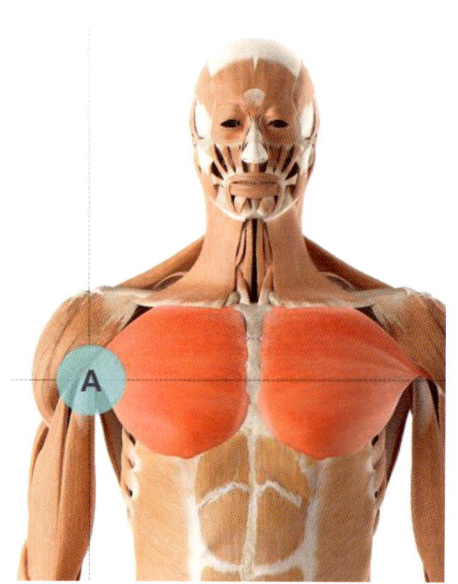

볼 포인트

커스텀 시퀀스 *custom sequence*

1 기본자세

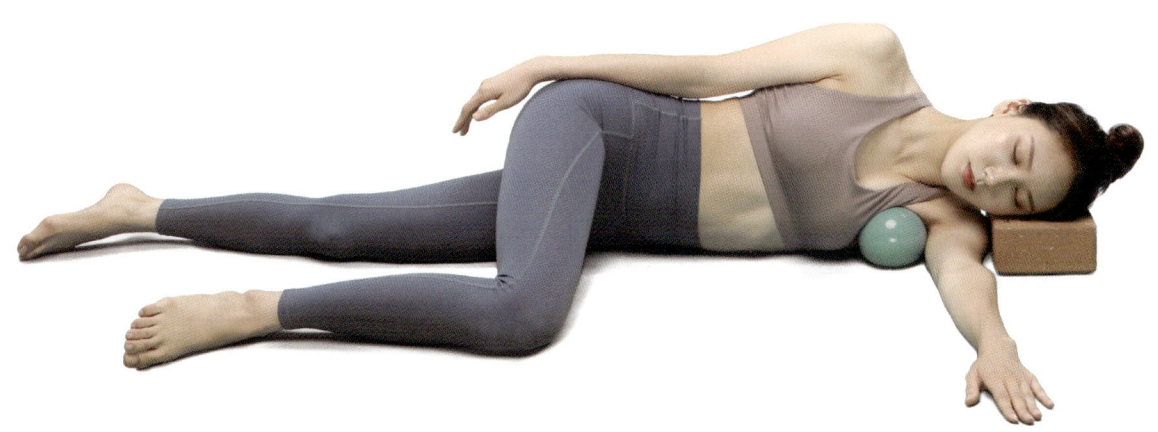

미듐볼을 겨드랑이에 A부위에 최대한 밀착 후
몸을 앞으로 기울여 체중을 실어주세요.

(3) 바깥쪽 큰가슴근 (앉은자세) 대흉근 *lateral pectoralis major*

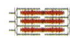 **근육설명** 앉아서하는 바깥쪽 큰가슴근은 위팔을 사용함으로써, 위팔두갈래근과 위팔근을 동시에 자극할 수 있어 어깨 움직임 개선에도 효과적입니다.

준비물 | 미듐볼 1개

호흡법 | 흉식 호흡

공기압 | 레벨 1 ~ 2
-3 -2 -1 0 1 2 3

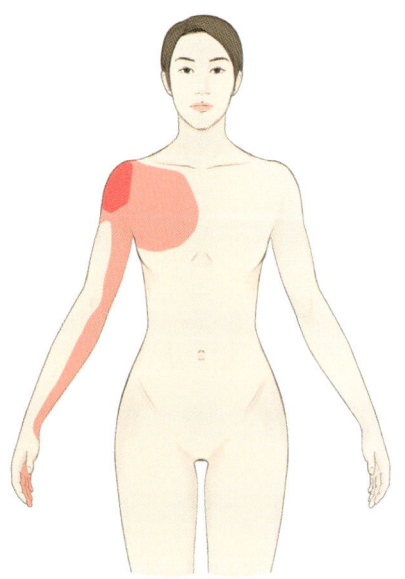

압통점 트리거포인트

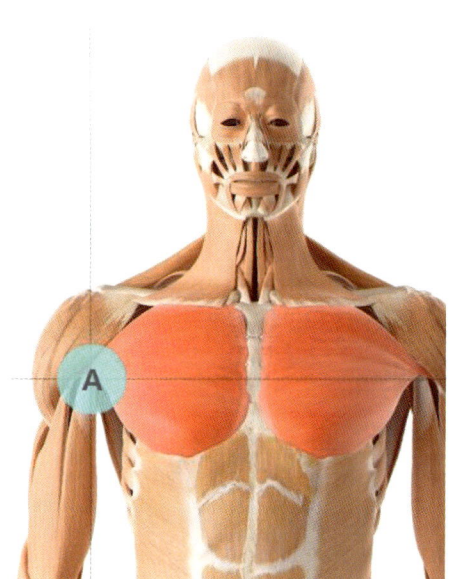

볼 포인트

커스텀 시퀀스 *custom sequence*

1 기본자세

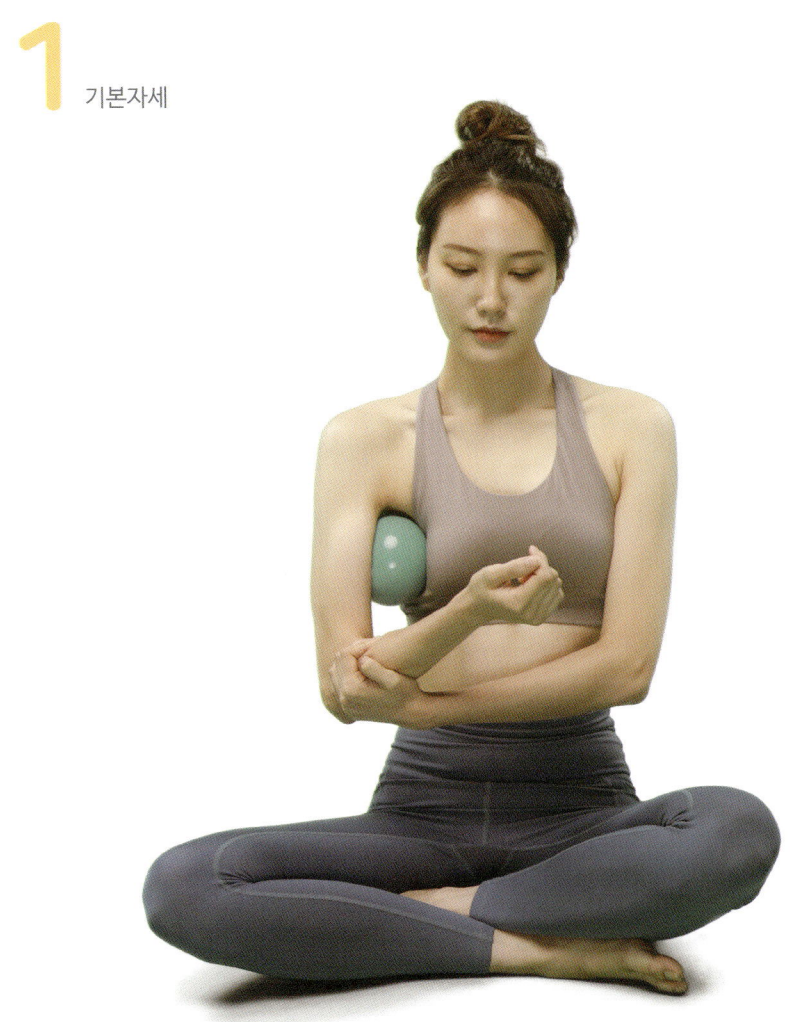

미듐볼을 겨드랑이 사이에 밀착 후,

위팔과 반대팔을 이용해 가슴 옆 A를 눌러 자극해 주세요.

2

미듐볼을 A부위에 위치시킨 후,

위팔과 반대팔을 이용해 가슴 방향으로 눌러 자극해 주세요.

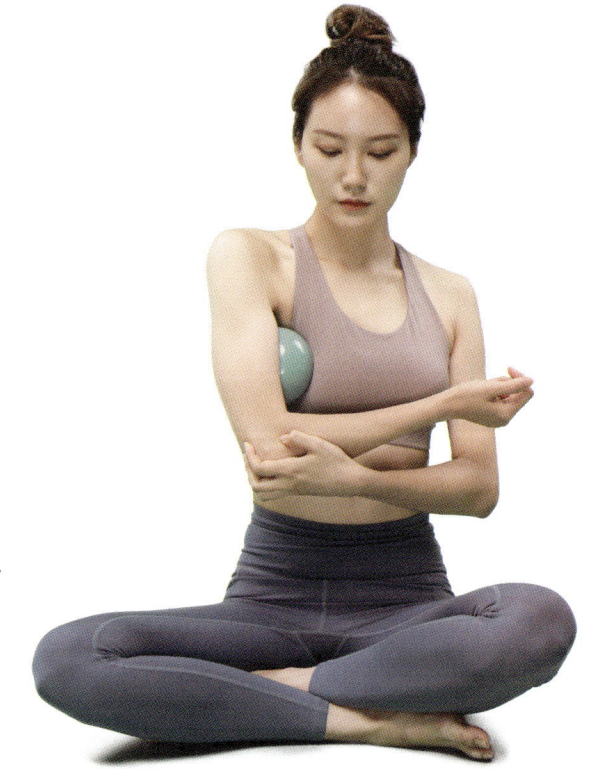

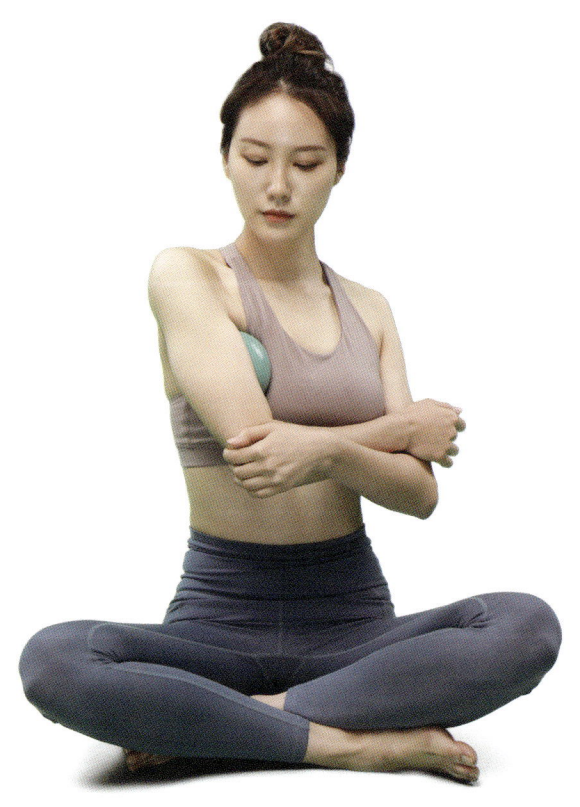

3

위팔과 반대팔을 이용해

가슴 대각선 방향으로 눌러 더욱 자극해 주세요.

(4) 작은원근 소원근 *teres minor*

근육설명 작은원근은 회전근개를 구성하는 하나의 4개 근육 중 하나로, 어깨를 젖히는 동작을 할 때 중요한 역할을 하는 근육입니다. 작은원근은 수술부위와 근접한 겨드랑이 신경의 지배를 받기 때문에 직간접적으로 영향을 받으므로, 어깨를 뒤로 젖혀 회전하는 동작시 기능제한이 발생할 수 있습니다.

준비물 | 미듐볼 1개 블럭 1개

호흡법 | 흉식 호흡

공기압

레벨 1 ~ 2

-3 -2 -1 0 1 2 3

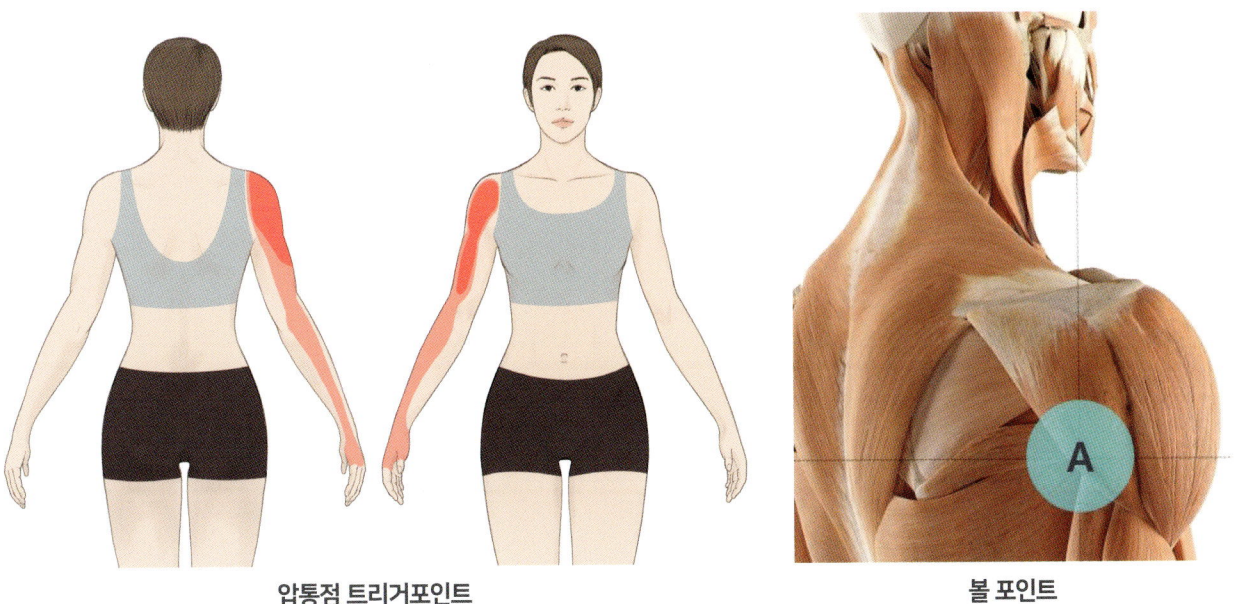

압통점 트리거포인트   볼 포인트

커스텀 시퀀스 *custom sequence*

1 기본자세

겨드랑이 밀착후 뒤쪽 45° 방향으로 B부위에 미듐볼을 위치한 후,
몸을 살짝 뒤로 기울여 체중을 이용해 자극해 주세요.

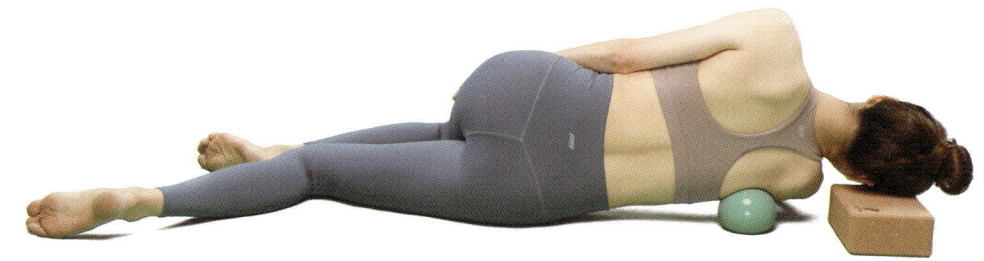

tip
앞쪽의 큰가슴근 바깥쪽에 미듐볼을 같이 적용해도
동시다발적 효과를 기대할 수 있습니다.
단! 1부위에 볼 1개를 적용하는 것이 더욱 효과적입니다.

2

겨드랑이 앞 부위에 미듐볼을 적용하면 큰가슴근육과 동시에 적용도 가능합니다.

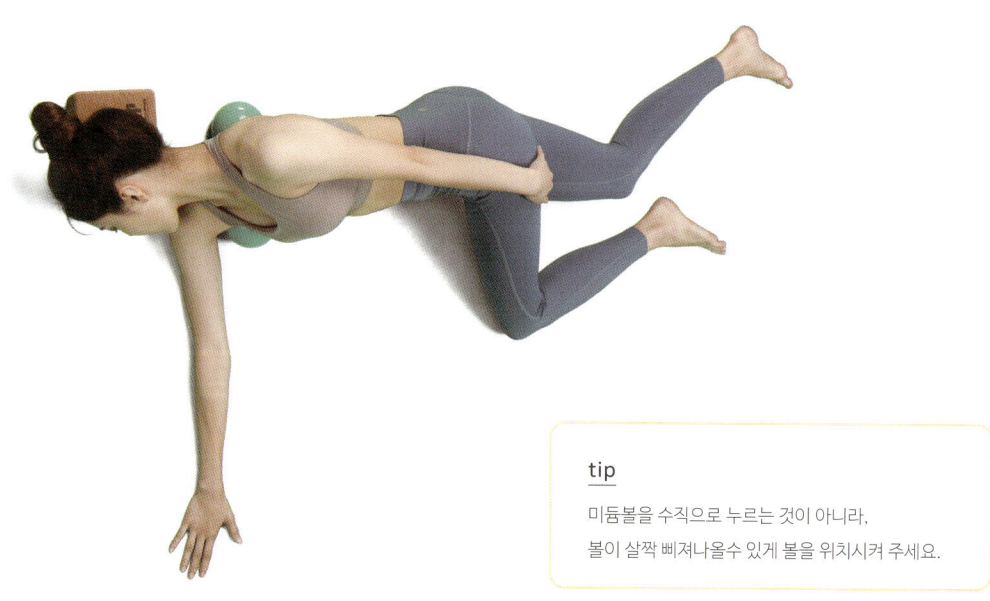

tip
미듐볼을 수직으로 누르는 것이 아니라,
볼이 살짝 삐져나올수 있게 볼을 위치시켜 주세요.

(5) 앞톱니근 전거근 *serratus anterior*

근육설명 앞톱니근은 겨드랑이와 큰가슴근 사이에 위치한 긴가슴신경의 지배를 받습니다. 긴가슴신경은 수술부위와 밀접하며 통증발생시 근육의 과긴장이 발생시킬 수 있으며, 앞톱니근은 갈비뼈에 부착되어 있기 때문에 호흡기능까지 영향을 미칠 수 있습니다.

준비물 | 맥스볼 1개

호흡법 | 흉식 호흡

공기압

레벨 -2 ~ 0

-3 -2 -1 0 1 2 3

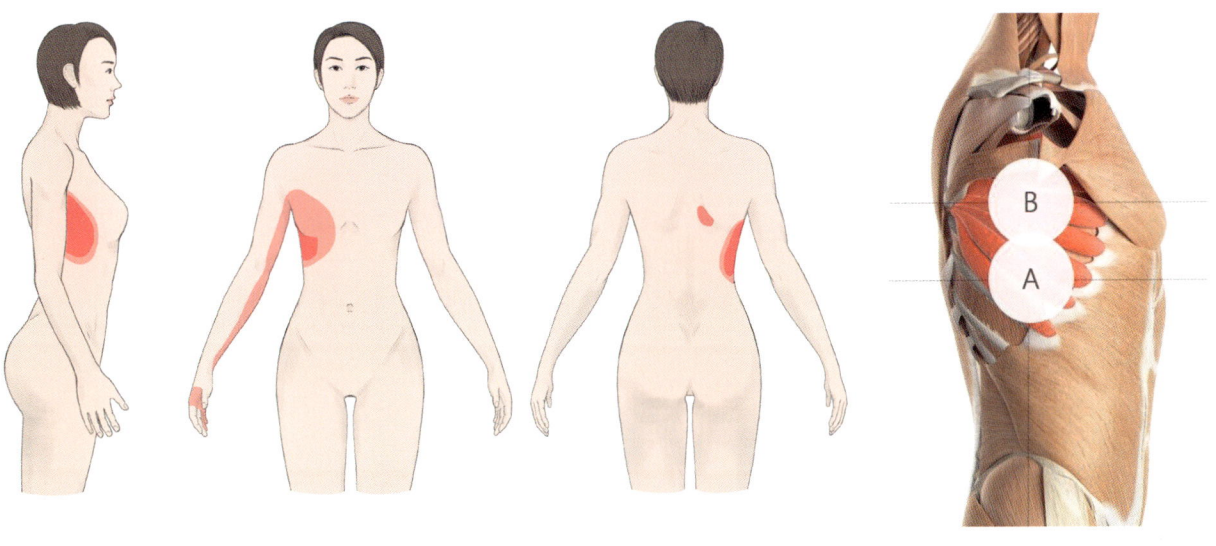

압통점 트리거포인트   **볼 포인트**

커스텀 시퀀스 *custom sequence*

1 기본자세

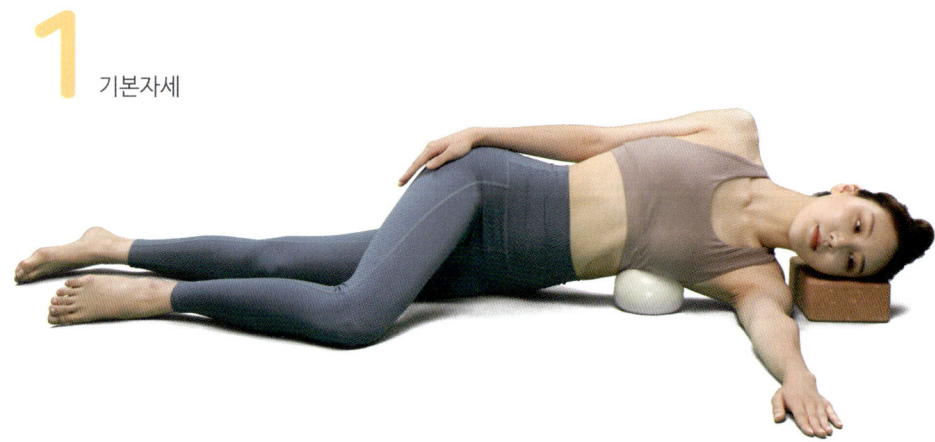

tip
앞톱니근 이완을 할 때는 심호흡이 매우 중요합니다.

2

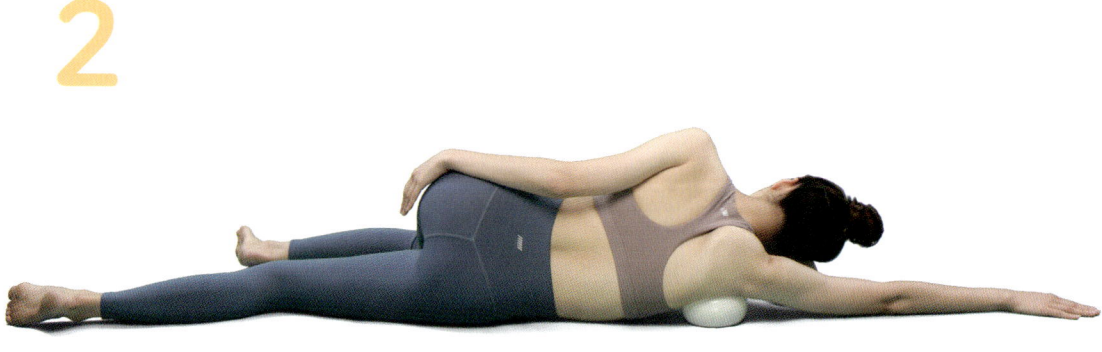

겨드랑이 밑부위 A에 맥스볼을 이용해 자극을 줍니다.
볼이 앞뒤로 삐져나오지 않게 수직으로 눌러주세요.

tip
노약자의 경우에는 갈비뼈골절의 위험이 있으니
볼의 압력을 0단계 이하로 낮춰주세요.

(6) 마름근 능형근 *rhomboids*

근육설명 마름근은 유방암 수술과는 직접적인 관련성이 낮으나, 어깨움직임이 둔화되면 마름근 역시 활성화가 감소되어 어깨뼈 움직임에 영향을 미칩니다. 어깨관절 상완와관절과이 움직일 때, 마름근은 필수적으로 관여되기 때문에 마름근 이완은 다른 어깨근육 못지 않게 중요합니다.

준비물 | 미니볼 4개

호흡법 | 흉식 호흡

공기압

레벨 0 ~ 2

-3 -2 -1 0 1 2 3

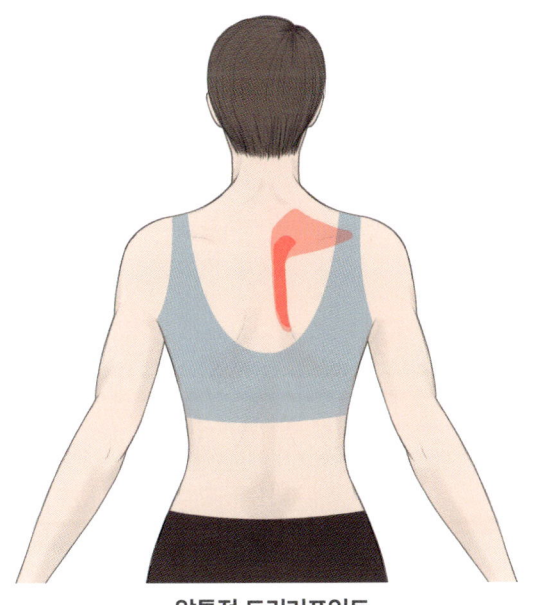

압통점 트리거포인트　　**볼 포인트**

커스텀 시퀀스 *custom sequence*

1 기본자세

미니볼 4개를 이용해 어깨뼈 사이 A 부위에 위치시켜 주세요.

척추뼈 양쪽과 어깨뼈 사이에 위아래로 2개씩 위치시켜 주세요.

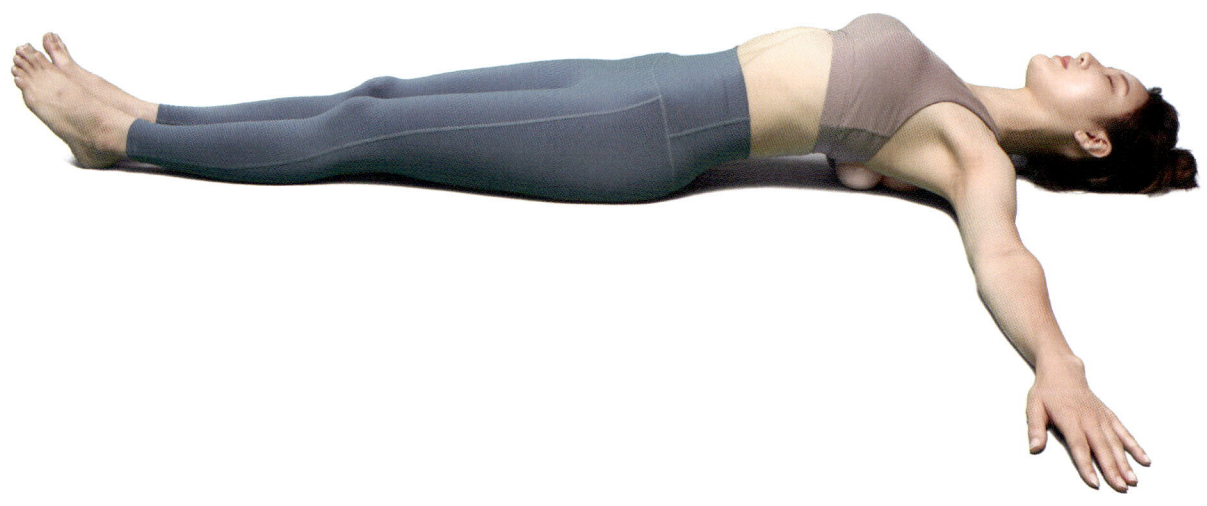

팔을 벌리면 척추 주변의 속근육까지 자극이 전달됩니다.

볼자극 조절 *adjusting stimulation*

1

팔을 교차해 가슴앞에 위치해 주세요.

표면 근육에 더 강한 자극을 느낄 수 있습니다.

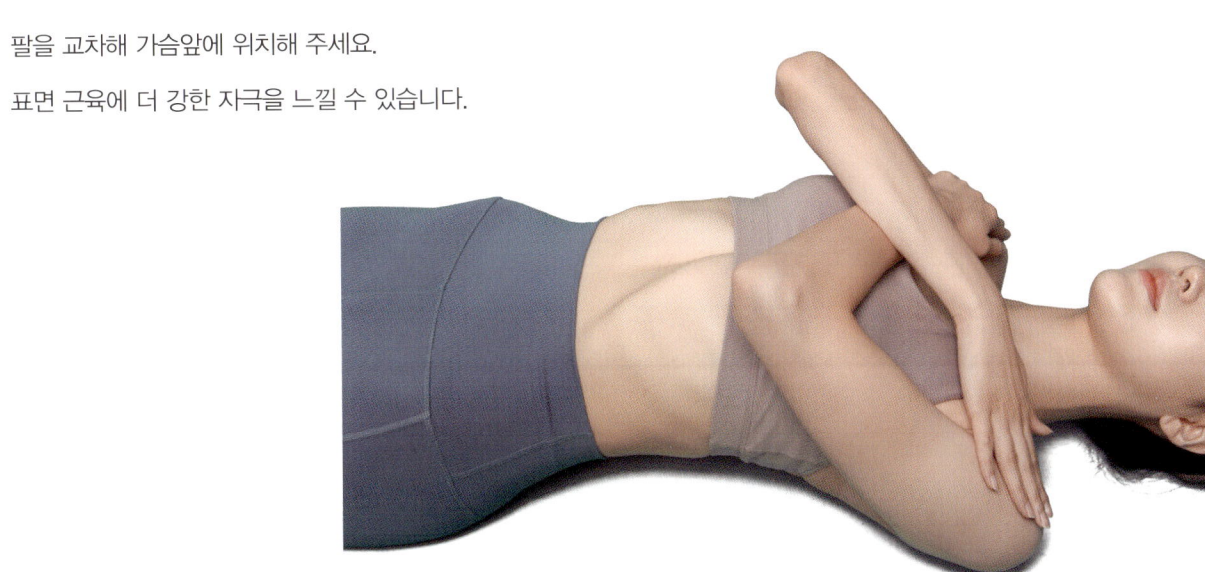

2

양쪽 어깨굽힘을 통해 표면 근육에 가장 큰 자극을 느낄 수 있습니다.

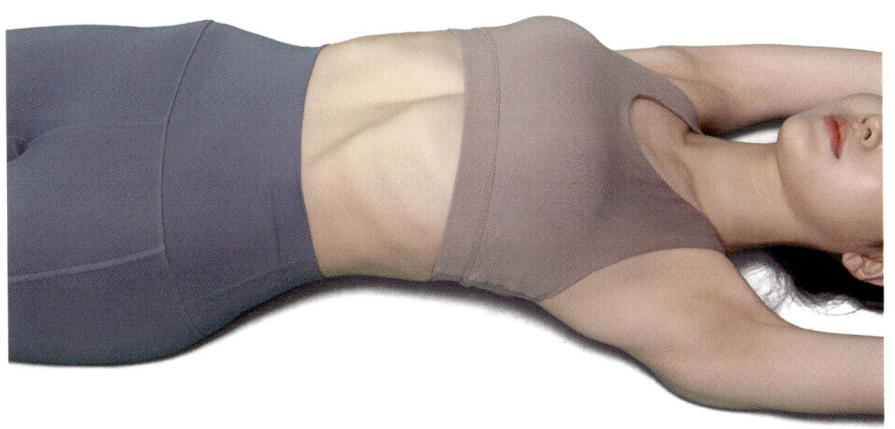

(7) 넓은등근 광배근 *latissimus dorsi*

| 근육설명 | 넓은등근은 허리와 팔 움직임에 직접적으로 영향을 미치는 근육입니다. 몸통회전, 몸통 폄, 몸통 옆 굽힘 등의 작용을 하며, 팔을 뒤로 뻗고, 팔을 모으는 동작에 주로 관여합니다. |

- **준비물**: 맥스볼 2개
- **호흡법**: 흉식 호흡
- **공기압**: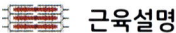
- **레벨** -1 ~ 2
  -3 -2 -1 0 1 2 3

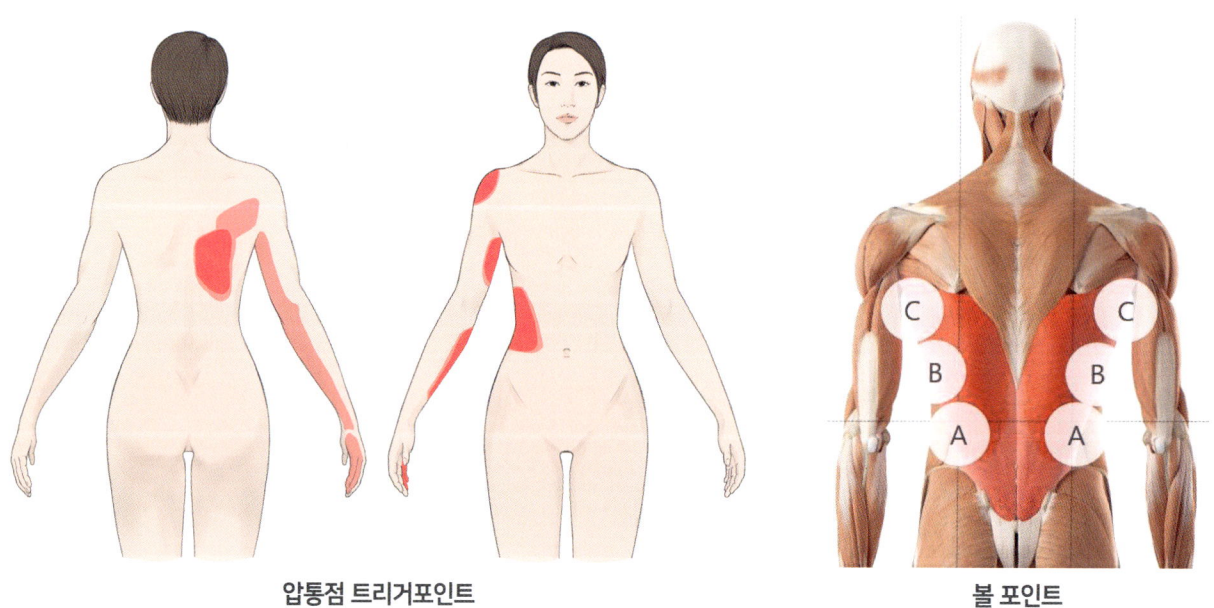

압통점 트리거포인트   볼 포인트

커스텀 시퀀스 *custom sequence*

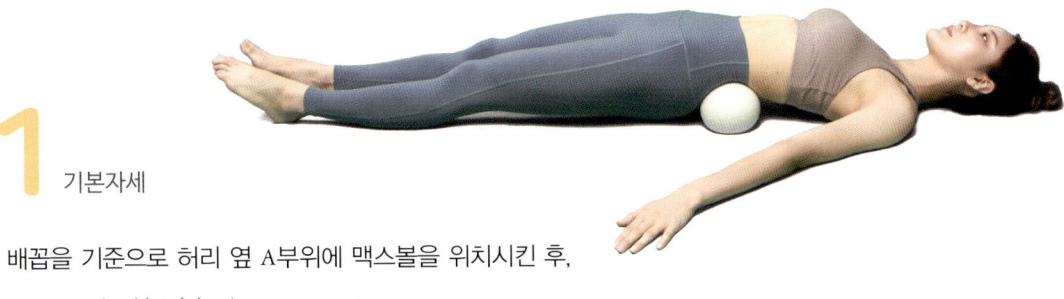

1 기본자세

배꼽을 기준으로 허리 옆 A부위에 맥스볼을 위치시킨 후,
어깨벌림 shoulder abduction 후 누워 주세요.

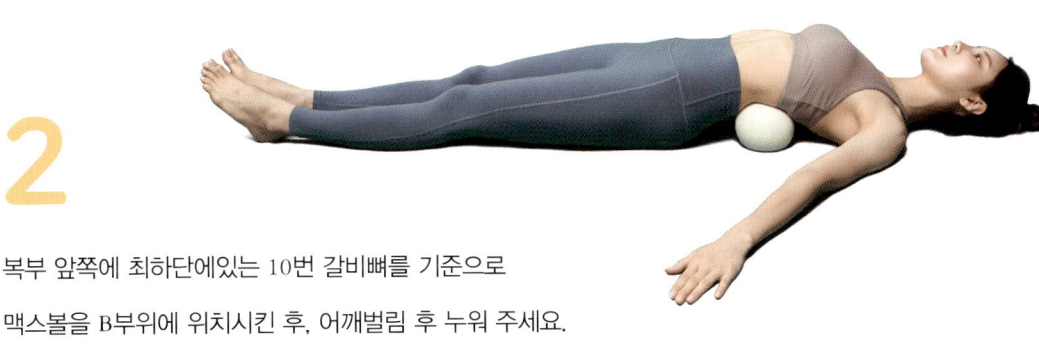

2

복부 앞쪽에 최하단에있는 10번 갈비뼈를 기준으로
맥스볼을 B부위에 위치시킨 후, 어깨벌림 후 누워 주세요.

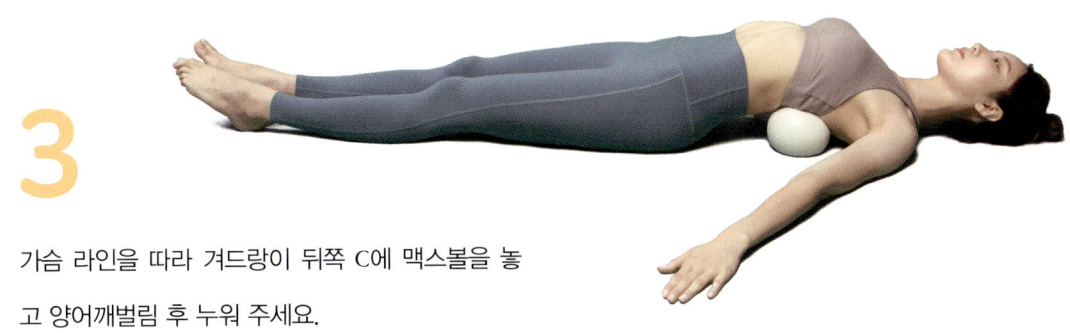

3

가슴 라인을 따라 겨드랑이 뒤쪽 C에 맥스볼을 놓
고 양어깨벌림 후 누워 주세요.

볼자극 조절 *adjusting stimulation*

1

팔을 양 옆으로 벌려주세요.

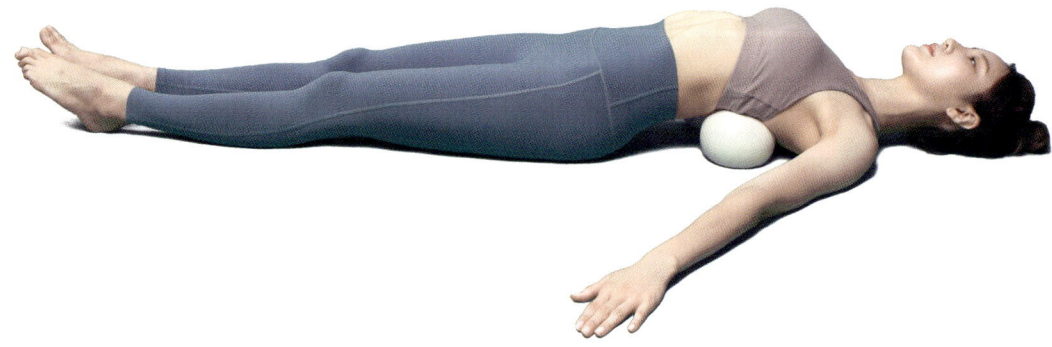

2

넓은등근의 시작점과 부착점 간의 거리를 넓혀 근육이 스트레칭 되기 때문에, 자극이 더욱 증가합니다.

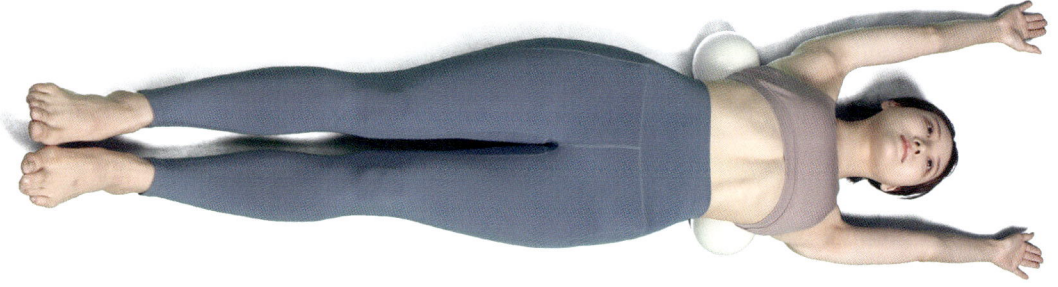

(8) 가시위근 극상근 *supraspinatus*

근육설명 유방암 수술에 직접적으로 손상받는 근육은 아니지만 회전근개를 이루는 4가지 근육중 하나로, 어깨를 벌릴 때 사용되는 근육입니다. 유방암 수술로 어깨기능이 감소하면 가시위근 역시 활성화가 감소되기 때문에 예방과 관리차원에서 매우 중요한 근육입니다. 어깨기능 장애가 심해지면 회전근개 파열, 오십견 등 어깨 질환과 같은 이차적인 근골격계 만성 질환을 유발할 수 있습니다.

준비물 | 미니볼 1개

호흡법 | 흉식 호흡

공기압

레벨 0 ~ 3
-3 -2 -1 0 1 2 3

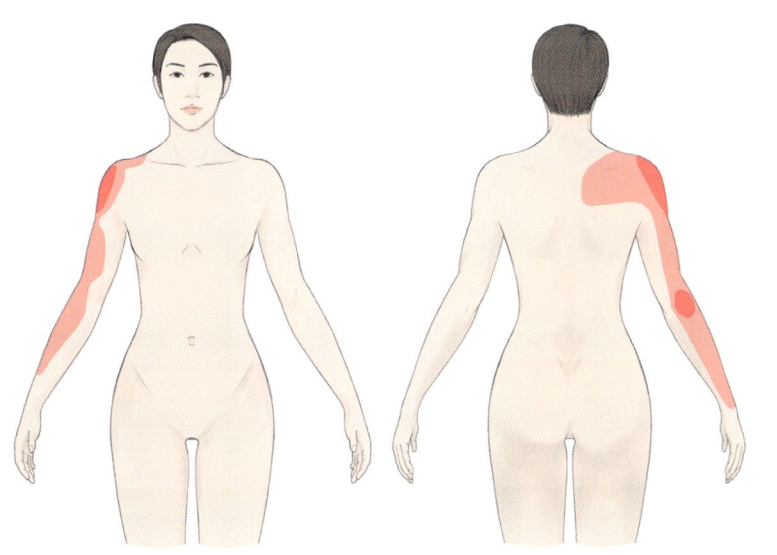

압통점 트리거포인트

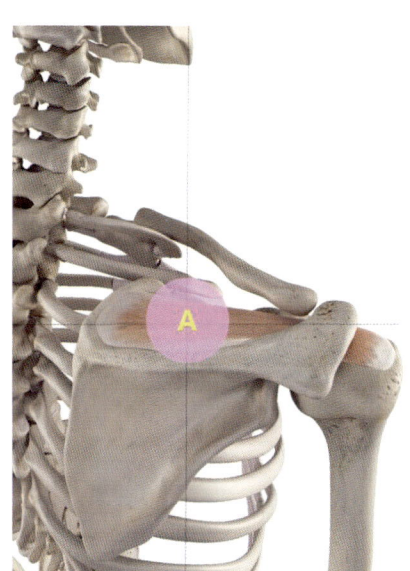

볼 포인트

커스텀 시퀀스 *custom sequence*

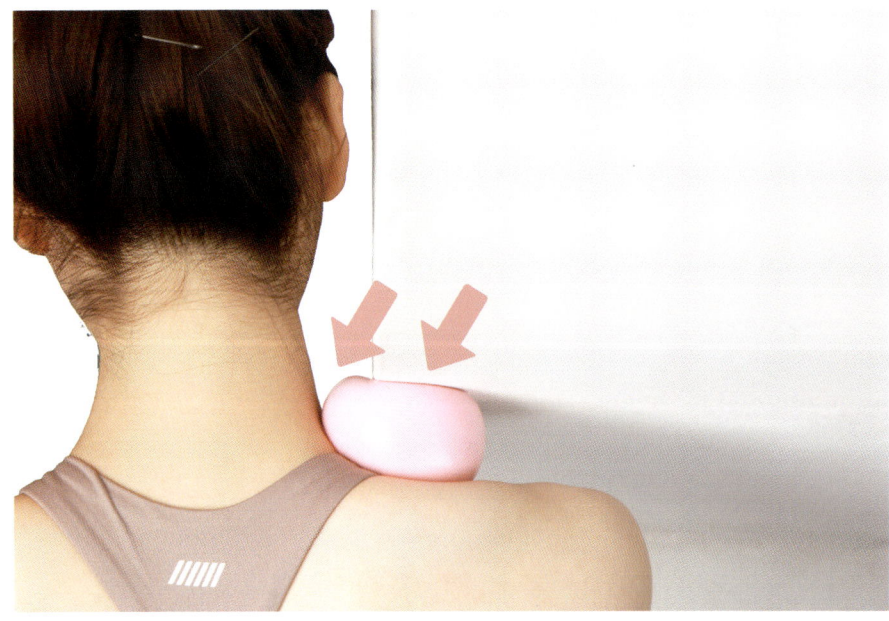

벽에 기댄 후, A에 공을 놓고 가볍게 눌러줍니다.

등세모근과 유사한 위치이나, 조금 더 강한 압박이 필요합니다.

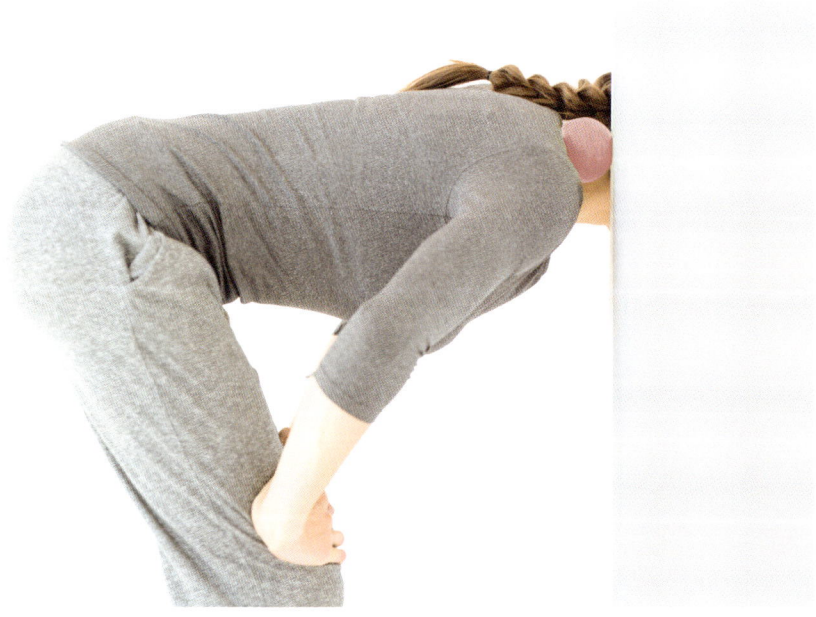

tip
공의 위치는 위등세모근승모근과 일치하지만,
가시위근은 어깨뼈 바로 위에 부착되어 있는 속근육입니다.
따라서, 본 동작은 위 등세모근과 함께 가시위근에 동시 효과를 기대할 수 있습니다.

(9) 가시아래근 극하근 *infraspinatus*

| 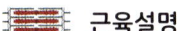 **근육설명** | 가시위근과 함께 어깨위신경의 지배를 받는 근육으로 발의 외회전 작용을 합니다. 기능적으로는 작은원근과 같은 작용을 하며 회전근개 4개 근육 중 하나의 근육입니다. |

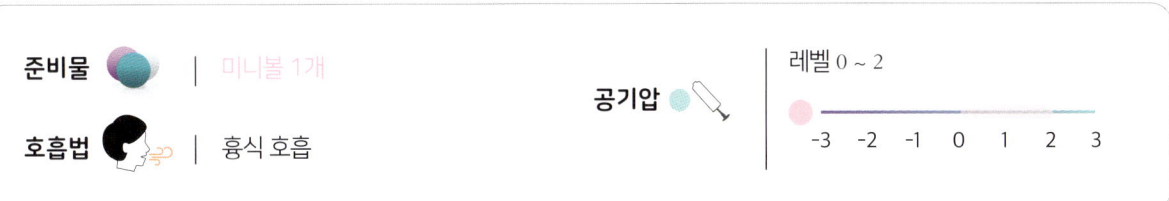

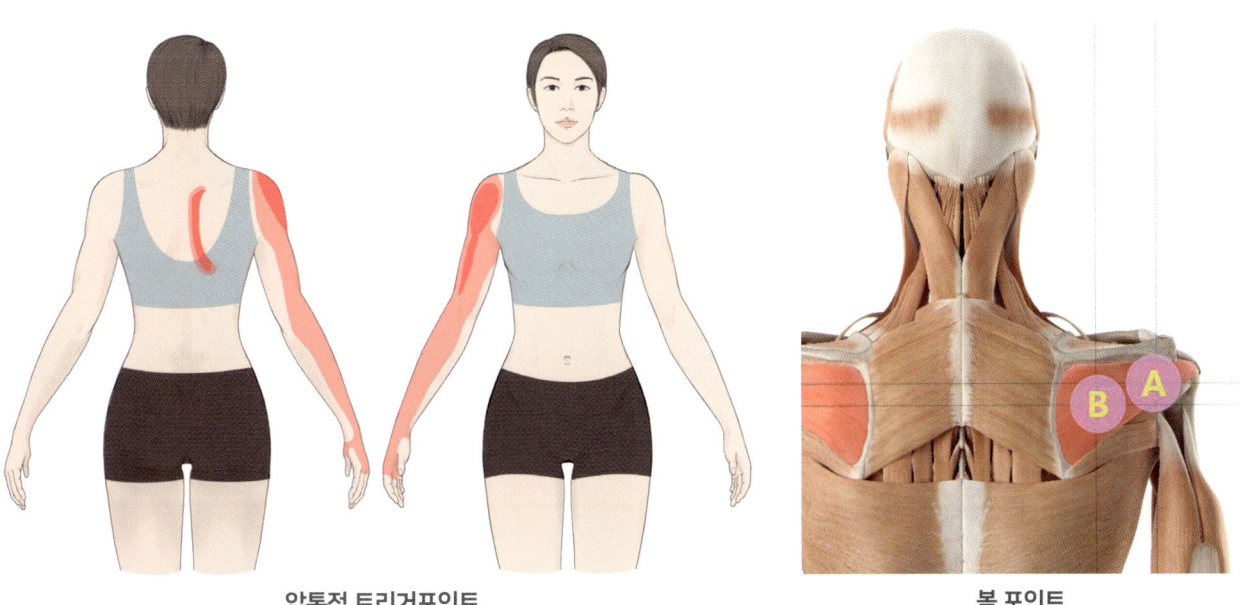

압통점 트리거포인트　　　　　　　**볼 포인트**

커스텀 시퀀스 *custom sequence*

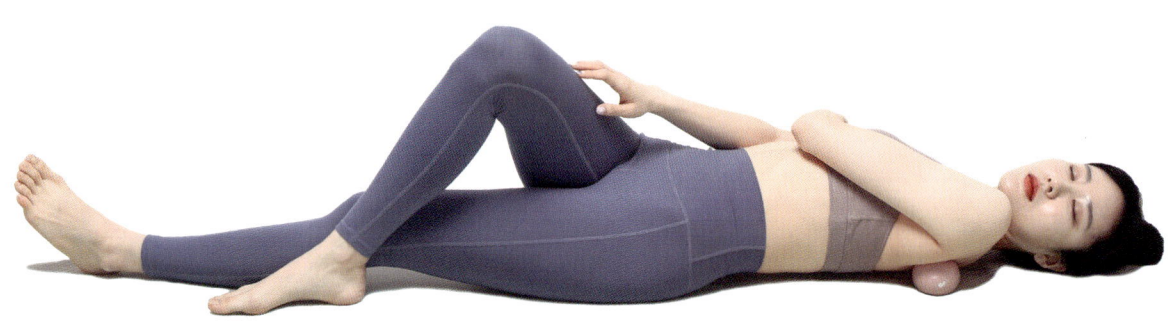

1 기본자세

뒤쪽 어깨세모근과 위치가 유사하지만
어깨세모근보다 몸쪽으로 조금 더 가까운 위팔과
어깨뼈사이 움푹 들어간 A에 미니볼을 위치해 주세요.
겨드랑이 살짝 위에 위치합니다.

2

볼포인트는 겨드랑이 바로 위 직선을 따라 어깨뼈와 위팔뼈 경계부위입니다.

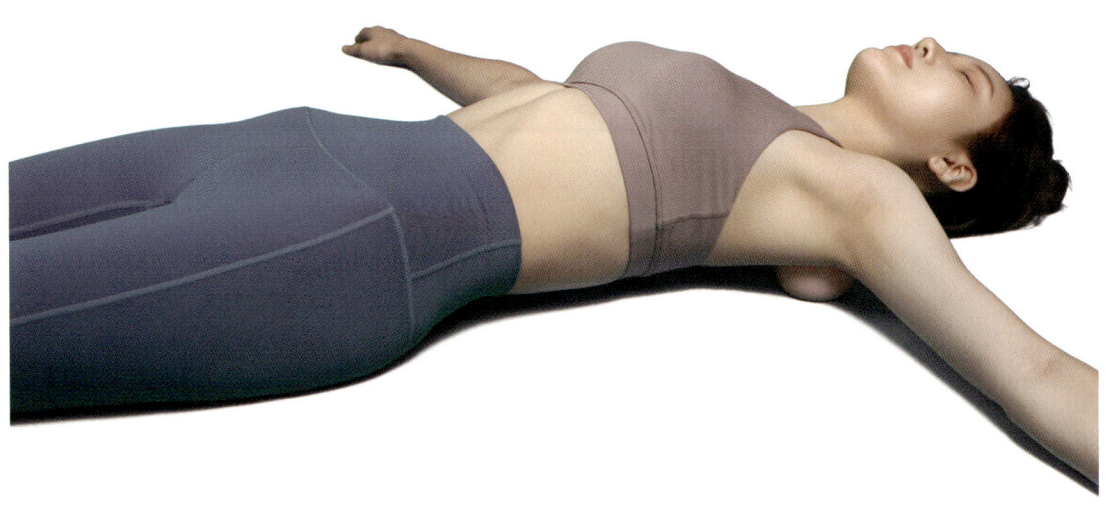

tip
미니볼이 잘보이기 위한 연출샷입니다.
정확한 동작을 위해 옆으로 누운 후, 30° 정도 살짝 뒤로 누워 주세요.

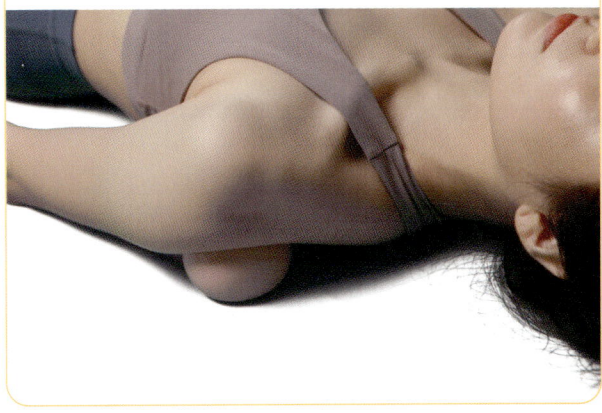

(10) 어깨세모근 삼각근 deltoid

 근육설명 유방암 수술과는 직접으로 관련성은 낮으나 어깨 움직임시 필수적으로 작용하는 근육입니다. 어깨움직임의 모든 방향에 관여하며 손상될 확률은 적은 근육이지만 위등세모근의 기능이 감소하면 등세모근과 가시위근에 부담을 가중하기 때문에 관리가 잘 되어야 합니다.

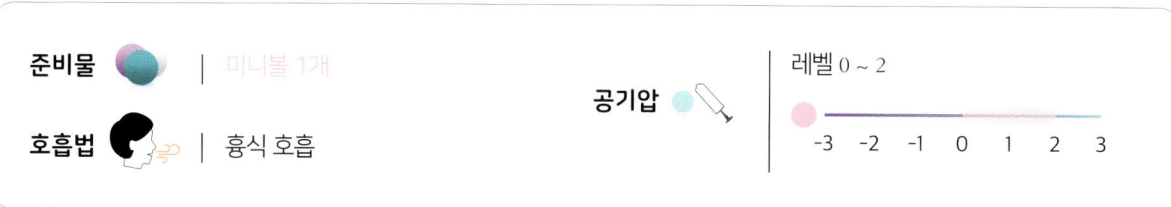

준비물 | 미니볼 1개
호흡법 | 흉식 호흡
공기압 | 레벨 0 ~ 2

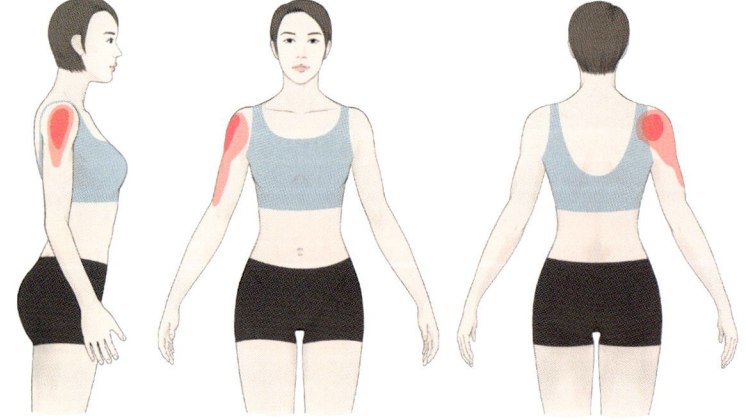

압통점 트리거포인트

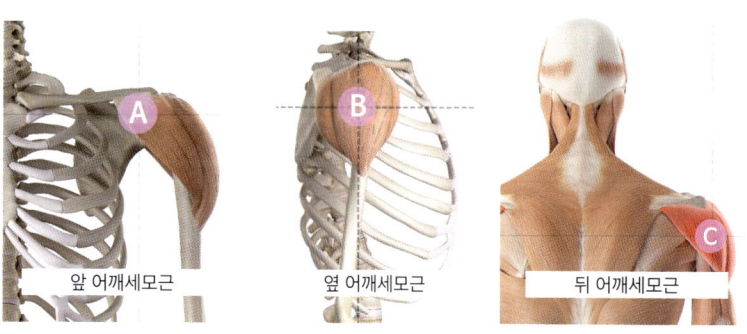

앞 어깨세모근   옆 어깨세모근   뒤 어깨세모근

볼 포인트

커스텀 시퀀스 *custom sequence*

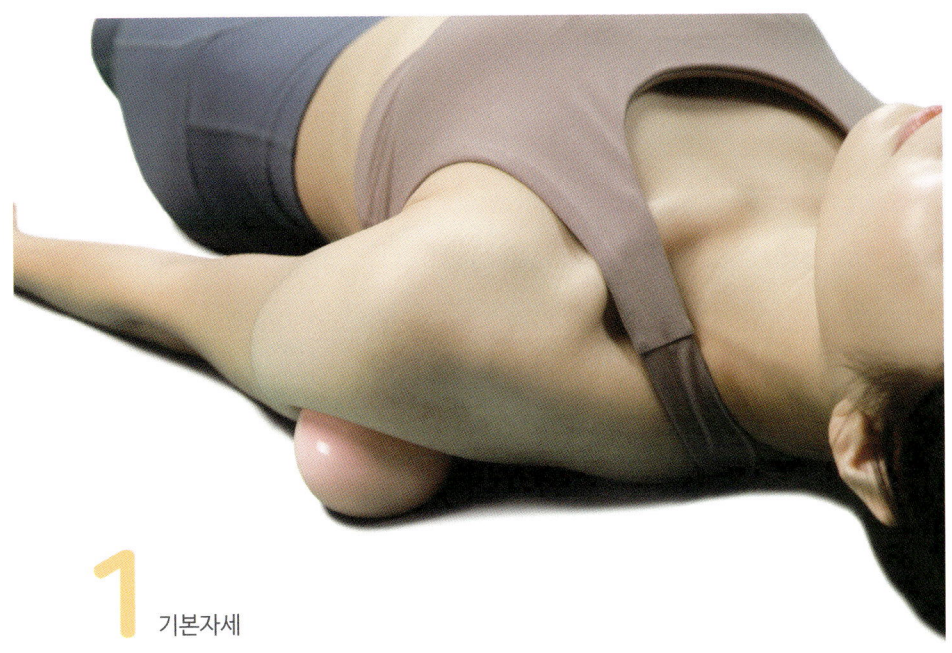

1 기본자세

뒤쪽 어깨세모근을 자극할 경우 뒤
어깨세모근이 눌리는 C부위에 미니볼을 위치해 주세요.

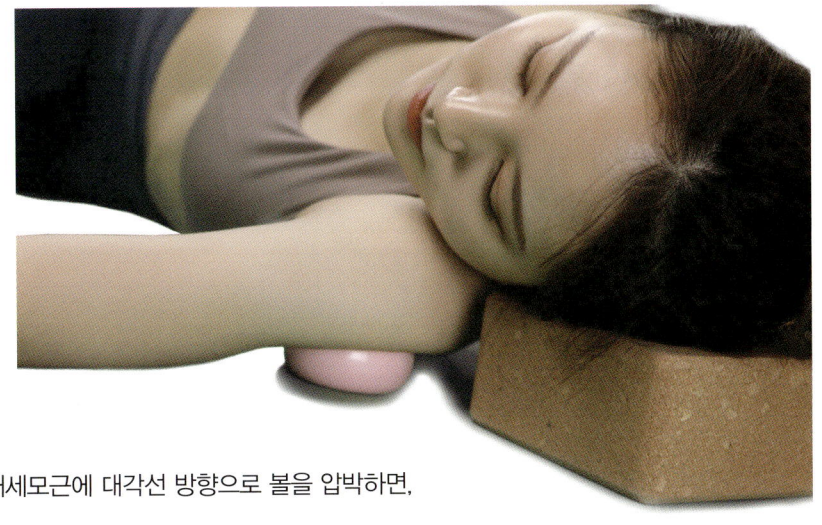

1번 동작에서 옆으로 누워 중간 어깨세모근에 대각선 방향으로 볼을 압박하면,
자극방향을 다양하게 적용할 수 있습니다.

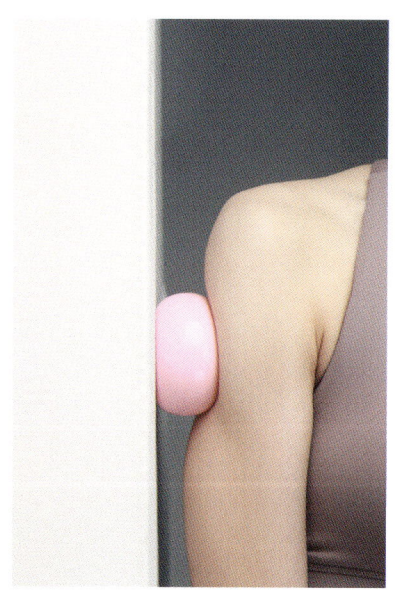

2

일어서서 중간 어깨세모근을 자극할 경우,
벽을 이용해 위팔뼈 상단 B부위에 미니볼을 위치시켜 주세요.

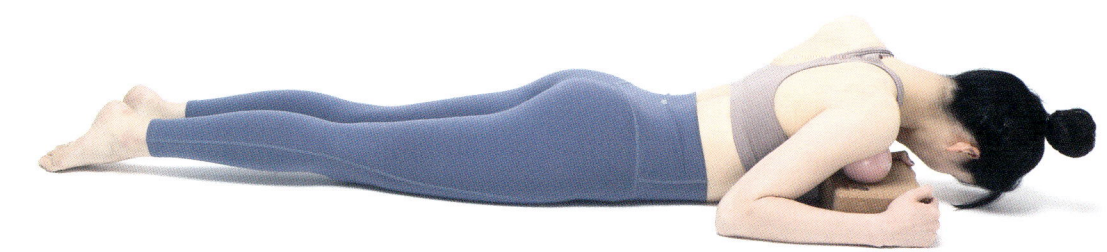

3

앞쪽 어깨세모근을 자극할 경우, 위팔과 큰가슴근육 사이
움푹 들어가는 A부위에 미니볼을 위치시켜 주세요.

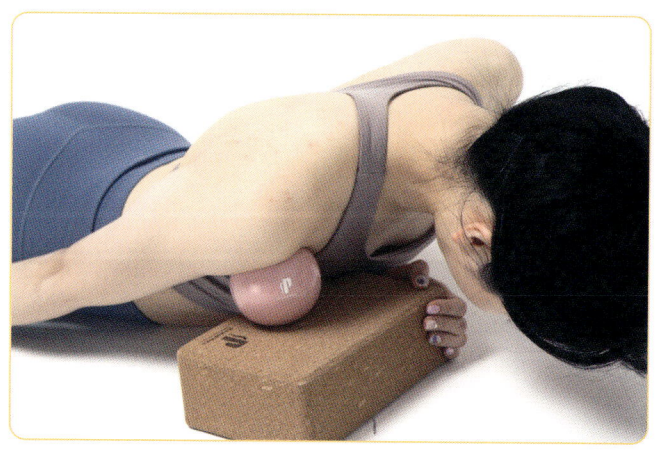

유방암 수술 후 부작용(5)
어깨기능장애 및 통증 shoulder dysfunction and pain

유방암수술후 어깨 및 상지통증은 약 12% ~ 15%, 관절기능장애는 1.5% ~ 50% 정도 발생하는 것으로 보고되고 있습니다. 어깨통증은 수술 전 어깨관절의 건강상태와 나이에 따라, 수술 후에 어깨관절 통증과 기능장애에 영향을 미칠 수 있습니다. 수술 범위가 넓을 수록 어깨기능장애와 통증정도가 비례하며, 많은 조직이 제거되고 손상될 수록 역시 장애와 통증에 많은 영향을 미치는 것으로 보고되고 있습니다. 또한, 수술 후 아급성기의 중등도의 통증을 호소하는 환자의 경우 더 큰 합병증이 발생될 수 있습니다. 유방암 수술 환자는 관절기능 감소를 경험할 수 있으며, 견봉하 관절 충돌로 인해 어깨충돌증후군 등이 발생할 수 있습니다. 또한 Ebaugh연구는 자세, 흉터, 소극적인 보호자세가 큰가슴근 대흉근 *pectoralis major*와 작은가슴근 소흉근 *pectoralis minor*의 단축을 유발시켜 어깨기능장애와 통증을 유발할 수 있다고 보고되고 있습니다. 이러한 증상은 어깨내림 *shoulder depression*과 라운드숄더 증상을 야기할 수 있습니다. 방사선 치료에 의한 경화증에 의해 어깨관절 부정렬에 영향을 미칠 수 있으며, 이는 어깨뼈 *scapular*와 흉벽사이, 그리고 상완골두와 관절와 사이의 잘못된 정렬을 초래할 수 있습니다. 결국 이러한 구조적 변화는 어깨와 관련된 근골격 조직에서 만성화되어 통증이 유발 될 수있습니다. 신경병증 통증 *neuropathic pain*은 암세포와 관련된 신경병증 통증과 약물 치료에 의한 신경병증성 통증으로 나눌 수 있습니다. 유방절제술 후 통증 증후군은 암 치료에 의해 발생되는 신경병증성 통증의 일반적인 예입니다. 방사선 치료 또한 신경병증성 통증을 유발 할 수 있습니다. 실제로 신경과 신경총을 포함한 주변 구조에 영향을 미칠 수 있습니다. 마지막으로, 신경병증성 통증은 아로마타제 억제제 약물을 복용함으로써 약물에 의해 유발될 수 있습니다. 안타깝게도, 아로마타제는 임상적으로, 과학적 근거를 자랑하는 호르몬 반응성 종양 치료에 가장 많이 사용되는 호르몬 치료제 중의 하나입니다. 하지만 항-아로마타제를 복용하는 약 50%는 약물을 중단한 이후에도 지속적이고, 광범위한 근골격계 통증을 호소하고 있으며, 관절통, 골다공증 및 골절 위험도 높은 것으로 보고되고 있습니다.

마지막으로 수술 6개월 후 환자의 최대 50%에서 만성 통증이 발생할 수 있습니다. 지속성 유방통이 있는 유방암 생존자는 지속성 유방통이 없는 환자 또는 암의 병력이 없는 여성에 비해 유의하게 높은 수준의 우울 증상, 통증에 대한 이해력, 증가된 불안을 갖을 수 있습니다. 수술 후, 부적절한 관리된 환자의 경우, 만성 근골격계 통증에 쉽게 노출 될 수 있습니다. 83%의 높은 생존율에도 불구하고, 유방암 생존자의 25% ~ 60%가 수술 후 지속적인 통증을 경험하고 삶의 질 저하 및 운동 기능 장애로 어려움을 겪는 것으로 보고되고 있습니다.

Giacalone, A., Alessandria, P., & Ruberti, E. (2019). The physiotherapy intervention for shoulder pain in patients treated for breast cancer: Systematic review. Cureus, 11(12).

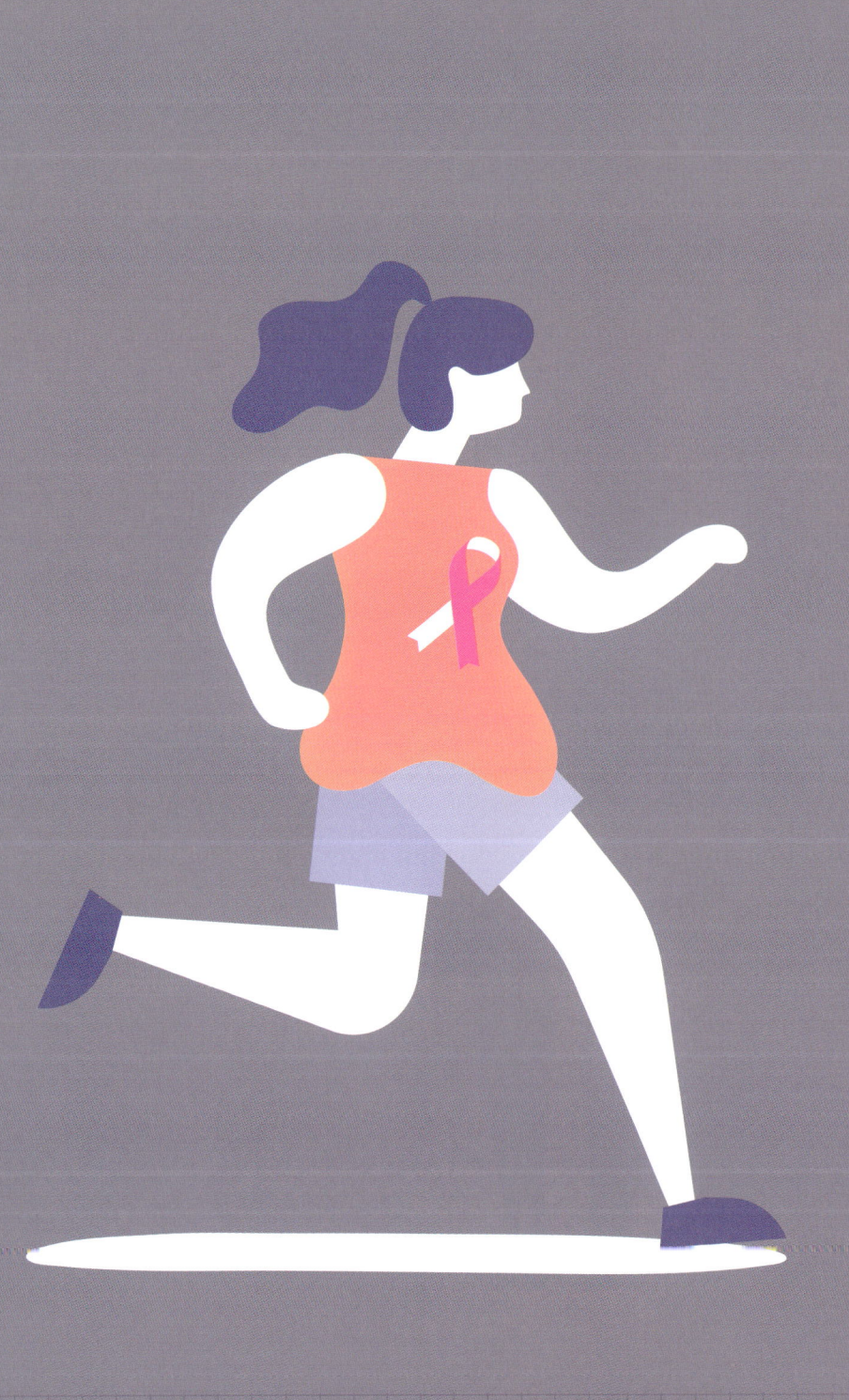

Part 5.

기능 장애·예방·관리를 위한
어깨 재활 운동!

Part 5.
기능 장애·예방·관리를 위한 어깨재활운동

1. 어깨 기능감소 예방 운동

01. 어깨뼈 리듬 운동

어깨움직임에 관여되는 근육은 매우 광범위합니다. 어깨관절은 팔꿈치, 무릎 관절과 다르게 벌림, 모음, 회전, 굽힘,폄 등으로 3차원적으로 움직입니다. 움직임이 많은 가동성이 높은 반면에 관절의 안정성이 낮기 때문에 어깨질환에 취약합니다. 어깨뼈 리듬 운동을 통해 어깨뼈 주변근육과 어깨주변 근육들을 활성화 시켜 이차적인 질병을 예방할 수 있습니다.

어깨움직임에 관여되는 대략적인 근육은 회전근개(가시위근, 가시아래근, 작은원근, 어깨밑근), 큰가슴근, 넓은등근, 앞톱니근, 마른근, 어깨올림근, 어깨세모근 등의 근육이 있습니다. 어깨움직임 직접적으로 관여하는 앞의 근육들을 활성화시켜 근육의 긴장도를 낮출수 있습니다

수술 후 유방암 환자의 30-50%가 팔과 어깨통증을 호소하며, 15%-25%가 부종을 경험합니다. 또한, 수술 후 3-5년 사이에 유방암 환자의 약 35%가 어깨관절가동범위 제한을 경험합니다(Ewerts, M, 2011). 대부분의 유방암 환자/생존자는 수술 후, 신체기능이 현저히 감소됩니다. 그 중 어깨기능 감소가 대표적입니다. 수술이후 특별한 불편감이 없더라도 예방목적으로 어깨 움직임을 유지하는 것이 매우 중요합니다. 통증과 불편감이 없더라도 꾸준히 운동해 주세요(Kibler WB, 2008 & Smith J, 2006 & Lee, S. A, 2010)

* 각 운동동작을 5-10회(최대 15회) 반복해주세요.

주요 작동근육

가시위근 극상근 *supraspinatus*   앞톱니근 전거근 *serratus anterior*
어깨세모근 삼각근 *deltoid*   어깨올림근 견갑거근 *levator scapulae*
등세모근 승모근 *trapezius*   마름근 능형근 *rhomboid*
넓은등근 광배근 *latissimus dorsi*   목갈비근 사각근 *scalene muscles*

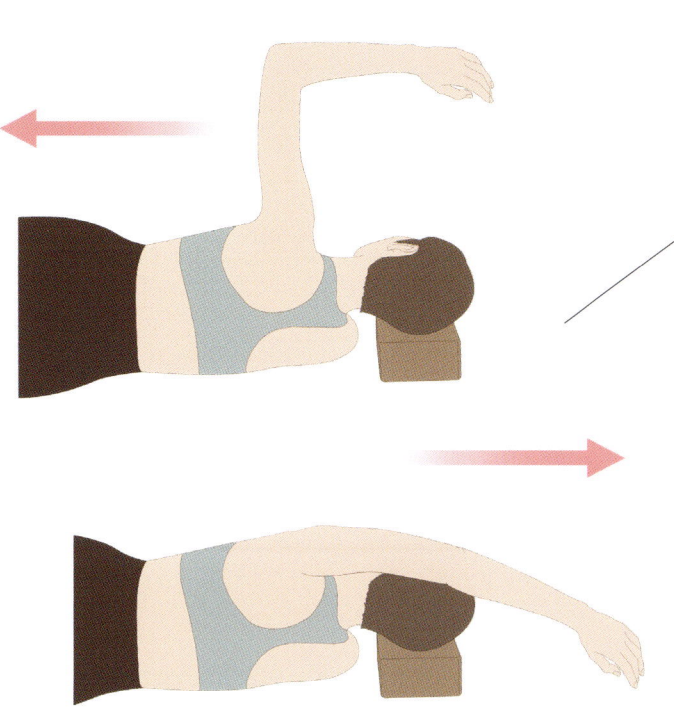

어깨뼈 리듬 운동 (1)

1. 수술쪽 팔을 옆으로 들어 곧게 펴 주세요.
2. 팔꿈치 위치가 귀 옆선을 따라 화살표 방향으로 움직여 주세요.
3. 통증과 불편감이 있을 경우, 팔꿈치 위치와 팔을 곧게 펴는 정도를 가능한 정도까지만 동작해 주세요.

주요 작동근육

큰가슴근 대흉근 *pectoralis major*
위팔두갈래근 상완이두근 *biceps brachii*
앞톱니근 전거근 *serratus anterior*
어깨세모근 삼각근 *deltoid*

어깨뼈 리듬 운동 (2)

1. 수술쪽 팔꿈치를 그림과 같이 위치해 주세요.
2. 팔꿈치 위치가 귀에 스치듯이 화살표 방향을 따라 움직여 주세요.
3. 통증과 불편감이 있을 경우, 팔꿈치 위치를 가능한 정도까지만 동작해 주세요.

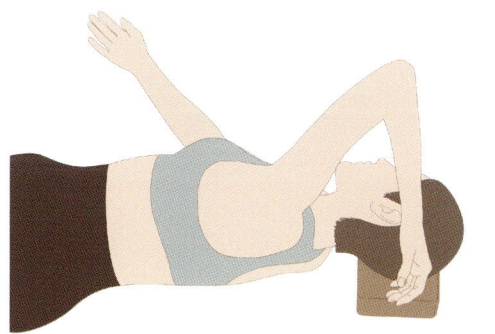

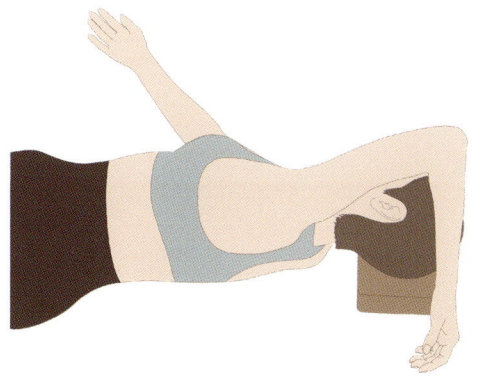

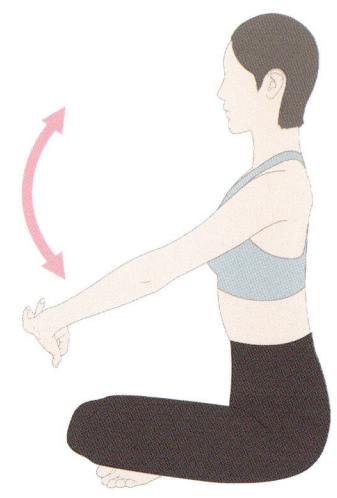

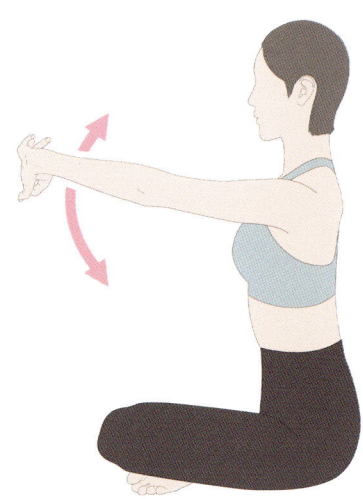

어깨뼈 리듬 운동 (3)

1. 두팔을 곧게 펴주세요.
2. 두 손을 깍지껴 주세요.
3. 화살표 방향으로 두 팔을 올리고, 내려주세요.
4. 운동 동작은 빠르게 움직여 주세요.
5. 두 팔이 내려올 때, 빠르게 멈춰주세요.
6. 어깨부위(승모근)부위에 큰 자극이 느껴지면 바르게 운동하는 것입니다.

주요 작동근육

큰가슴근 대흉근 *pectoralis major*
작은가슴근 소흉근 *pectoralis minor*
넓은등근 광배근 *latissimus dorsi*
위팔세갈래근 상완삼두근 *triceps brachii*

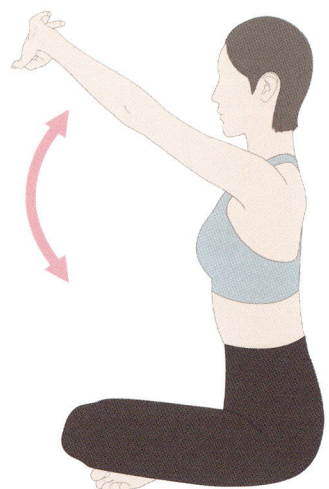

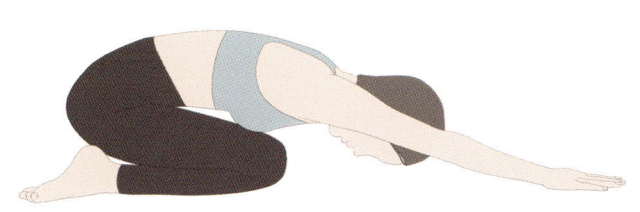

주요 작동근육

넓은등근 광배근 *latissimus dorsi*
작은가슴근 소흉근 *pectoralis minor*
큰가슴근 대흉근 *pectoralis major*
마름근 능형근 *rhomboid*
등세모근 승모근 *trapezius*

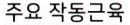

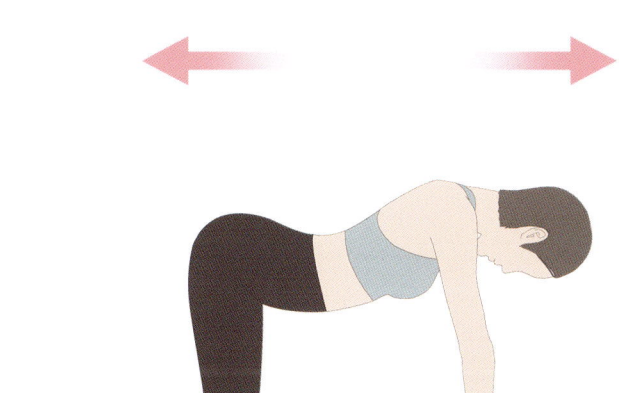

어깨뼈 리듬 운동 (4)

1. 무릎굽히고, 두팔을 곧게 펴, 가슴이 무릎에 닿을 정도로 허리를 굽혀주세요.
2. 심호흡(들숨) 후, 호흡과 맞춰 네발기기 고양이 자세를 취해주세요(체중은 최대한 팔로 지탱해 주세요)
3. 화살표 방향 앞뒤로 몸을 움직여주세요.
4. 동작 중간부위에서 배를 내밀면서 앞으로 이동해 주세요.
5. 운동 동작은 호흡에 맞춰 느리게 동작해주세요.
6. 날숨이 끝나는 아래 마지막 동작에서 들숨을 해주세요.
7. 들숨 후, 날숨 하면서 뒤로 이동해 주세요.

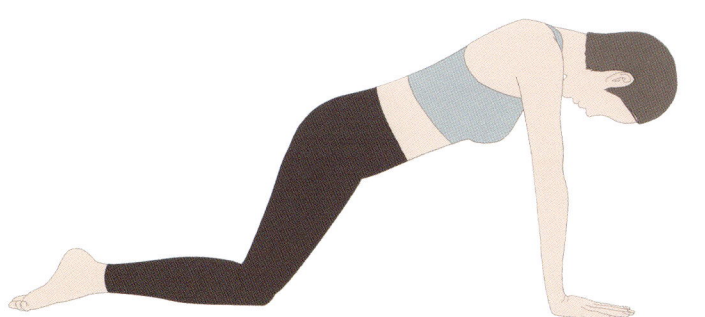

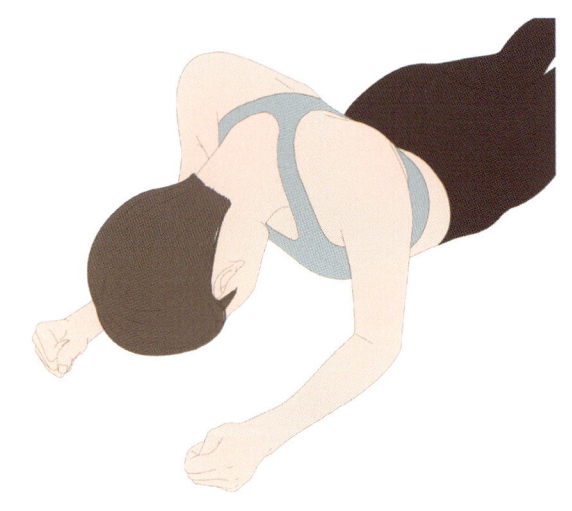
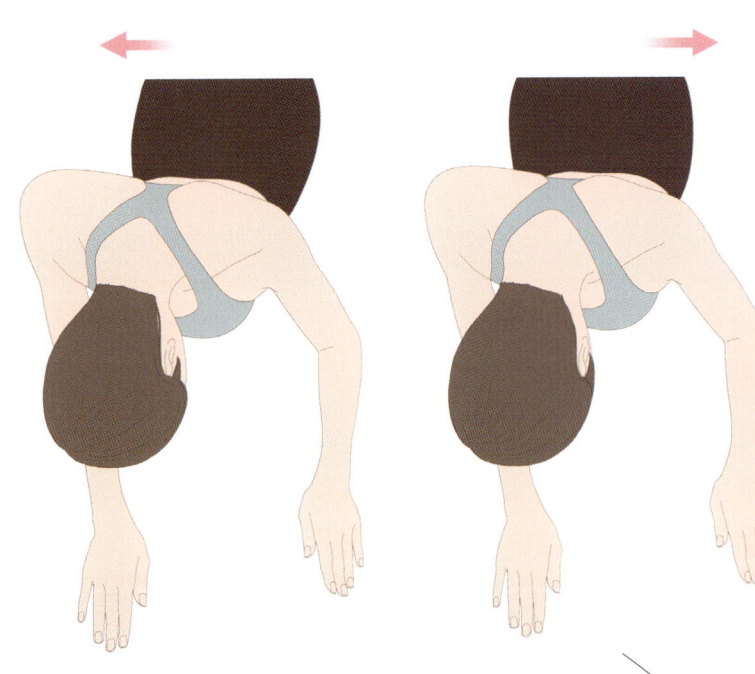

주요 작동근육

어깨세모근 삼각근 *deltoid*
큰가슴근 대흉근 *pectoralis major*
작은가슴근 소흉근 *pectoralis minor*
목폄근 스트레칭

어깨뼈 리듬 운동 (5)

1. 엎드린 채, 팔꿈치로 체중을 지탱해 주세요.
2. 목에 힘을 빼고, 고개를 떨구어주세요.
3. 화살표 방향 앞뒤로 좌우로 움직여주세요.
4. 끝범위에서, 어깨에 체중을 최대한 실어주세요.
5. 심호흡(들숨) 후에, 숨을 내쉬면서(날숨) 어깨에 체중을 실어주세요.

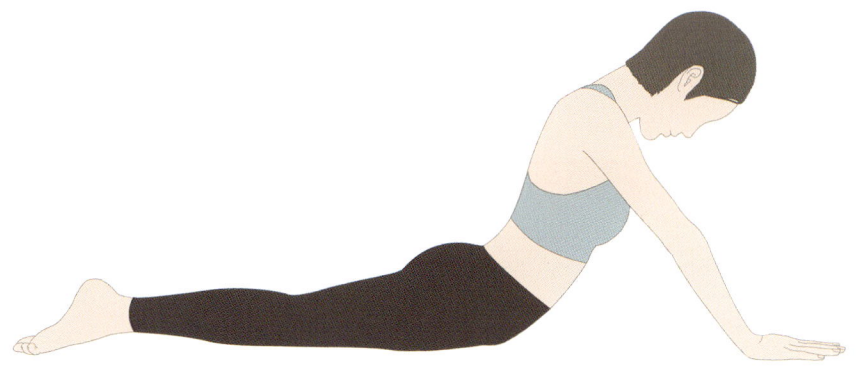

어깨뼈 리듬 운동 (6)

1. 엎드린 자세에서, 팔을 곧게 펴 상체를 세워주세요.
2. 심호흡(들숨) 후, 날숨과 함께 배꼽이 지면에 닿을 정도로 복부에 힘을 빼주세요.
3. 허리 뒤쪽에 자극이 느껴지지만, 자세를 유지하면서 어깨힘으로 체중을 지탱해야 합니다.

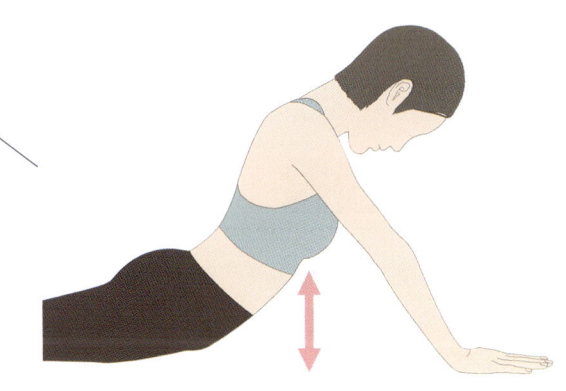

주요 작동근육

큰가슴근 대흉근 *pectoralis major*
작은가슴근 소흉근 *pectoralis minor*
척추세움근 척추기립근 *erector spinae*
넓은등근 광배근 *latissimus dorsi*

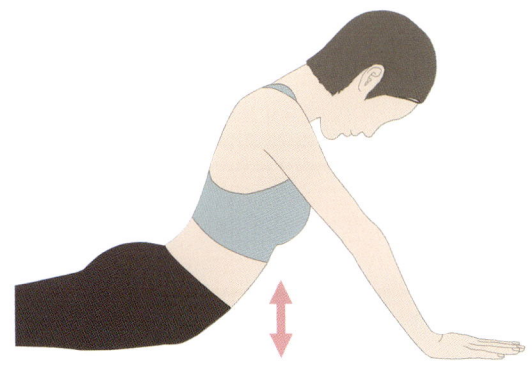

02. 목·어깨 스트레칭

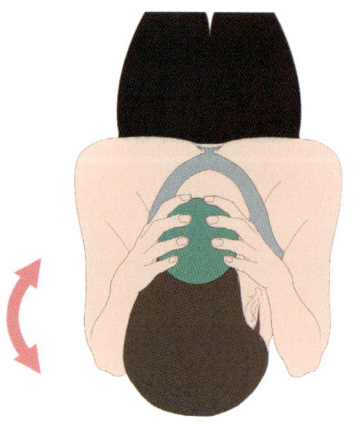 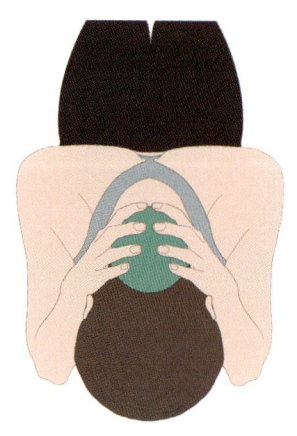 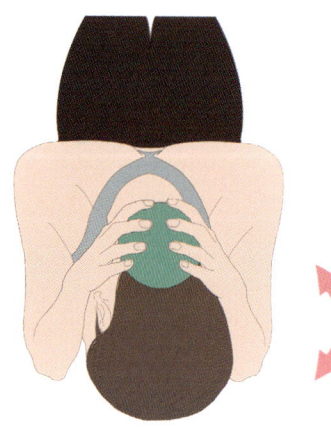

목 스트레칭

1. 엎드린 채, 팔꿈치로 체중을 지탱해 주세요.
2. 목에 힘을 빼고, 고개를 떨구어주세요.
3. 두손이나, 페인프리 미듐볼을 이용해 뒤통수에 볼을 위치해주세요.
4. 심호흡(들숨) 후, 날숨과 함께 뒤통수를 가볍게 눌러주세요.
5. 날숨이 끝날 때, 고개가 떨어지는것을 느낄 수 있습니다.
6. 고개를 좌우 30도씩 돌려 (5)번 동작을 반복해주세요.

주요 스트레칭 근육

척추세움근 척추기립근 *erector spinae*
뭇갈래근 다열근 *multifidus*
등세모근 승모근 *trapezius*
머리널판근 두판상근 *splenius capitis*
반가시근 반극형근 *semispinalis*
뒤통수밑근 후두하근 *suboccipital.m*

tip

페인프리볼 미듐볼을 이용해 목 근육을 스트레칭 해주세요.
볼이 없을 경우, 손가락 끝을 이용해 스트레칭 해주셔도 됩니다.

03. 등·어깨 스트레칭

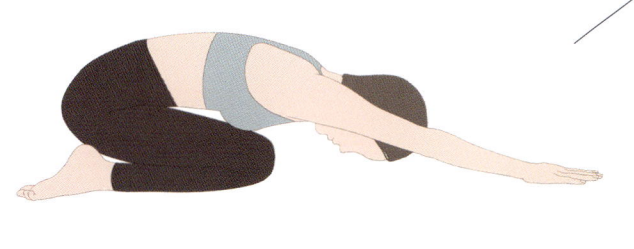

등 어깨 스트레칭

1. 무릎꿇고 팔꿈치를 지면에 대고 엎드린 후, 몸의 중심을 앞, 뒤 방향으로 움직여 주세요.
2. 목에 힘을 빼고, 고개를 숙여 주세요.
3. 무게중심을 앞으로 이동 할때, 심호흡(들숨) 후, 날숨과 함께 무게중심을 뒤로 이동해 주세요.
4. 큰가슴근, 어깨세모근을 중심으로 근육 수축을 느낄 수 있지만, 실제로는 어깨와 등 운동에 효과적인 동작입니다.

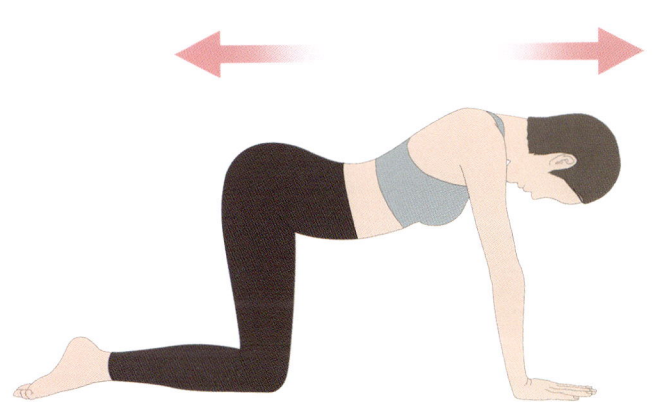

주요 스트레칭 근육

능형근 마름근 *rhomboid*
어깨세모근 삼각근 *deltoid*
큰가슴근 대흉근 *pectoralis major*
작은가슴근 소흉근 *pectoralis minor*
넓은등근 광배근 *latissimus dorsi*
중간 등세모근 중부승모근 *middle trapezius*

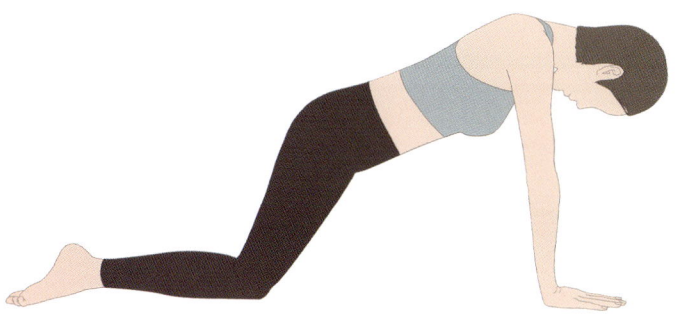

04. 등 가슴옆 스트레칭

tip
허리통증에도 효과적인 운동입니다.
1, 2번 동작을 동시에 해주세요.

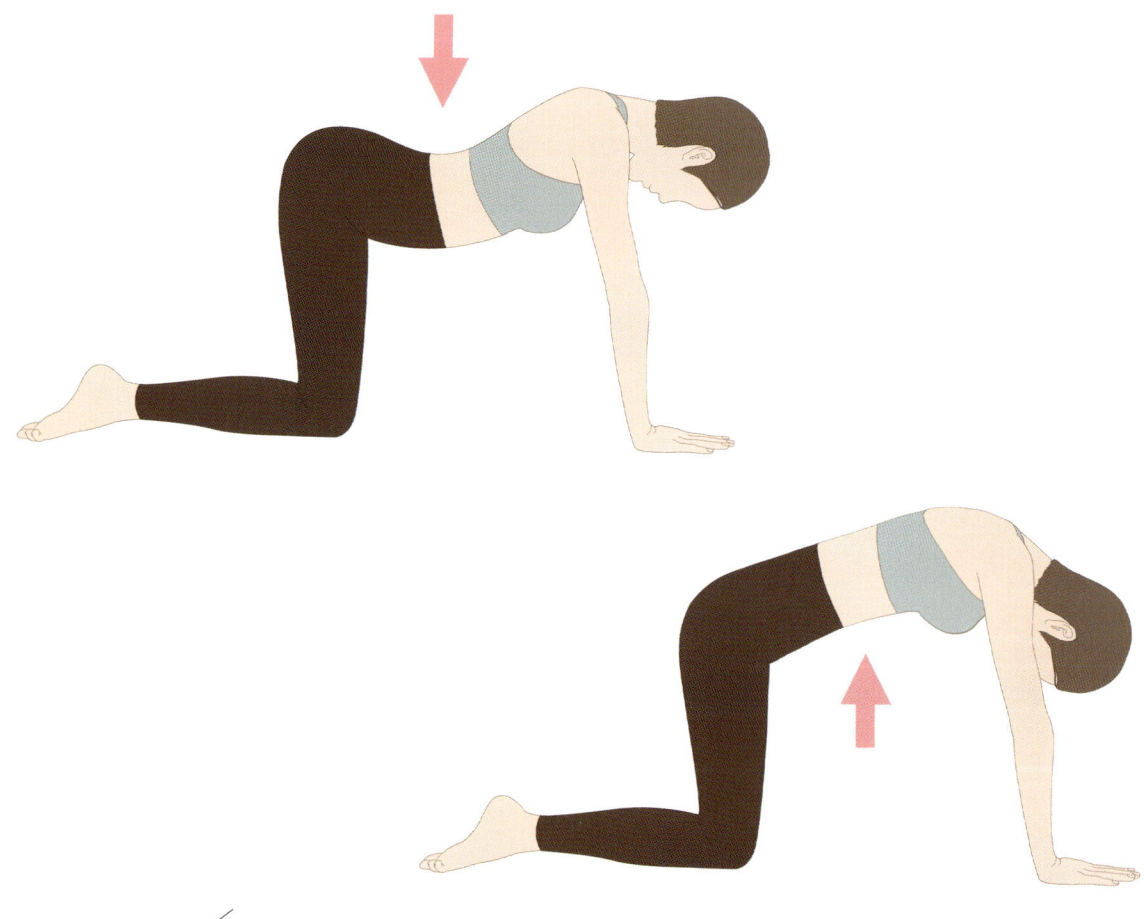

앞톱니근 스트레칭 1번 동작

1. 배를 내밀면서, 심호흡(날숨)을 해주세요.
2. 등을 동그랗게 말면서, 심호흡(들숨)을 해주세요.

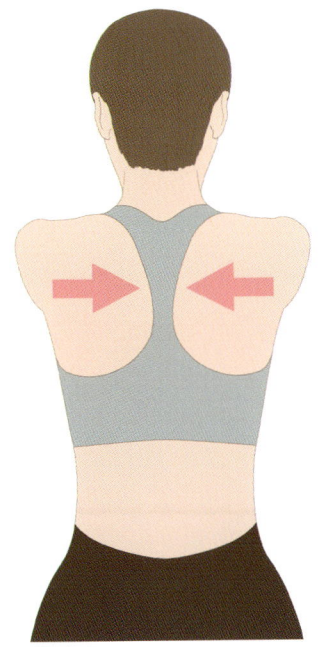 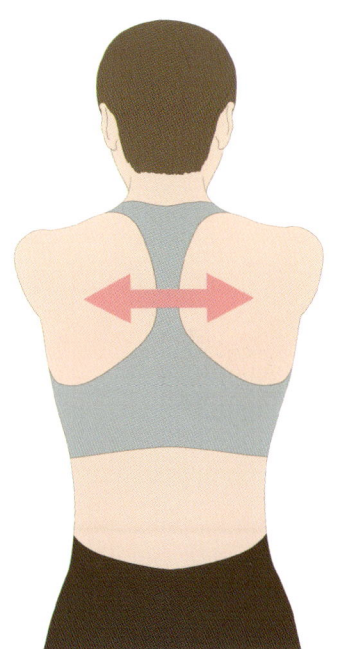

능형근 스트레칭 2번 동작

1. 네발기기 자세로 엎드려 주세요.

2. 어깨뼈를 벌리고, 모으는 동작입니다.

3. 심호흡(들숨) 후, 팔을 곧게 펴, 팔꿈치를 굽히지 않고, 벽을 미는 것처럼 어깨뼈를 벌려 주세요.

4. 심호흡(날숨)과 함께, 벌어져 있던 어깨뼈를 모와 주세요. 어깨가 뒤로 밀리는 느낌이 들어야 합니다.

5. 고개는 숙인 채, 동작해 주세요.

주요 작동근육

앞톱니근 전거근 *serratus anterior*
마름근능형근 *rhomboid*
허리통증에도 효과적인 운동입니다.

05. 목 어깨 스트레칭

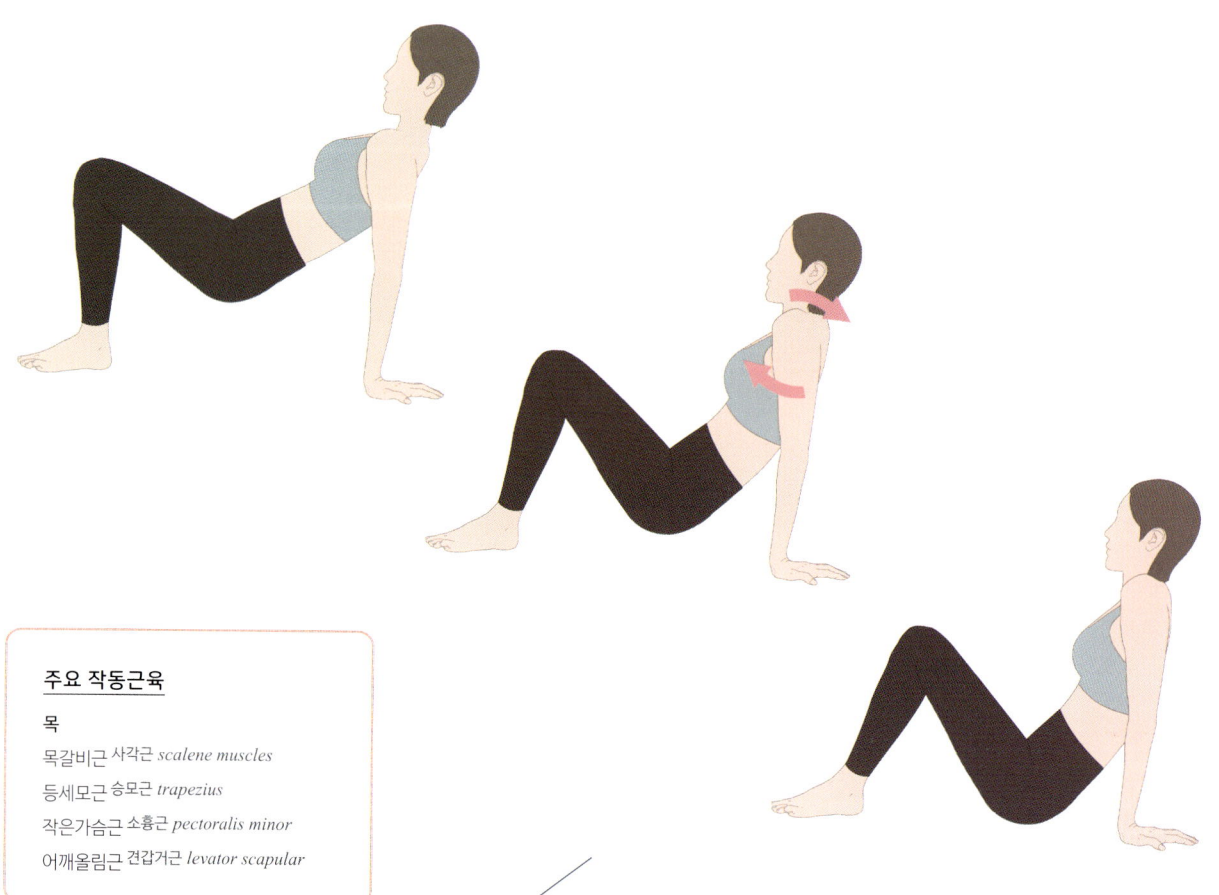

주요 작동근육

목

목갈비근 사각근 *scalene muscles*
등세모근 승모근 *trapezius*
작은가슴근 소흉근 *pectoralis minor*
어깨올림근 견갑거근 *levator scapular*

목 어깨 근육 스트레칭

1. 어깨로 동그랗게 원을 그리는 동작입니다.

2. 어깨를 높여 목을 깊숙히 넣습니다.

3. 깊숙히 넣은 목을 유지하면서, 어깨를 앞, 뒤로 접은 상태에서, 다시 목을 위로 빼면서 어깨를 전후 위아래 방향으로 원을 그려 주세요.

06. 어깨 허리복부코어 활성화

주요 작동근육

허리
- 배가로근 복횡근 *transversus abdominis*
- 배곧은근 복직근 *rectus abdominis*
- 배바깥빗근 외복사근 *external oblique*
- 배속빗근 내복사근 *internal oblique*
- 척추세움근 척추기립근 *erector spinae*
- 뭇갈래근 다열근 *multifiuds*

어깨
- 회전근개 *rotator cuff*
- 가시위근 극상근 *supraspinatus*
- 가시아래근 극하근 *infraspinatus*
- 작은원근 소원근 *teres minor*
- 어깨밑근 견갑하근 *subscapularis*

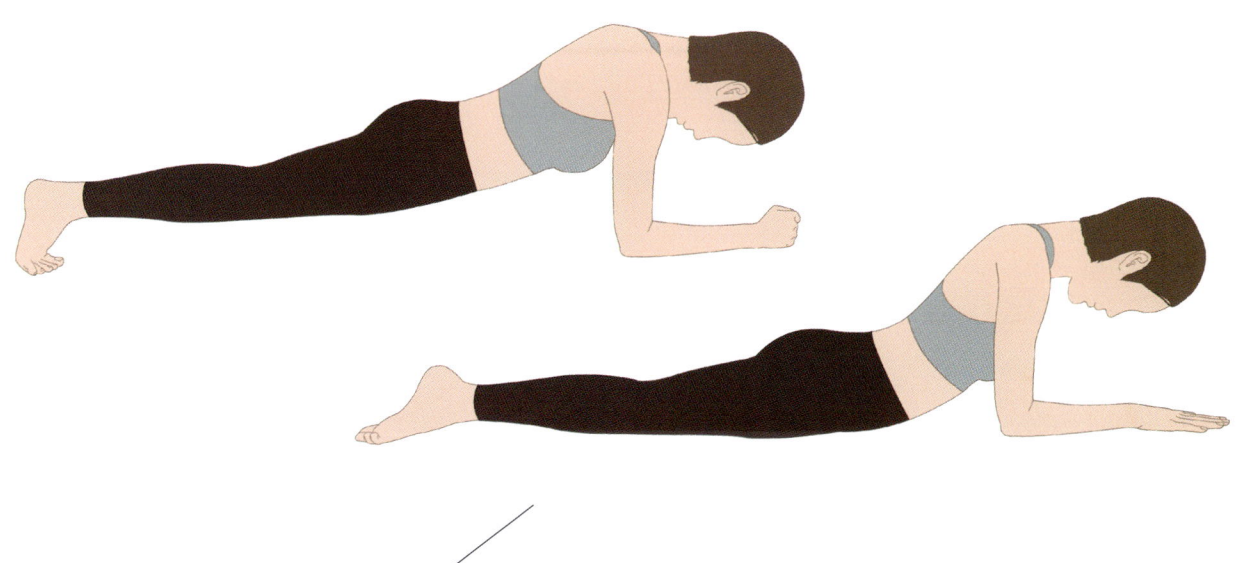

목 어깨 근육 스트레칭

1. 어깨 통증이 없을 경우에만 운동해 주세요.
2. 팔꿈치를 어깨와 일직선으로 위치한후, 팔꿈치를 90° 유지해 주세요.
3. 들숨과 함께 복부와 허리에 힘을 주며 배를 공중에 띄어 주세요.
4. 최소 1~3초부터 최대 30초 동안 자세를 유지할 수 있습니다.
5. 플랭크 *plank* 동작으로, 복부 및 허리 근육을 구성하는 코르셋 근육 활성화와 강화에 효과적인 동작입니다.

유방암 수술 후 부작용(6)
심혈관계 장애 *cardiovacular disorders*

심혈관 질환은 유방암 생존자의 주요 사망 원인 중 하나입니다. 50세 이상의 유방암 생존자 중 심혈관 질환으로 인한 사망은 암과 관련 없는 사망의 35%를 차지합니다. 심혈관 질환은 50세 이상의 유방암 환자의 주요 사망 원인 중 하나입니다. 유방암 생존자에서 심혈관 질환의 증가는 유방암 치료(예: 안트라사이클린 화학요법 *anthracycline chemotherapy*)와 생물학적 치료 *biologic therapy*의 심장독성 효과와 유방암과 심혈관 질환의 중복 위험 요소(예: 연령, 신체 활동 부족, 비만, 인슐린 저항성, 알코올 섭취, 호르몬 대체 요법)가 주요 원인 일 수 있습니다. 결과적으로, 독소루비신 *doxorubicin*과 같은 안트라사이클린의 용량이 감소했습니다. HER-2 수용체를 표적으로 하는 생물학적 치료제인 트라스투주맙 *Trastuzumab*은 가역적 울혈성 심부전을 유발할 수 있습니다. 유방암 보조 요법으로 사용되는 타목시펜 *tamoxifen*은 정맥 혈전증의 위험을 증가시킬 수 있습니다.

유방암 생존자들의 심혈관 위험 요인과 심혈관 부작용에 대한 추가 연구가 필요한 상태입니다. 특히 중요한 점은 고혈압, 고콜레스테롤과 당뇨병 환자가 심혈관 위험을 줄이고 심혈관 부작용으로 인한 사망률을 예방하기 위해 적절한 치료를 받아야 하는 것입니다.

Coughlin, S. S., Ayyala, D., Majeed, B., Cortes, L., & Kapuku, G. (2020). Cardiovascular disease among breast cancer survivors. Cardiovascular disorder and medicine, 2(1).

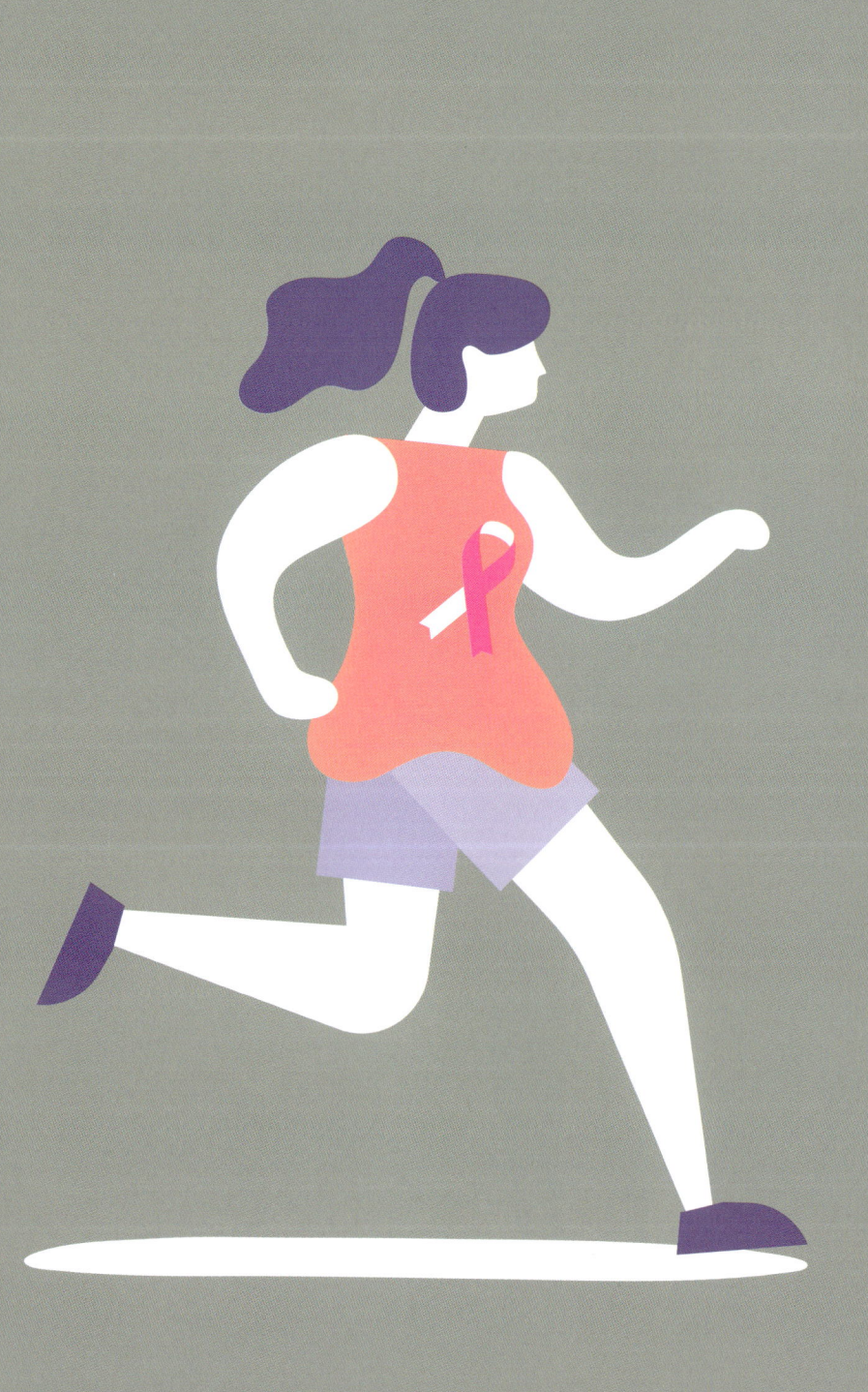

Part 6.

통증이 없어질 때쯤
맨손 재활운동!

Part 6.
통증이 없어질 때쯤 맨손 재활 홈트!

간단한 스트레칭과 근육 활성화 이후 맨손 자가운동을 통해 신체기능을 회복시키는 것이 중요합니다. 수술 직후부터는 피로감과 함께 신체기능이 저하된 상태이기 때문에 격한 운동보다는 저강도 맨손 재활 운동으로 신체기능을 회복시키는 단계입니다(Yu, 2021).

단! 통증이나, 불편감이 심할 경우에는 맨손 재활 홈트를 중단하고 볼테라피를 통해 통증을 낮추고 다시 맨손 재활 홈트를 시작해 주세요.

▶ 맨손 재활 홈트 노하우!

1. 운동 강도: 처음부터 완벽한 동작을 완성하려고 노력하지 마세요. 점차적으로 동작을 완성해 가세요.
2. 운동방법: 빠른 동작보다는 느리고 정적인 동작으로 구성하였습니다. 격하게 운동하지 마세요.
3. 운동횟수: 5 - 10회 (최대 15회)/1세트, 총 3-5세트. 단계적으로 운동횟수를 늘려주세요.
4. 모든 운동은 15회 / 1세트 구성으로, 총 3세트를 운동해 주세요. 점진적으로 횟수를 증가해 3세트 운동 종료 후, 적당한 근육 피로감이 발생하는 정도 수준으로 최종 목표를 설정해 주세요.

공통 주의사항!

- 통증이 느껴질 정도로 과도한 운동은 삼가주세요.
- 운동 후, 급격한 피로감이 느껴진다면 강도는 낮추고, 자신의 몸에 맞는 운동동작을 선택해 다시 시작해 주세요.
- 운동 후, 약간의 근육통정도는 괜찮습니다. 자신의 몸은 본인이 제일 잘 압니다.
- 컨디션 조절 위주로 운동정도를 설정해 주세요.

01. 복부 강화 운동

* 각 운동동작을 5-10회 반복해주세요.

1 일어서서 다리 들어올리기

비교적 쉬운 동작입니다. 부담없이 운동해 주세요.
몸 컨디션이 낮은 경우, 낮은 강도부터 시작해 주세요.

1. 일어서서 두 다리를 번갈아 가면서 배꼽까지 높이 들어주세요.
2. 운동강도를 높이고 싶은 경우 탄력 밴드를 이용해 사용하세요.
3. 짧은 탄력밴드를 이용해, 두 발목에 고정한 후 운동동작을 따라해 주세요.

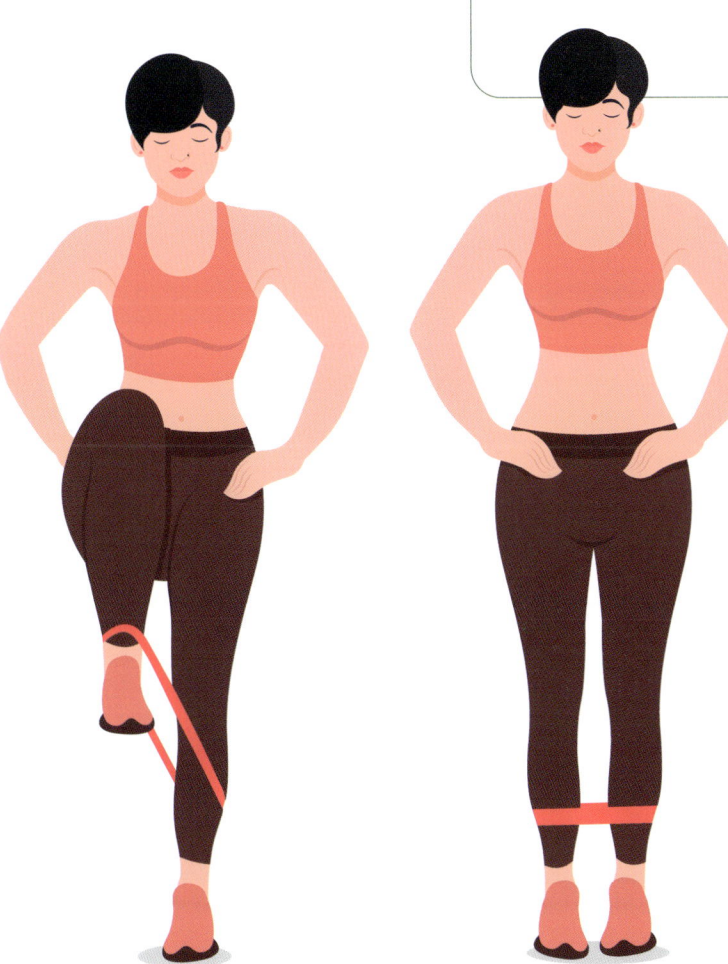

기능 개선에 도움되는 관련 수술
복부피판술, 허벅지 뒷근육, 엉덩이 근육을 이용한 피판술

공통 주의사항!
완벽하게 동작을 따라하는 것이 중요한 것이 아닙니다.
개인의 컨디션에 따라 단계적으로 강도를 높여,
조심스럽게 동작을 완성하세요.

주요 작동근육
넙다리네갈래근 대퇴사두근 *quadriceps*
엉덩허리근 장요근 *iliopsoas*
아래배곧은근 복직근 *rectus abdominis*

주요 작동근육

아래배곧은근 복직근 *retus abdominis*
엉덩허리근 장요근 *iliopsoas*

2 누워서 모은 다리 굽히기

몸 컨디션이 낮은 경우, 낮은 강도부터 시작해 주세요.
두다리를 곧게 편후, 무릎을 굽혀 가슴까지 두 다리를 올려주세요.

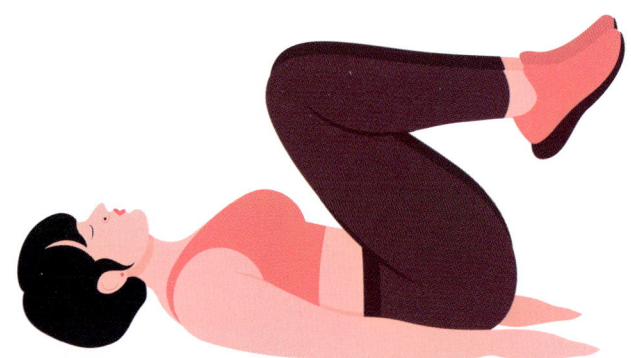

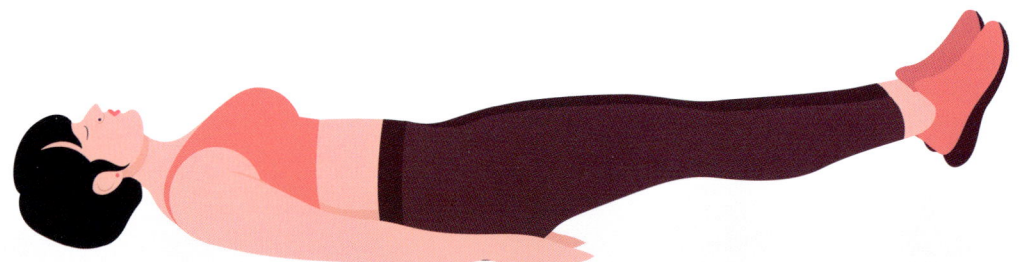

주요 작동근육

위쪽 배곧은근 복직근 *rectus abdominis*
목빗근 흉쇄유돌근 *sternocleidomastoid*
큰가슴근 대흉근 *pectoralis major*

3 누워서 모은 다리 들어 올리기

몸 컨디션이 낮은 경우, 낮은 강도부터 시작해 주세요.

두 다리 무릎을 굽히고, 팔과 다리를 곧게 펴고, 손끝이 발끝에 닿을 수 있도록 상체와 하체를 굽혀 올려주세요. 어려운 동작입니다.

처음부터 동작을 완성하려고 노력하지 마세요. 단계적으로 동작을 완성해 주세요.

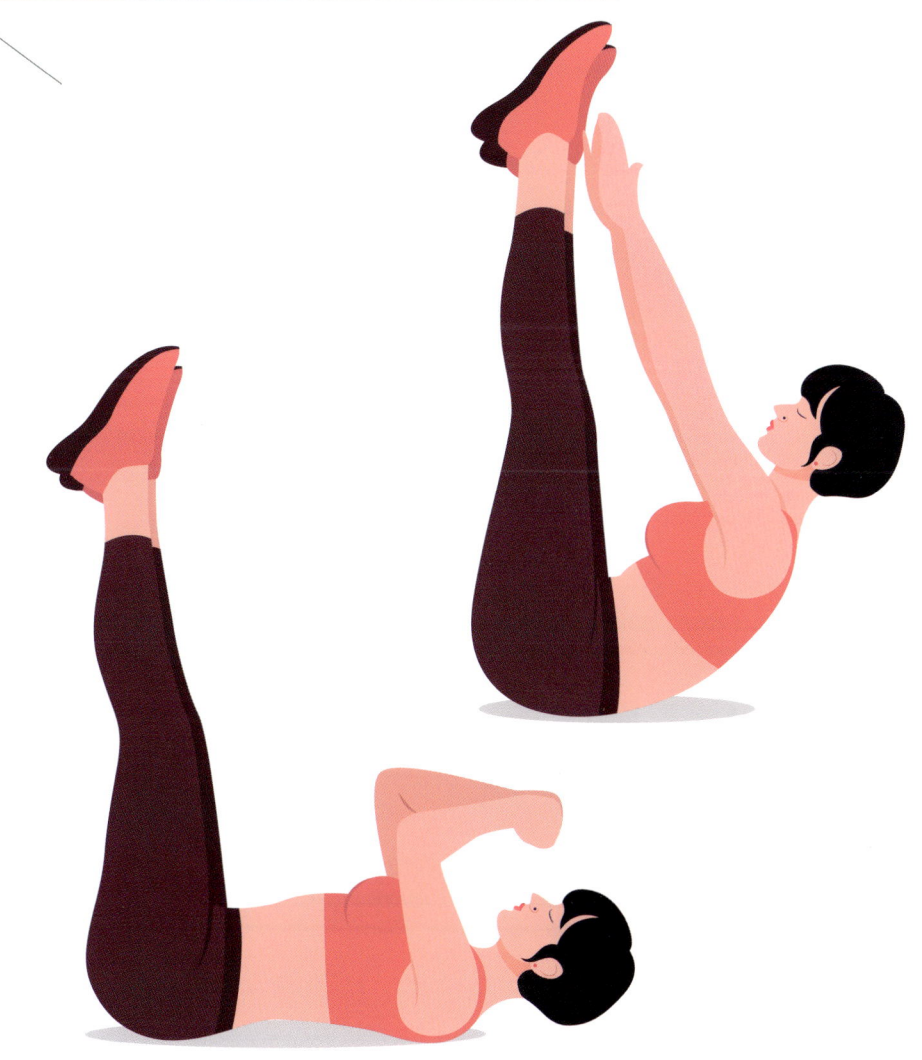

주요 작동근육

아래 배곧은근 복직근 rectus abdominis
넙다리네갈래근 대퇴사두근 quadriceps
엉덩허리근 장요근 iliopsoas

4 누워서 교차해 들어올리기

몸 컨디션이 낮은 경우, 낮은 강도부터 시작해 주세요.

무릎을 곧게 펴고, 두 다리를 교차하면서 들어올려주세요. 반동을 이용해 빠르게 운동하지 말아 주세요. 다리가 덜 올라오더라도 천천히 운동해 주세요.

빠른 운동시 허리와 허벅지 뒤쪽 부위에 부담을 줄 수 있습니다.

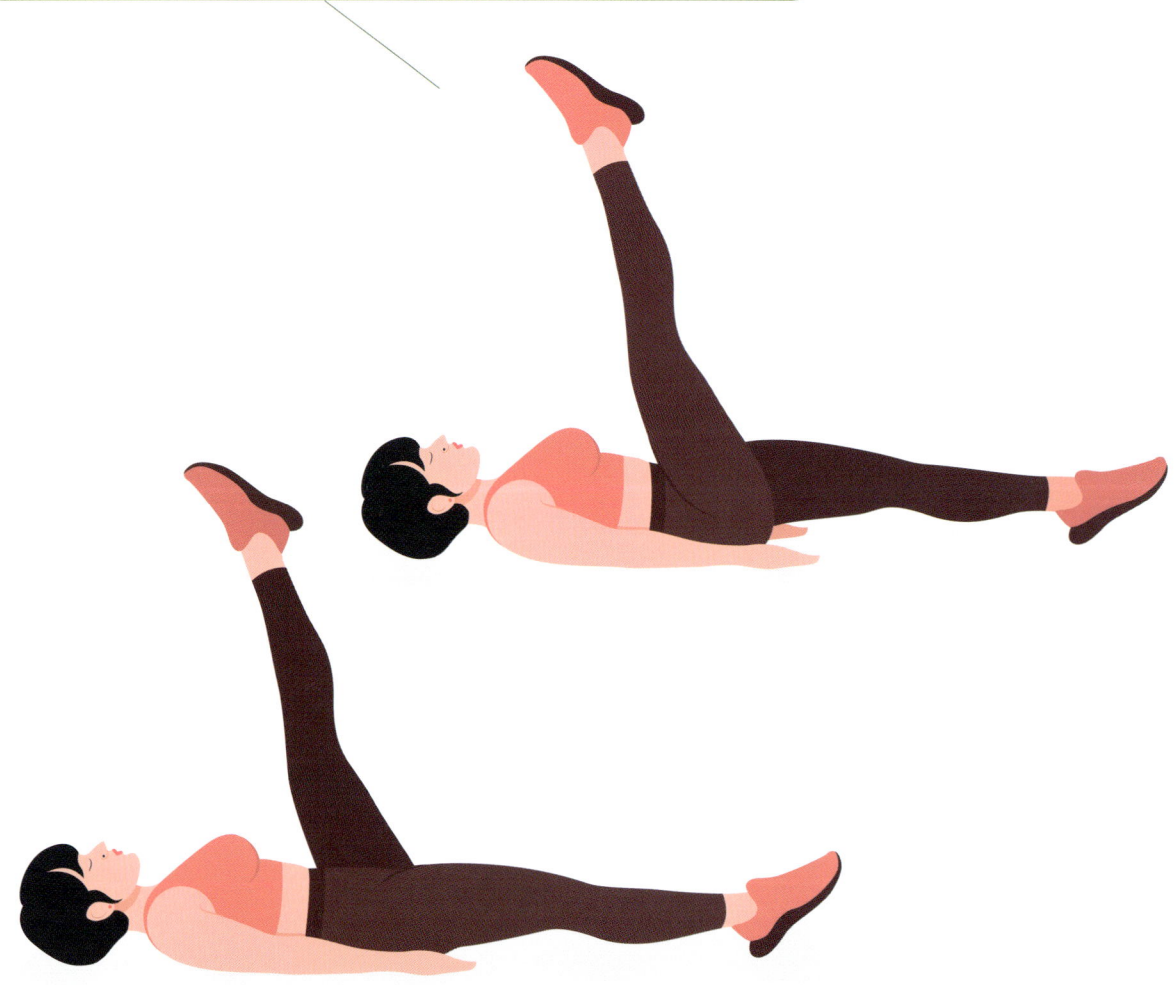

5 팔로 지탱해 엉덩이 들고 다리들기

몸 컨디션이 낮은 경우, 낮은 강도부터 시작해 주세요. 어깨통증이 있는 경우에는 이 동작을 하시면 안됩니다.

1. 팔을 이용해 몸을 지탱해 주세요.
2. 손목 통증이 있는 경우 손목반대 방향(뒤쪽)으로 향해 운동해주세요.
3. 두 손과 발로 체중지지가 적응되면 두 다리를 번갈아가며 들어 주세요.
4. (3)번 동작이 익숙해지면, 다리를 들어, 발 끝에 닿을 수 있게 곧게 펴 주세요.

어려운 동작입니다. 처음부터 완벽한 자세를 완성하기 어렵습니다. 단계적으로 동작을 완성하기를 권장합니다.

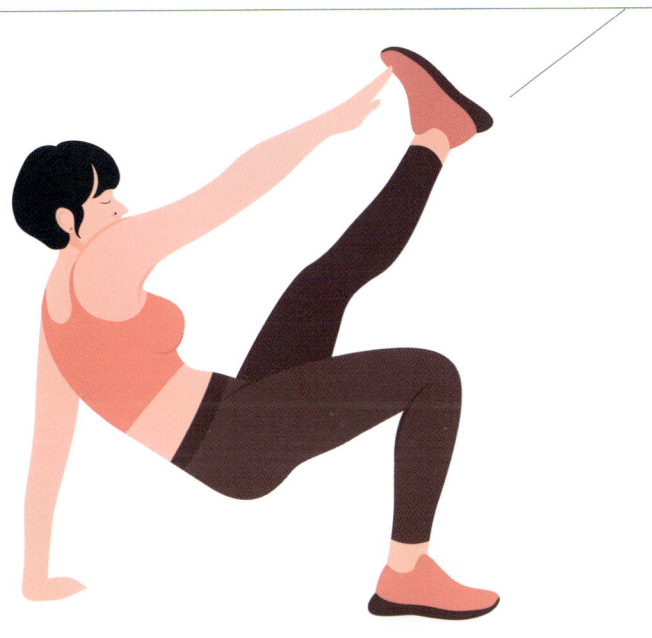

주요 작동근육

큰볼기근 대둔근 *gluteus maxius*
넙다리네갈래근 대퇴사두근 *quadriceps*
배가로근 복직근 *rectus abdominis*
배속빗근 내복사근 *internal oblique*

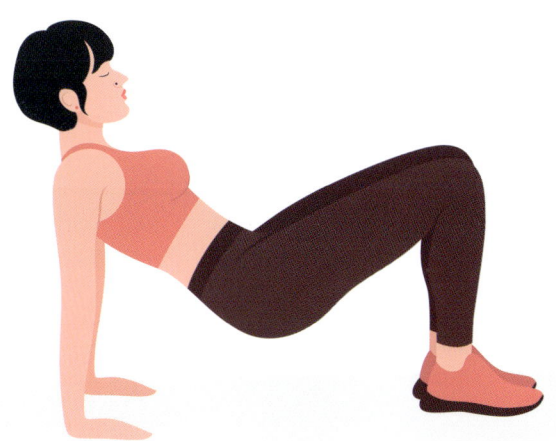

주요 작동근육

배곧은근 복직근 *rectus abdominis*
배바깥빗근 외복사근 *external oblique*
배속빗근 내복사근 *internal oblique*
척추세움근 척추기립근 *erector spinae*
배가로근 복횡근 *transversus abdominis*

6. 플랭크 동작 후, 허리 좌우로 움직이기

어깨, 손목통증이 있는 경우에는 이 동작을 하시면 안됩니다!

1. 팔꿈치를 이용해 몸을 지탱해 주세요(60초).
2. 처음에는 허리움직임 없이 팔꿈치로만 지탱해주세요.
3. 처음에는 동작을 60초이상 유지하기 어렵습니다. 5초, 10초씩 지탱시간을 조금씩 늘려주세요.
4. (3)번동작이 익숙해지면, 허리를 좌우로 조금씩 움직여 주세요.

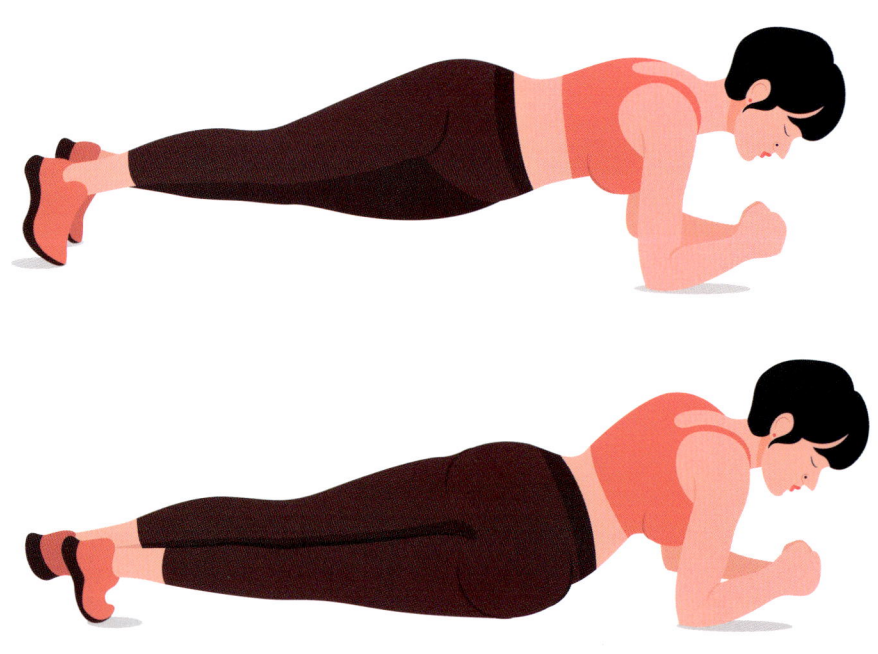

주요 작동근육

큰볼기근 대둔근 *gluteus maxius*
넙다리뒤근 슬곽근 *hamstring*
배곧은근 복직근 *rectus abdominis*

7 플랭크 동작 후, 무릎 굽혀 올리기

어깨, 손목통증이 있는 경우에는 이 동작을 하시면 안됩니다!

1. 팔꿈치를 이용해 몸을 지탱해 주세요.
2. 플랭크 자세를 유지한 채, 두 무릎을 교차해 굽혀주세요.
3. 운동동작이 익숙해지면 자세를 완성해 주세요.

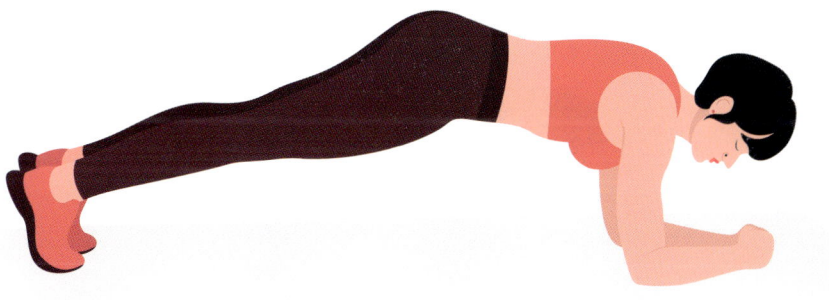

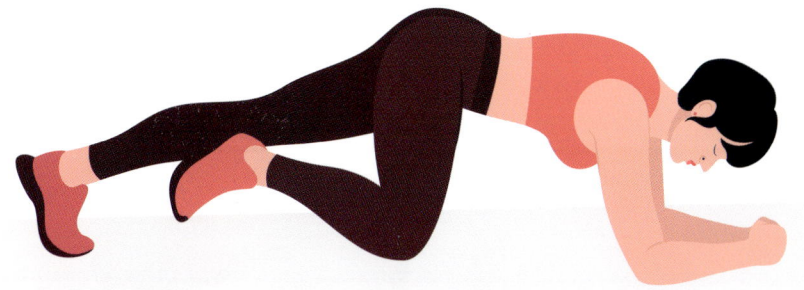

주요 작동근육

큰볼기근 대둔근 *gluteus maximus*
넙다리뒤근 슬괵근 *hamstring*
배곧은근 복직근 *rectus abdominis*
넓은등근 광배근 *latissimus dorsi*

8 플랭크 동작 후, 두다리 동시에 굽히기!

어깨, 손목통증이 있는 경우에는 이 동작을 하시면 안됩니다!

1. 수건을 준비해 주세요.
2. 플랭크 자세를 유지한 채, 곧게 편 다리를 가슴까지 끌어 올려주세요.
3. 운동동작이 어려울 수 있습니다. 다리 올리는 정도를 단계적으로 올려주세요.

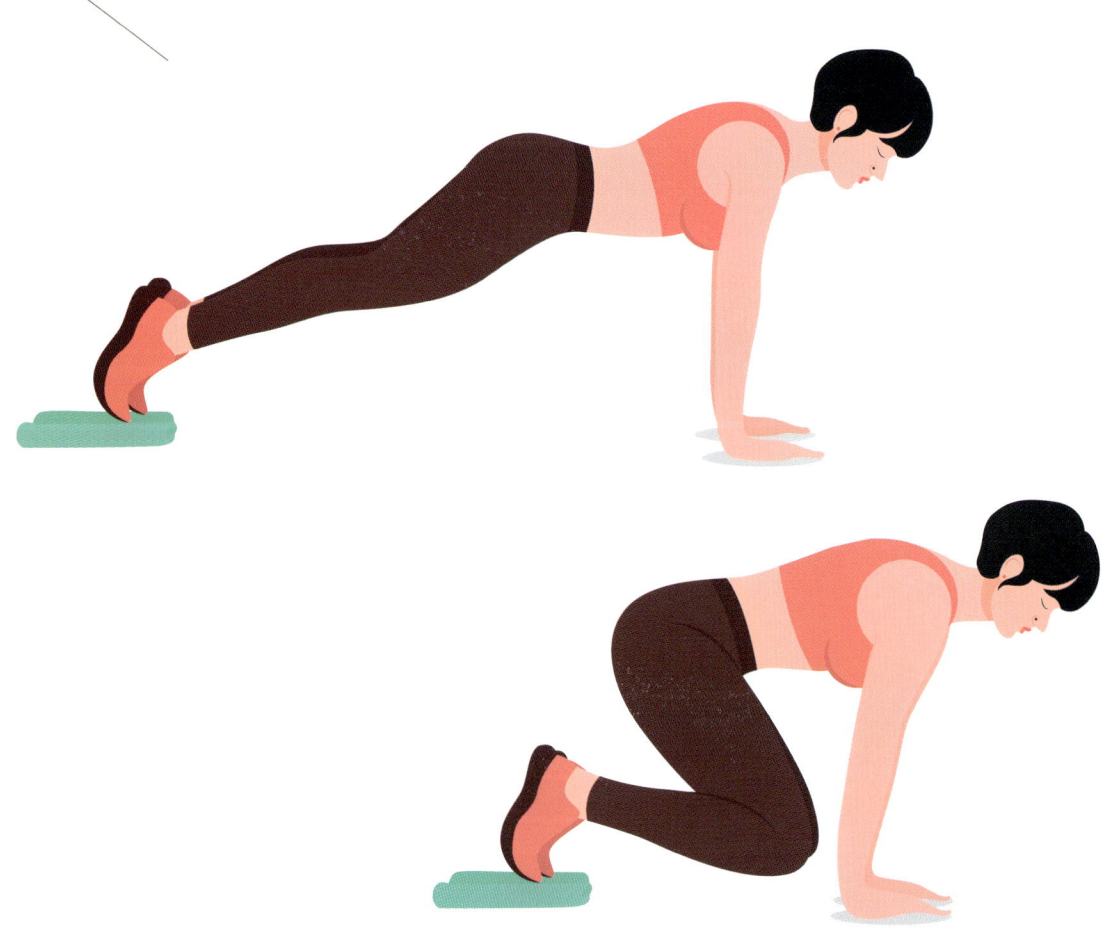

02. 어깨 강화 운동

1 두손 곧게 펴 머리위로 들기!

1. 처음에는 도구 없이 맨손으로 운동해 주세요.
2. 무릎 굽히고, 팔을 드는 정도를 단계적으로 올려주세요.
3. 무릎과 어깨에 부담이 가면 운동단계를 내려주세요.
4. 운동동작이 수월해 지면 1-3kg 아령을 이용해 운동해 주세요.

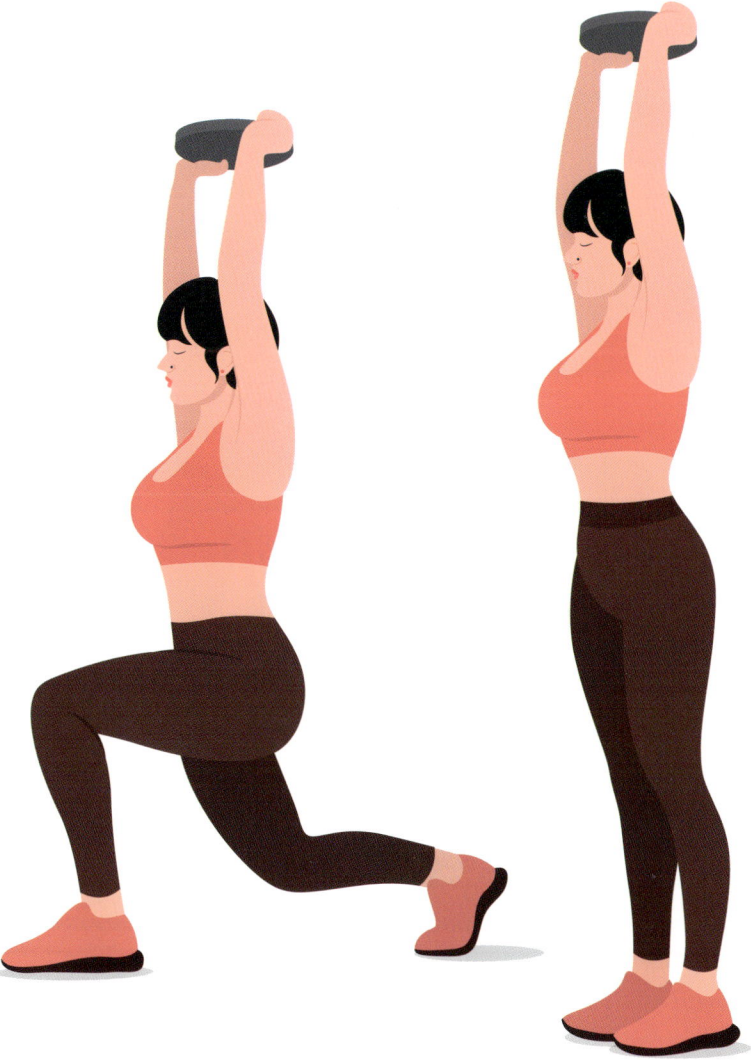

어깨강화 운동 기능개선에 도움되는 관련수술
광배근 치환술, 조직확장기와 보형물 삽입술.

주요 작동근육
팔
큰가슴근 대흉근 *pectoralis major*
위팔두갈래근 상완이두근 *biceps brachii*

다리
넙다리네갈래근 대퇴사두근 *quadriceps*
모음근 내전근 *adductor*
넙다리뒤근 슬괵근 *hamstring*

주요 작동근육

가시위근 극상근 *supraspinatus*
중간 어깨세모근 삼각근 *deltoid*
위쪽 등세모근 승모근 *trapezius*

2 두팔 벌리기

1. 처음에는 도구 없이 맨손으로 운동해 주세요.
2. 무릎 굽히고, 팔을 드는 정도를 단계적으로 올려주세요.
3. 무릎과 어깨에 부담이 가면 운동단계를 내려주세요.
4. 운동동작이 수월해 지면 1-3kg 아령을 이용해 운동해 주세요.

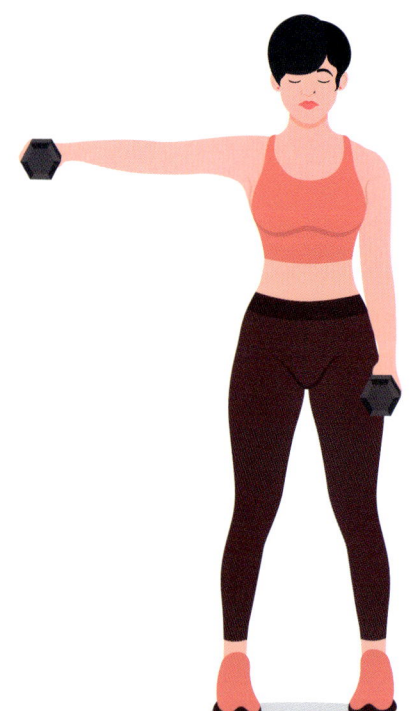
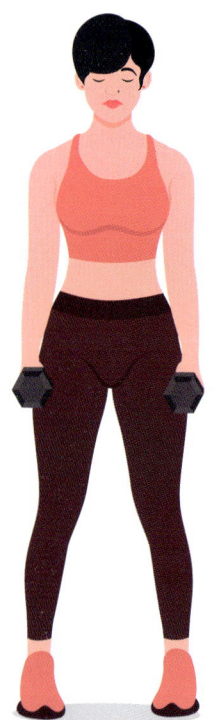
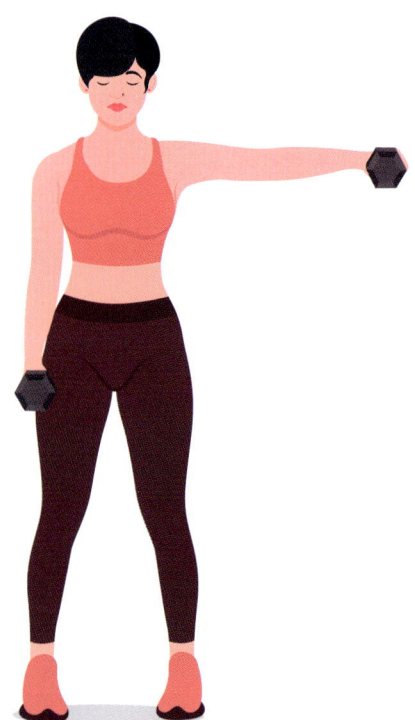

주요 작동근육

큰가슴근 대흉근 *pectoralis major*
앞쪽 어깨세모근 삼각근 *deltoid*
위팔두갈래근 상완이두근 *biceps brachii*

3 두팔 곧게 펴 앞으로 들기

1. 처음에는 도구 없이 맨손으로 운동해 주세요.

2. 팔을 곧게 펴고, 팔을 드는 정도를 단계적으로 올려주세요.

3. 운동동작이 수월해 지면 1–3kg 아령을 이용해 운동해 주세요.

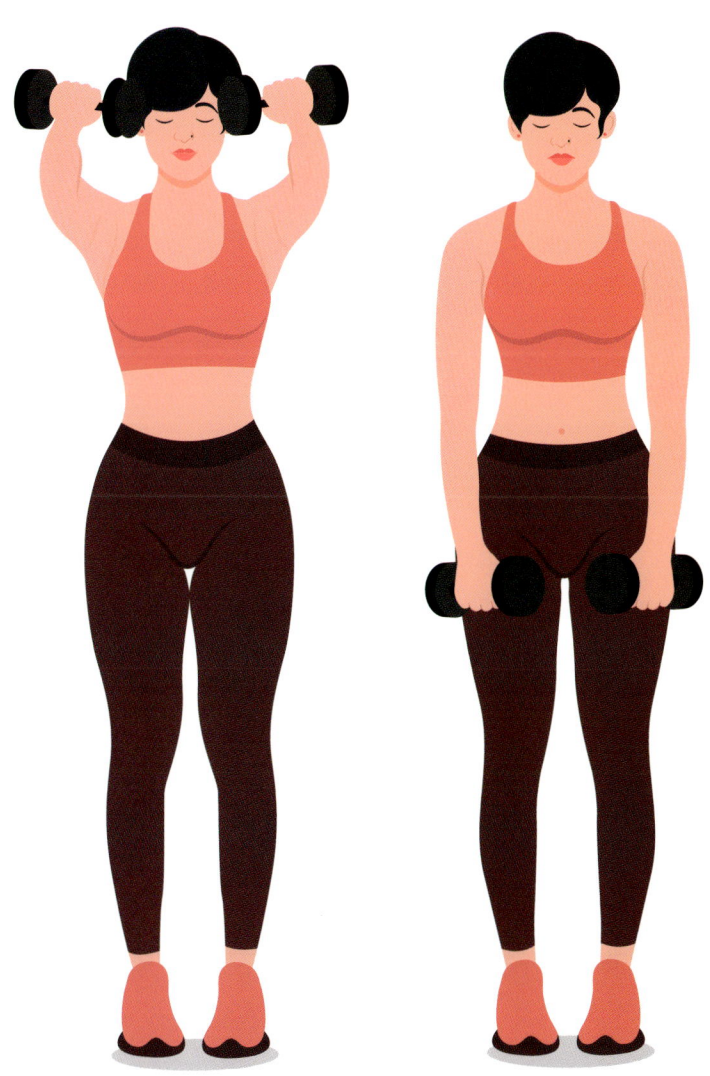

주요 작동근육
위팔두갈래근 상완이두근 *biceps brachii*
위팔근 상완근 *brachialis*

4 양팔 팔꿈치 굽히기!

1. 처음에는 500g 생수통으로 운동해 주세요.
2. 운동 횟수를 단계적으로 올려주세요.
3. 운동동작이 수월해 지면 1-3kg 아령을 이용해 운동해 주세요.

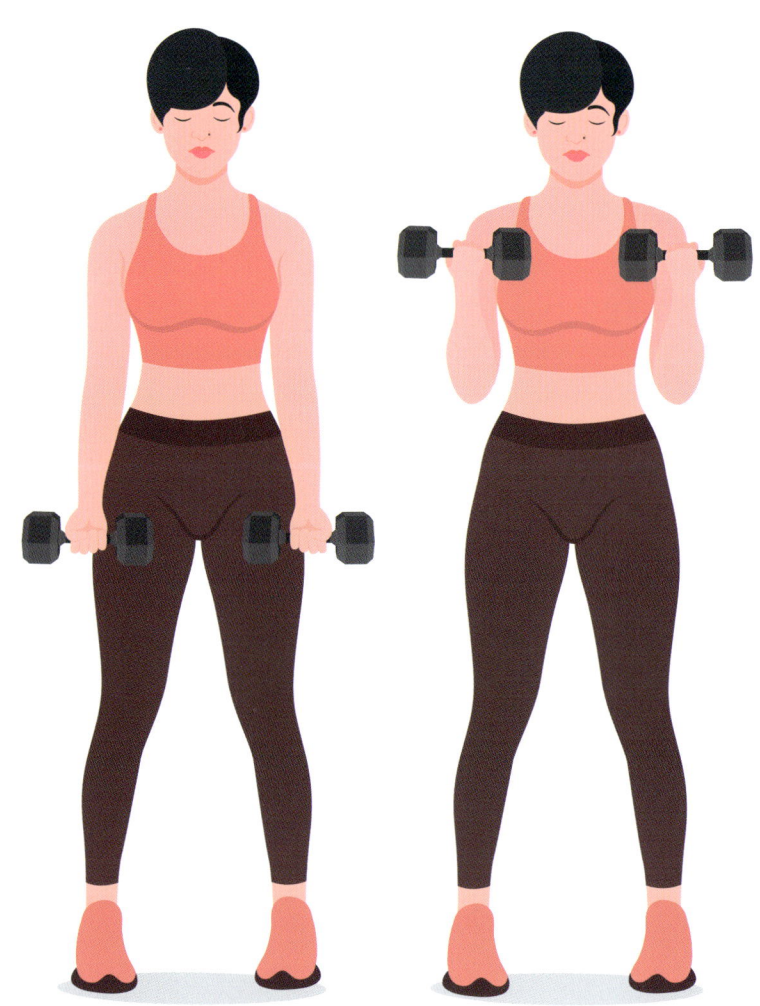

주요 작동근육

뒤쪽 어깨세모근 삼각근 *deltoid*
가시아래근 극하근 *infraspinatus*
작은원근 소원근 *teres minor*
중간 등세모근 승모근 *trapezius*
마름근 능형근 *rhomboid*

5 앞으로 팔 올린 채 팔 벌리기!

1-4번 동작이 수월해 지면 05번 운동동작을 해주세요.

1. 처음에는 도구 없이 맨손으로 운동해 주세요.
2. 운동 횟수를 단계적으로 올려주세요.
3. 운동동작이 수월해 지면 1-3kg 아령을 이용해 운동해 주세요.

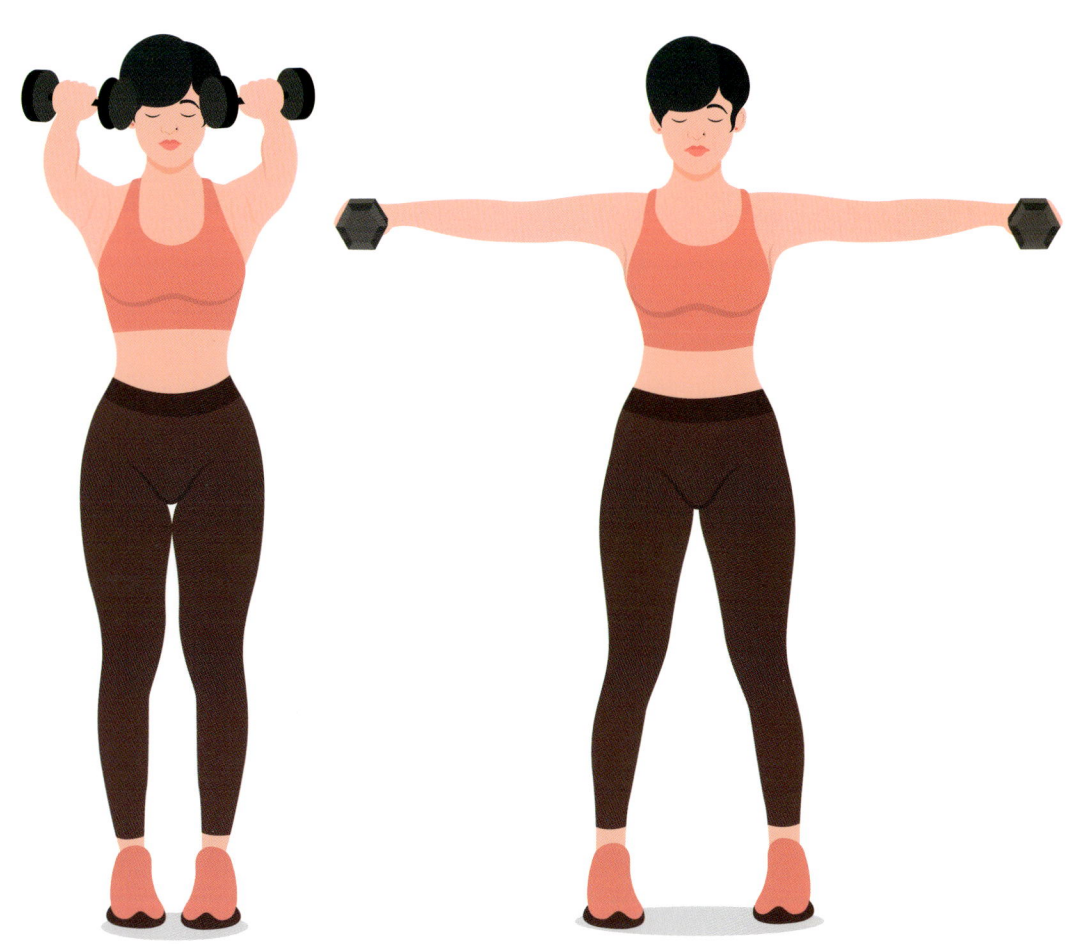

03. 허리 강화 운동

주요 작동근육
척추세움근 척추기립근 *erector spinae*
큰볼기근 대둔근 *gluteus maximus*
넙다리뒤근 슬괵근 *hamstring*
넓은등근 광배근 *latissimus dorsi*

허리 운동 기능개선에 도움되는 관련수술
복부피판술, 광배근치환술, 허벅지 뒷근육,
엉덩이 근육을 이용한 피판술

1 누워서 엉덩이 들기!

1. 기본동작에서 숨을 들이마셔 천천히 들숨해주세요.
2. 천천히 날숨을 하면서 엉덩이 높이를 최대한 높이 들어주세요.

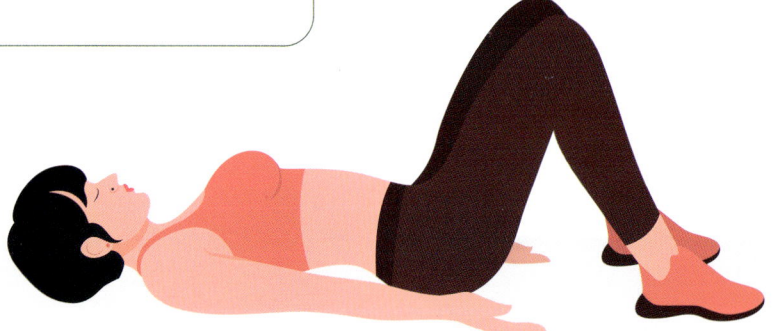

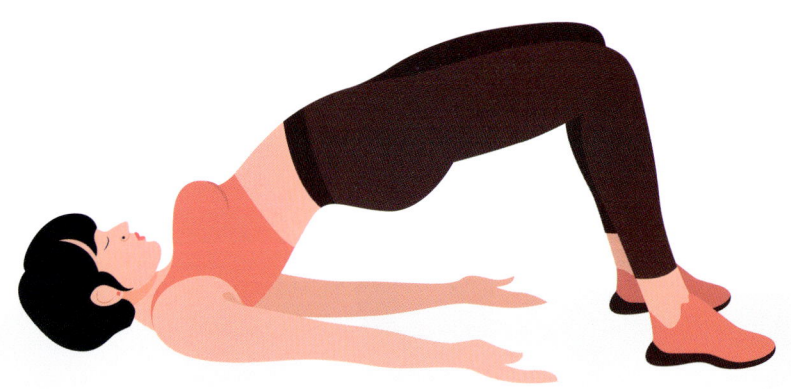

주요 작동근육

허리
큰볼기근 대둔근 *gluteus maximus*
넙다리뒤근 슬괵근 *hamstring*
척추세움근 척추기립근 *erector spinae*

팔
앞쪽 어깨세모근 삼각근 *deltoid*
큰가슴근 대흉근 *pectoralis major*

2 네발기기 자세에서 팔 다리 곧게 펴기!

1. 어깨, 손목통증이 있을경우 본 자세를 삼가주세요.
2. 반대편 팔과 다리를 곧게 펴 교차해 가면서 운동해 주세요.

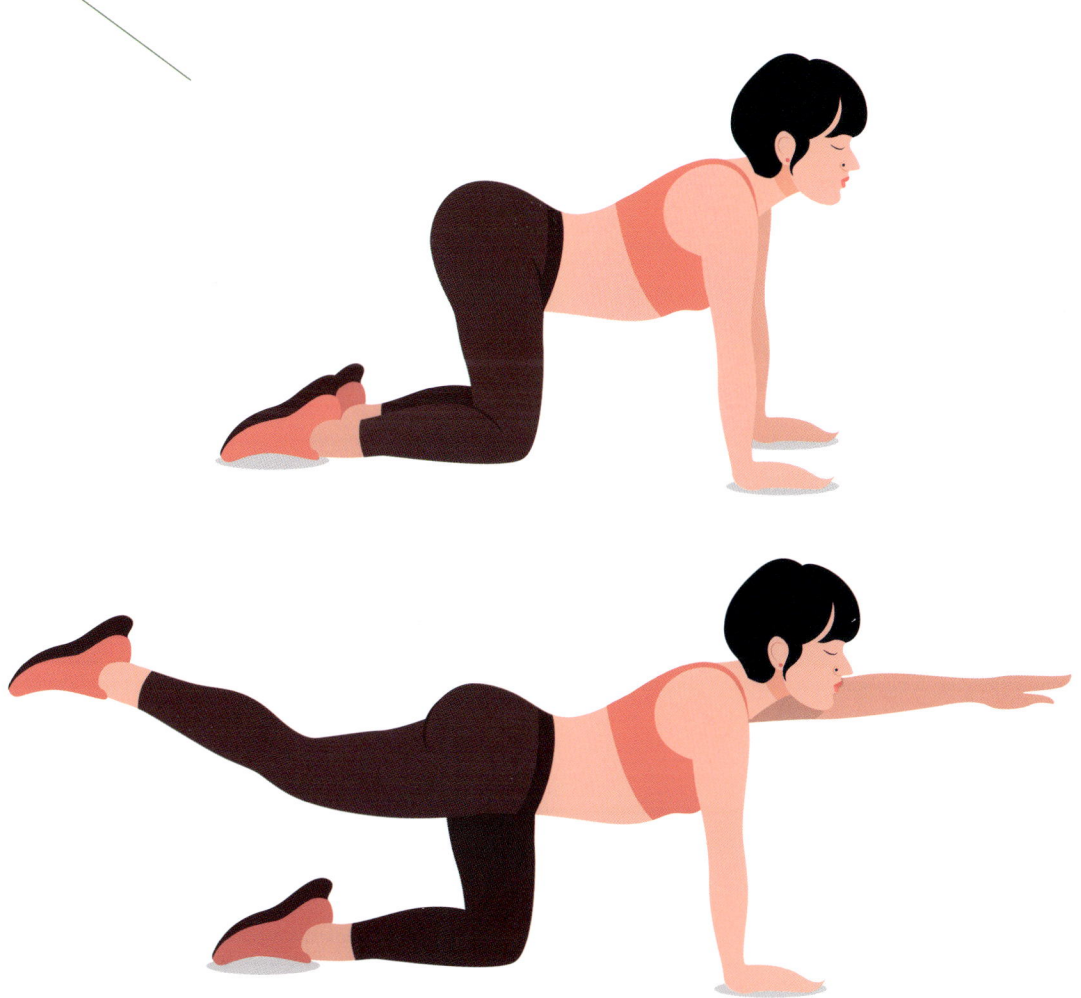

3 골반 회전 운동

1. 골반과 요추의 유연성에 효과적인 동작입니다.
2. 네발기기 자세를 취해주세요.
3. 배꼽을 허리쪽으로 당기면서, 허리를 둥그렇게 말아주세요. 숨을 천천히 들이마시면서 동작해 주세요.
4. 배꼽을 지면방향으로 내밀어 주세요. 숨을 천천히 내밀면서 동작해 주세요.

주요 작동근육

척추세움근 척추기립근 *erector spinae*
배곧은근 복직근 *rectus abdominis*

팔
앞쪽 어깨세모근 삼각근 *deltoid*
큰가슴근 대흉근 *pectoralis major*

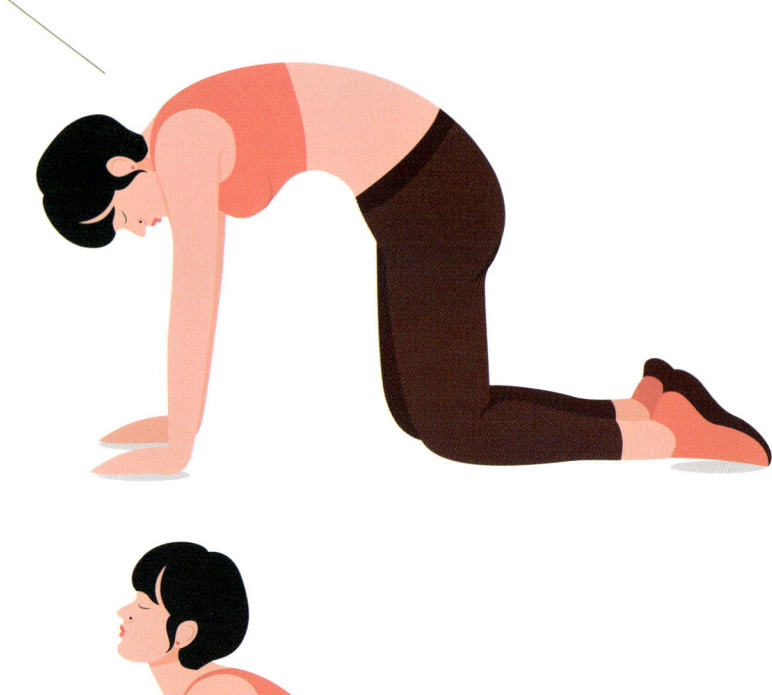

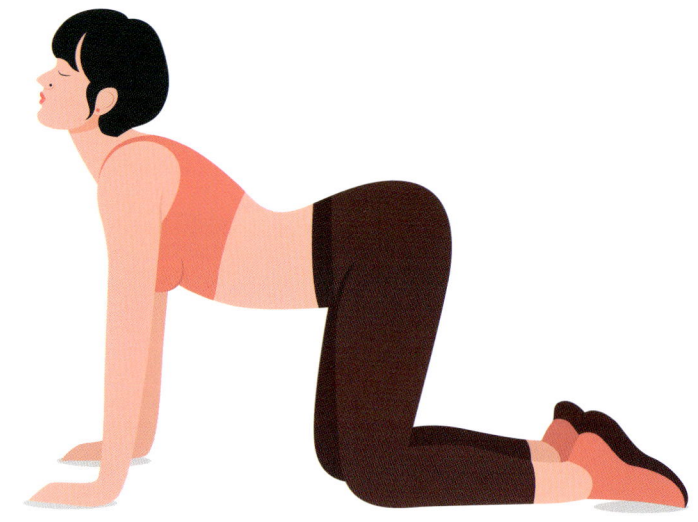

주요 작동근육

척추세움근 척추기립근 *erector spinae*
큰볼기근 대둔근 *gluteus maximus*
넙다리뒤근 슬괵근 *hamstring*

4 플랭크 자세 후, 다리 뒤로 들기

1. 어깨, 허리통증이 있을 경우 본 자세를 삼가주세요.
2. 다리드는 정도를 단계적으로 올려주세요.
3. 허리에 불편감이 발생할 경우 운동강도를 낮춰주세요.

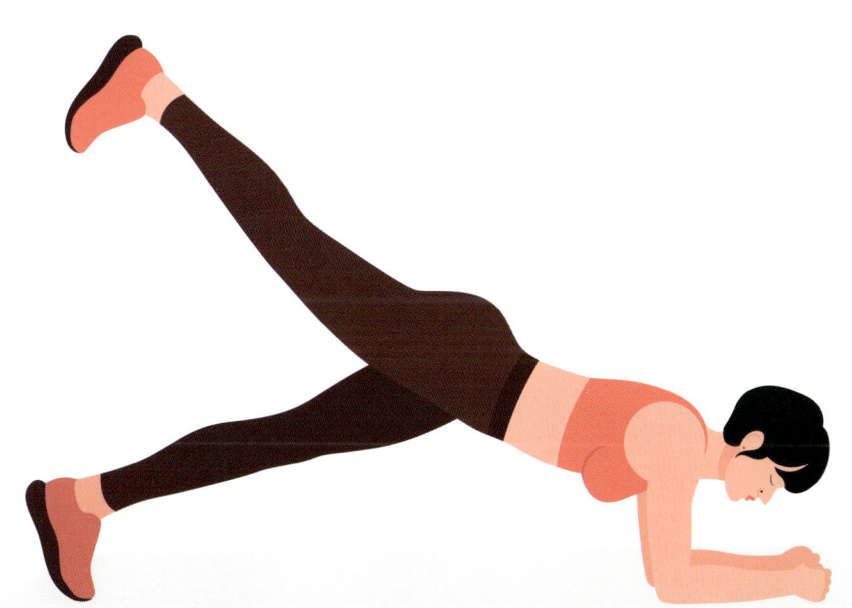

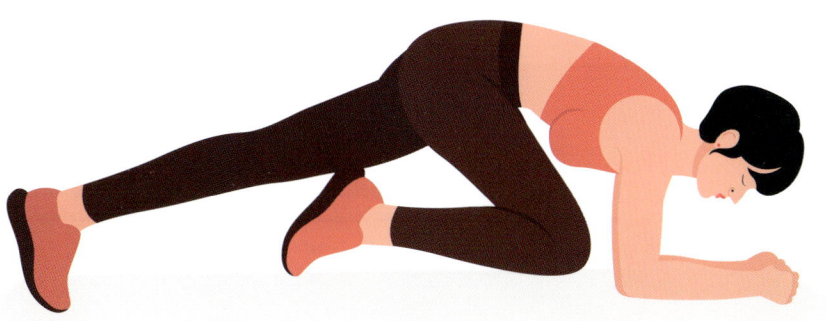

04. 하체 강화 운동

1 스쿼트 자세(앉았다 일어서기)

1. 스쿼트 운동은 대표적인 전신운동입니다.
2. 다리가 벌이지지 않게, 무릎이 정면을 향하고 어깨너비 정도로 벌려주세요.
3. 허리근육보다는 허벅지 근육에 집중해 주세요.
4. 허리를 굽히지 않고 상체를 꼿꼿히 세워주세요.
5. 무릎 굽힘 정도를 점차적으로 늘려주세요.
6. 운동횟수보다는 느린 동작으로 하는 것이 더욱 중요합니다.
7. 무릎, 발목 통증이 있을 경우 운동을 중단해 주세요.

관련수술
복부피판술, 광배근치환술, 허벅지 뒷근육

주요 작동근육
큰볼기근 대둔근 *gluteus maximus*
척추세움근 척추기립근 *erector spinae*
넙다리뒤근 슬곽근 *hamstring*
넙다리네갈래근 대퇴사두근 *quadriceps*

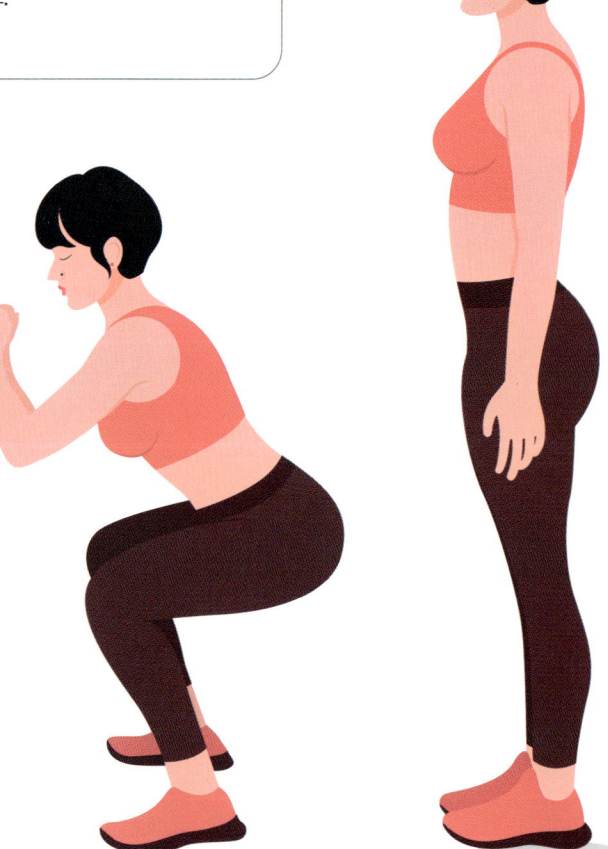

2 런지 걷기운동

1. 무릎을 굽힌 채 걷기
2. 빠른 동작이 아닌 느린동작으로 운동해 주세요.
3. 무릎 굽힘 정도와 팔의 앞뒤 움직임을 단계적으로 늘려주세요.

주요 작동근육

큰볼기근 대둔근 *gluteus maximus*
넙다리네갈래근 대퇴사두근 *quadriceps*
긴모음근 장내전근 *adductor longus*
두덩근 치골근 *pectineus*

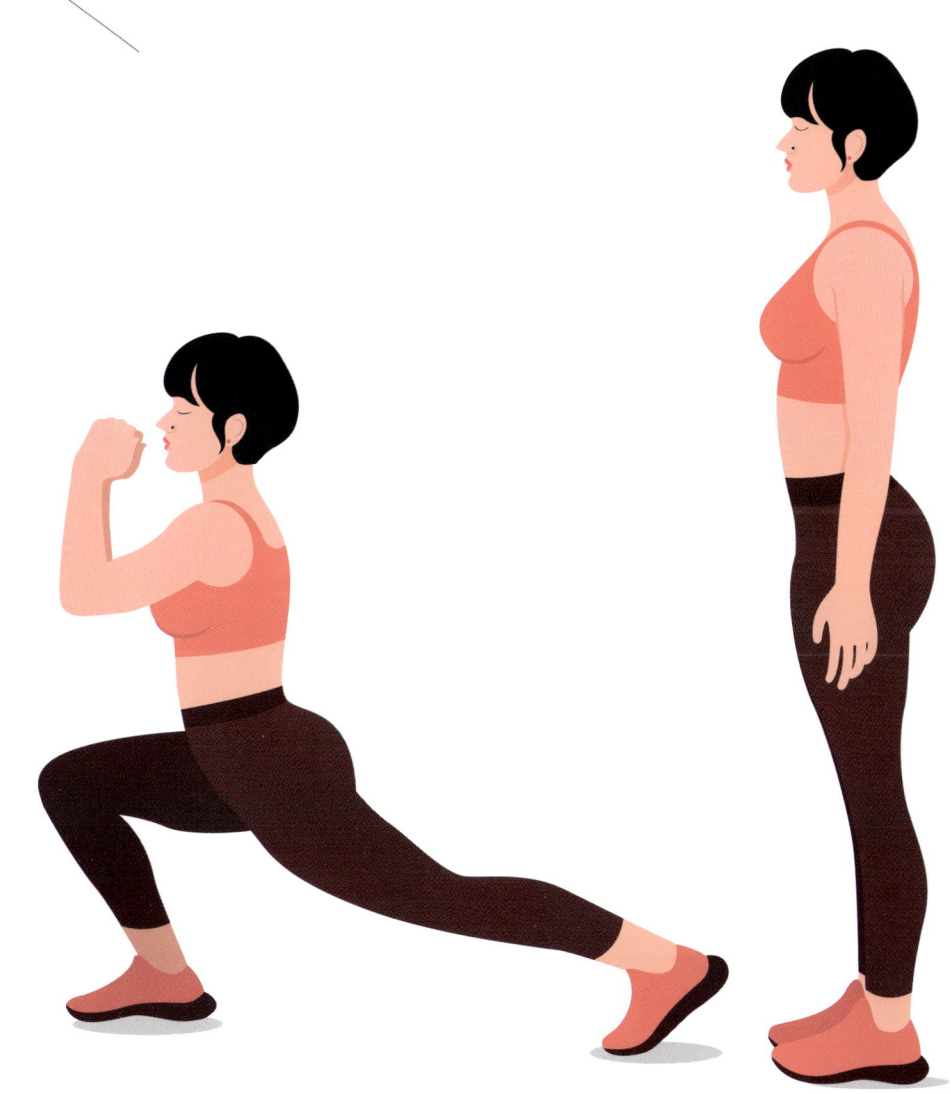

주요 작동근육

넙다리네갈래근 대퇴사두근 *quadriceps*
넙다리뒤근 슬괵근 *hamstring*
큰볼기근 대둔근 *gluteus maximus*

3 의자를 이용해 무릎 굽힘 운동

1. 운동 반대편 발목을 의자에 올려주세요.
2. 빠른 동작이 아닌 느린동작으로 운동해 주세요.
3. 무릎 굽힘 정도를 단계적으로 늘려주세요.

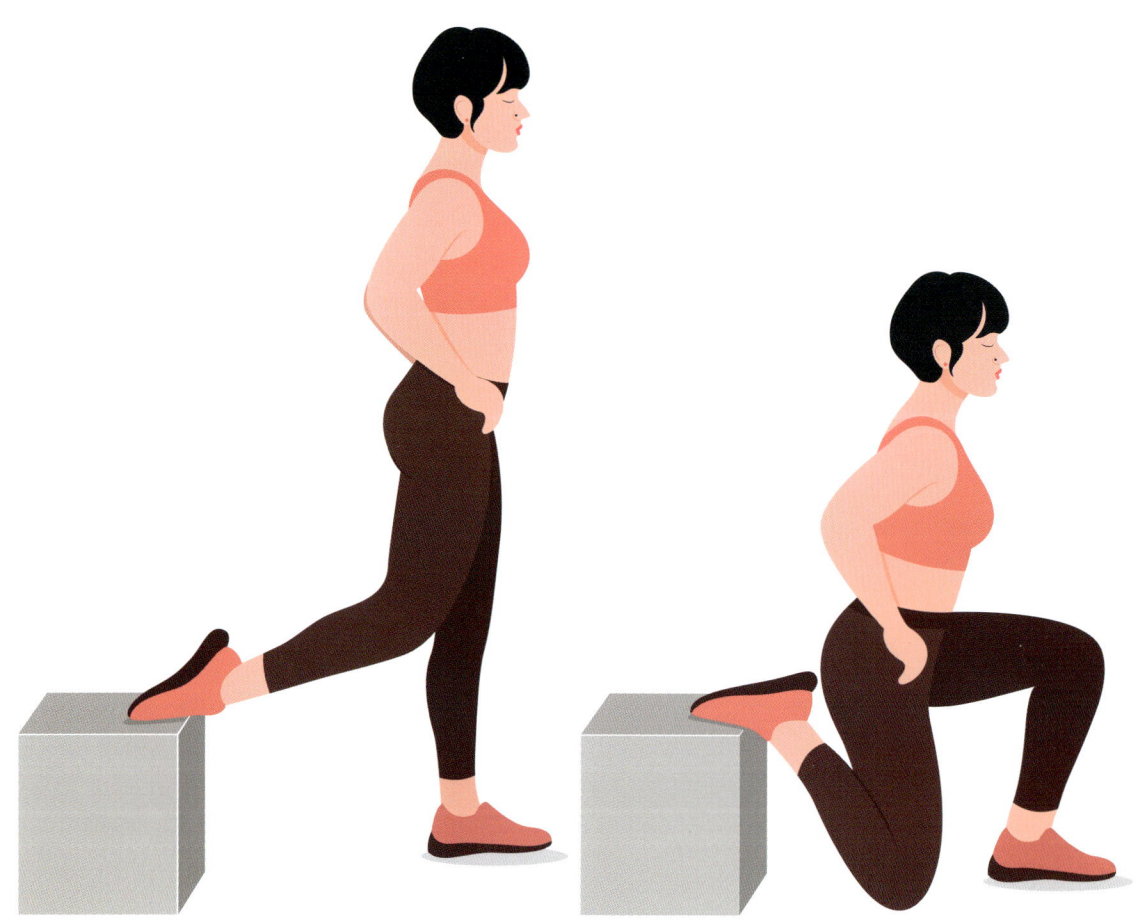

주요 작동근육

큰볼기근 대둔근 *gluteus maximus*

넙다리뒤근 슬곡근 *hamstring*

4 탄력 밴드 이용해 다리 벌리기

1. 짧은 탄력밴드를 양 발목에 걸어주세요.
2. 빠른 동작이 아닌 끝범위에서 자세를 유지해 주세요.
3. 다리를 옆으로, 뒤로 벌려주세요.

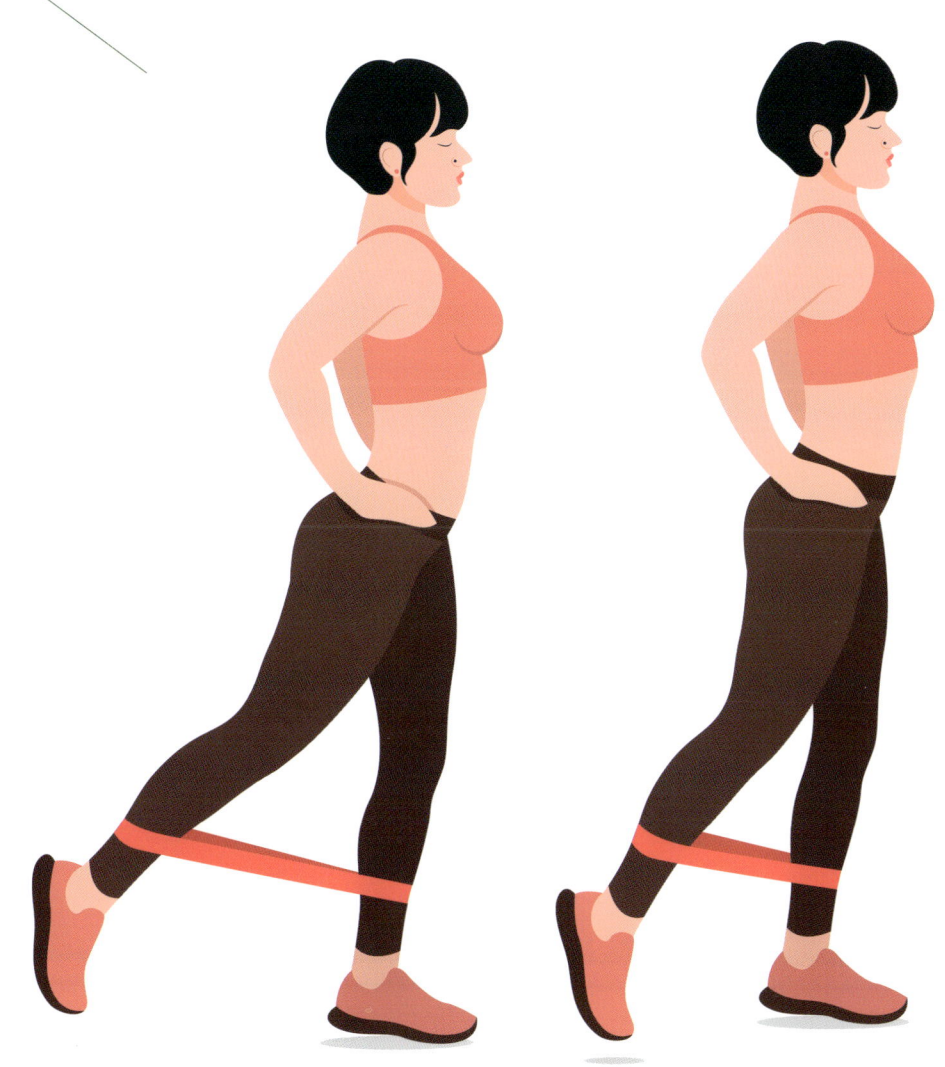

주요 작동근육

넙다리네갈래근 대퇴사두근
큰볼기근 대둔근
넙다리뒤근 슬괵근
장딴지근 비복근
뒤정강이근 후경골근

5 제자리 높이 뛰기

1. 대표되는 전신운동입니다.
2. 점프할때 발목과 무릎에 통증이 있으면 운동을 삼가주세요.
3. 높이 뛰는 정도를 단계적으로 늘려주세요.

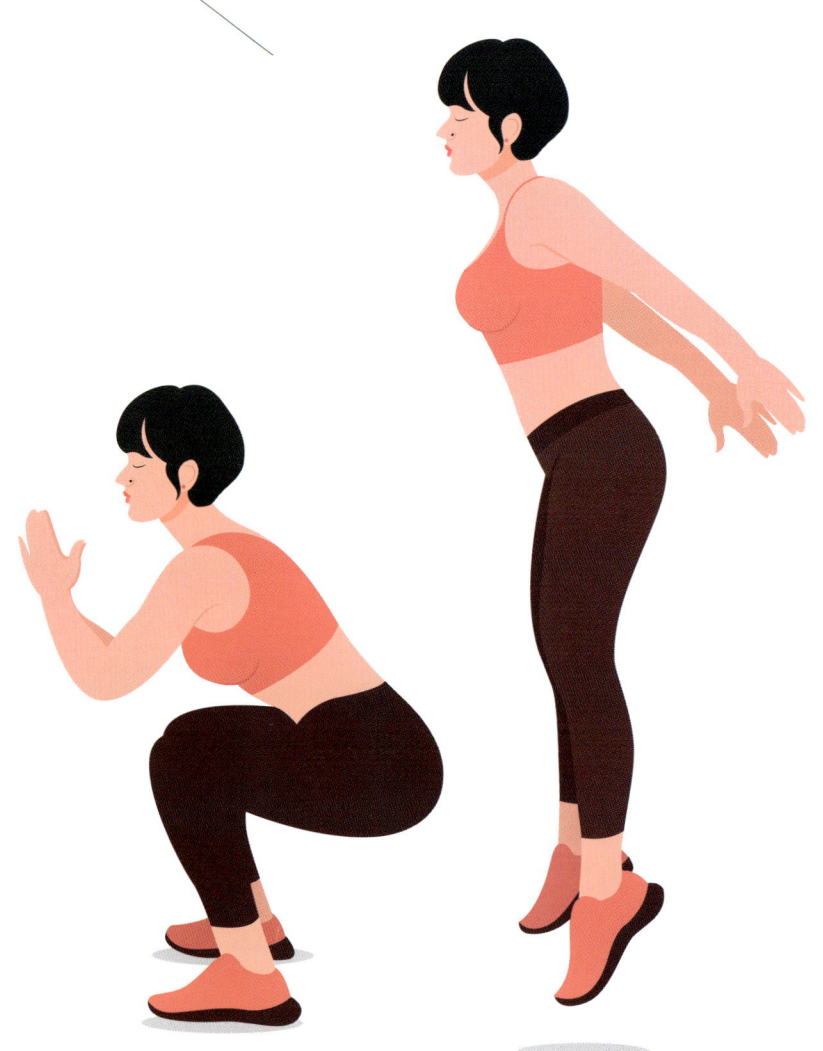

유방암 수술 후 부작용(7)
피로감 *fatigue*

유방암을 포함해 암 환자가 가장 흔하게 겪을 수 있는 부작용은 피로감입니다. 암 환자와 생존자의 60% ~90%는 치료와 생존 기간동안 어느 시점에서 피로감을 느낄 수 있습니다. 미국 국립암연구소$^{national\ Cancer\ Institute}$는 암 관련 피로가 유병률과 환자의 삶을 쇠약하게 만드는 원인으로 우선적으로 연구되어야 할 분야로 분류하였습니다. 실제로 수면 부족이나 신체활동으로인한 피로보다 암 관련 피로가 신체를 더욱 쇠약하게 하는 원인 중 하나라는 연구보고가 있습니다. 암 관련 피로는 우울증, 통증, 인지능력 감소, 불면증, 불안과 같은 다른 정신적 증상을 동반합니다. 또한 연구에 따르면 암 관련 피로가 환자의 지속적인 치료 순응도에 영향을 미칠 수 있습니다. 호르몬, 유전, 의학적, 염증성 및 심리적 피로와 같은 여러 원인이 암재발에 영향을 미칠 수 있습니다. 암에 의한 피로를 해결하기 위해, 특정방법으로는 해결하기 어렵고 복합적인 방법으로 접근하는 것이 현실적인 방법일 수 있습니다.

암과 관련된 피로에 대한 관심이 높아지고 있는 치료법 중 하나는 기공과 요가와 같은 부드러운 운동입니다. 113개 연구에 대한 대규모 메타 분석에서 약리학적 암 관련 피로 치료를 위한 방법(예: 각성제)은 심리치료나 운동, 혹은 심리치료와 운동을 혼합한 방법보다 적은 효과를 보였고 실제 그 효과는 미비한것으로 보고하였습니다.

인지행동과 심리교육와 같은 심리적 치료가 암에 의한 피로 개선에 적당한 효과를 나타냈습니다. 이러한 방법은 수술과 같은 주요 치료이후의 생존자에게 적용되는 방법입니다.

흥미로운 점은, 몇몇 연구에서는 심리학적 치료와 운동재활이 혼합된 방법이 단일치료보다 비슷하거나 더욱 낮은 치료효과를 보인다고 보고하였습니다. 이는 복합적인 치료는 시간적인 제한점과 병행의 어려움으로 치료의 효율성이 낮아진것이 치료효과가 낮은 원인이 될 수 있다고 제안하였습니다.

Palesh, O., Scheiber, C., Kesler, S., Mustian, K., Koopman, C., & Schapira, L. (2018). Management of side effects during and post-treatment in breast cancer survivors. The breast journal, 24(2), 167-175.

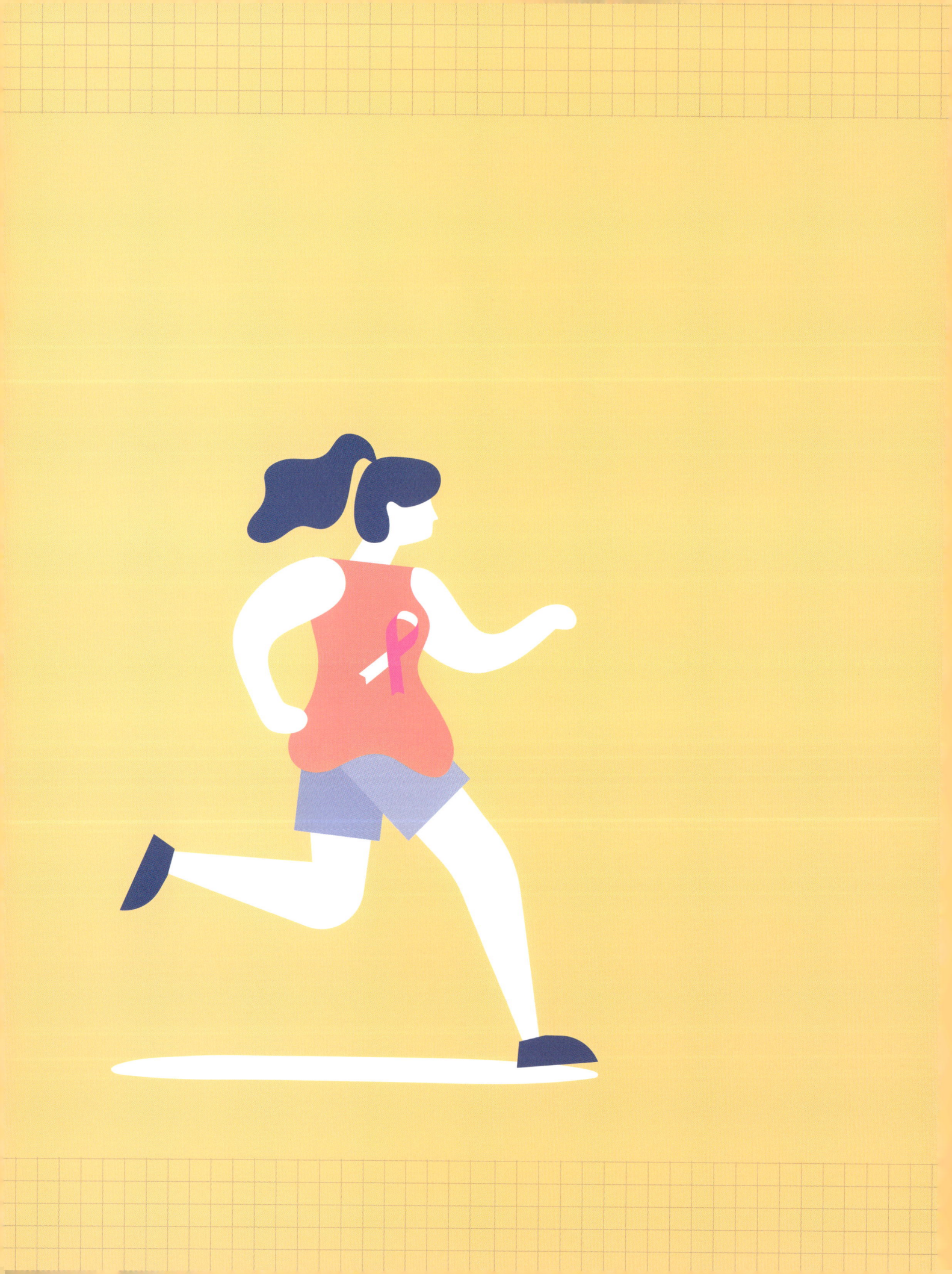

Part 7.

컨디션이 올라와 더 운동하고 싶을 때 요가 홈트!

Part 7.
컨디션이 올라와 더 운동하고 싶을 때 요가홈트!

볼테라피와 맨손재활 홈트를 통해 통증과 신체기능이 개선되었다면 근력과 관절가동범위를 더욱 사용하는 단계로 운동강도를 증가시켜도 됩니다. 요가를 통해 통증 감소, 피로감 개선, 근력향상, 삶의 질향상, 관절기능 개선, 부종감소 등의 동시다발적 효과를 기대할 수 있습니다 (Sharma, M, 2016).

중요한 사항은 요가동작을 완벽하게 수행하는 것이 중요한 포인트가 아닙니다. 처음에는 어설프더라도 요가동작 시, 통증과 불편감이 발생하지 않게 낮은 강도로 시작하며, 단계적으로 운동강도를 증가시키는 것이 중요한 요소입니다. 절대 무리하지 말고 단계적으로 운동하시길 권장합니다.

근육 상태 이해

1. 근육 스트레칭: 근육의 탄력을 개선하기 위해 근육이나 힘줄을 의도적으로 늘리는 근육 운동형태
2. 근육 이완: 근육섬유가 긴장이 낮은 상태로 되돌아 가는 상태
3. 근육 수축: 근육 내 근원 섬유의 단위 구조인 근절이 짧아지는 현상
   - 근육수축이 끝나면 근육이완이 발생함
4. 근육 활성화: 짧아지고, 굳은 근육을 반대로 잠에서 깨워 근육이 활동하는 정도

* 모든 요가 동작유지 시간 3 - 5분

컨디션이 낮은 경우 초 단위로 짧게 자세를 유지할 수 있습니다. 점진적으로 동작유지 시간을 늘려 주세요.

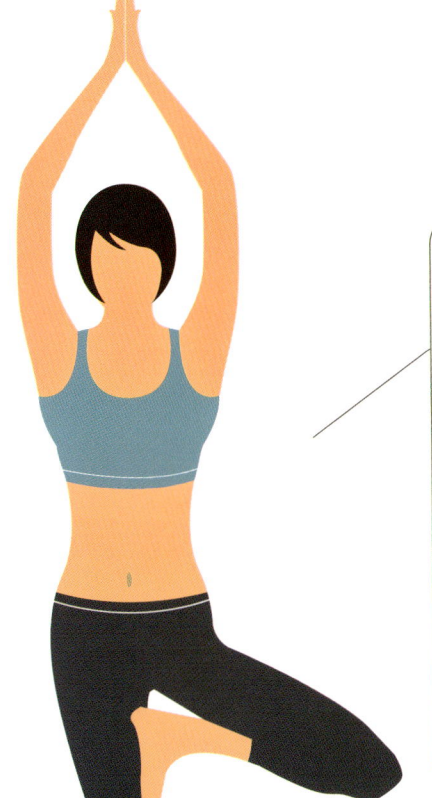

1 나무자세 vrksasana 브륵샤아사나

발목, 무릎, 어깨동작이 어렵다면 완벽한 동작보다는 단계적으로 동작을 완성해 주세요.

운동목적

팔을 높이 드는게 중요한게 아니고, 복부 코어근육 활성화와 균형감각 증진을 통한 하체근육 활성화 입니다.

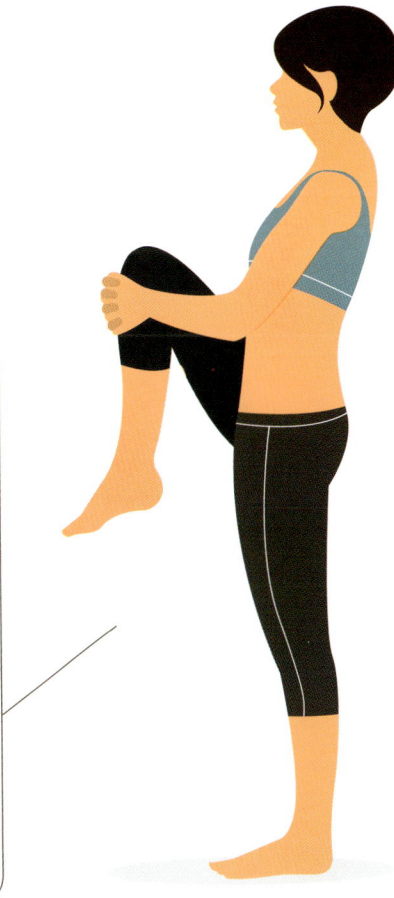

2 바람빼기 자세
Tadasana Pavanmuktasana 파반묵타아사나

무릎높이가 높게 올라가지 않는다면 무릎높이를 단계적으로 올려주세요.

운동목적

한다리로 중심을 잡으며 균형능력을 향상시킵니다. 다리 코어근육의 협응력 향상을 목적으로 합니다.

3 소머리 자세(변형)
cow face & clasp hands gomukhasana

두손 깍지가 잘 껴지지 않는다면, 팔꿈치를 굽혀 두손 깍지 후 동작해 주세요.

운동목적

가슴을 앞으로 내밀고, 깍지낀 두팔을 뒤로 펴고, 어깨를 아래로 내립니다. 등 근육 수축과 앞쪽근육 이완과 스트레칭에 효과적입니다.

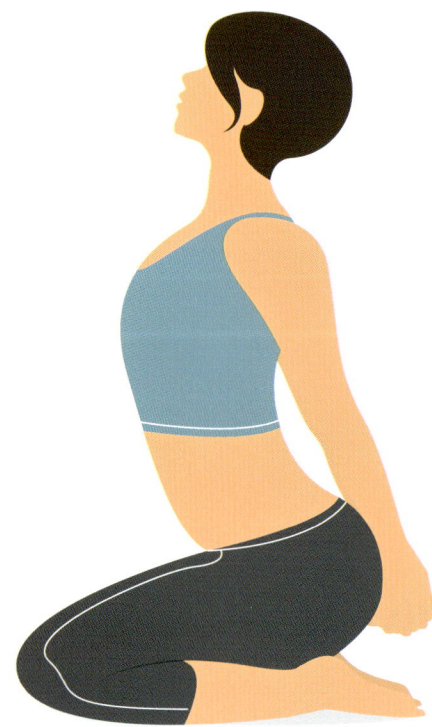

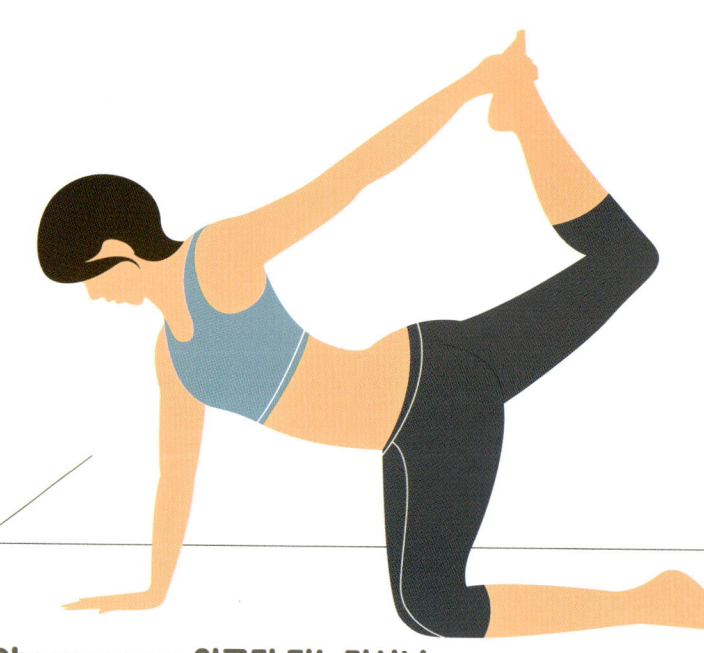

4 반활자세 Ardha Dhanurasana 아르다 다누라사나

발을 잡는 동작이 어렵다면 팔을 사용하지 말고 다리만 들어주세요.

운동목적

지탱하는팔과 뒤로뻗는 팔에도 효과적인 운동이지만, 허리근육과 엉덩이, 넙적다리뒤근 수축을 위한 동작입니다.

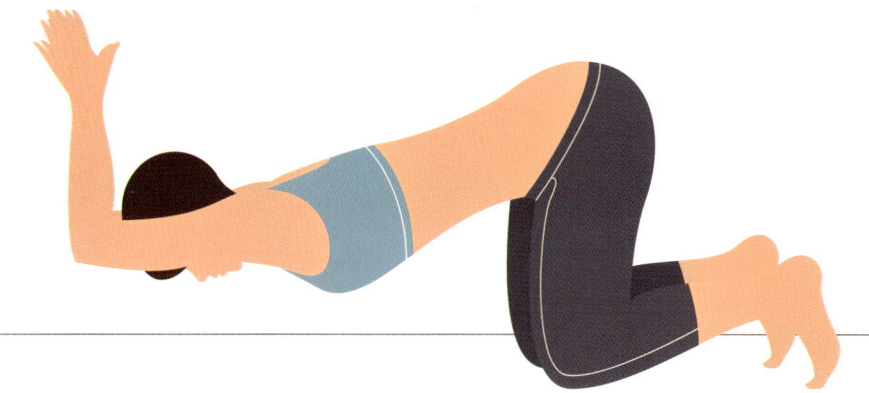

5 강아지 자세 변형 Uttana shishosana 우타나시쇼사나

가슴과 겨드랑이 부위에 스트레칭 느낌과 함께 통증이 심할 경우에는 동작을 삼가주세요.
단계적으로 관절가동범위를 늘려 주세요.

운동목적

척추세움근과 엉덩이 근육과 함께 수술 부위의 큰가슴근, 넓은등근의 스트레칭을 위한 동작입니다.

6 양다리 벌려 선 전굴 자세
Prasarita Padottanasana
프라사리타 파도타나아사나

뒤로 깍지끼기 동작이 어려울 경우, 다리벌리고 허리굽힘 먼저 동작해주세요.

운동목적

넙적다리뒤근, 척추세움근 스트레칭과 위팔세갈래근과 넓은등근 수축을 위한 동작입니다. 넙적다리뒤근이 뻣뻣할 경우, 볼테라피를 통해 넙적다리뒤근 유연성 개선 후 시도해 주세요

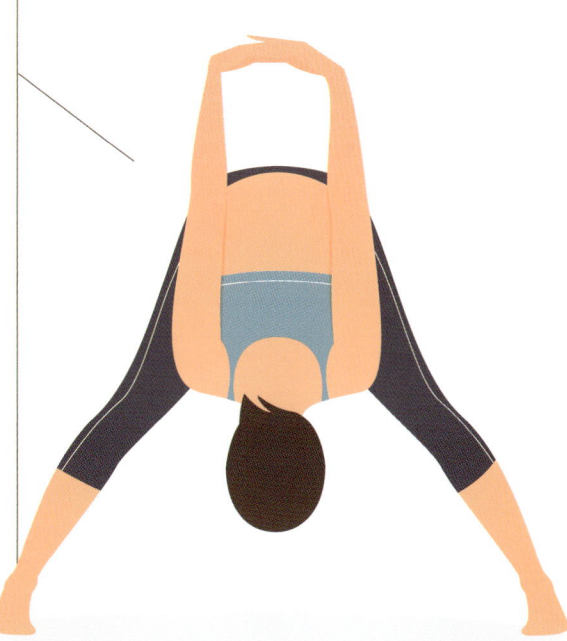

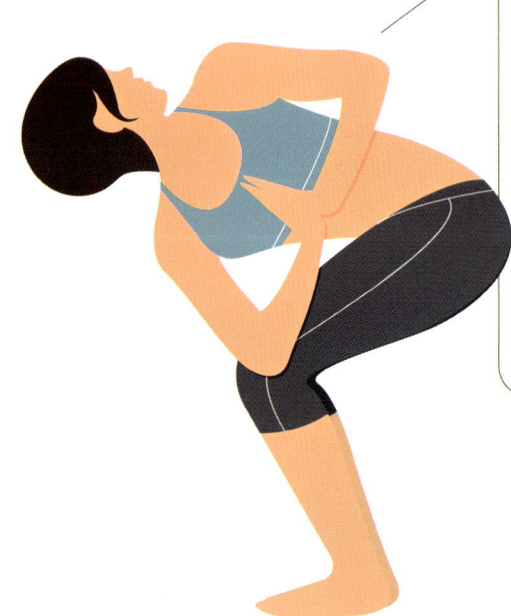

7 허리비틀기 자세
Parivrtta Utkatasana 파리브르타 웃카타아사나

머리 회전 동작이 어렵다면, 정면을 바라보면서 운동해주세요.

운동목적

넙다리네갈래근의 등척성 수축과 배바깥빗근과 배속빗근 수축을 위한 동작입니다. 목의 목빗근과 머리널판근, 위등세모근과 같은 표면 근육과 반가시근, 뭇갈래근, 목갈비근과 같은 속근육 활성화에 효과적인 동작입니다.

8 어깨 서기 자세
Salamba Sarvangasana
살람바 사르왕가아사나

머리목통증이 느껴진다면, 본 동작은 삼가주세요.
복부 속근육과 척추세움근의 동시수축을 통한 코어근육 활성화를 위한 동작입니다. 목이 불편하면 목 건강상태를 회복 후 시도해 주세요. 볼테라피 참고!

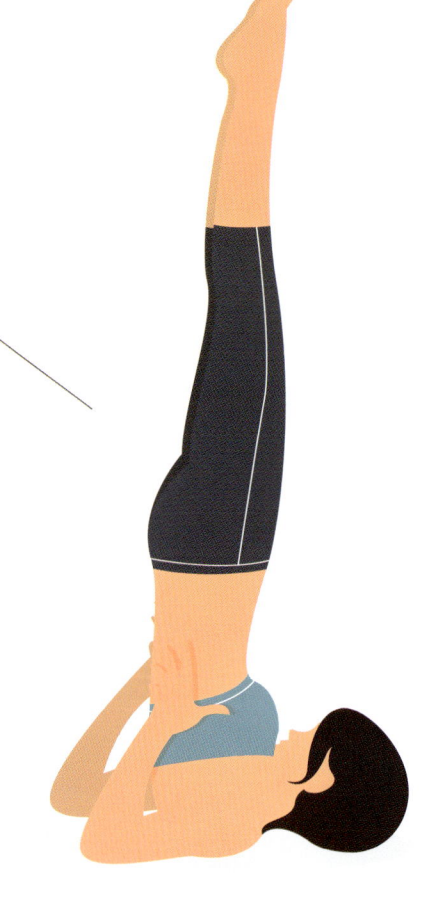

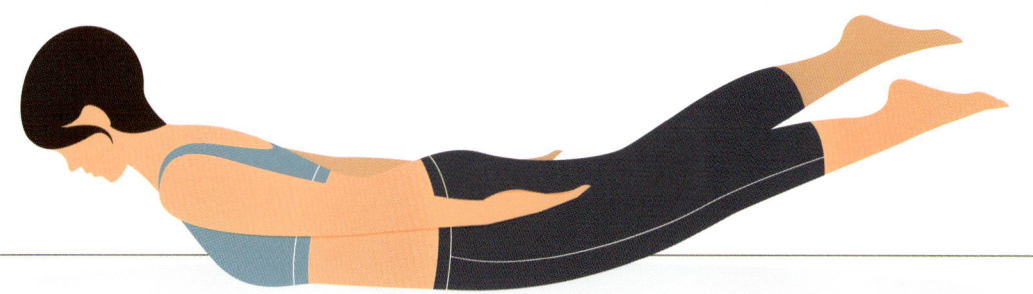

9 메뚜기 자세 shalabhasana 살라바아사나

허리부위에 통증이 느껴지면, 다리 높이를 낮춰주세요.

운동목적

척추세움근과 엉덩이, 넙적다리뒤근 활성화를 위한 동작입니다.

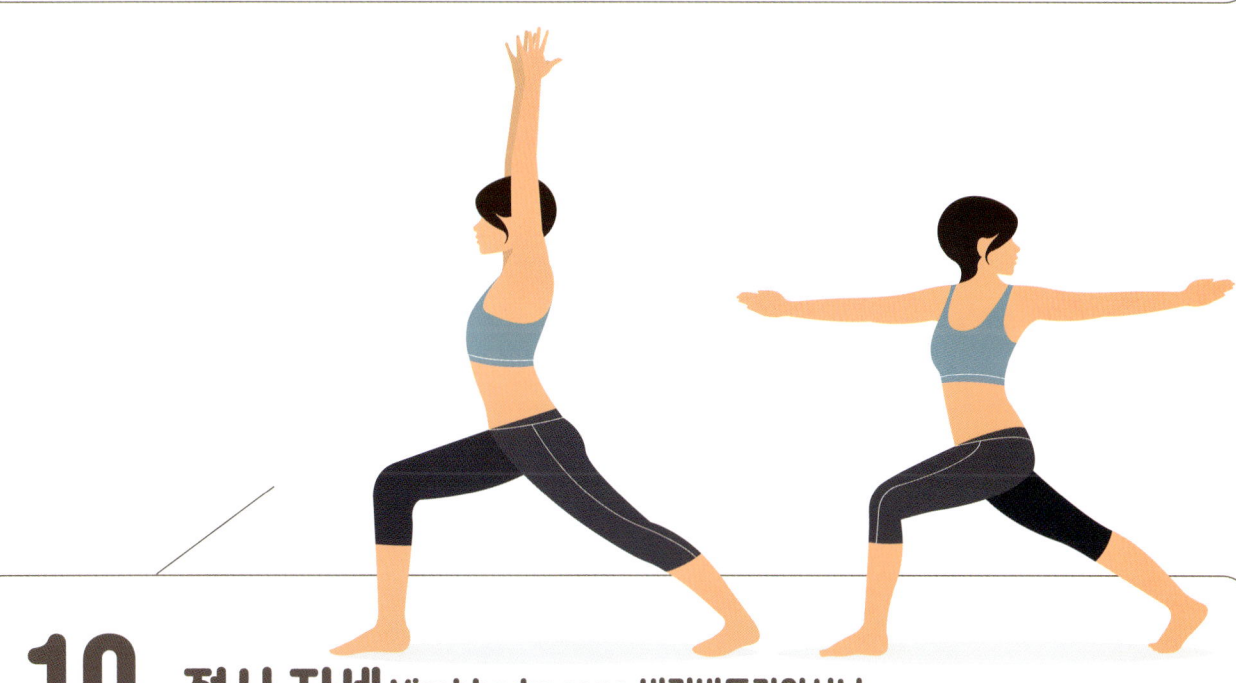

10 전사 자세 Virabhadrasana 비라바드라아사나

두 다리 벌어짐이 어려우면, 앞다리 무릎을 많이 굽혀주세요.

운동목적

완벽한 동작을 위해서는 척추세움근의 강화가 선행되어야 합니다. 넙적다리뒤근과 모음근 스트레칭을 위한 동작입니다.

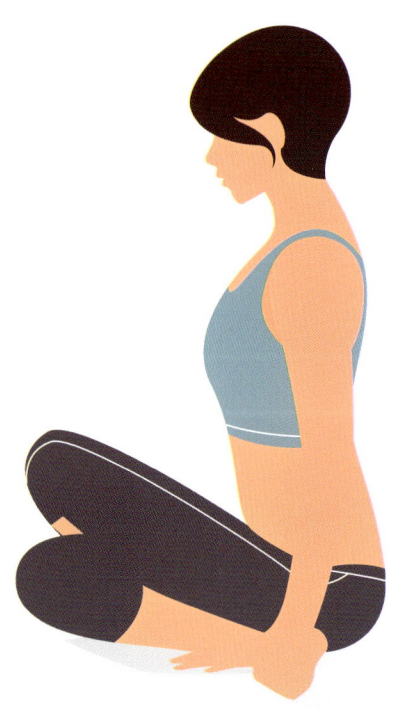

11 소머리자세 변형
Gomukhasana 고무카아사나

다리를 꼬아 앉기 어려우면, 점진적으로 다리 꼬기를 시도해 주세요. 볼테라피의 통해 모음근과 넙다리뒤근육, 큰볼기근 이완 이후에, 다리 꼬기가 더욱 쉬워 집니다.

운동목적

척추세움근과 엉덩이근육 스트레칭을 위한 동작입니다. 넓은등근과 큰가슴근 스트레칭에도 효과적입니다.

12 쪼그려 앉은 자세
Upavesasana 우파베샤아사나

무릎 통증이 있는 경우, 앉은 자세에서 다리를 앞으로 쭉 뻗은 후, 무릎 바로 위와 바로 아래 부위를 강하게 엄지손가락을 이용해 압박해 주세요. 통증이 감소되지 않는다면 볼테라피를 통해 넙다리네갈래근과 넙적다리 뒤근을 충분히 이완시킨 후 다시 운동해 주세요.

운동목적

큰볼기근 스트레칭과 척추세움근 강화를 위한 동작입니다.

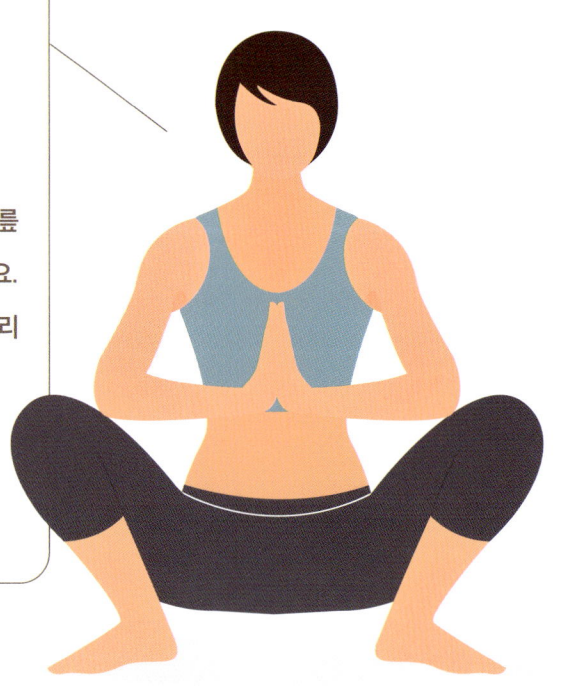

주의사항!

배를 지면방향으로 '볼록' 내밀면서 동작해 주세요.

주의사항!

고개를 숙여서 동작해 주세요.

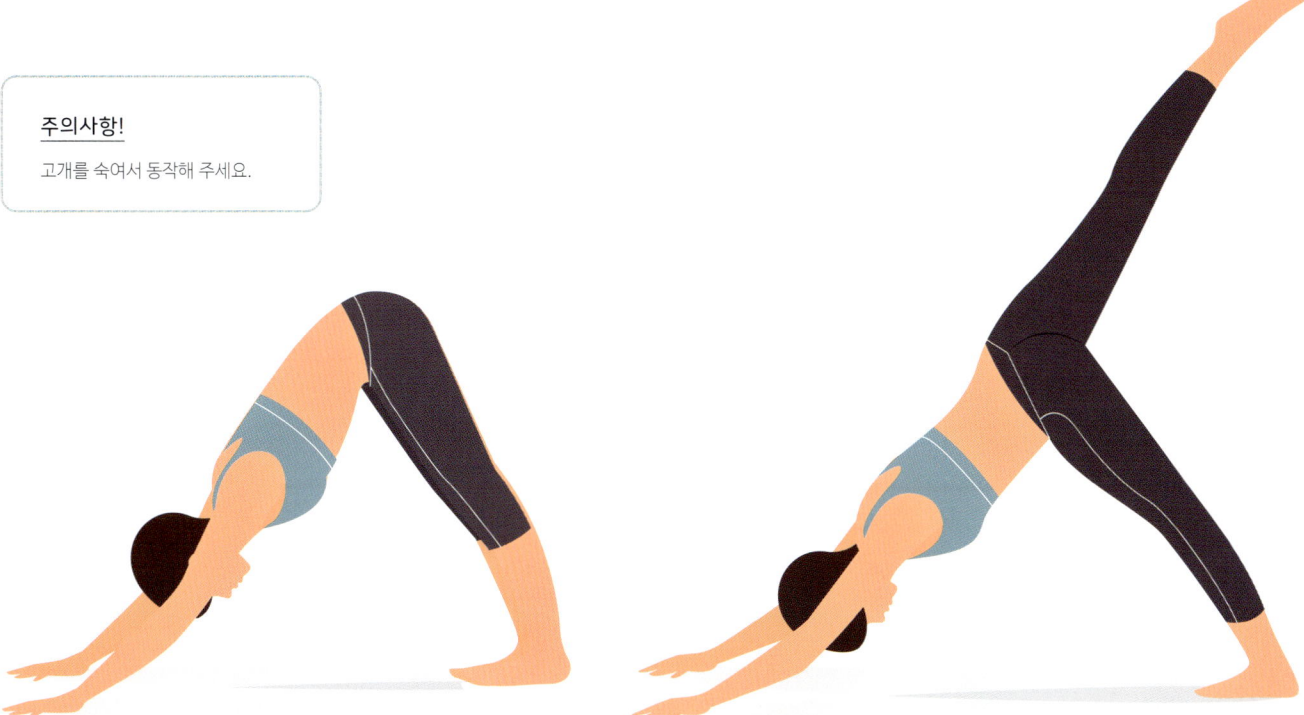

13 얼굴 아래로 향한 개 자세
Adho Mukha Svanasana 아도무카스바나사나

상체 굽힘 동작이 어렵다면 무릎을 살짝 굽히면서 운동해 주세요.

운동목적

배곧은근의 활성화와 척추세움근과 넙적다리뒤근 스트레칭을 위한 동작입니다.

동작이 어렵다면 볼테라피로 넙적다리뒤근 이완 후 시도해 주세요.

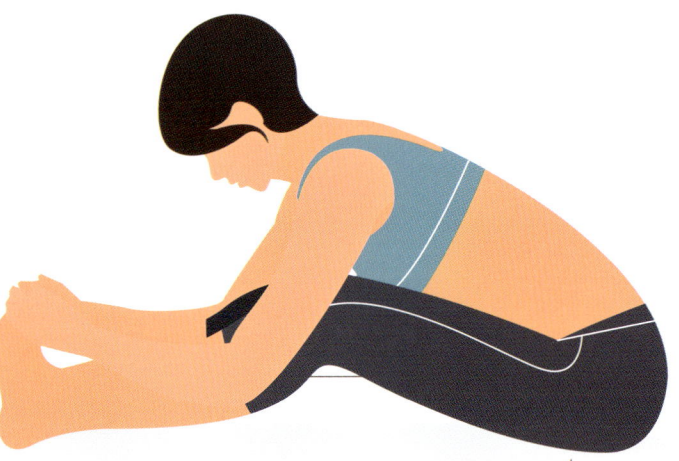

> **주의사항!**
> 고개를 숙여서 동작해 주세요.

14 앉은 전굴 자세 Paschimottanasana 파스치모타나아사나

상체 굽힘동작이 어렵다면 무릎을 살짝 굽히면서 운동해 주세요. 어깨통증이 느껴지면 동작을 삼가주세요.

운동목적

어깨근육, 가슴근육, 넓은등근의 활성화와 척추세움근과 넙적다리뒤근 스트레칭을 위한 동작입니다. 다리가 곧게 펴기 힘들 경우, 볼테라피로 넙다리뒤근, 장딴지근, 배곧은근을 이완해 주세요.

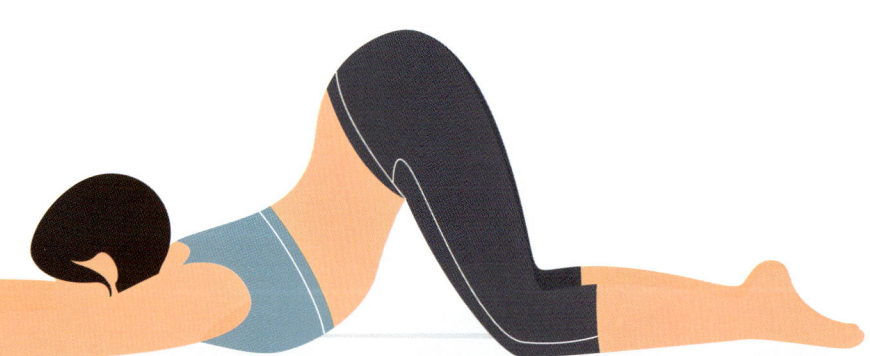

15 강아지 자세 Uttana shishosana 우타나시쇼사나

허리통증이 발생할 수 있습니다. 엉덩이 높이를 점차 높이면서 강도를 조절해 주세요.

운동목적

척추세움근 활성화와 배곧은근 스트레칭을 위한 동작입니다.
허리통증 시, 볼테라피를 통해 허리부위 근육을 이완해 주세요.

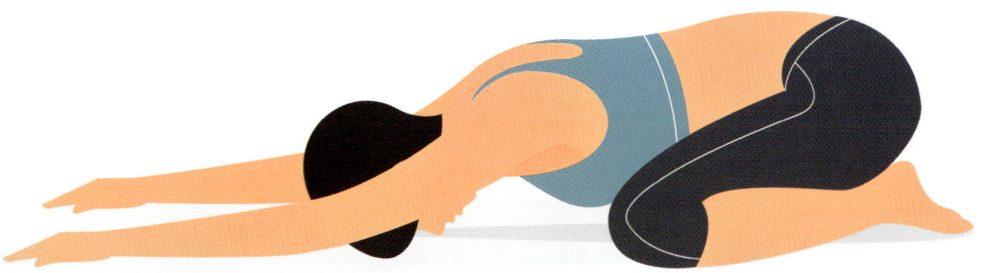

16 아기자세 balasana 발라아사나

어깨통증이 있으면, 팔을 높이 들지 않고, 옆으로 벌려서 동작해주세요. 통증이 없을 때, 두 팔을 높이 들어주세요.

운동목적

큰가슴근, 넓은등근, 척추세움근, 엉덩이 근육, 넙다리네갈래근 스트레칭에 매우 효과적인 동작입니다.

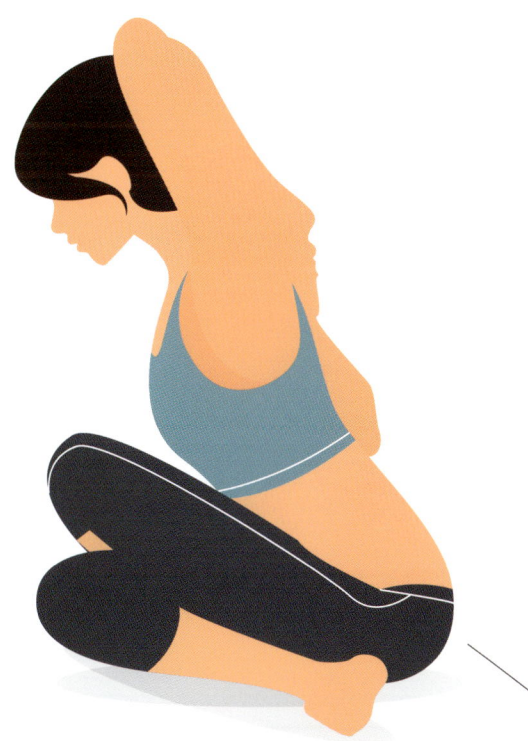

17 소 얼굴 자세
Gomukhasana
고무카아사나

동작이 어려우면 무릎 높이를 낮추고, 한팔 뻗기 높이를 낮춰주세요.

운동목적

넙다리네갈래근 활성화와 허리네모근, 넓은등근 스트레칭을 위한 동작입니다.

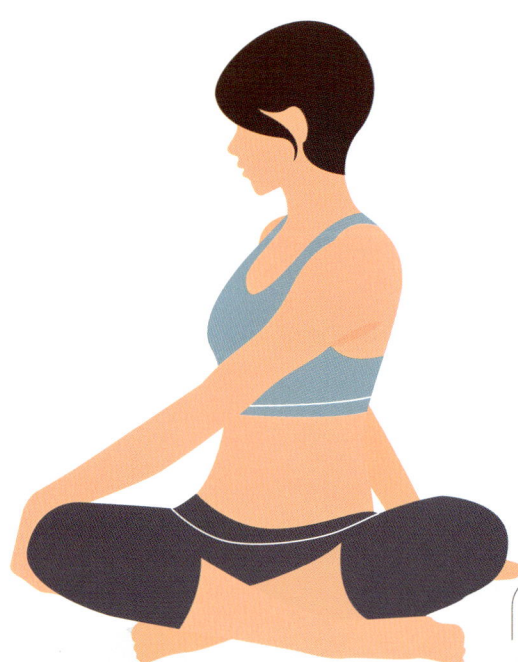

18 앉은 비틀기 자세
Parivrtta Sukhasana

파리브리따 수카아사나

허리를 곧게 세워, 좌우로 회전시켜 주세요. 통증이 없는 범위내에서 운동해 주세요.

운동목적

배바깥빗근, 배속빗근, 배가로근을 활성화 시키는 동작입니다.

허리통증이 있을경우, 볼테라피로 허리통증을 개선한 후 시도해 주세요.

19 옆허리 스트레칭 자세 Parsva Sukhasana 파르스바 수카아사나

무릎굽힘이 어려울 경우 엉덩이 높이를 높여 주세요. 단계적으로 엉덩이 높이를 낮춰주세요.
무릎통증이 느껴지면 동작을 삼가주세요.

운동목적

배바깥빗근과 배속빗근, 배가로근, 허리네모근 등 복부 코어 근육 스트레칭을 위한 동작입니다.

20 앉은 숫자 4 자세
Eka Pada Utkatasana 에카 파다 시르사아사나

자세를 유지하기 어려우면 다리 높이를 낮춰 주세요.

운동목적

넓은목근 – 배곧은근 – 넙다리네갈래근과 근막의 표면전방선 활성화, 척추세움근 – 큰볼기근 – 넙적다리뒤근 스트레칭을 위한 동작입니다.

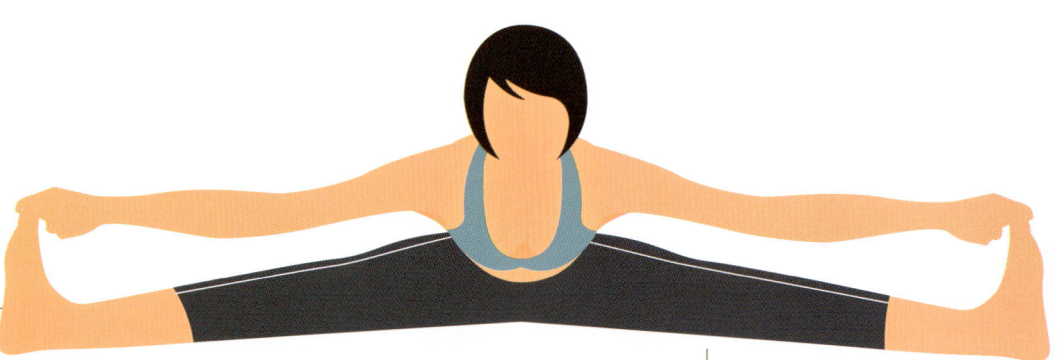

21 박쥐 자세
Upavistha Konasana 우파비스타 코나아사나

두팔로 발 잡기가 어렵다면, 발목부위를 잡아주세요. 10초 이상 자세유지가 어려우면, 3~5초 정도만 자세를 유지하고, 짧게 끊어가면서 운동해 주세요.

운동목적
배곧은근 근력강화, 모음근, 넙적다리뒤근 스트레칭에 효과적인 동작입니다.

22 독수리 자세
Garudasana 가루다아사나

10초 이상 자세유지가 어려우면, 3-5초 정도만 자세를 유지하고, 짧게 끊어가면서 운동해주세요.

운동목적
척주세움근, 뭇갈래근, 배곧은근 강화와 큰볼기근 넙적다리뒤근 스트레칭에 효과적인 동작입니다.

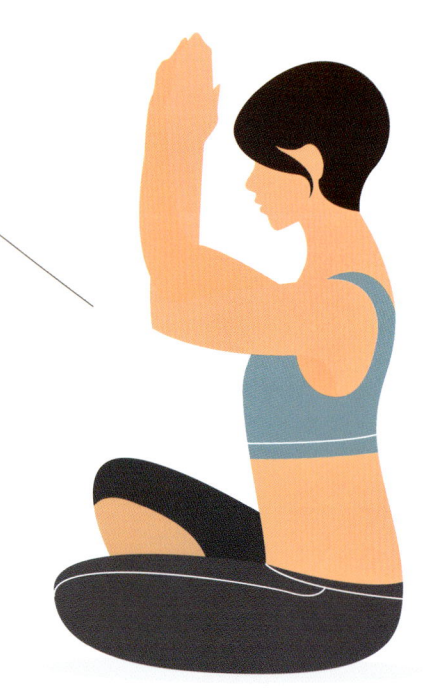

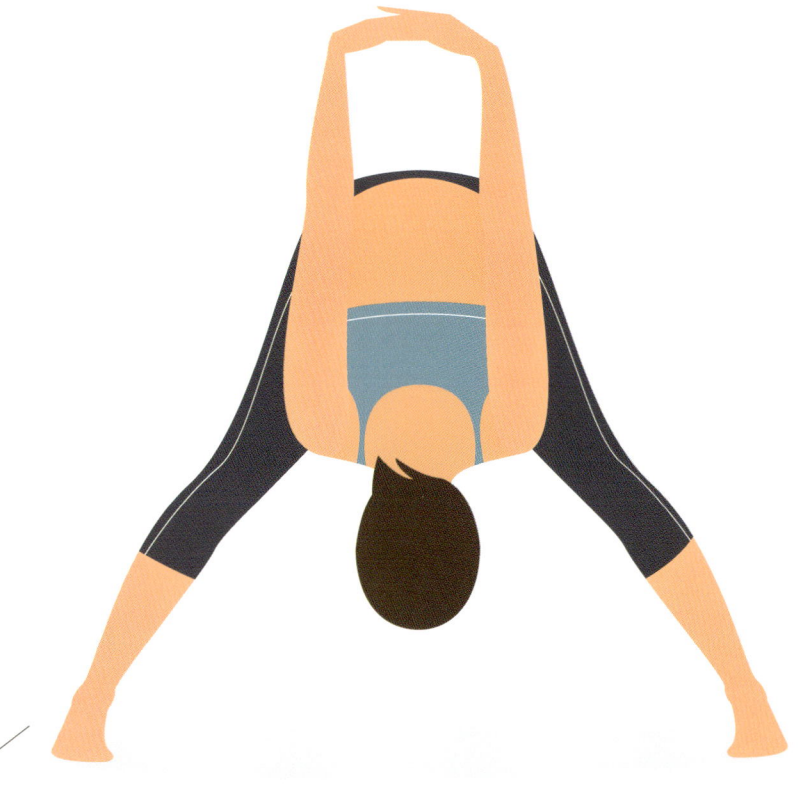

23 양다리 벌려 선 전굴자세
Prasarita Padottanasana 프라사리타 파도타나아사나

자세유지가 어려울 경우, 허리굽힘을 단계적으로 늘려 주세요.

어깨통증이 있는 경우, 허리뒤 깍지끼기는 삼가주세요.

운동목적

배곧은근 강화, 척추세움근과 넙적다리뒤근 스트레칭에 효과적인 동작입니다.

24 전사 자세 3
Virabhadrasana 3 비라바드라아사나

한 다리로 중심잡기가 어려운 경우, 허리 굽힘을 단계적으로 높여 주세요. 뒷 다리뻗기가 어려울 경우, 다리높이를 내려서 시작해 주세요. 점진적으로 다리 높이를 높여 주세요. 어깨와 허리통증이 있는 경우 볼테라피를 통해 통증해소 후 동작해 주세요.

운동목적
다리의 코어근육 활성화에 효과적인 동작입니다.

25 의자 자세 Utkatasana 웃카타아사나

앞뒤 균형잡기가 어렵다면 무릎 굽힘 각도를 조절해 주세요.

운동목적
모음근과 척추세움근, 넙다리네갈래근 활성화와 스트레칭에 효과적입니다

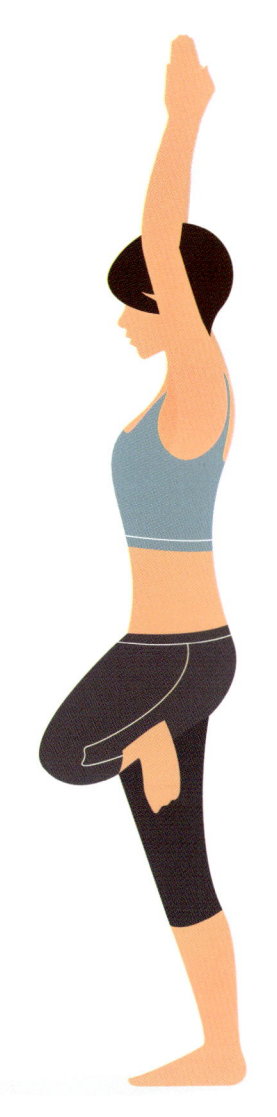

26 양팔을 들어 올린 자세
Vrksasana 브릭샤아사나

균형잡기가 어려우면 두팔을 가슴앞에서 교차해 주세요. 그리고, 굽힌 다리의 높이도 조절해서 균형잡기 난이도를 단계적으로 올려주세요.

운동목적
위팔두갈래근, 큰가슴근, 척추세움근을 활성화 시키는 동작입니다.

27 양팔벌린 숫자 4 자세
Eka Pada Utkatasana
에카 파다 시르사아사나

허리비틀기 동작이 어렵다면, 팔을 사용하지 않고 무릎굽힘 정도를 낮춰주세요.

운동목적
배바깥빗근, 배속빗근 스트레칭과 활성화에 효과적입니다.

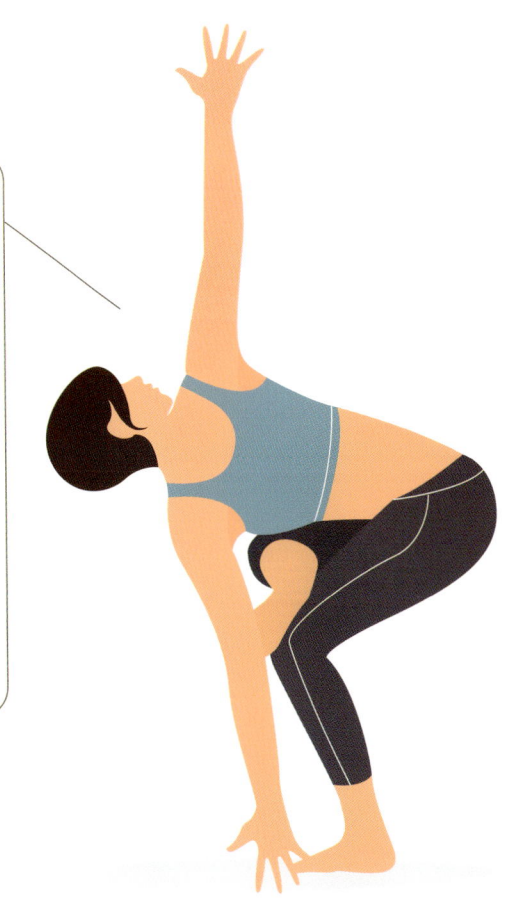

28 옆 널빤지 자세
Vasisthasana 바시스타아사나

자세유지가 어렵다면 고개 돌리기와 팔들기 동작을 단계적으로 진행해 주세요.
손목통증이 있다면, 볼테라피를 통해 손목통증 개선 후에 동작해 주세요.

운동목적
복부 코어근육(배속빗근, 배가로근, 엉덩허리근, 척추세움근)을 활성화 동작입니다.

29 보트자세 naukasana 나우카사나

10초 이상 자세유지가 어렵다면, 3~5초 정도 동작을 나눠서 운동해 주세요.

운동목적
배곧은근, 배가로근, 넙다리네갈래근을 활성화 시키는 효과적인 동작입니다.

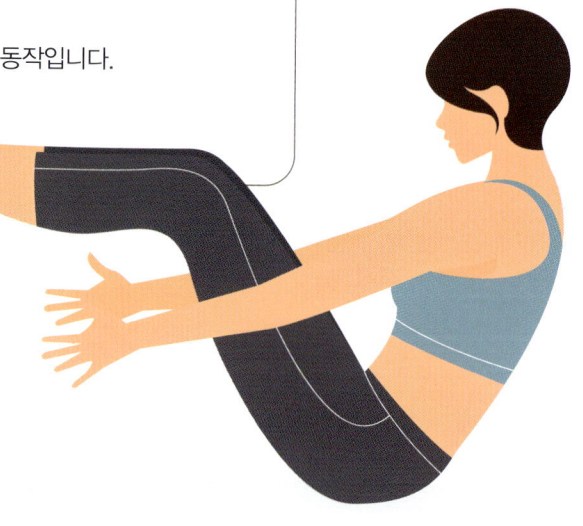

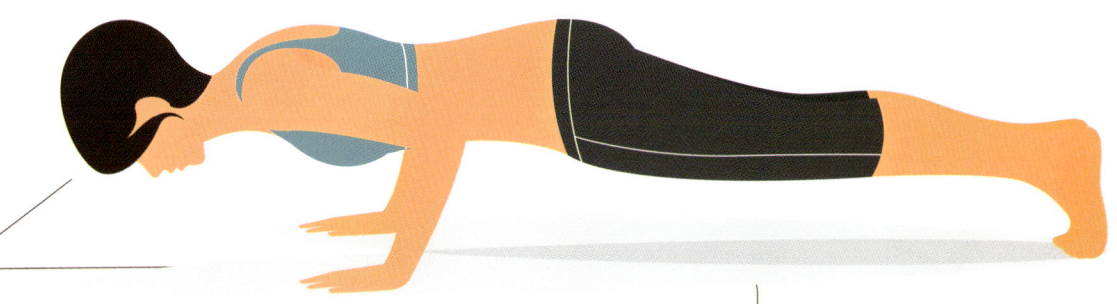

30 사지 막대 자세
Chaturanga Dandasana 차투랑가 단다아사나

위팔세갈래근, 큰가슴근, 복부코어 근육을 활성화 시키는 효과적인 동작입니다.

손목통증이 있다면, 볼테라피를 통해 손목통증 개선 후에 동작해 주세요.

운동목적
팔, 복부의 근력향상과 목 – 등 – 허리로 이어지는 뒤쪽 근육 활성화에 효과적입니다.

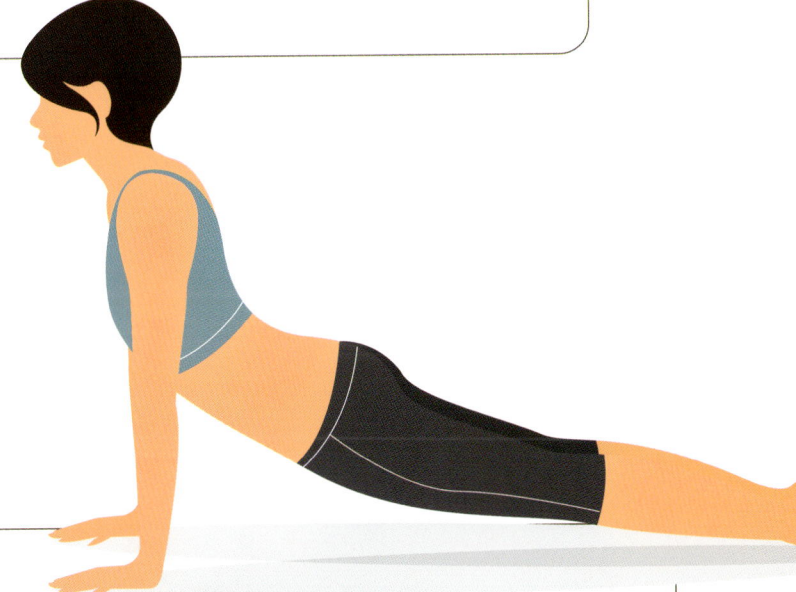

31 코브라 자세 **Bhujangasana 부장가아사나**

10초 이상 자세유지가 어렵다면, 고개를 숙인 채, 동작해 주세요.

허리와 손목통증이 있는경우, 볼테라피를 통해 통증 개선후 운동해 주세요.

운동목적
배곧은근, 넙다리네갈래근의 스트레칭과 작은가슴근 활성화레 효과적인 동작입니다.

32 낙타 자세 Ustrasana 우스트라아사나

완벽한 자세가 어렵다면, 상체를 뒤로 젖히는 동작은 삼가고, 양손을 허리에 대고 상체를 뒤로 젖히는 가동범위를 조금씩 증가시켜 주세요.

운동목적
배곧은근, 넙다리네갈래근 스트레칭과 척추세움근, 큰볼기근, 넙적다리뒤근 강화에 효과적인 동작입니다.

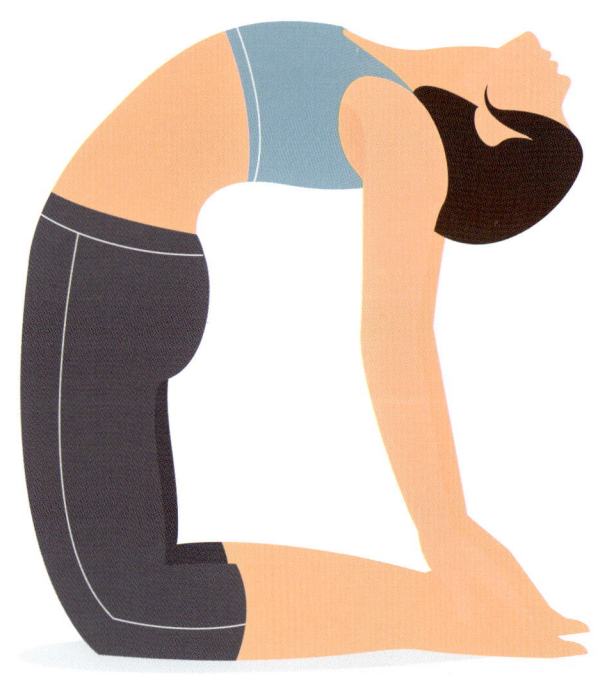

유방암 수술 후 부작용(8)
불면증 insomnia

유방암 환자/생존자는 쉽게 불면증에 노출될 수 있습니다. 유방암을 포함해 암환자의 불면증은 일반적인 경우에 비해 더욱 지속적, 만성적이며 발생률도 2~3배 더욱 높습니다. 암 인구의 불면증 발생률이 더 높은 것은 암 진단의 정서적 결과와 암 치료의 직접적인 효과와 그 부작용 때문입니다. 현재까지 암의 수면 문제에 대한 대부분의 연구는 유방암에 걸린 여성들을 대상으로 이루어졌습니다. 실제로 불면증 유병률은 유방암42~49%이 다른 암(전립선, 부인과, 머리, 목, 비뇨기과, 위장)에 비해 가장 높은 것으로 나타났습니다. 특히 유방암 환자는 여러가지 이유(불편함, 통증, 열감, 내분비 치료 및 유방암 치료와 관련된 호르몬 변화, 재발에 대한 두려움)로 불면증에 걸리기 쉽습니다. 불면증 치료가 중요한 이유는 유방암 치료의 좋은 결과를 기대 할 수 있기 때문입니다. 또한, 불면증의 더 큰 심각성은 악화되는 우울증, 통증, 생체리듬, 피로, 삶의 질 저하, 재발과 생명에도 영향을 미칠수 있다는 것입니다. 불면증을 유발할 수 있는 유방암 치료제는 호르몬 치료제(아리미덱스, 아로마신), 표적치료제(라파티닙), 항암 치료제(익셈프라) 등이 영향을 미칠 수 있습니다. 불면증 치료는 일반적으로 수면제 복용, 심리치료, 바이오 피드백 치료, 전신 온열치료, 온다메드 치료법 등이 사용되고 있습니다.

Ma, Y., Hall, D. L., Ngo, L. H., Liu, Q., Bain, P. A., & Yeh, G. Y. (2021). Efficacy of cognitive behavioral therapy for insomnia in breast cancer: a meta-analysis. Sleep Medicine Reviews, 55, 101376.

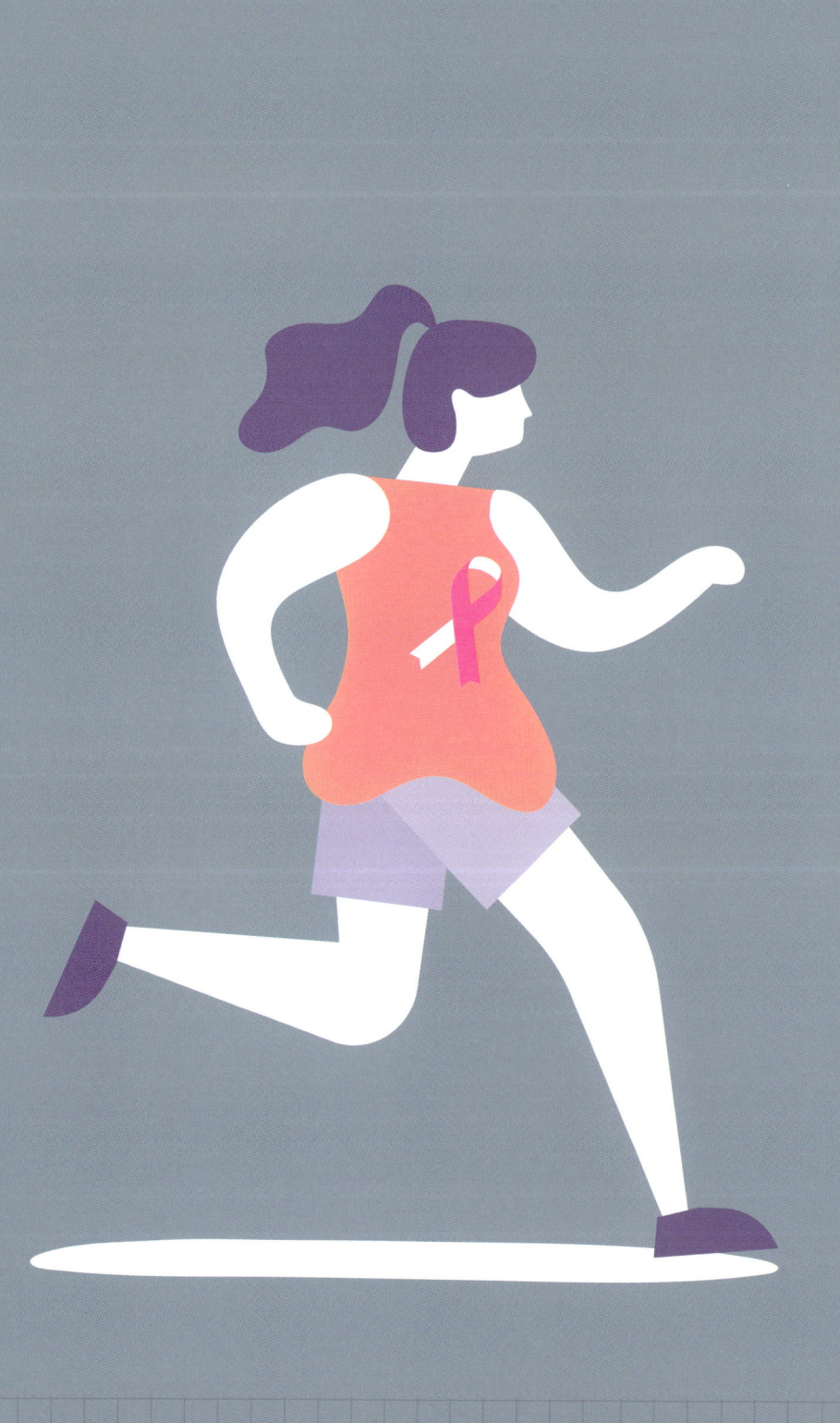

Part 8.

컨디션이 올라와 근력향상을 위해, 기구운동이 필요할 때

Part 8.
컨디션이 올라와 근력향상을 위해 기구운동이 필요할 때

통증이 없고, 신체기능이 충분히 회복되었다면 요가홈트와 기구운동 중 선택해 운동해 주세요 (Soriano, M, 2019). 요가홈트와 마찬가지로 기구운동시, 무거운 무게에 대한 욕심을 내리고 낮은강도의 반복운동을 권장합니다. 낮은강도의 반복운동을 통해 근육과 관절이 충분히 회복하고 단련될 수 있을 정도로 여유를 갖고 기구운동을 해주세요. 기구운동 또한 무리하지 말고 단계적으로 운동강도를 높일것을 권장합니다.

▶ 근력운동 방법

1Kg 무게로 15회 3세트: 자신의 근력상태를 체크하는 단계입니다.

무게가 너무 가볍다고 느껴진다면, 3Kg 이상 단계적으로 무게를 올려도 됩니다.

무게 증량보다는 3세트 기준, 근육피로감이 느껴질 정도가 적당합니다.

3Kg 무게로 15회/1세트, 총 3세트 운동이 근육 피로감 없이 충분히 쉽게 느껴진다면 무게와 움직임 속도를 점진적으로 올려주세요. 근력운동의 핵심은 구심성 수축보다는 원심성 수축에 초점을 맞추는 것입니다. 원심성 수축을 효과적으로 하는 방법은 느린 동작으로 운동하는 것입니다.

> **tip**
> 1. 모든 운동 중, 통증이 느껴지면 멈추기
> 2. 운동강도는 수술쪽 팔에 맞춰 설정해 주세요. 정상팔은 운동이 쉬울 수 있습니다.
> 3. 15회 3세트 종료 시 시원한 뻐근함이 느껴지면 운동해도 됨
> 4. 15회 1세트 종료 시 버거움이 느껴지면 운동 강도를 낮춤
> 5. 운동 강도는 10회 1세트로 낮춤 (버거움이 느껴지면 5회 1세트로 낮춤)

근육수축 유형

① **구심성수축** *concentric contraction*

근육이 능동적인 힘을 생산하면서 근육의 길이가 짧아질 때 일어나는 것으로, 결과적으로 근육의 시작점과 부착점 사이의 거리는 감소됩니다.

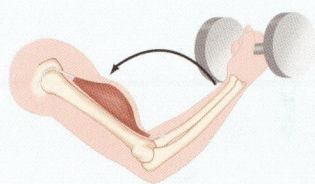

〈구심성 수축 *concentric contraction*〉

② **원심성수축** *eccentric contraction*

근육이 능동적인 힘을 생산하면서 근육의 길이가 늘어나는 것으로 근육의 시작점과 부착점 사이의 거리는 증가합니다.

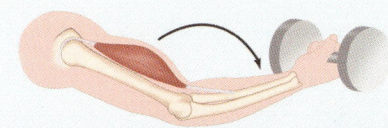

〈원심성 수축 *eccentric contraction*〉

3kg 무게로 15회 3세트

2. 15회 3세트 종료 시 시원한 뻐근함이 느껴지면 운동해도 됨

1. 15회 1세트 종료 시 버거움이 느껴지면 운동 강도를 낮춤

2. 운동 강도는 10회 1세트로 낮춤(버거움이 느껴지면 5회 1세트로 낮춤)

15회 3세트 운동 종료 후

무게가 너무 가볍다고 느껴진다면, 무게를 올리기 보다는 횟수를 20회로 올리는 것이 중요합니다.

01. 어깨강화 운동

관련수술
종양 절제술, 유방절제술, 보형물 삽입술, 복부피판술, 광배근치환술.

01 로우 풀리 래터럴 레이즈
low pulley lateral raises

양쪽 팔을 번갈아 가면서, 화살표 방향으로 운동을 해주세요.
무게를 늘리는게 중요한 것이 아닙니다.
가벼운 무게로 횟수를 점진적으로 늘려주세요.

운동목적

근력강화 : 가시위근 극상근 *supraspinatus*, 어깨세모근 삼각근 *deltoid*

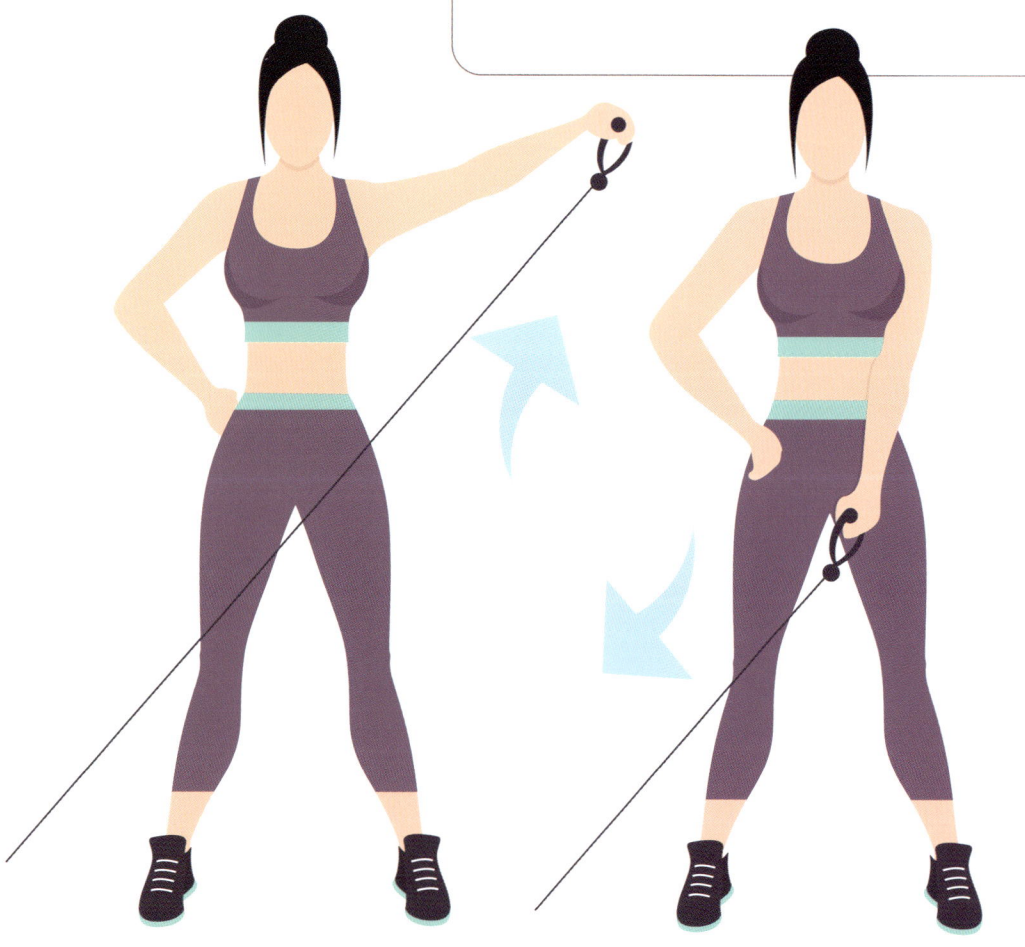

02 시티드 덤벨 프레스
seated dumbell presses

(수술쪽 팔이 가능한 수준에서)

덤벨의 무게와 팔을 드는 높이 보다는 정확한 자세로 점진적으로 팔의 높이와 횟수를 올려주세요.

정상 팔의 운동강도는 수술쪽 팔의 운동 강도에 맞춰주세요.

운동목적

근력강화 : 큰가슴근 대흉근 *pectoralis major*, 어깨세모근 삼각근 *deltoid*

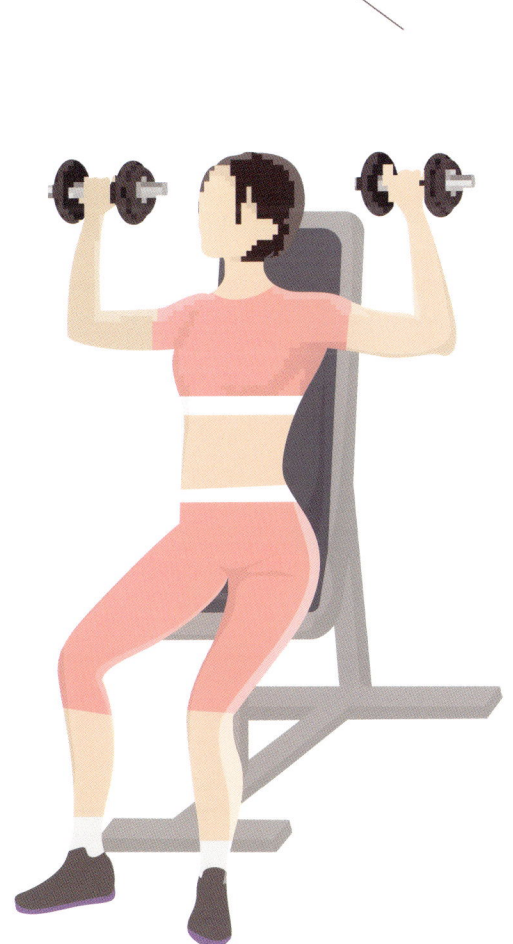
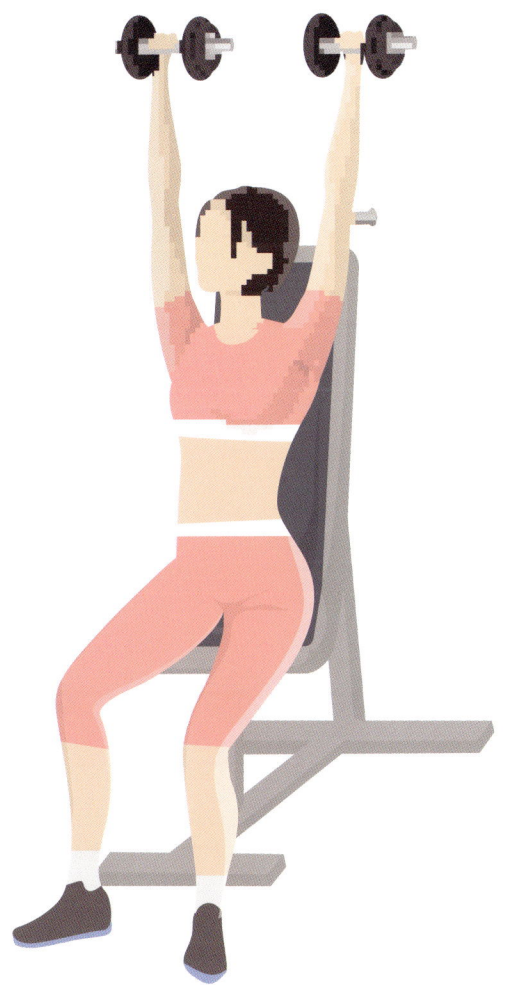

03 업라이트 로우 upright row

(수술쪽 팔이 가능한 수준에서)

팔꿈치를 많이 구부리는 것보다 정확한 자세로 점진적으로 팔꿈치 높이와 무게를 올려주세요.

정상팔의 운동강도는 수술쪽 팔의 운동 강도에 맞춰주세요.

운동목적

근력강화 : 위팔세갈래근 상완삼두근 *triceps brachii*, 가시아래근 극하근 *infraspinatus*, 작은원근 소원근 *teres minor*, 등세모근 *trapezius*

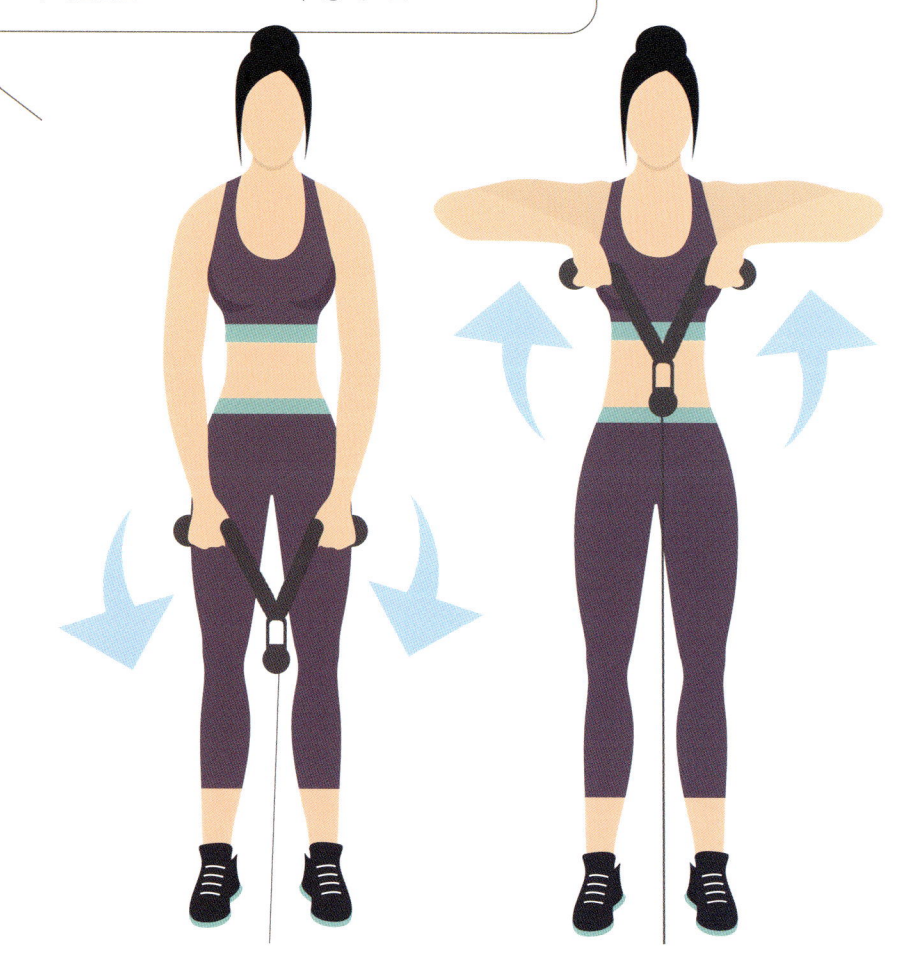

04 케틀벨 스윙 kettlebell swing

수술쪽 팔에 통증이 느껴지지 않는 범위내에서 운동을 해주세요. 무게와 횟수는 점진적으로 늘려주세요.

운동목적

근력강화 : 어깨세모근 삼각근 *deltoid*, 위팔두갈래근 상완이두근 *biceps brachii*, 큰가슴근 대흉근 *pectoralis major*

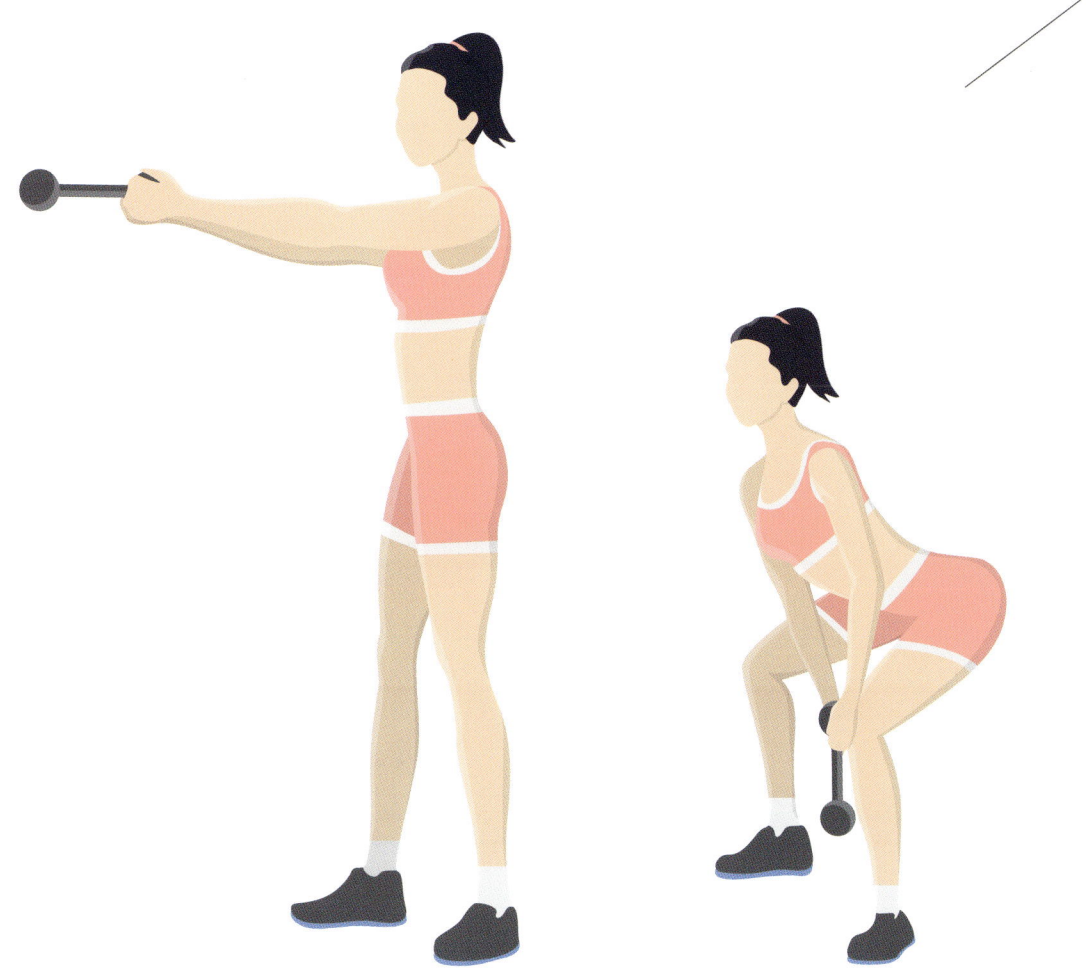

05 프리쳐 컬 preacher curls

수술쪽 팔 능력에 맞춰 팔꿈치 굽힘 정도를 설정해 주세요. 통증이 느껴지지 않는 범위내에서
팔꿈치를 굽혀주세요. 팔꿈치 굽힘 정도, 무게는 단계적으로 늘려주세요.

운동목적

근력강화 : 위팔두갈래근 상완이두근 *biceps brachii*, 위팔근 상완근 *brachialis*, 손목굽힘근 *wrist flexor*

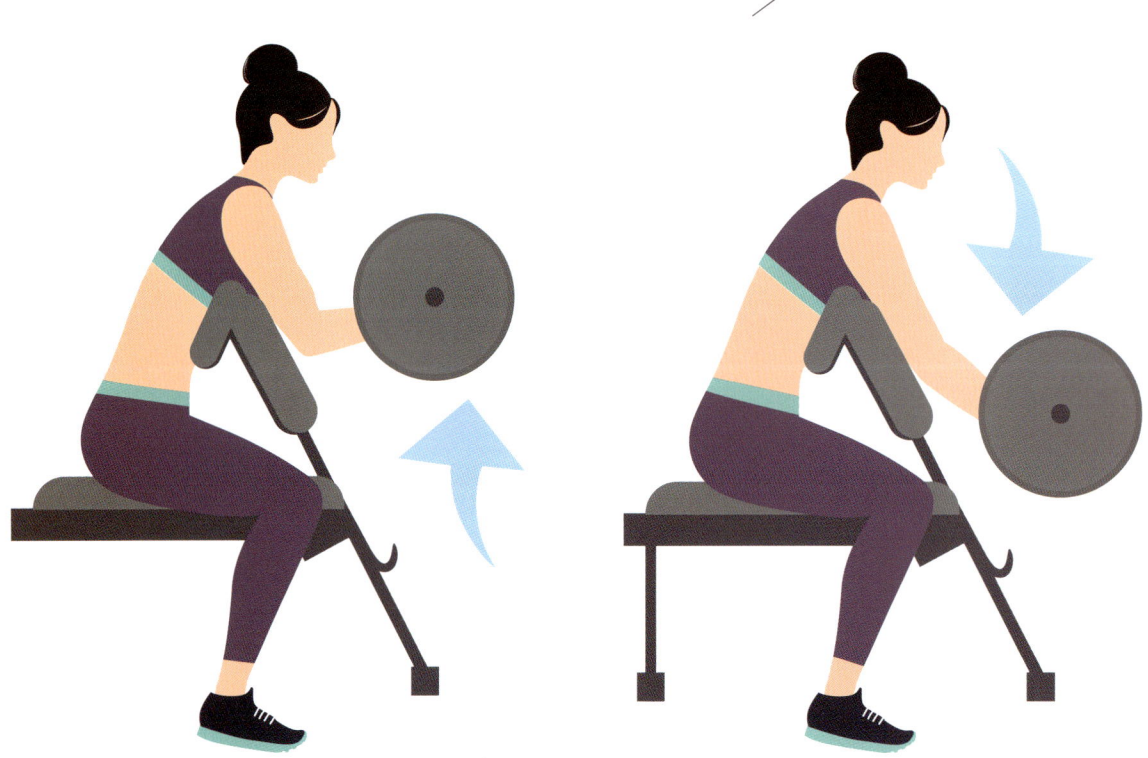

02. 가슴근육 강화운동

01 크로스 오버 cross over

(수술쪽 팔이 가능한 수준에서)

무게를 늘리는것보다 정확한 자세를 유지해 주세요.

정상팔의 운동강도는 수술쪽 팔의 운동 강도에 맞춰주세요.

운동목적

근력강화 : 큰가슴근 대흉근 *pectoralis major*, 부리위팔근 오훼완근 *coracobrachialis*, 넓은등근 *latissimus dorsi*

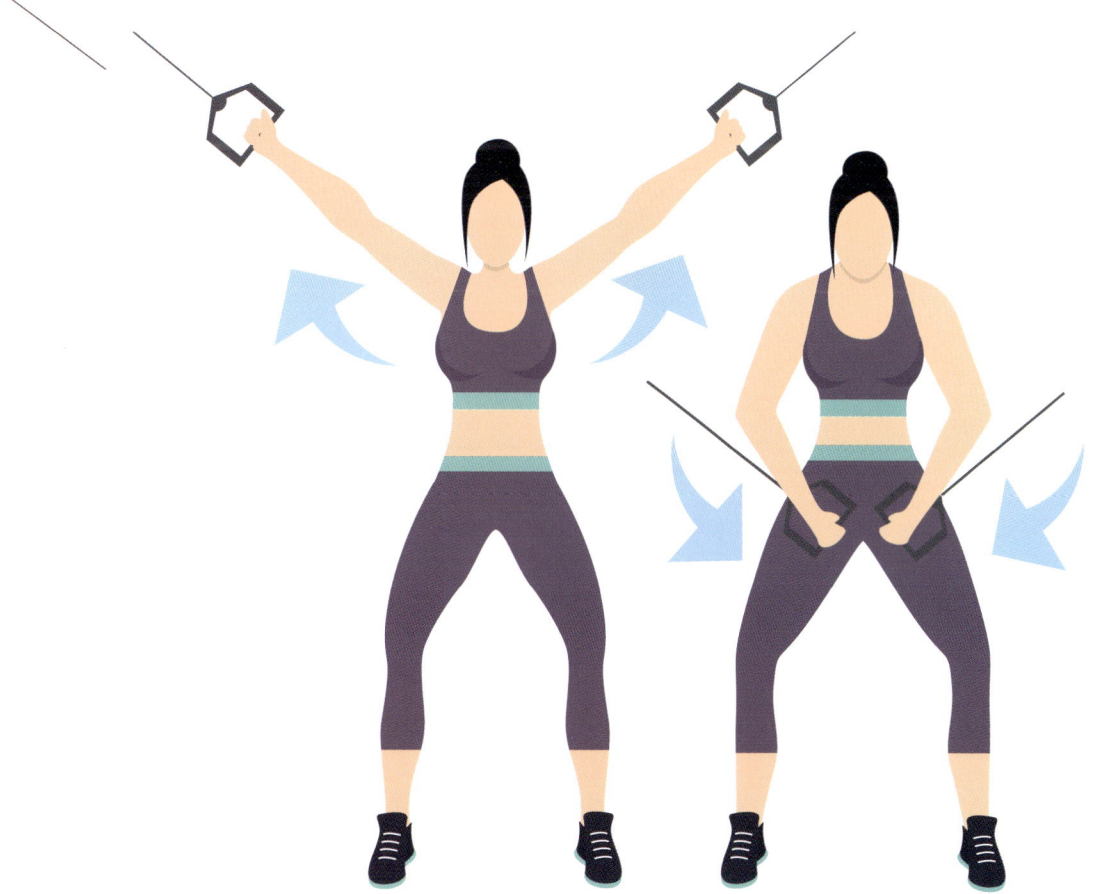

관련수술

복부피판술, 광배근치환술, 허벅지 뒷근육, 엉덩이 근육을 이용한 피판술

02 펙 덱 플라이 pec deck flys

수술쪽 팔의 능력 맞춰 팔벌림 정도를 설정해 주세요. 통증이 느껴지지 않는 범위내에서 팔을 벌려주세요. 팔 벌림 정도, 무게는 단계적으로 늘려주세요.

운동목적

근력강화 : 큰가슴근 대흉근 *pectoralis major*, 앞 어깨세모근 삼각근 *deltoid*

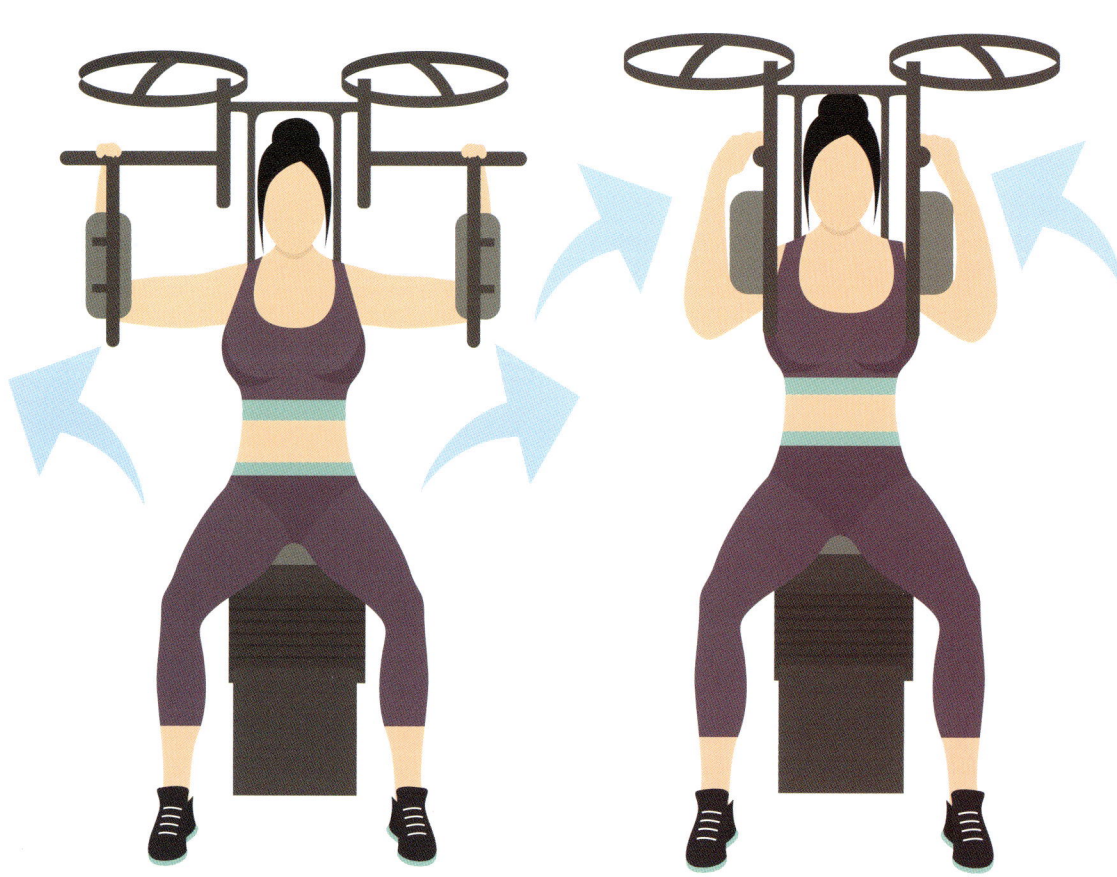

03. 등 강화 운동

01 시티드로우 seated row(1)

허리를 굽히지 않고, 허리를 최대한 세운상태에서 운동해 주세요. 다리와 허리보다는 등 근육 수축에 집중해 주세요.

언더그립으로 위팔두갈래근의 수축 정도가 상대적으로 높습니다.

양쪽 팔을 번갈아 가면서, 화살표 방향으로 운동을 해주세요.

무게를 늘리는게 중요한 것이 아닙니다. 가벼운 무게로 횟수를 점진적으로 늘려주세요.

운동목적

근력강화 : 위팔세갈래근 상완이두근 *biceps brachii*, 마름근 능형근 *rhomboid*, 넓은등근 광배근 *latissimus dorsi*, 척추세움근 척추기립근 *erector spinae*

관련수술

광배근 치환술, 조직확장기와 보형물 삽입술.

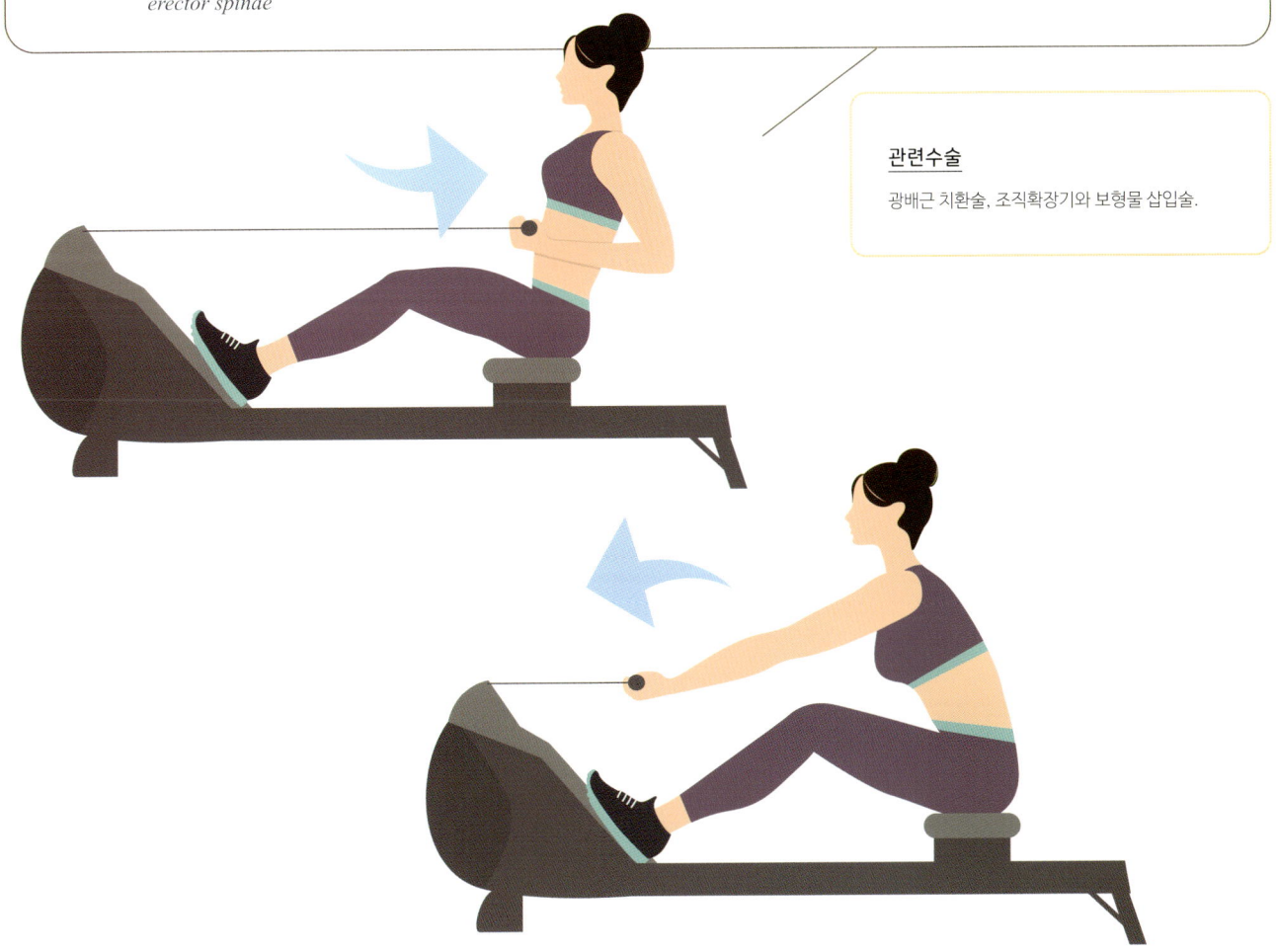

02 시티드로우 seated row(2)

4-1 시티드 로우는 팔꿈치가 등 뒤 까지 경계선이 넘어가지만, 4-2 시티드 로우는 등 경계선을 넘지 않는 범위에서, 팔 근육을 최대한 활용해 주세요.
중립그립을 사용하기 때문에, 위팔두갈래근의 비중은 낮추고, 위팔노근의 활성화가 높아집니다. 무엇보다, 시티드 로우1는 당기는 운동이라면, 시티드 로우2는 당긴 후, 천천히 놓는 운동으로 원심성 근력 강화 운동에 초점이 맞춰진 동작입니다.

운동목적

근력강화 : 위팔세갈래근 _{상완삼두근} *triceps brachii*, 마름근 _{능형근} *rhomboid*, 등세모근 _{승모근} *trapezius*, 넓은등근 _{광배근} *latissimus dorsi*, 원심성 근력강화

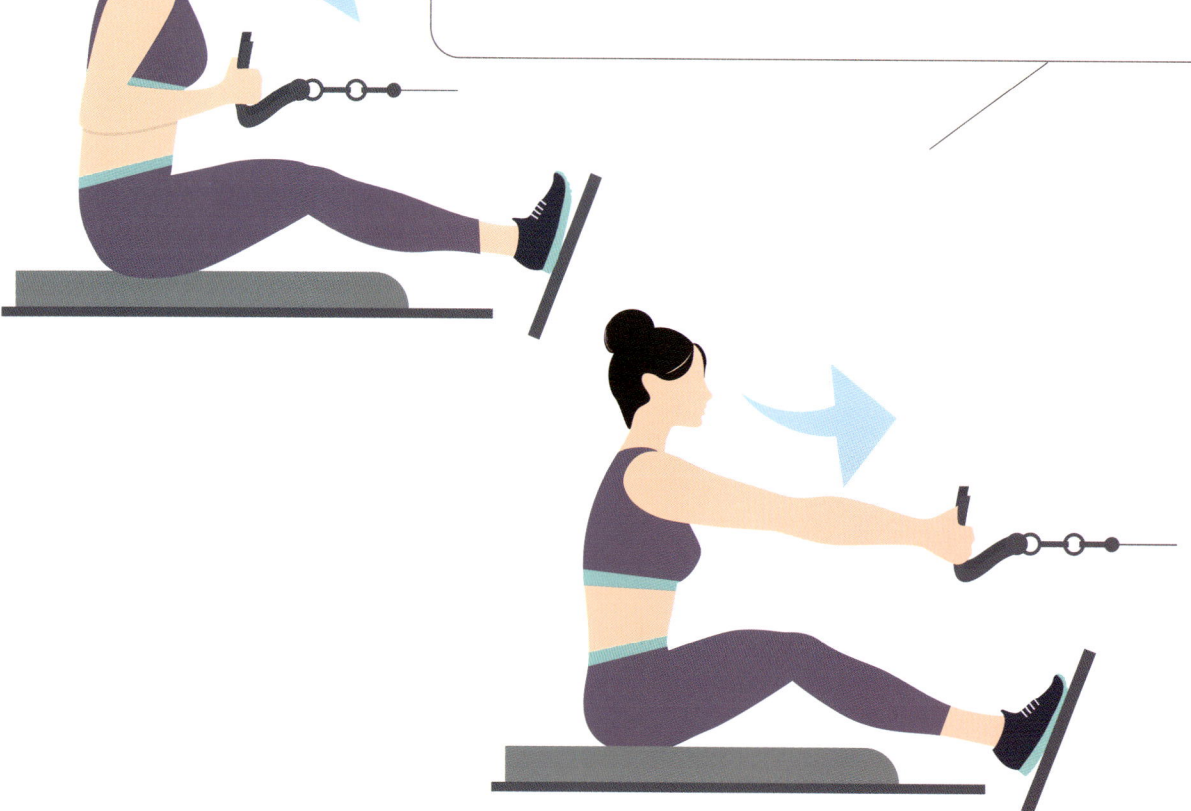

03 렛 풀 다운 lat pull downs

수술쪽 팔을 들었을 때, 통증이 느껴지지 않는 범위 내에서 팔을 올려주세요. 팔 높이와 무게는 점진적으로 늘려주세요.

오버그립을 사용하기 때문에, 손목과 팔꿈치 부하가 증가 할 수 있습니다.

운동목적

근력강화 : 넓은등근 광배근 *latissimus dorsi*, 마름근 능형근 *rhomboid*, 아래 등세모근 승모근 *trapezius*

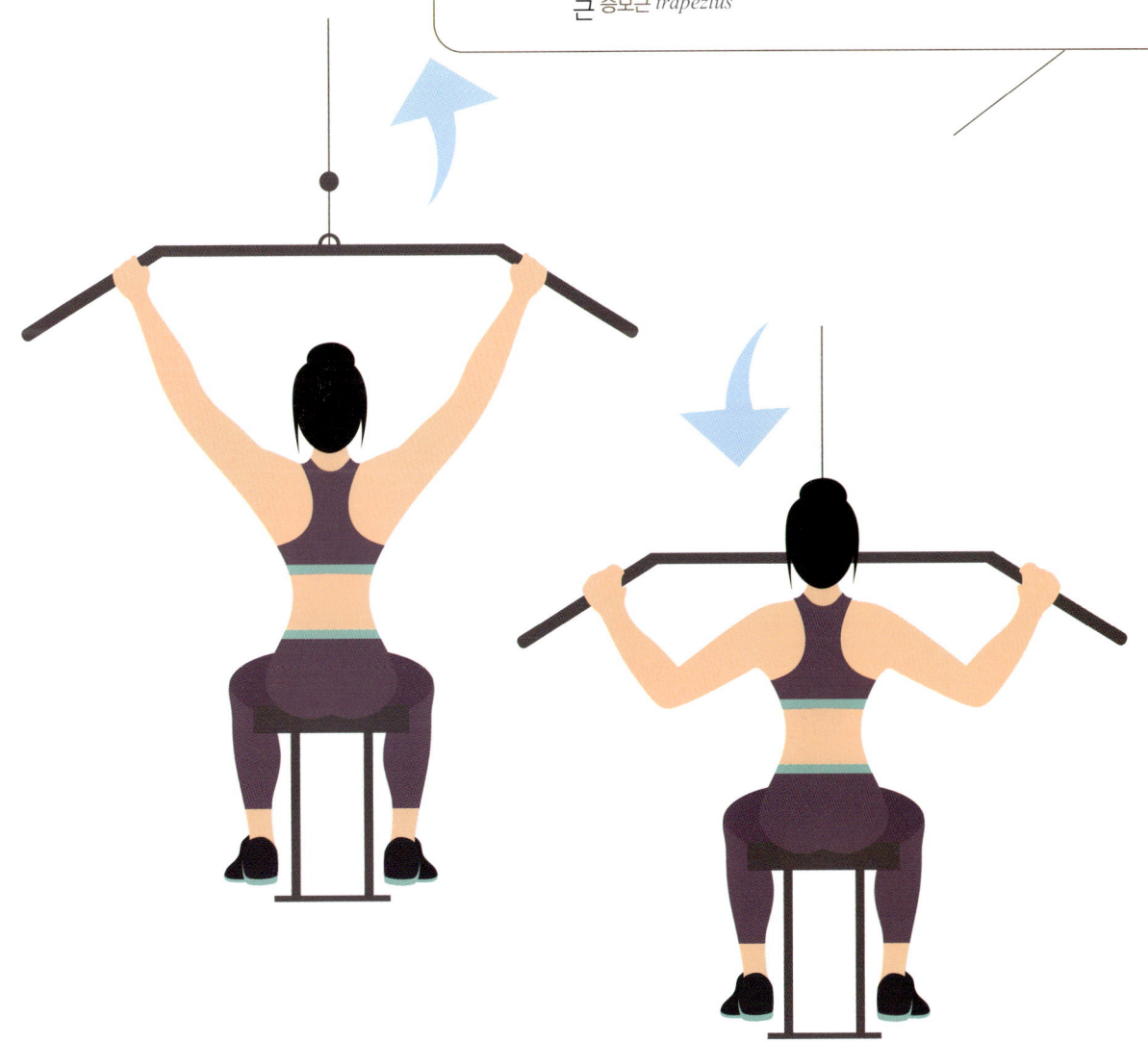

04 클로즈 - 그립 렛 풀 다운
close-grip lat pull down

수술쪽 팔을 들었을 때, 통증이 느껴지지 않는 범위 내에서 팔을 올려주세요. 팔 높이와 무게는 점진적으로 늘려주세요.

렛 풀 다운과 비교했을 때 두 손과 팔의 간격이 좁습니다. 위팔세갈래근의 비중이 높아집니다.

운동목적

근력강화 : 위팔세갈래근 상완삼두근 *triceps brachii*, 마름근 능형근 *rhomboid*, 넓은등근 광배근 *latissimus dorsi*

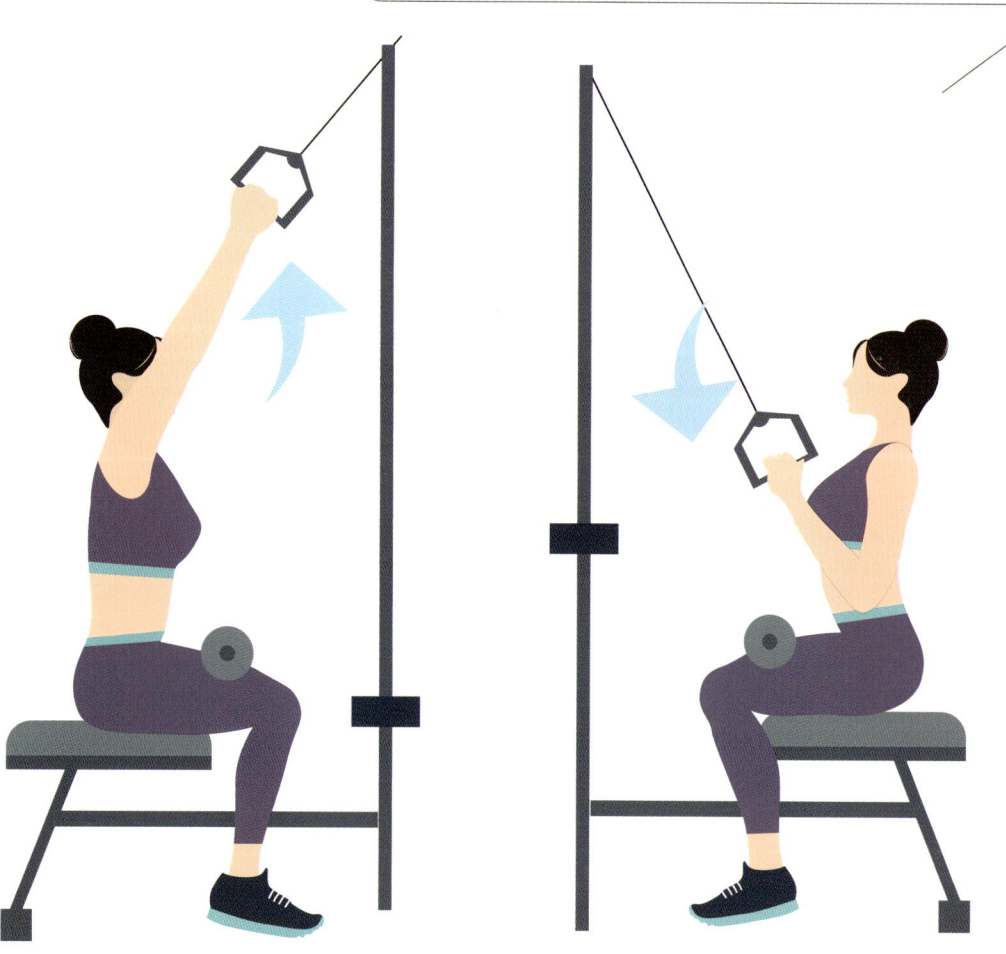

04. 하체 강화 운동

01 레그 익스텐션 leg extensions

수술부위에 무리를 주지 않는 동작입니다. 단계적으로 무게와 횟수를 늘려주세요.
단! 이식제공 부위에 자극이 느껴질 수 있습니다.

운동목적

근력강화 : 넙다리네갈래근 대퇴사두근 *quadriceps*

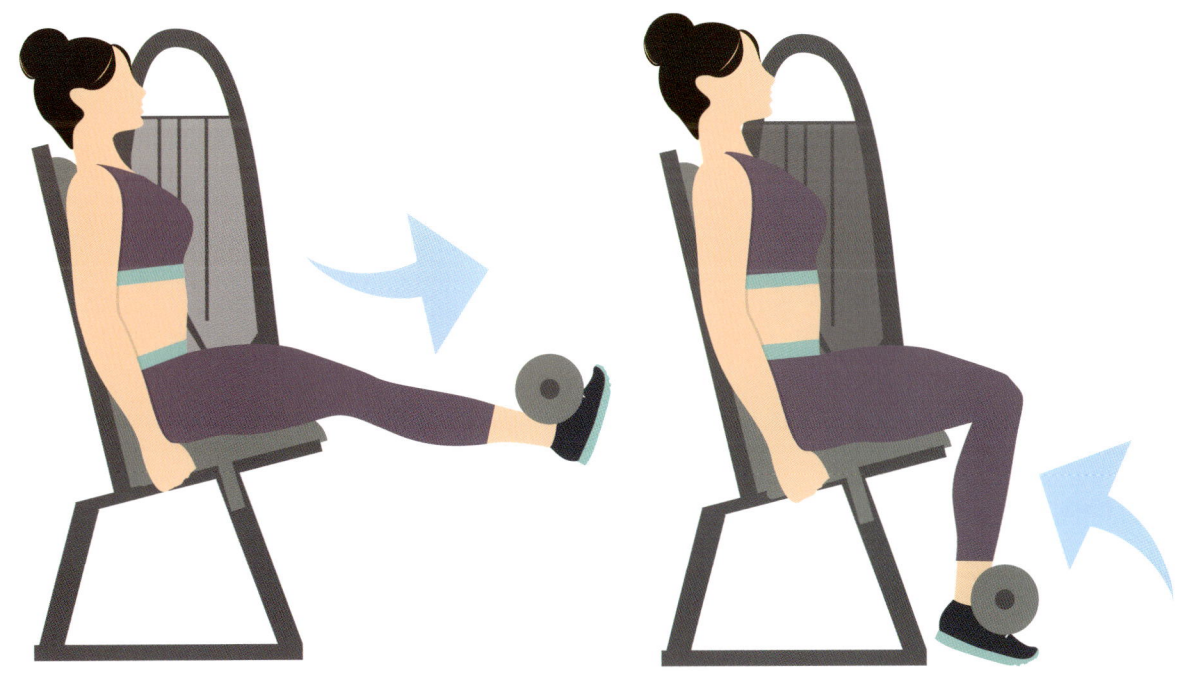

02 머신 어덕션 machine adductions

수술부위에 무리를 주지 않는 동작입니다. 단계적으로 무게와 횟수를 늘려주세요.
단! 허벅지 안쪽 이식제공 부위에 통증이 느껴지면 운동강도는 낮춰주세요.

운동목적

근력강화 : 모음근 *adductor*

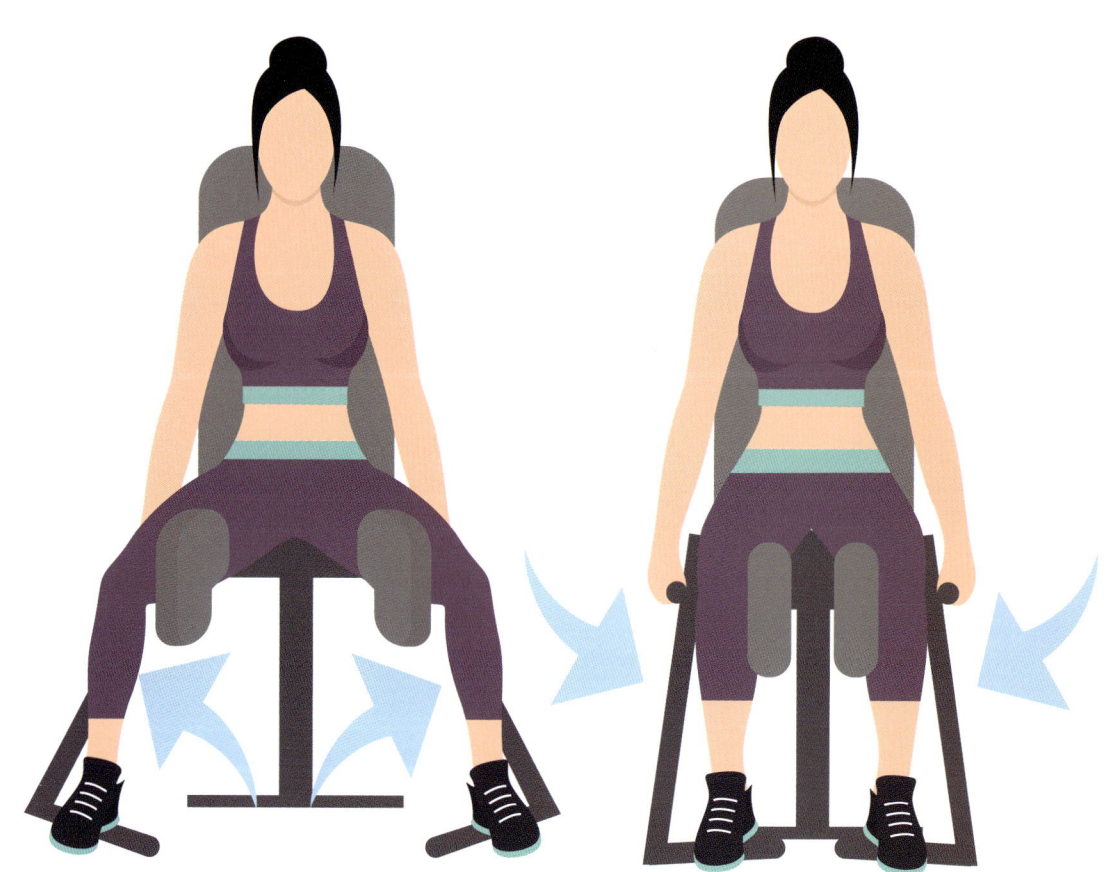

관련수술

복부피판술, 광배근치환술, 허벅지 뒷근육, 엉덩이 근육을 이용한 피판술

03 파워 스쿼트 power squats

수술쪽 부위 팔에 통증이 느껴지지 않는다면 시도해도 좋습니다.
무게와 횟수를 점진적으로 늘려주세요.

운동목적

근력강화 : 넙다리네갈래근 대퇴사두근 *quadriceps*, 척추세움근 척추기립근 *erector spinae*, 큰볼기근 대둔근 *gluteus maxius*

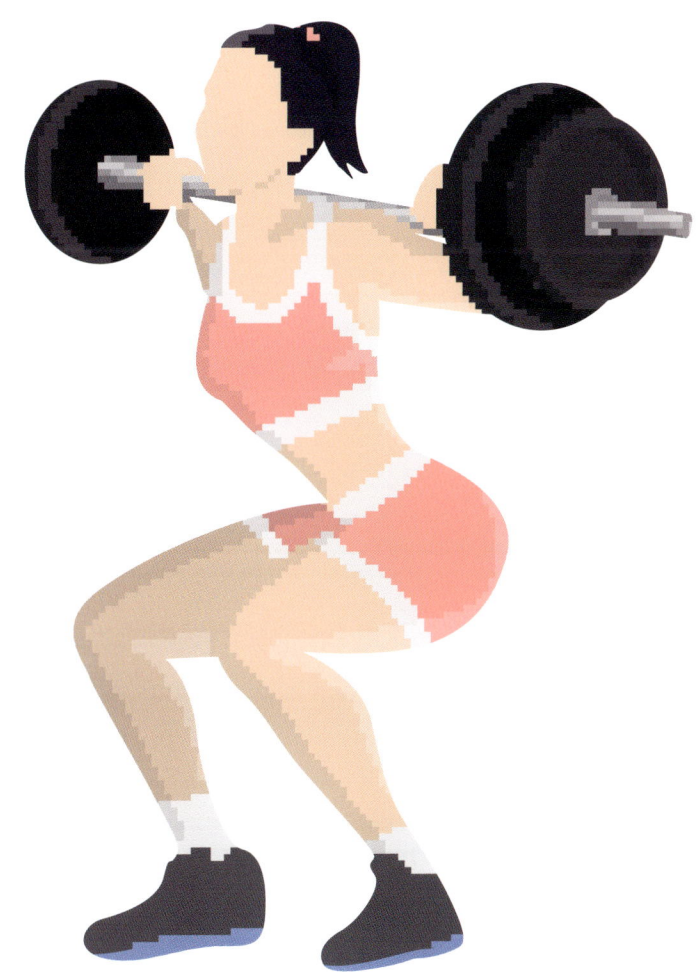

04 런지 lunge

수술부위에 무리를 주지 않는 동작입니다. 점진적으로 무게와 횟수를 늘려주세요.

운동목적

근력강화 : 넙다리네갈래근 대퇴사두근 *quadriceps*, 척추세움근 척추기립근 *erector spinae*, 넙다리뒤근 슬곡근 *hamstring*

관련수술

복부피판술, 광배근치환술, 허벅지 뒷근육, 엉덩이 근육을 이용한 피판술

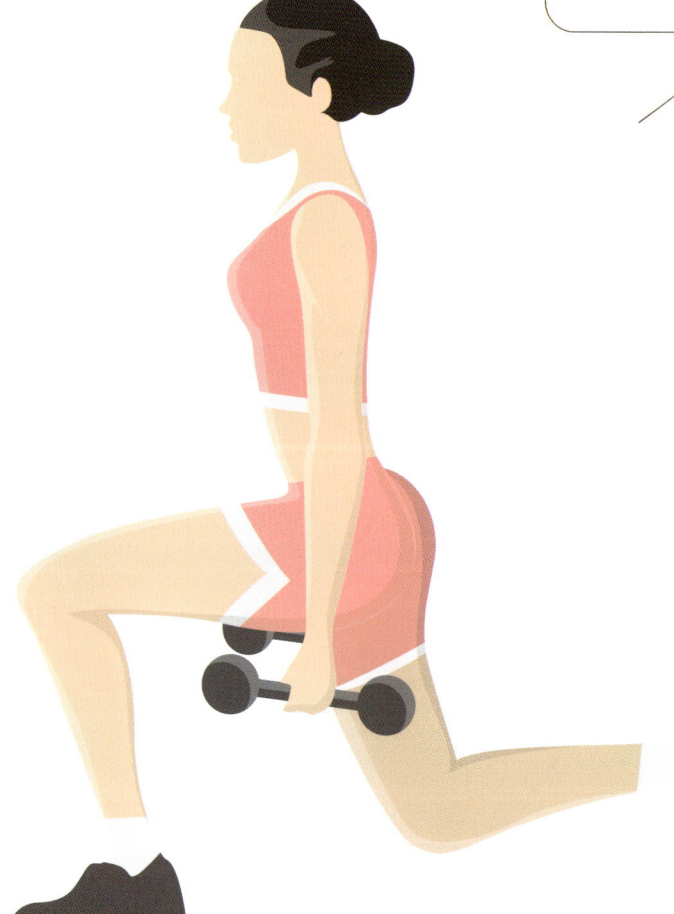

05 스쿼트 squats

수술부위에 무리를 주지 않는 동작입니다. 점진적으로 무게와 횟수를 늘려주세요.

운동목적

근력강화 : 넙다리네갈래근 대퇴사두근 *quadriceps*, 척추세움근 척추기립근 *erector spinae*

관련수술

복부피판술, 광배근치환술, 허벅지 뒷근육, 엉덩이 근육을 이용한 피판술

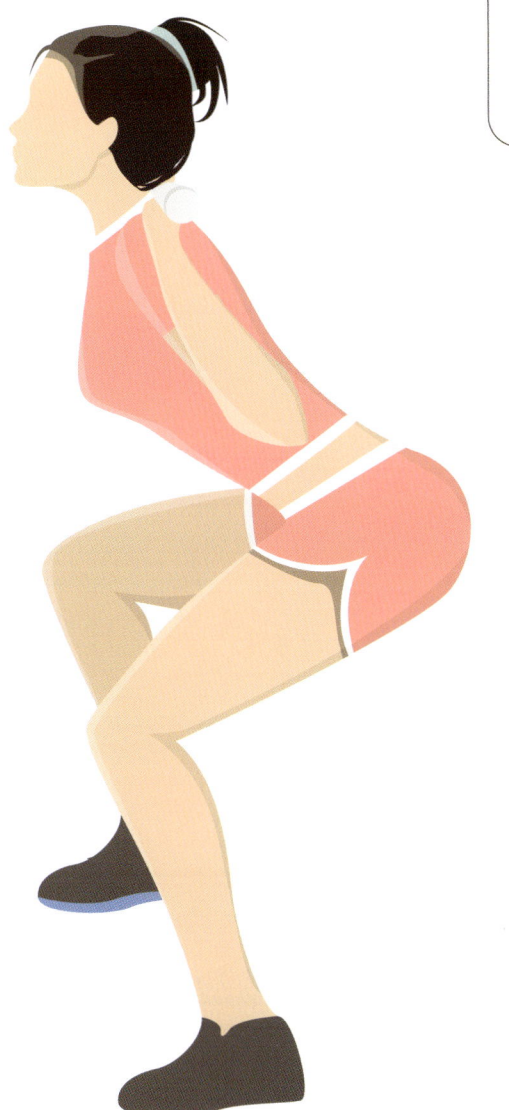

06. 유산소 운동

01 러닝머신 running machine

고지혈증 예방과 관리에 효과적이며 나쁜 콜레스톨을 낮추는 효과가 있습니다. 수영, 조깅, 등산 등의 유산소 운동이 효과적이지만 컨디셔닝 차원의 운동이기 때문에 점진적으로 속도와 횟수를 늘리는 것이 중요합니다.

운동목적

발목강화: 앞정강이근 전경골근 *tibialis anterior*, 뒤정강이근 후경골근 *tibialis posterior*, 장딴지근 비복근 *gastrocnemius*, 긴발가락굽힘근 장지굴근 *flexor digitorum longus*, 넙다리네갈래근 대퇴사두근 *quadricpes*

근력강화

관련수술
허벅지 안쪽, 엉덩이 근육 피판술

주의사항
수술부위에 무리가 가지 않게, 팔을 과도하게 흔들지 않는 것이 중요합니다.

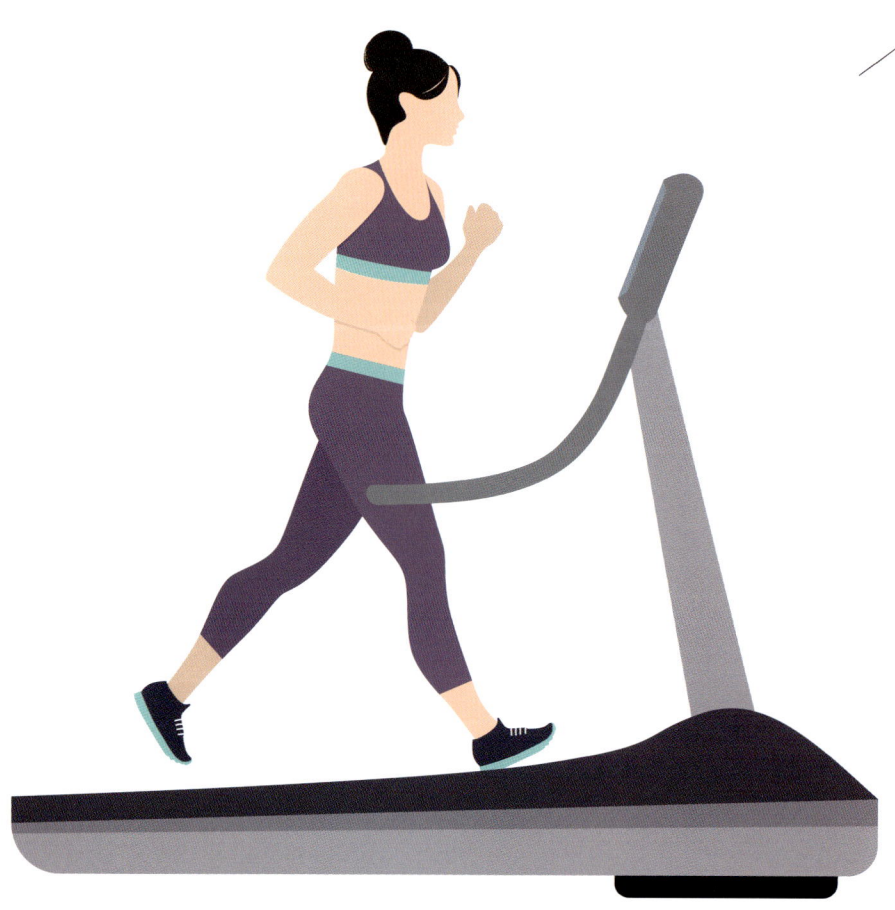

02 싸이클 cycle

수술부위에 큰 무리를 주는 운동이 아닙니다. 점진적으로 속도와 시간을 늘려주세요.

운동목적

근력강화 : 넙다리뒤근 슬곽근 *hamstring*, 장딴지근 비복근 *gastrocnemius* 근력강화

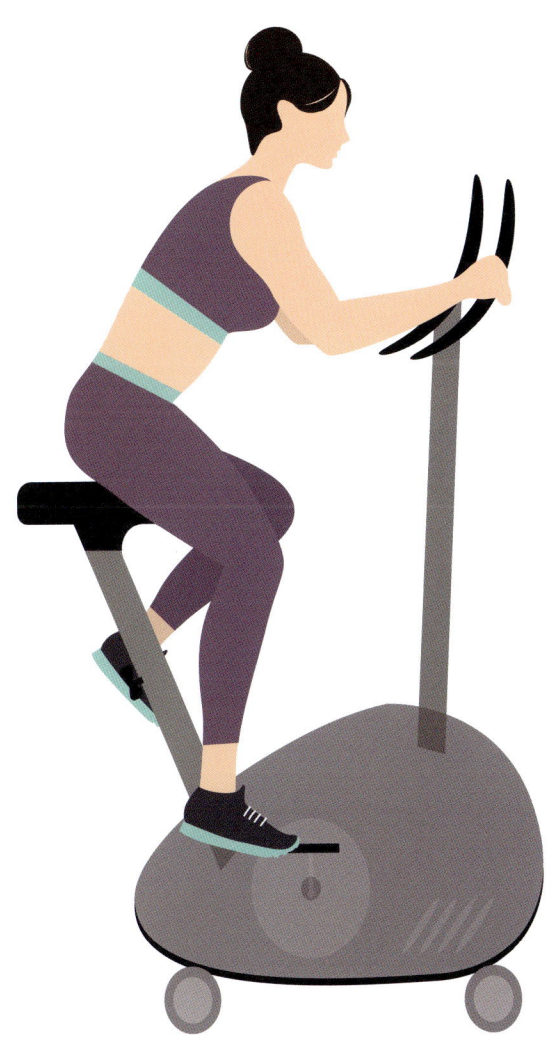

03 크로스 워킹 cross walking

과도하게 운동을 할 경우, 수술부위에 통증이 발생할 수 있습니다. 팔의 움직임을 점진적으로 늘려주세요.

운동목적

근력강화 : 넙다리네갈래근 대퇴사두근 *quadriceps*, 큰볼기근 대둔근 *gluteus maxius*, 넙다리뒤근 슬괵근 *hamstring*, 장딴지근 비복근 *gastrocnemius*, 넙치근 가자미근 *soleus*

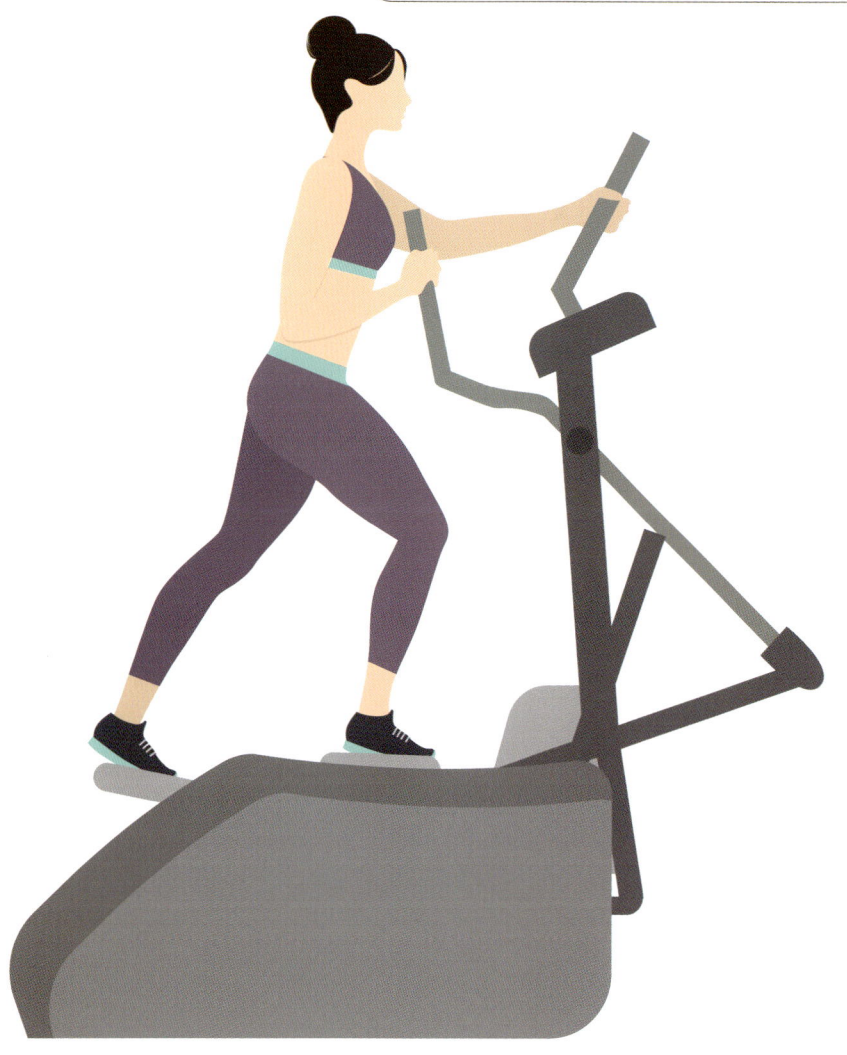

유방암 수술 후 부작용(9)
골다공증과 골감소증 osteoporosis & osteoperia

골감소증은 평균보다 낮은 골밀도를 가진 사람들에게서 진단되며, 골다공증은 낮은 골밀도와 뼈 조직의 구조적 악화가 특징입니다. 골감소증과 골다공증은 유방암 생존자 중 최대 80%가 경험할 수 있으며, 특히 폐경 후 더욱 발병 확률이 높은 것으로 보고되고 있습니다. 골감소증과 골다공증 치료가 충분치 않으면 통증과 골절을 야기 할 수 있으며, 이로 이해 추가적인 질병까지 발생할 수 있습니다.

유방암 생존자 중 골감소증과 골다공증의 암 관련 위험 인자에는 치료와 조기 폐경이 모두 포함됩니다. 중요한 점은 유방암 생존자, 특히 젊은 연령의 유방암 생존자 사이에서 일반인에 비해 골감소증 및 골다공증의 위험성이 생각보다 높다는 것입니다. 골감소증과 골다공증은 일반인도 쉽게 경험 할 수 있습니다. 미국에서 60세 이상의 여성 중 약 15.4%가 골다공증을 경험하며, 51.4%가 낮은 골밀도를 나타내고 있습니다. 또한 여성 2명 중 1명은 평생 골다공증 관련 골절의 위험에 노출된 것으로 보고되고 있습니다. 일반적으로 여성의 골밀도 감소는 노화, 폐경으로 인한 에스트로겐 결핍, 저체중, 신체 활동 부족, 과도한 알코올 섭취, 가족력, 흡연, 낮은 칼슘 섭취 및 비타민 D 부족과 관련이 있습니다. 암 생존자의 골밀도 감소는 치료 관련 효과와 위의 발생요인들과 함께 복합적으로 발생 할 수 있습니다.

Ramin, C., May, B. J., Roden, R., Orellana, M. M., Hogan, B. C., McCullough, M. S., ... & Visvanathan, K. (2018). Evaluation of osteopenia and osteoporosis in younger breast cancer survivors compared with cancer-free women: a prospective cohort study. Breast Cancer Research, 20(1), 1-10.

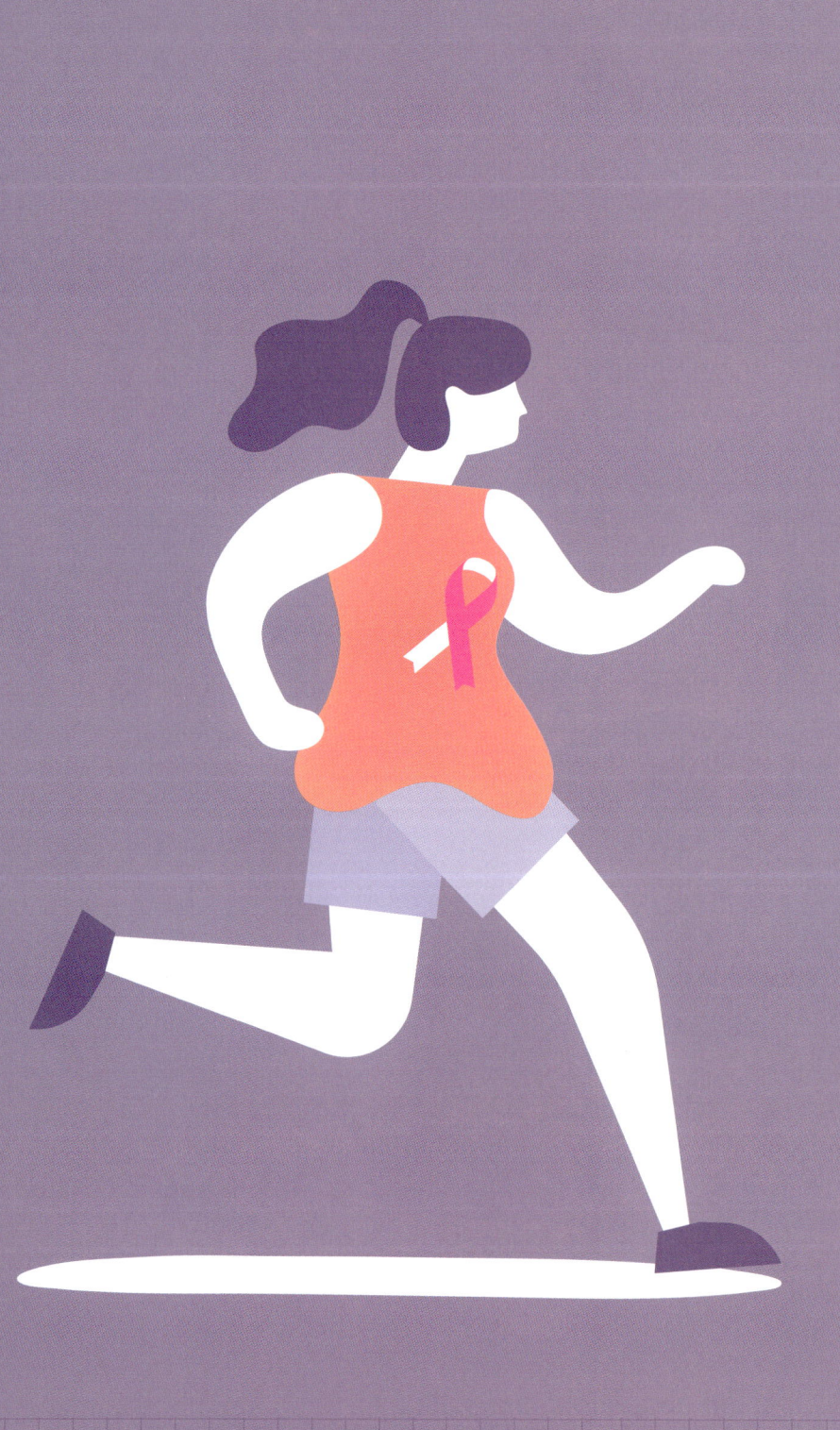

Part 9.

이유 모를
만성통증이 느껴질 때
볼테라피 재활홈트!

Part 9.
이유 모를 만성통증이 느껴질 때 볼테라피 재활홈트!

성공적인 유방암 수술 이더라도 방사선치료, 수술 부작용, 항암치료, 표적치료 등의 이유로 수술부위와 관련성이 낮은 부위에도 이유모를 만성통증 등이 발생 할 수 있습니다. 정적이고, 부드럽고, 비침습적이고, 안전한 볼테라피는 만성통증 관리에 효과적입니다(Kim, 2019).

단! 볼테라피를 통한 운동시 통증이 심한경우 볼의 압력을 낮추고 통증부위를 잠시 벗어나, 통증과 불편감이 적응되면 목적부위에 다시 시도하면 볼테라피를 효과적으로 사용할 수 있습니다.

목 어깨 통증과 두통 시퀀스
Sequence of neck shoulder pain & head ache

일반적으로 목 통증은 어깨 통증을 동반하는 경우가 많습니다. 목 통증은 단순히 목 통증에 국한된 것이 아니라, 목과 어깨에 연결된 근육과 깊은 관련성이 있습니다. 또한, 목 통증이 심한 경우에는 거북목 및 라운드숄더 증상을 보이며, 이는 큰가슴근과 배곧은근 복직근 rectus abdominis의 단축과도 관련성이 높습니다.

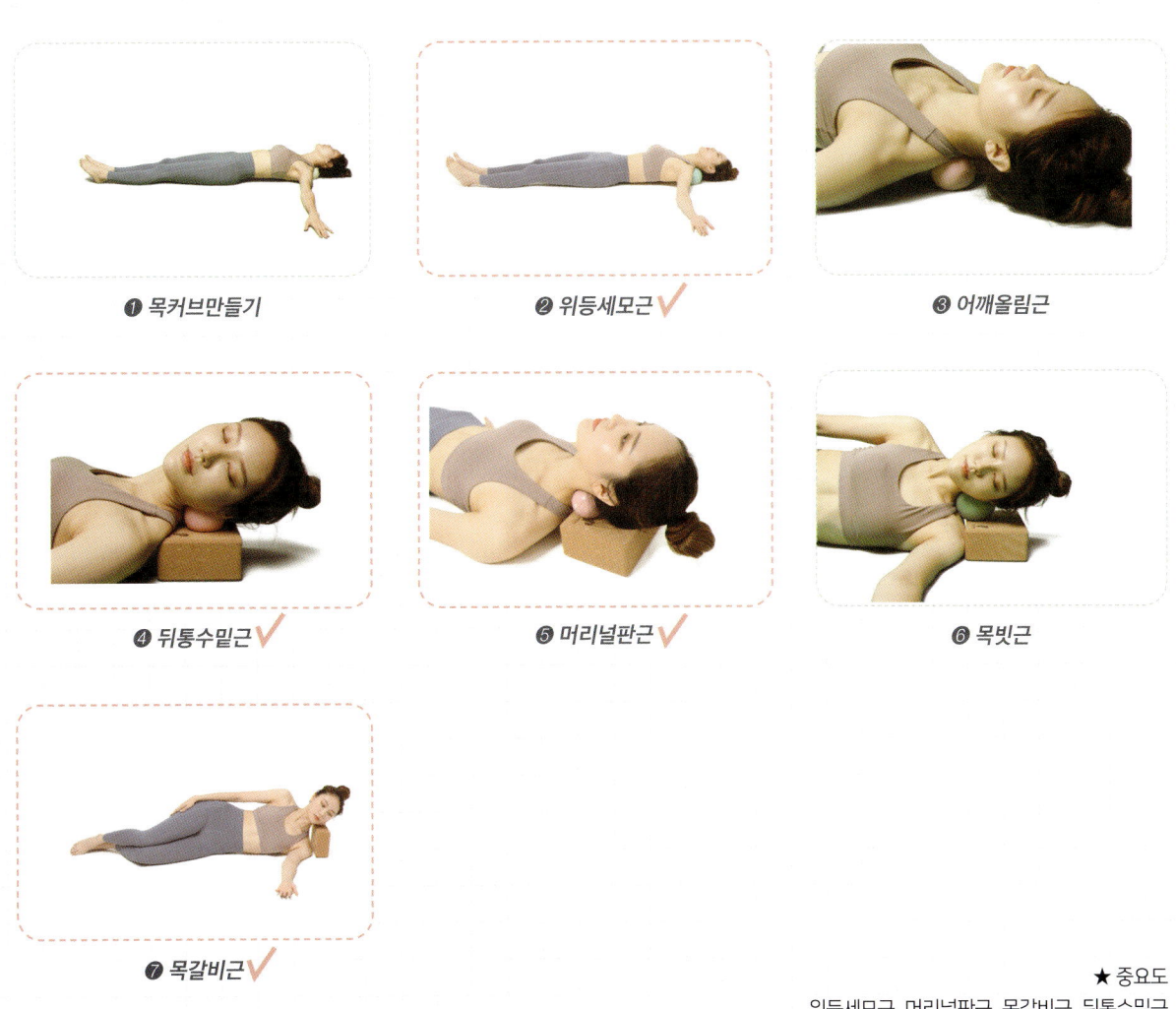

★ 중요도
위등세모근, 머리널판근, 목갈비근, 뒤통수밑근

볼테라피를 증상에 따라 타겟근육을 순서대로 적용해 주세요. 증상, 해부생리학적 요인, 근육이완 정도에 따라 근육을 긴장시키는 요소들을 고려해 최적의 운동 프로토콜을 순서대로 구성했습니다. 커스텀시퀀스는 개인 체형, 기능, 통증 정도에 따라 이상적인 시퀀스로 구성되었지만, 개인에 따라 유연하게 사용할 수 있습니다.

1. 목커브 만들기 *shaping neck curve*

근육설명 목통증의 근본적인 원인 중 하나는 목의 부정렬입니다. 목의 부정렬은 관절, 근육, 신경에 직간접적 영향을 미쳐, 목의 기능장애와 통증을 야기합니다. 이를 개선하기 위해서는 올바른 경추의 정렬 회복이 필수적입니다.

준비물 | 맥스볼 1개

호흡법 | 흉식 호흡

공기압 | 레벨 0 ~ 2

-3 -2 -1 0 1 2 3

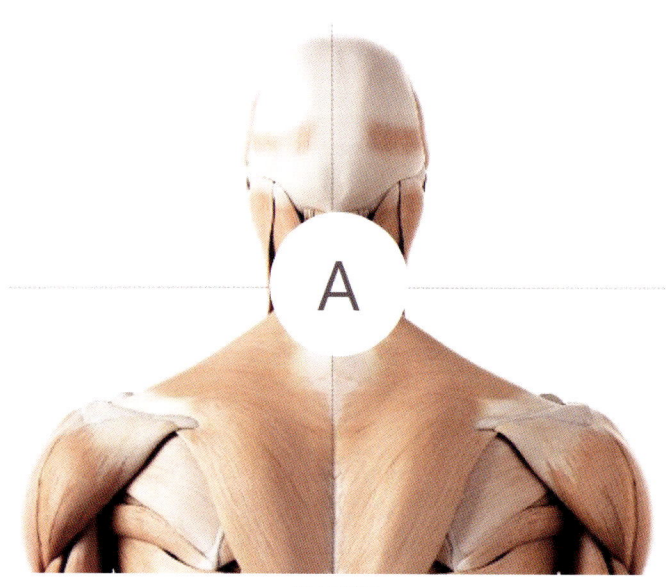

볼 포인트

커스텀 시퀀스 *custom sequence*

1 기본자세

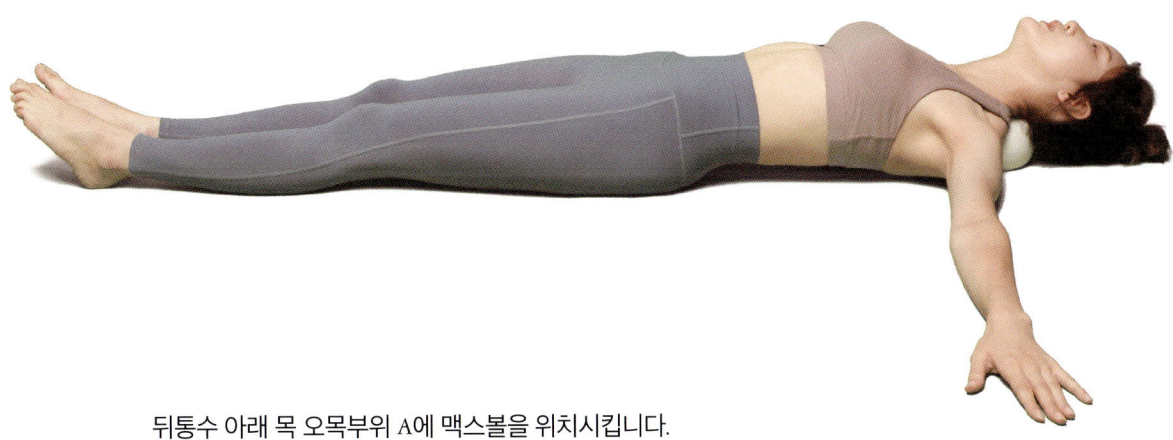

뒤통수 아래 목 오목부위 A에 맥스볼을 위치시킵니다.

2

오른쪽으로 고개를 돌린 후, 들숨 후 날숨 시 고개가 오른쪽으로
떨어 트려 주세요. 왼쪽 방향도 동일하게 적용해 주세요.

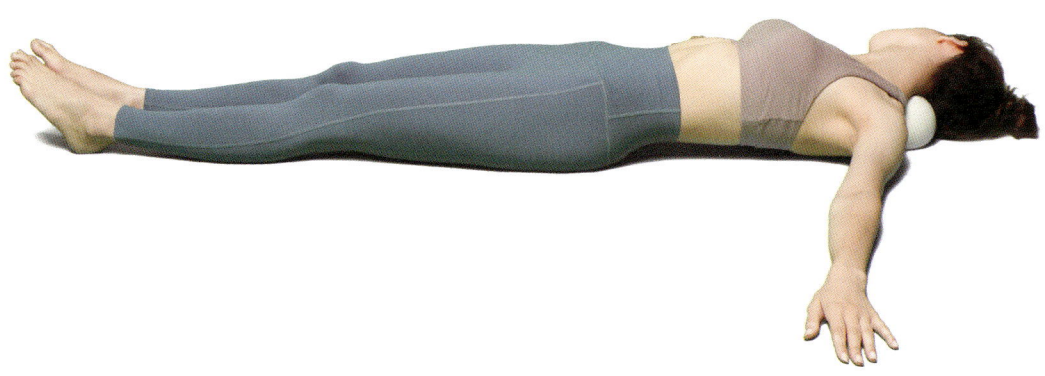

3

맥스볼을 흉추부위에 적용한 채 양팔을 교차하여 가슴앞으로 위치시켜 주세요.
어깨뼈의 움직임과 목주변 근육 사용으로 미세한 차이를 발생시킵니다.

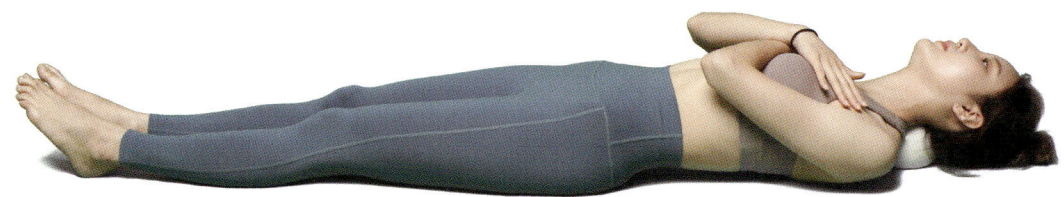

2. 위등세모근 상부승모근 *trapezius*

근육설명

위 등세모근 통증은 어깨올림근 통증과 구별 지을 수 있는데, 목 뒤쪽의 긴장성 통증은 어깨올림근 견갑거근 *levator scapulae*이, 어깨부위 통증은 위등세모근이 통증의 원인이 될 수 있습니다. 목빗근과 등세모근은 주동근·길항근 관계를 유지하면서 목과 머리의 균형을 유지합니다. 목빗근의 단축은 거북목 체형을 야기해 목의 좌우 회전제한을 초래하며, 약화된 위등세모근은 머리를 지탱하기 위해 지속적으로 편심성 수축을 유지하여 두통과 어깨통증을 유발합니다. 위등세모근은 빗장뼈 바깥 1/3 어깨뼈 가시, 뒤통수뼈에 붙어있어 목 움직임과 어깨 움직임에 중요하지만, 겉근육인 위등세모근 밑층에는 머리널판근, 목널판근 경판상근 *splenius cervicis*, 어깨올림근, 마름근 등이 층을 이루기 때문에 흉추와 경추 경계 움직임과 통증 개선에 효과적입니다.

준비물 | 미듐볼 2개 미니볼 1개

호흡법 | 흉식 호흡

공기압

미듐볼 레벨 0~ 2

미니볼 레벨 0~ 2

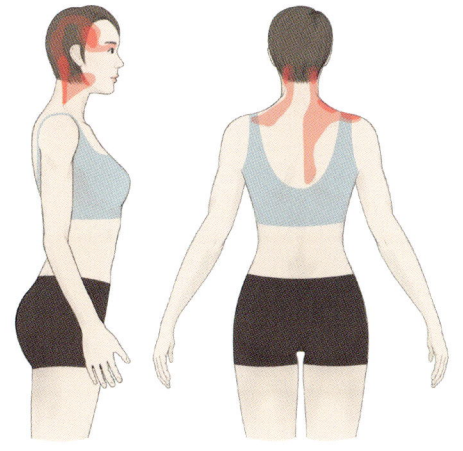

압통점 트리거포인트

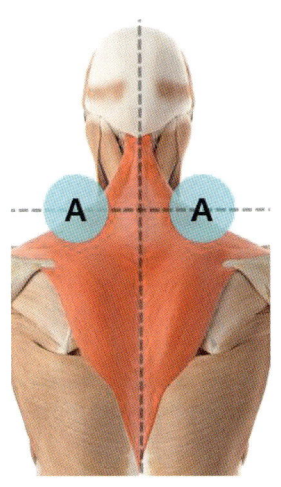

볼 포인트

커스텀 시퀀스 *custom sequence*

1 기본자세

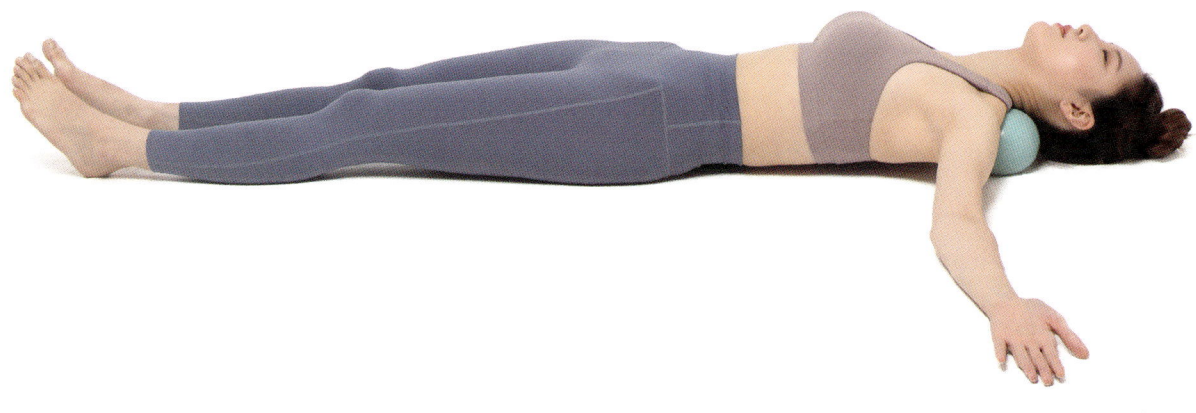

손가락으로 어깨세모근을 잡을 때
가장 두껍게 잡히는 부위 A에 미듐볼을 위치시켜 주세요.

볼자극 조절 *adjusting stimulation*

1

공 1개를 사용할 경우, 미듐볼이 놓인 반대 방향으로 고개를 60°정도 회전*rotation* 합니다.

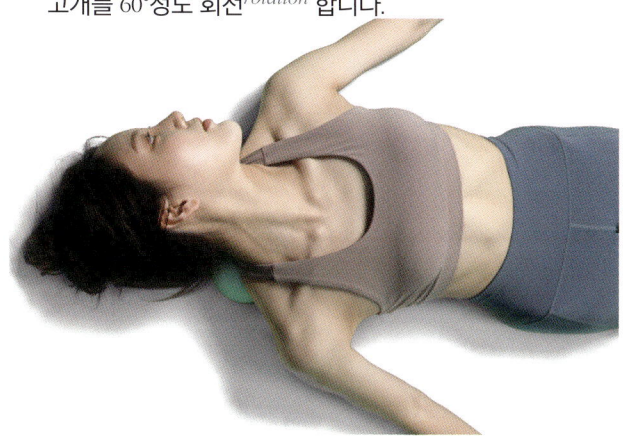

2

미듐볼 방향과 같은 방향의 어깨굽힘*flexion* 해 주세요.

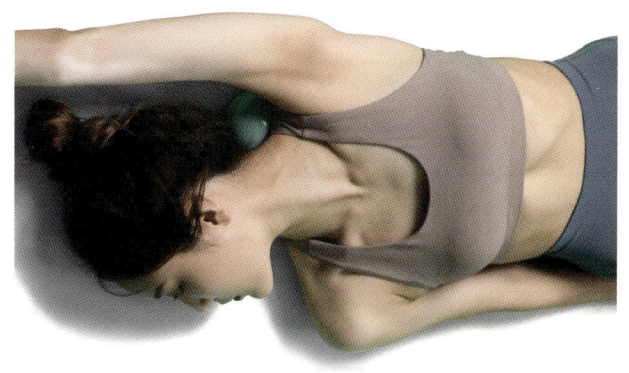

3

허리를 굽힌 후, A부위 위쪽에 미니볼을 놓고 체중을 이용해 자극해 주세요.

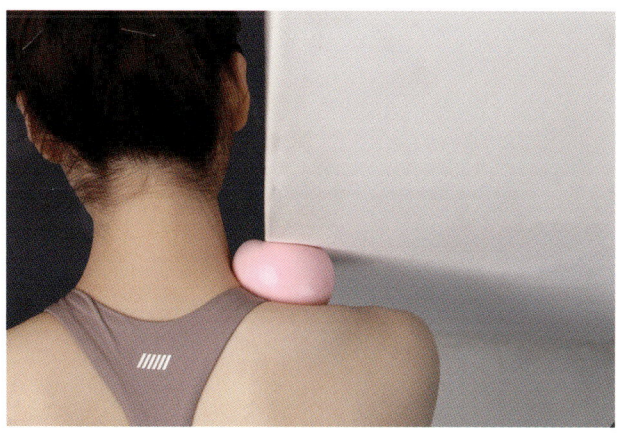

tip

고개를 볼의 반대방향으로 돌리면,
어깨올림근보다 등세모근 이완에 더욱 효과적입니다.

3. 어깨올림근 견갑거근 *levator scapular*

근육설명 어깨올림근은 경추에서 시작하여 어깨뼈에 부착되기 때문에, 목과 어깨 움직임에 동시에 관여합니다. 어깨올림근은 목 통증 뿐만 아니라, 어깨 통증이 있을 경우에도 이완이 필요한 근육입니다.

준비물 | 미니볼 2개 블럭 1개

호흡법 | 흉식 호흡

공기압

레벨 0~ 2

-3   -2   -1   0   1   2   3

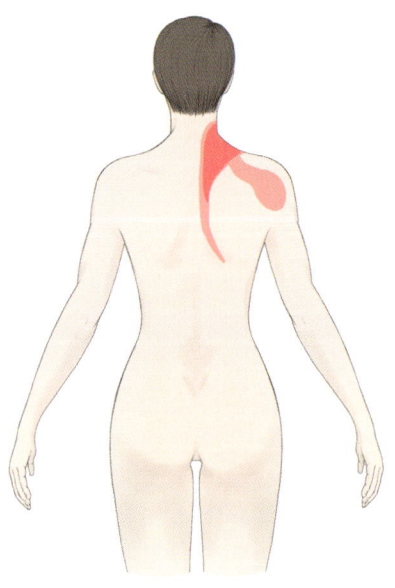

압통점 트리거포인트

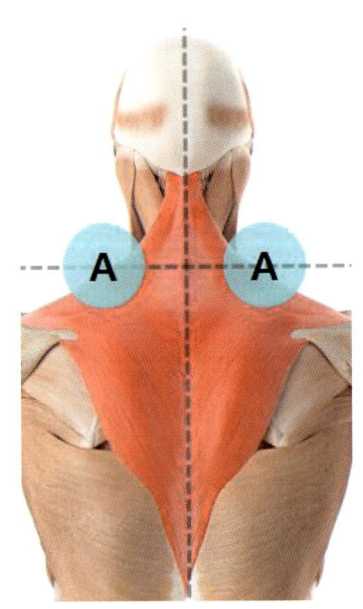

볼 포인트

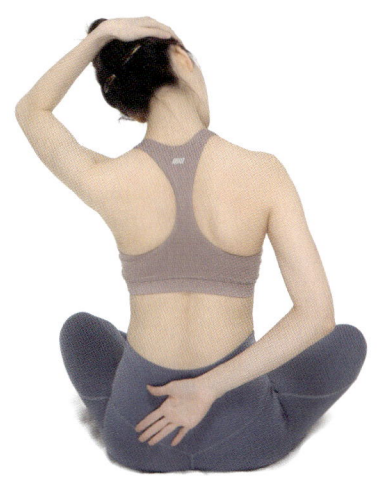
위등세모근 - 스트레칭

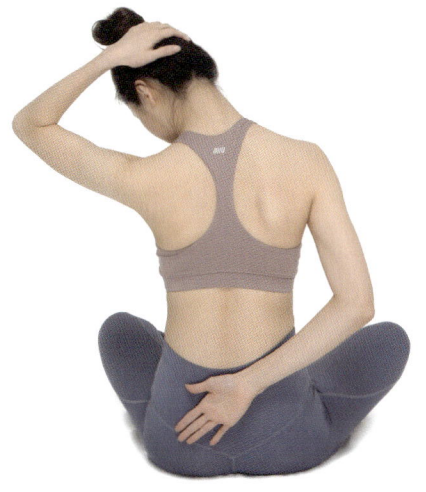
어깨올림근 - 스트레칭

> **tip**
> 위등세모근과 어깨올림근 스트레칭은
> 간단하지만 목의 회전방향이 다릅니다. 주의하세요!

커스텀 시퀀스 *custom sequence*

1 기본자세

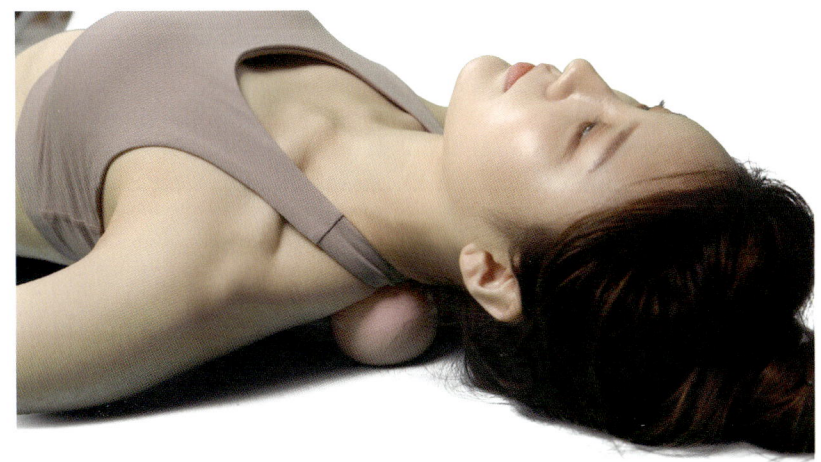

A에 미니볼을 올려놓고 가볍게 누릅니다.
목부위보다는 어깨부위가 더 가깝다고 생각하시면 됩니다.

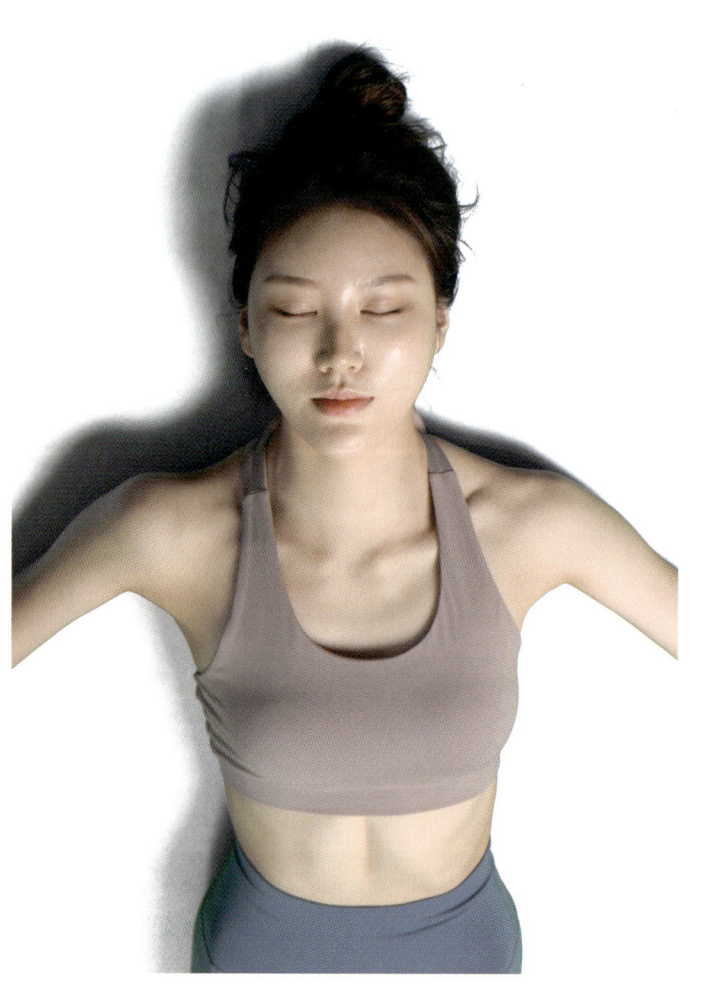

2

경우에 따라 양쪽을 동시에 자극해도 되지만,
한 방향만 집중적으로 자극하는게 더욱 효과적입니다.

tip
더욱 큰 자극을 원할 경우에는 블럭을 이용하셔도 됩니다.

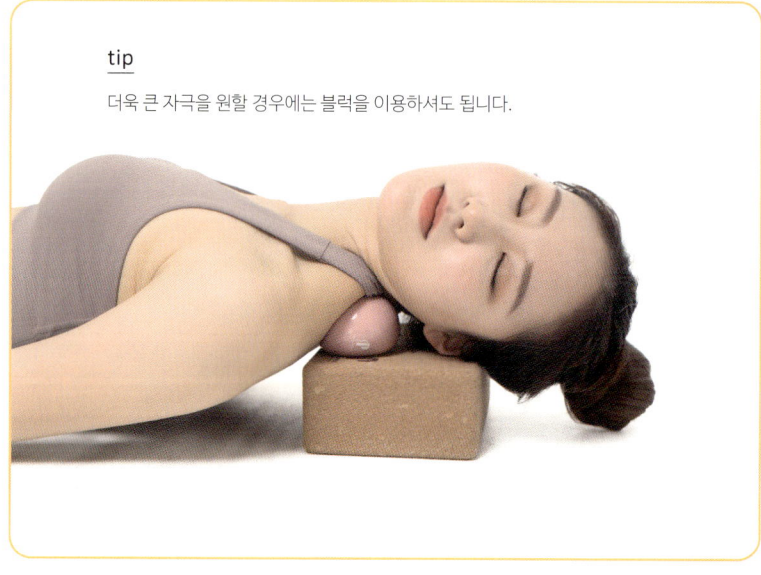

4. 뒤통수밑근 후두하근육 *suboccipital muscles*

근육설명 뒤통수밑근은 목 통증과 기능장애의 가장 근본적인 원인 중 하나입니다. 목 주변의 다른 근육들에 비해 고유수용감각이 집중적으로 분포해 등세모근, 목빗근 등과 같은 목 움직임 근육을 긴장시키는 1차 센서라고 할 수 있습니다. 뒤통수밑근의 근긴장 이완없이 두통감소는 기대하기 어렵습니다.

준비물 | 미니볼 1개 블럭 1개

호흡법 | 흉식 호흡

공기압

레벨 1 ~ 2
-3 -2 -1 0 1 2 3

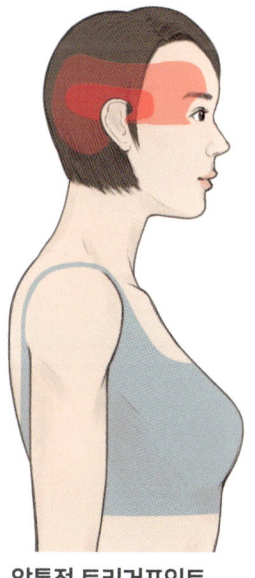

압통점 트리거포인트

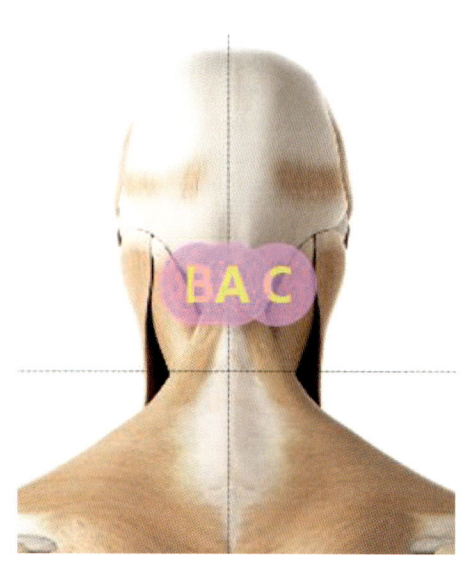

볼 포인트

커스텀 시퀀스 *custom sequence*

1 기본자세

뒤통수밑 움푹 파인 A부위에 미니볼을 위치시켜 주세요.

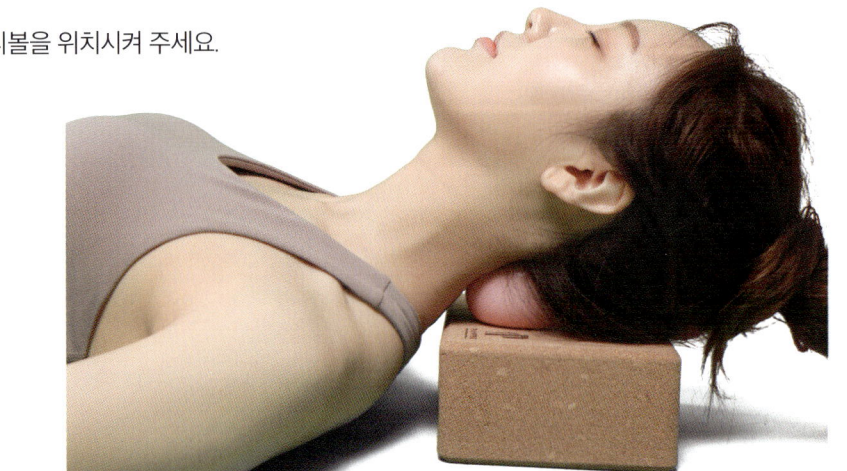

2

A부위를 기준으로 한쪽 방향으로 2~3Cm만 고개를 돌려 주세요.
고개를 돌리면 자연스럽게 볼이 B위치로 이동하게 됩니다

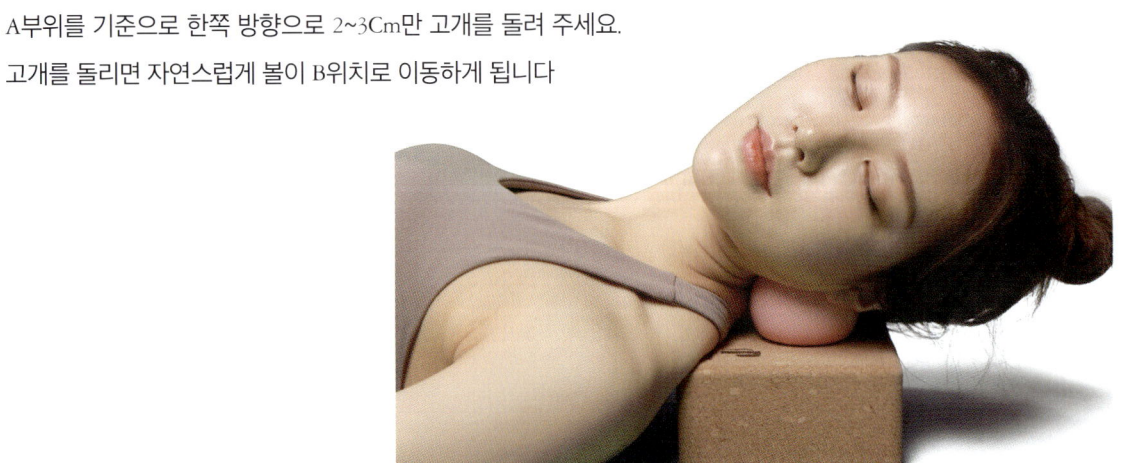

tip
목 디스크 증상이 있는 경우에는,
목 스트레칭과 함께 공을 사용하면 더욱 좋은 효과를 기대할 수 있습니다.

5. 머리널판근 두판상근 *splenius capitis*

 근육설명 머리널판근은 목의 폄과 회전 동작에 관여하는 근육으로 과긴장이 되면 반가시근과 함께 두통을 유발하는 근육으로 알려져 있습니다. 목통증이 심해지면 두통과 함께 턱관절 통증까지 초래할 수 있으며 더욱 심해지면 눈주위의 통증까지 발생할 수 있습니다. 머리널판근은 경추 부위에서 위등세모근과 층을 이루고 있기 때문에 머리널판근은 어깨 움직임 개선에도 효과적입니다.

준비물	미니볼 2개 블럭 1개	공기압	레벨 1 ~ 2 -3 -2 -1 0 1 2 3
호흡법	흉식 호흡		

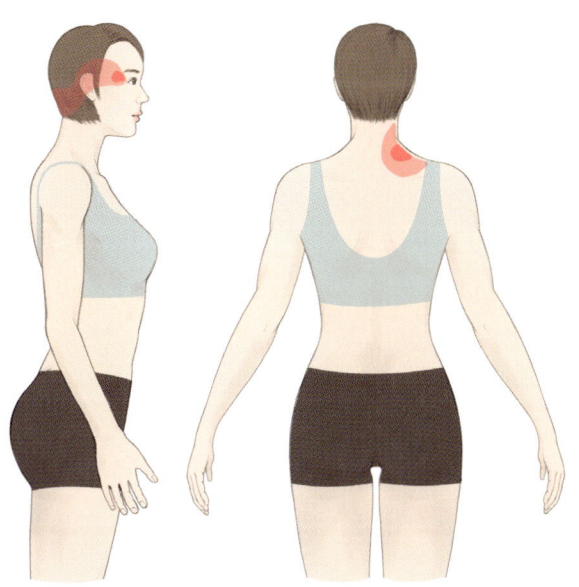

압통점 트리거포인트

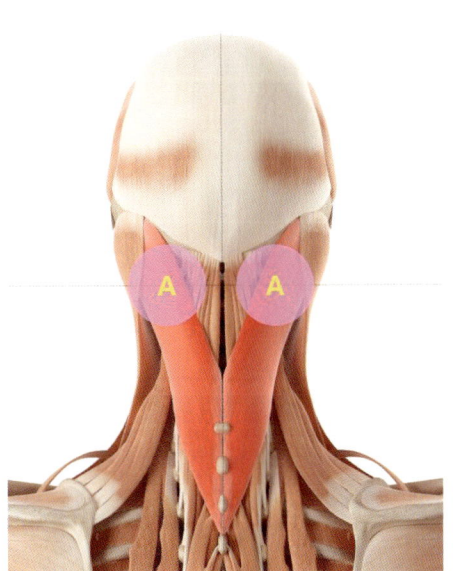

볼 포인트

커스텀 시퀀스 *custom sequence*

1 기본자세

공 1개를 사용할 경우, 미듐볼이 놓인 반대 방향으로 고개를 30°정도 회전시켜 주세요.

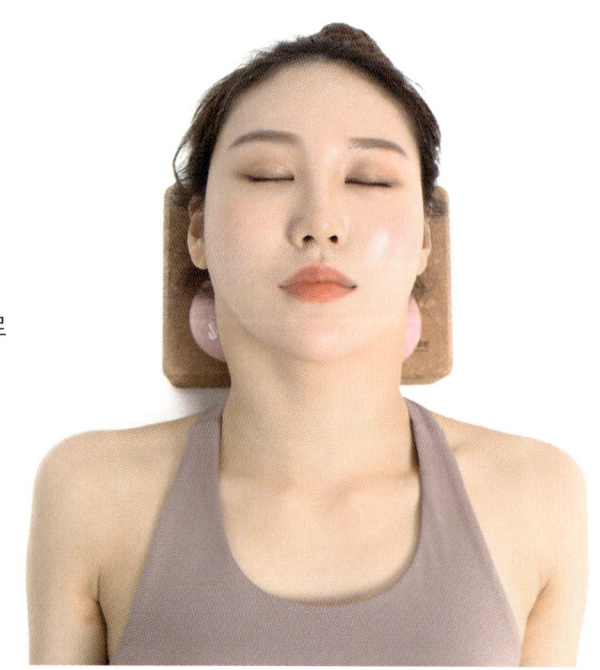

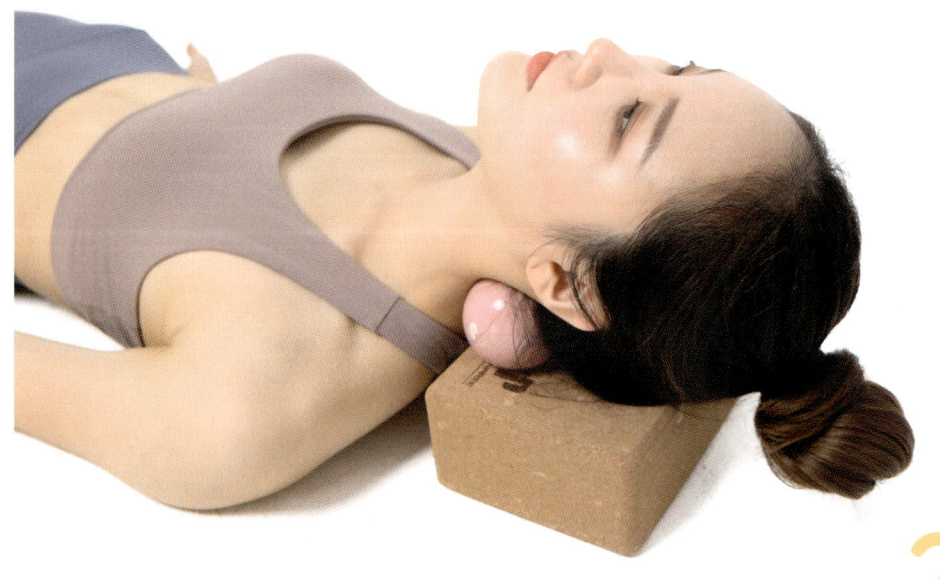

2

뒤통수 밑 양쪽에 움푹 파인 A부위에 미니볼을 위치시켜 주세요.

6. 목빗근 흉쇄유돌근 *sternocleidomstoid*

근육설명 목빗근은 목의 좌우회전과 앞굽힘 작용을 하는 근육입니다. 거북목 체형과 관련성이 매우 높은 근육입니다. 또한, 목빗근의 이완은 등세모근의 이완에도 효과적입니다.

준비물 | 미듐볼 1개 미니볼 1개 블럭 1개

호흡법 | 흉식 호흡

공기압

미듐볼 레벨 0~ 2
-3 -2 -1 0 1 2 3

미니볼 레벨 0~ 2
-3 -2 -1 0 1 2 3

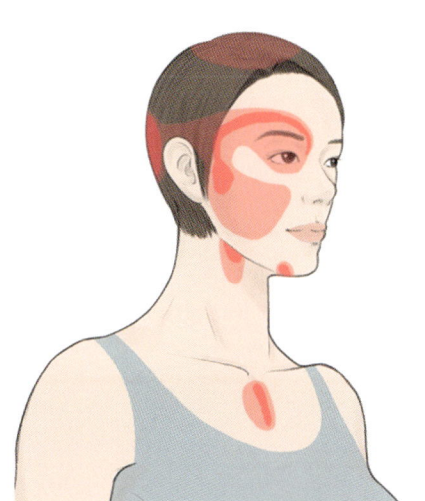

압통점 트리거포인트

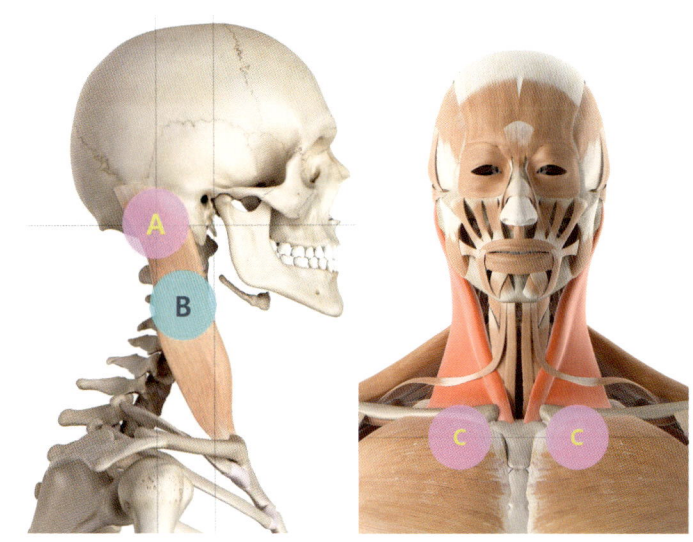

볼 포인트

커스텀 시퀀스 *custom sequence*

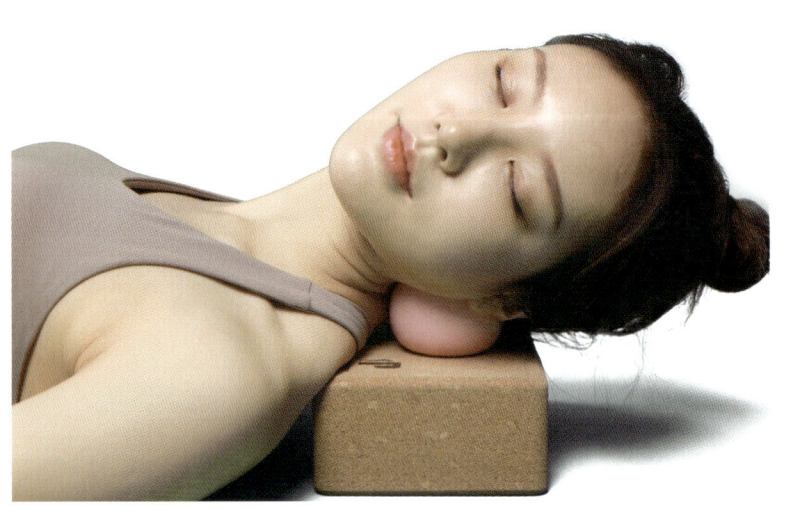

1 기본자세 - 목빗근 시작점 자극

귀뒷부분 움푹 파인 A부위에
미니볼을 위치시켜 주세요.

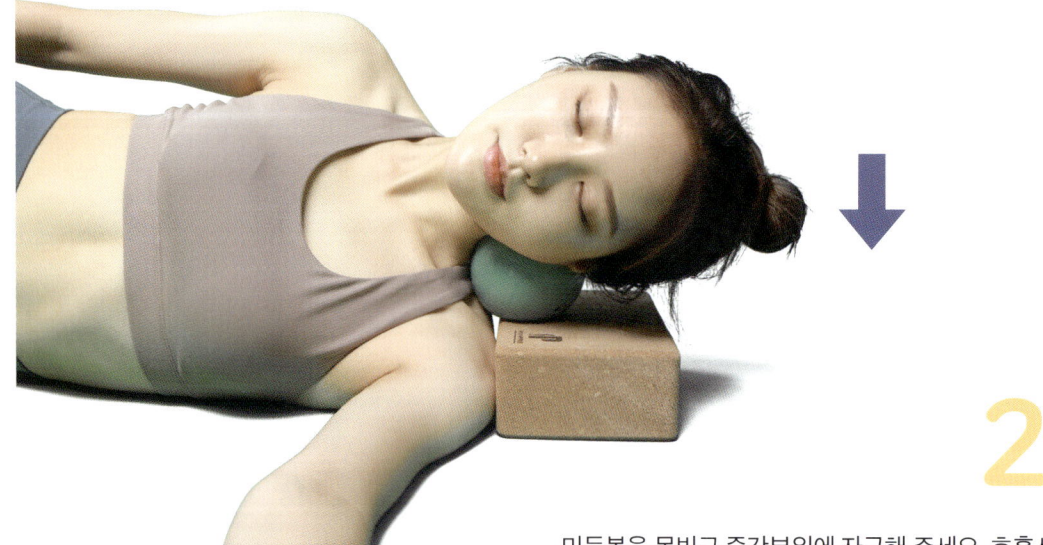

2 목빗근 중간점 자극

미듐볼을 목빗근 중간부위에 자극해 주세요. 호흡시 머리가
화살표 방향으로 자연스럽게 이완되는것이 이상적인 자세입니다.

> **tip**
> 목빗근은 회전 방향과 수축방향이 반대되는 근육입니다.
> 오른쪽 회전에는 왼쪽 목빗근이 수축합니다.

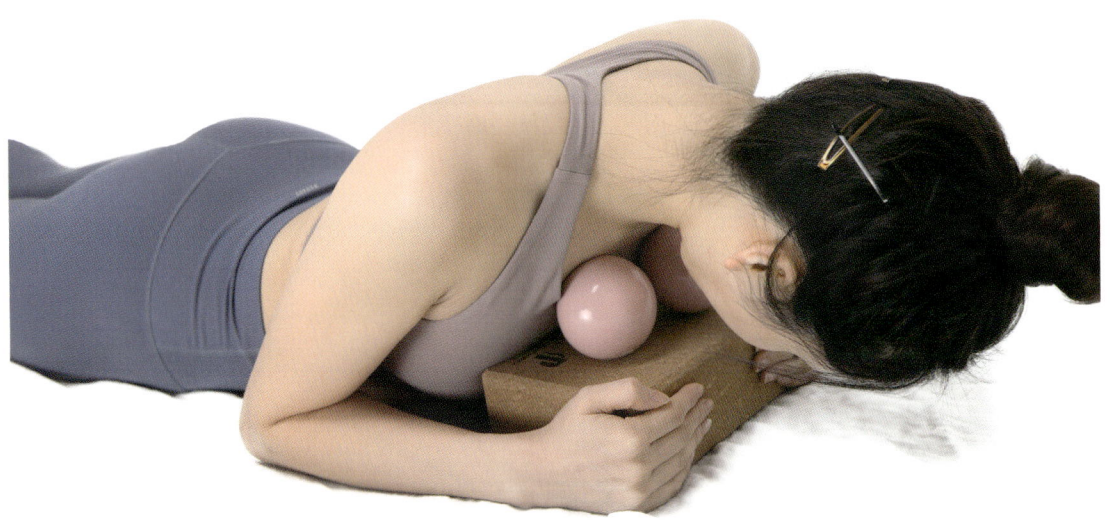

3 목빗근 부착점 자극

미니볼을 빗장뼈 가장 안쪽부위 바로 밑 C에 위치시켜 주세요.
빗장뼈에 부착되는 목빗근을 간접적으로 이완시켜 줄 수 있습니다.

7. 목갈빗근 사각근 scalene muscles

근육설명 목갈비근의 단축은 목의 측면 굽힘과 목의 양쪽 회전에 제한을 발생합니다. 무엇보다 목갈비근의 단축은 큰가슴근 대흉근 pectoralis major 위쪽과 위등세모근의 앞쪽의 과긴장과 동반되는 경우가 많기 때문에 목 통증과 기능 향상을 위해서는 주변 근육들 역시 같이 고려되어야 합니다. 목갈비근은 목빗근과 겹쳐지기 때문에 목의 측면 굽힘뿐만 아니라 회전 움직임 개선에도 효과적입니다.

준비물 | 미니볼 1개 블럭 1개
호흡법 | 흉식 호흡
공기압
레벨 0~ 2
-3 -2 -1 0 1 2 3

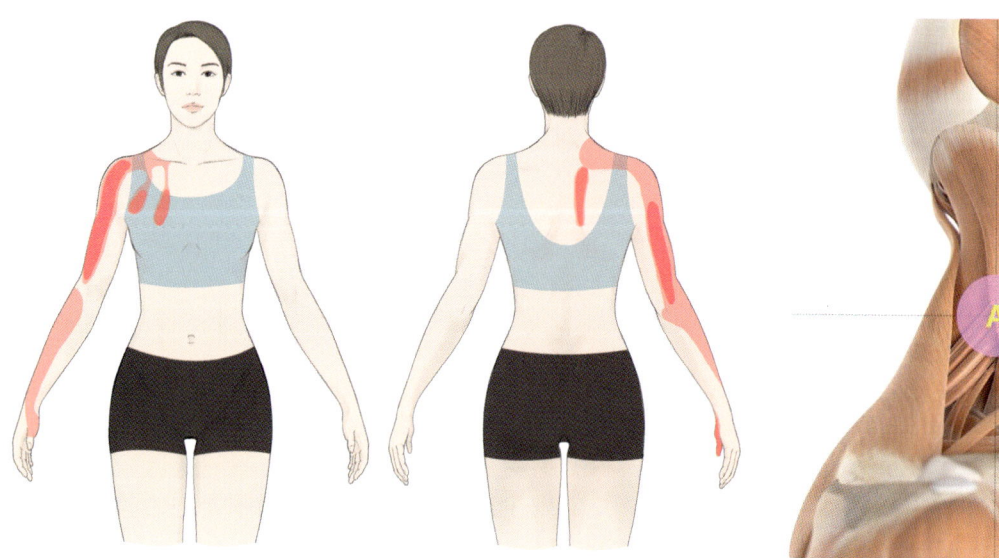

압통점 트리거포인트

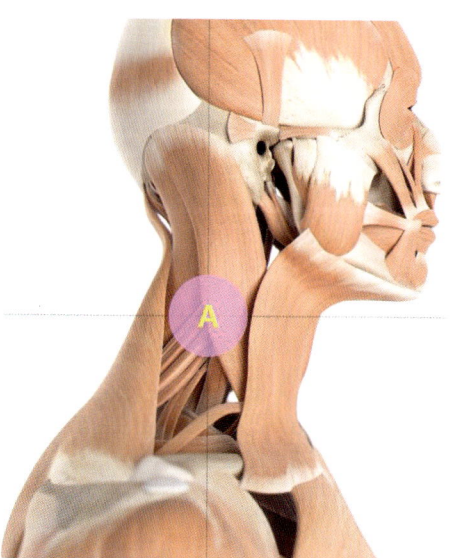

볼 포인트

커스텀 시퀀스 *custom sequence*

1 기본자세

블럭위에 미니볼을 위치시킨 후, 목뼈 4 - 6번을 중심으로 A 위치를 미니볼로 자극해 주세요.

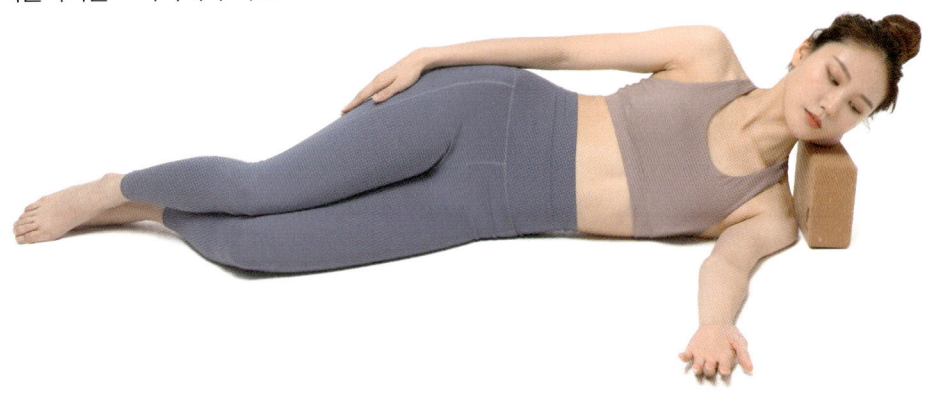

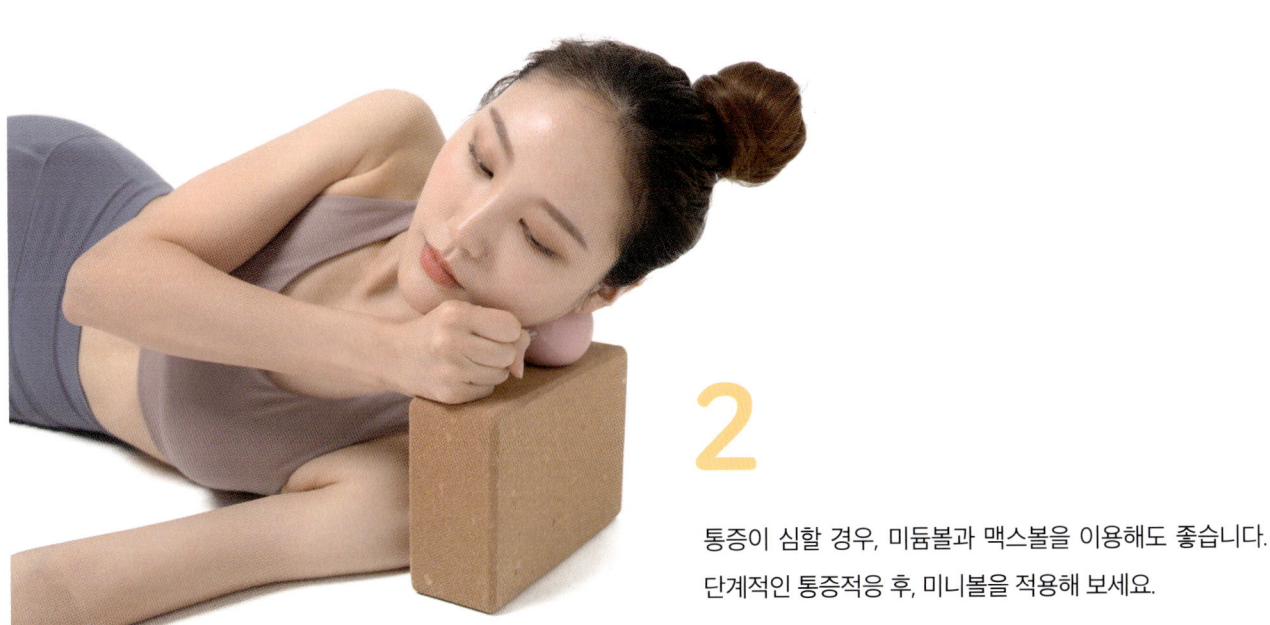

2

통증이 심할 경우, 미듐볼과 맥스볼을 이용해도 좋습니다.
단계적인 통증적응 후, 미니볼을 적용해 보세요.

> **tip**
> 개인 체형에 따라 블럭을 눕히거나 세워서 사용할 수 있습니다.
> 어깨높이에 맞게 블럭 높이를 조절해 주세요.

허리통증 시퀀스
Sequence of low back pain

유방암 수술의 여파로 허리통증이 발생 할 수 도 있지만, 유방암 수술 및 치료와 상관없이 대부분의 현대인은 허리통증을 쉽게 경험할 수 있습니다. 만성 허리통증으로 매번 병원에서 치료받기는 매우 어렵습니다. 볼테라피를 통해 자가 관리를 해보세요.

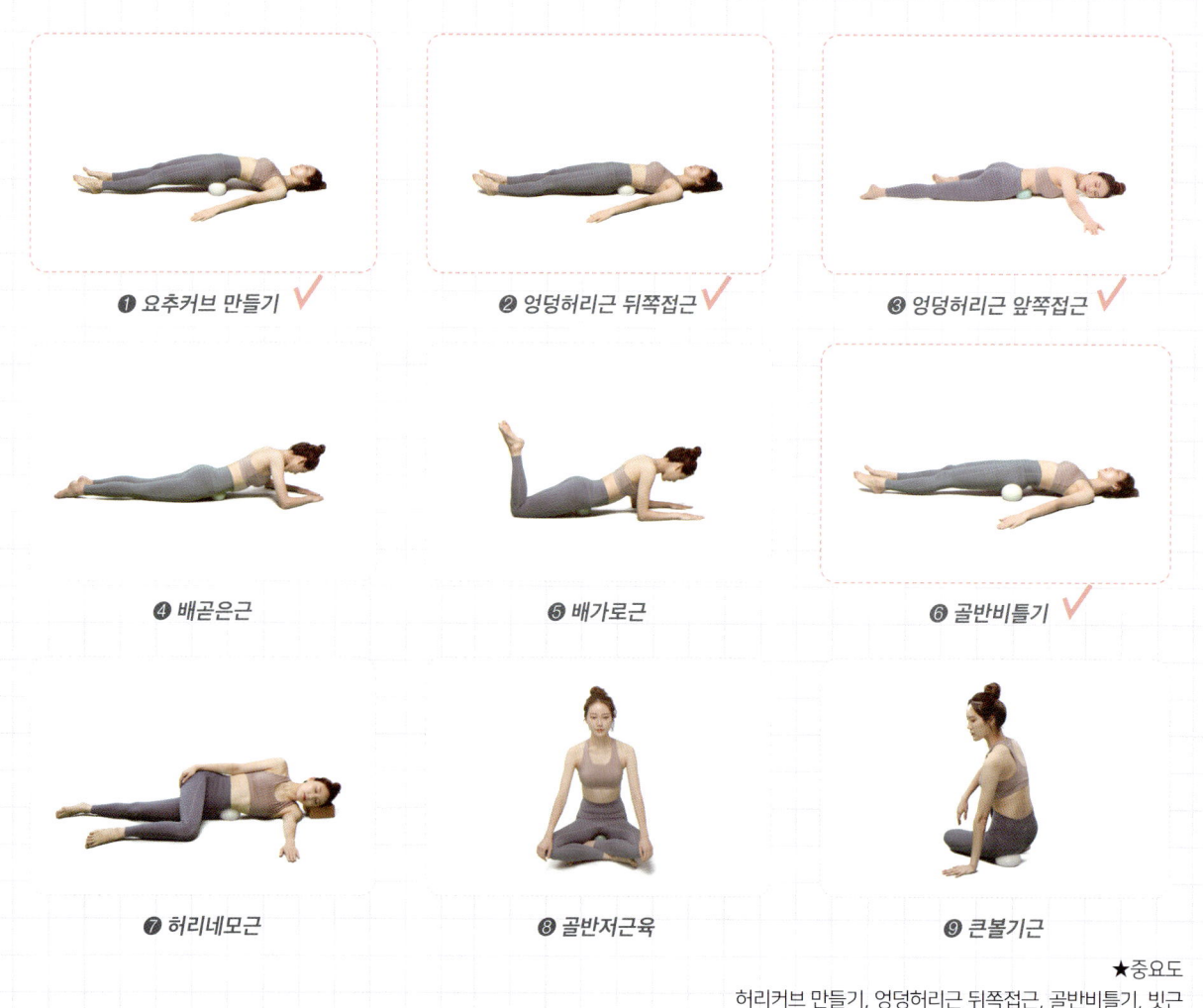

❶ 요추커브 만들기 ✓
❷ 엉덩허리근 뒤쪽접근 ✓
❸ 엉덩허리근 앞쪽접근 ✓
❹ 배곧은근
❺ 배가로근
❻ 골반비틀기 ✓
❼ 허리네모근
❽ 골반저근육
❾ 큰볼기근

★중요도
허리커브 만들기, 엉덩허리근 뒤쪽접근, 골반비틀기, 빗근

볼테라피를 증상에 따라 타겟근육을 순서대로 적용해 주세요. 증상, 해부생리학적 요인, 근육이완 정도에 따라 근육을 긴장시키는 요소들을 고려해 최적의 운동 프로토콜을 순서대로 구성했습니다. 커스텀시퀀스는 개인 체형, 기능, 통증 정도에 따라 이상적인 시퀀스로 구성되었지만, 개인에 따라 유연하게 사용할 수 있습니다.

1. 요추커브 만들기 *shaping lumbar curve*

근육설명 허리통증의 원인은 다양하지만 공통적으로 요추 부정렬이 대표적인 원인 중 하나입니다. 정상적인 요추커브를 회복하기 위해 표면근육과 속근육 모두 이완이 필요하며 볼테라피를 통해 충분히 개선가능합니다.

준비물 | 맥스볼 2개 블럭 1개

호흡법 | 복식 호흡

공기압

레벨 0 ~ 2

-3 -2 -1 0 1 2 3

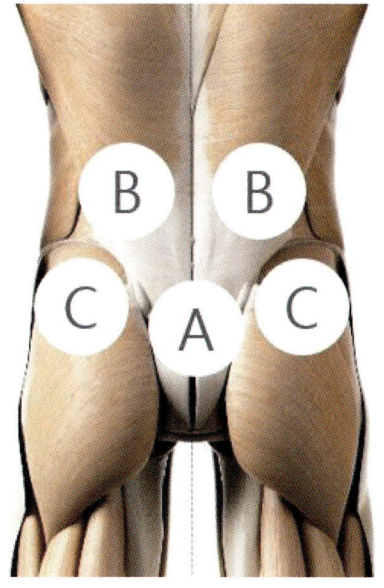

볼 포인트

커스텀 시퀀스 *custom sequence*

1 기본자세

허리벨트 라인 밑 평평한 엉치뼈 하단 A에 맥스볼을 위치시켜 주세요.

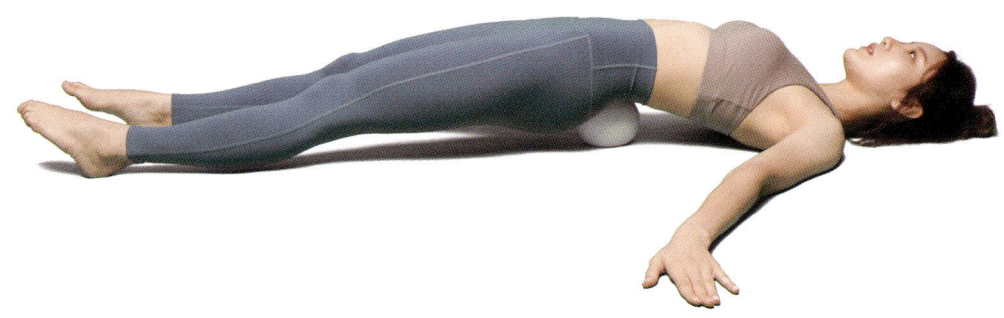

tip
깊은 복식호흡을 통해 더욱 큰 자극을 유도할 수 있습니다.
특히 충분한 날숨을 통해 더욱 완벽한 이완이 가능합니다.

2

배꼽 뒤 B에 맥스볼 2개를 위치시켜 주세요.

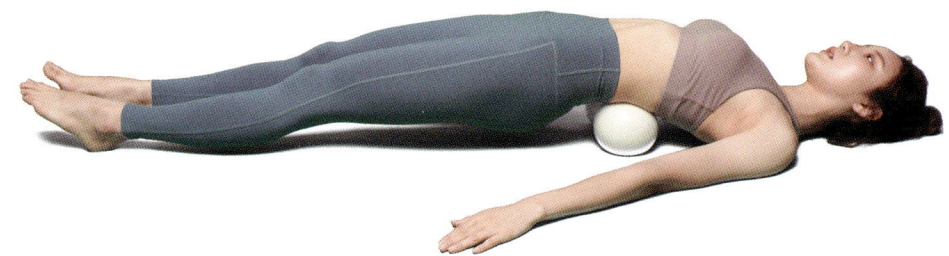

tip
갈비뼈 10번 뒤에 맥스볼 2개를 양쪽에 위치시켜 주세요.
근육이완보다는 볼의 높이만큼 척추의 상·하 견인효과를 기대할 수 있습니다.

3

위쪽 큰볼기근 C에 맥스볼을 위치해 주세요.
1, 2번동작을 통해 골반전방경사를 유도했다면,
3번 동작은 골반 후방경사를 유도해 척추세움근 *erector spinae*의
이완을 유도합니다.

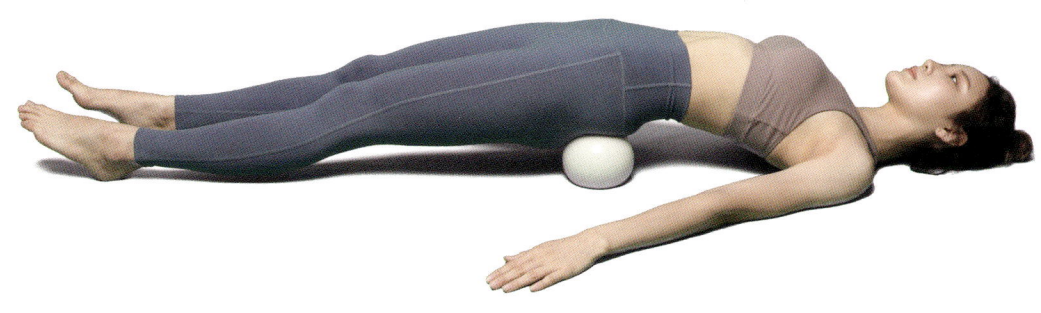

볼자극 조절 *adjusting stimulation*

1

블럭을 이용하면, 엉덩허리근의 스트레칭 효과도 있기 때문에
허리통증 개선에 매우 효과적입니다.
단! 충분히 허리주변 근육을 이완시킨 후 블럭을 이용해 주세요.
바로 적용하면 운동 후 불편함이 있을 수 있습니다.

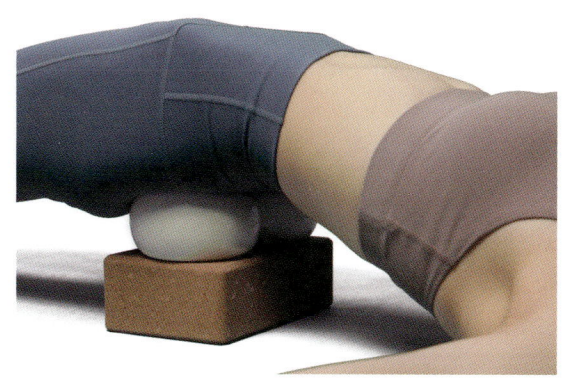

2. 엉덩허리근 - 뒤쪽 장요근 iliopsoas major posterior

근육설명 엉덩관절과 허리를 굽힐 때 작용하는 근육으로 허리통증에 있어서 매우 중요한 역할을 합니다. 특히, 허리통증에 있어서 가장 중요하게 여겨지는 근육 중 하나입니다. 엉덩허리근의 스트레칭과 이완 효과를 기대할 수 있습니다.

준비물 | 맥스볼 2개

호흡법 | 복식 호흡

공기압

레벨 0~ 3

-3 -2 -1 0 1 2 3

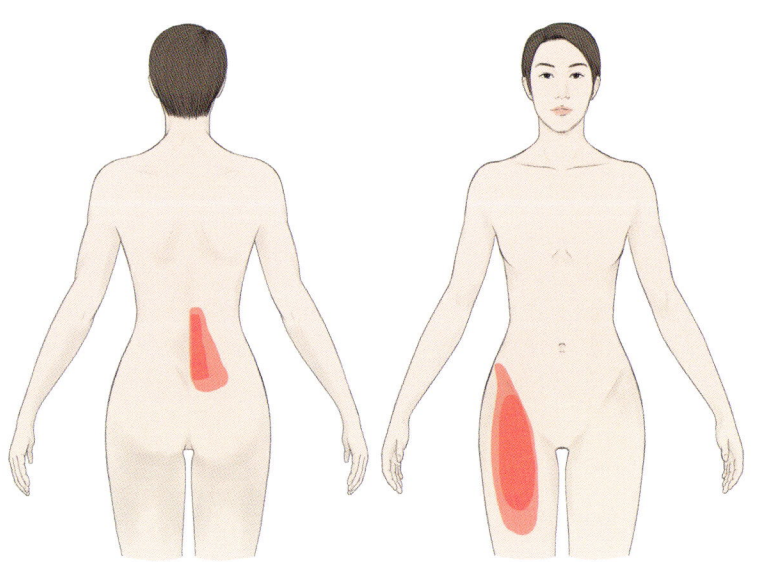

압통점 트리거포인트

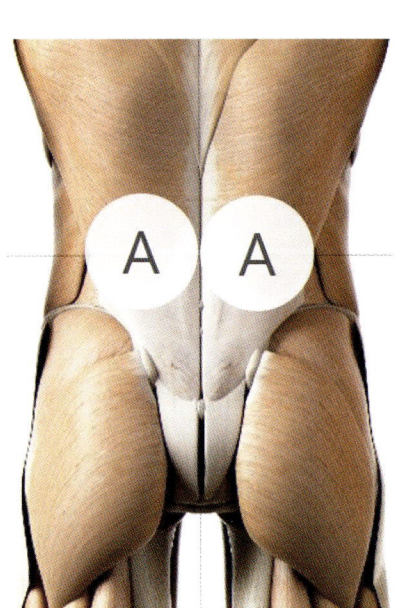

볼 포인트

커스텀 시퀀스 *custom sequence*

tip
근육관점의 자극이 아닌 요추관절의 견인효과와 굴곡변형을 통해
엉덩허리근을 자극할 수 있습니다.

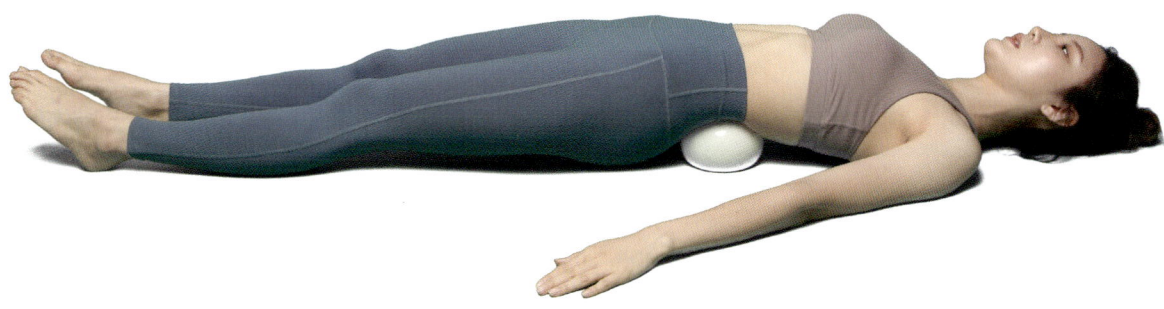

1 기본자세

배꼽을 기준으로 허리 양 옆 A에 맥스볼을 위치해 주세요.

tip
두 무릎을 굽혀 요추의 긴장도를 낮춰
엉덩허리근을 더욱 효과적으로 이완시킬 수 있습니다.

3. 엉덩허리근 - 앞쪽 장요근 *iliopsoas major - anterior*

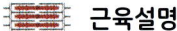 **근육설명** 복부에서 자극하는 방법입니다. 복부에는 내부장기가 밀집해 있기 때문에 엉덩허리근에 직접적으로 자극하는 것은 어렵습니다. 내부장기와 척추관절에 압력을 가해 간접적으로 자극하는 방법입니다. 다리위치에 따라 복부에 가해지는 압력정도가 달라집니다.

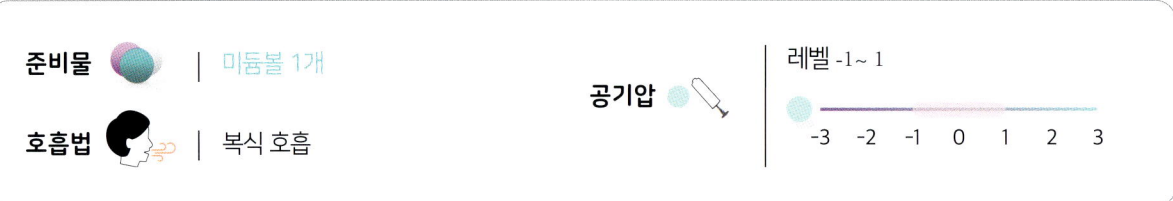

준비물 | 미듐볼 1개
호흡법 | 복식 호흡
공기압
레벨 -1~ 1
-3 -2 -1 0 1 2 3

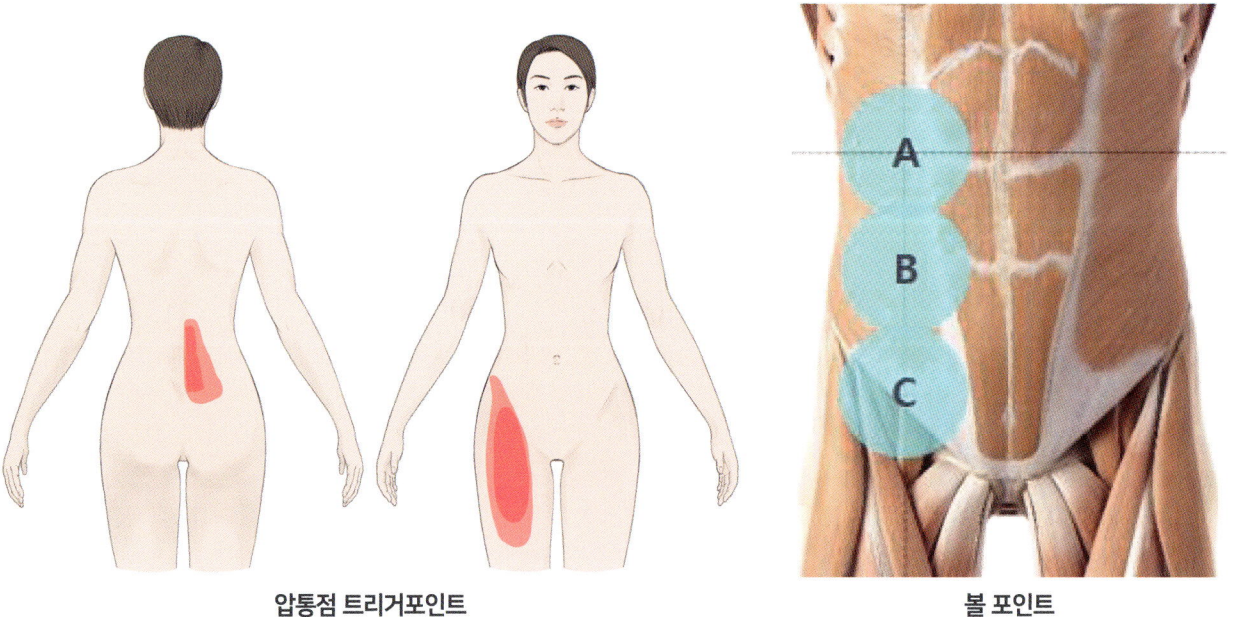

압통점 트리거포인트   **볼 포인트**

커스텀 시퀀스 *custom sequence*

1 기본자세

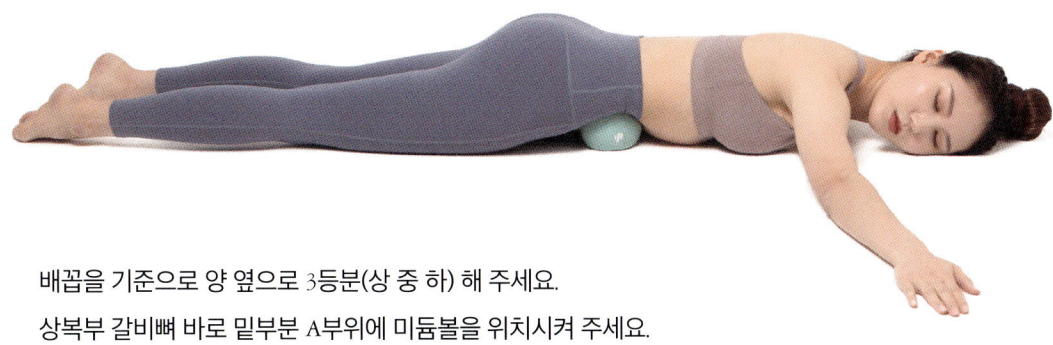

배꼽을 기준으로 양 옆으로 3등분(상 중 하) 해 주세요.
상복부 갈비뼈 바로 밑부분 A부위에 미듐볼을 위치시켜 주세요.

2

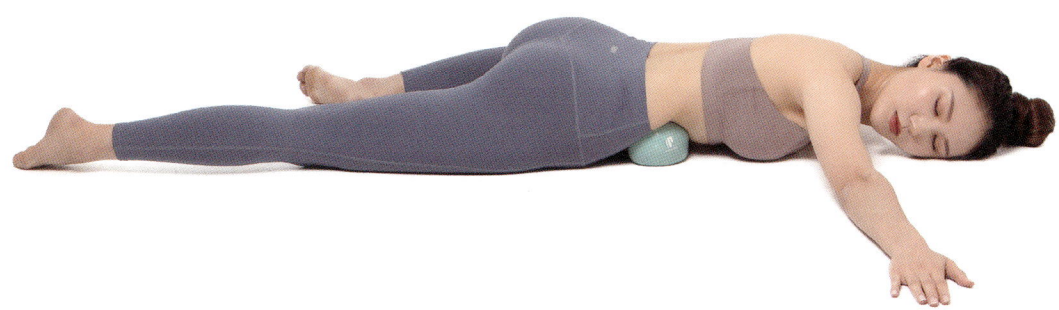

배꼽 양 옆 B부위에 미듐볼을 위치해 주세요.
엉덩허리근 하단 자극을 위해, 서혜부쪽에 최대한
가깝게 미듐볼을 C에 위치시켜 주세요.

볼자극 조절 *adjusting stimulation*

1

2

tip
아래 복부C 위치에 적용할 경우,
적용발을 외회전 시켜 덩허리근의 시작점과 부착점
가깝게 해 자극을 심부층까지 전달할 수 있습니다.

4. 배곧은근 복직근 rectus abdominis

| 근육설명 | 갈비뼈와 두덩뼈에 붙어 있는 근육으로 허리를 굽힐 때 사용되는 근육입니다. 척추세움근과 주동-길항근 관계인 배곧은근 입니다. 허리통증을 위해 척추세움근과 배곧은근의 이완은 매우 중요합니다. |

> **주동 길항근 관계**
> 미듐볼을 수직으로 누르는 것이 아니라, 볼이 살짝 삐져나올수 있게 볼을 위치시켜 주세요.

준비물 | 미듐볼 2개
호흡법 | 복식 호흡
공기압 | 레벨 -2 ~ 1
-3 -2 -1 0 1 2 3

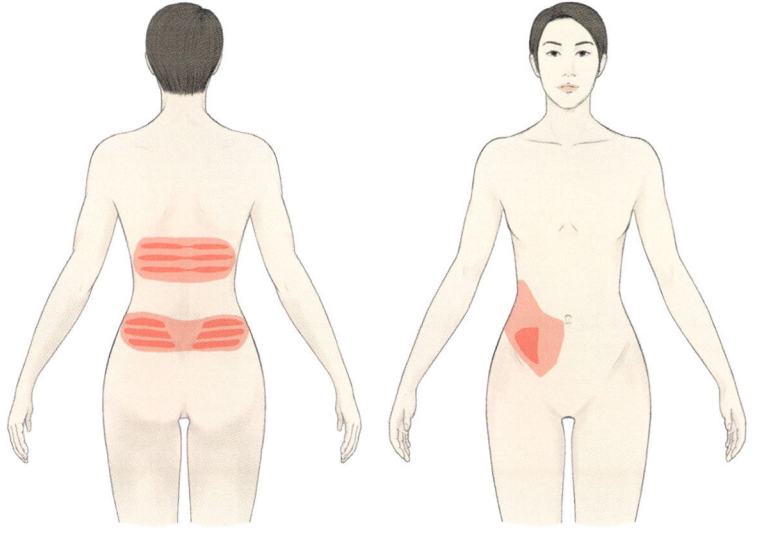

압통점 트리거포인트

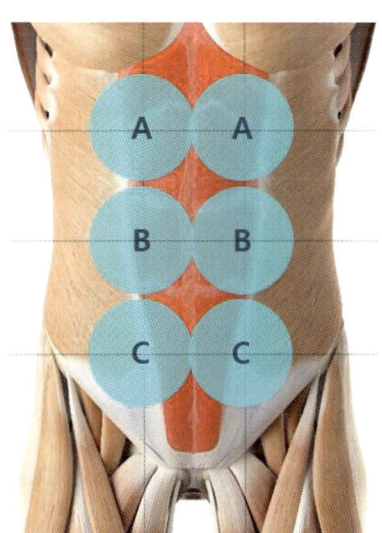

볼 포인트

커스텀 시퀀스 *custom sequence*

1 기본자세

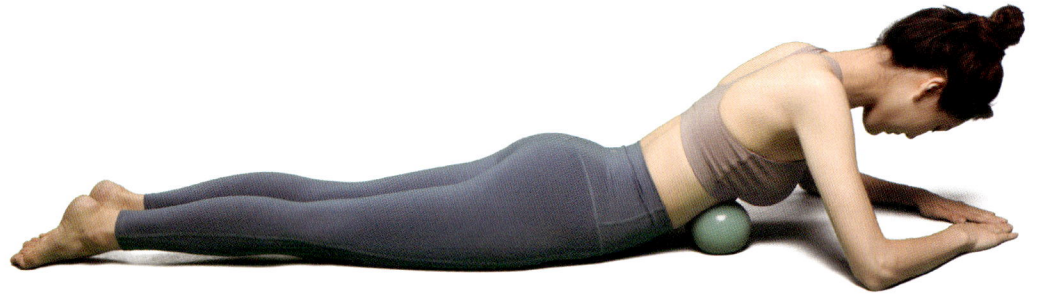

복부를 3등분(상중하)해 A에 미듐볼을 위치해 주세요.

2

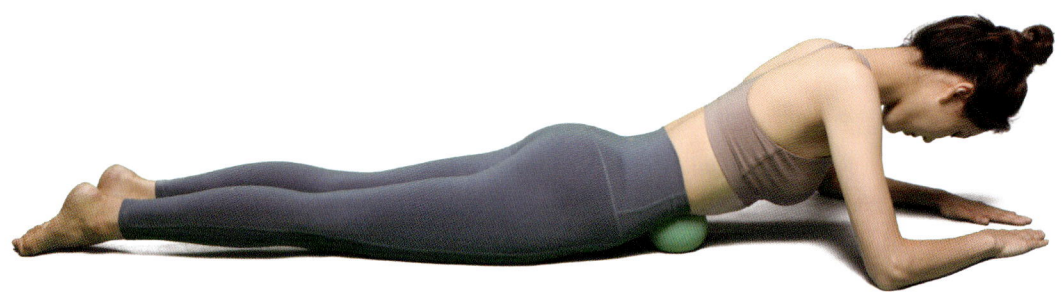

복부를 3등분(상중하)해 B에 미듐볼을 위치해 주세요.

3

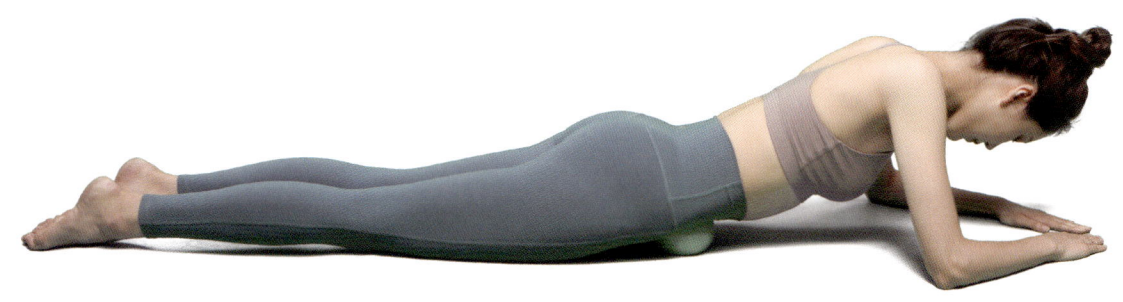

복부를 3등분(상중하)해 C에 미듐볼을 위치해 주세요.

볼자극 조절 *adjusting stimulation*

1

팔꿈치 위치를 조절해 볼 자극을 조절할 수 있습니다.

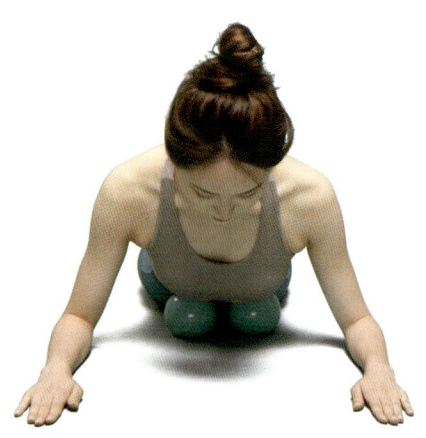 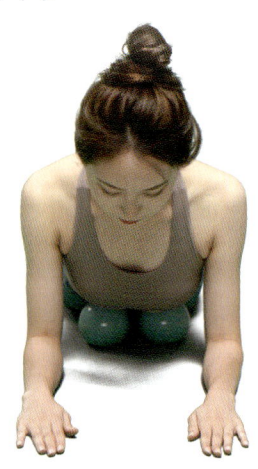

2

통증·불편감이 적응되면 완전히 엎드려 주세요.

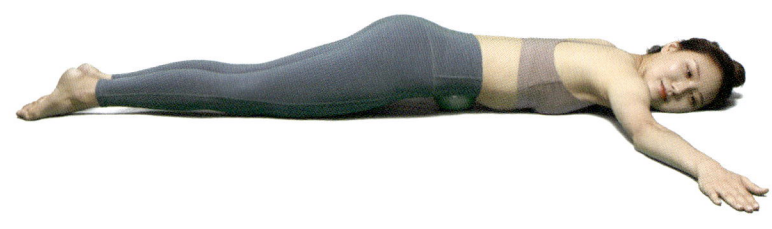

3

무릎을 굽히면 배곧은근 표면근육 위주로 자극할 수 있습니다.

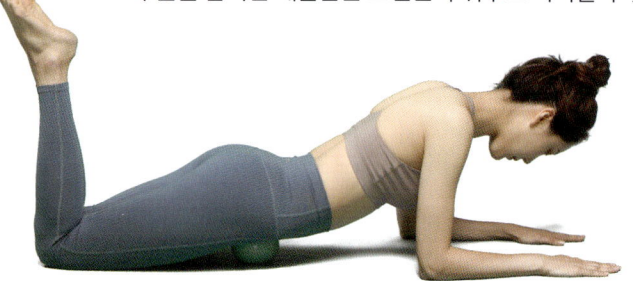

tip
심호흡을 하면 배곧은근의 심부층까지 자극할 수 있습니다.

5. 배가로근 복횡근 *transversus abdominis*

근육설명 배가로근은 복부의 대표적인 코르셋 근육으로 가장 심부층에 위치한 근육입니다. 배가로근은 척추 안정성에 관여하며, 허리통증이 심할경우 활성화가 감소됩니다. 배가로근은 단순히 복부 쪽에서만 위치하는 근육이 아니고, 옆구리와 뒷 허리부분까지도 포함하는 근육으로 복부 압력을 높이는 역할을 합니다.

준비물 | 미듐볼 1개

호흡법 | 복식 호흡

공기압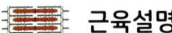

레벨 -1 ~ 1

-3 -2 -1 0 1 2 3

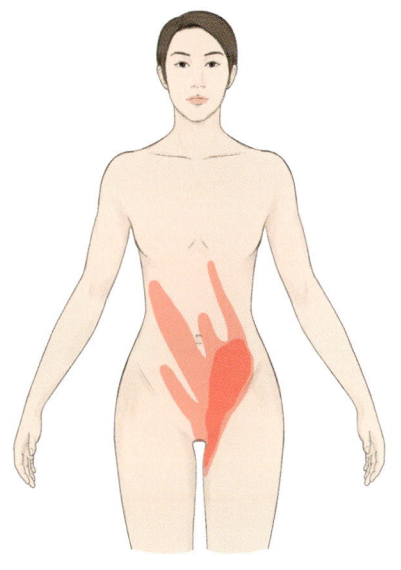

압통점 트리거포인트

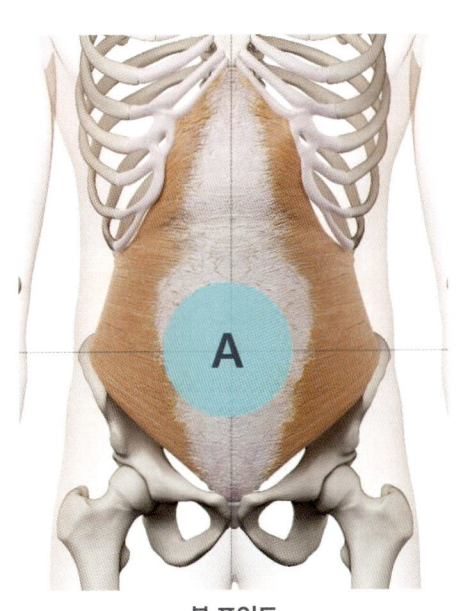

볼 포인트

커스텀 시퀀스 *custom sequence*

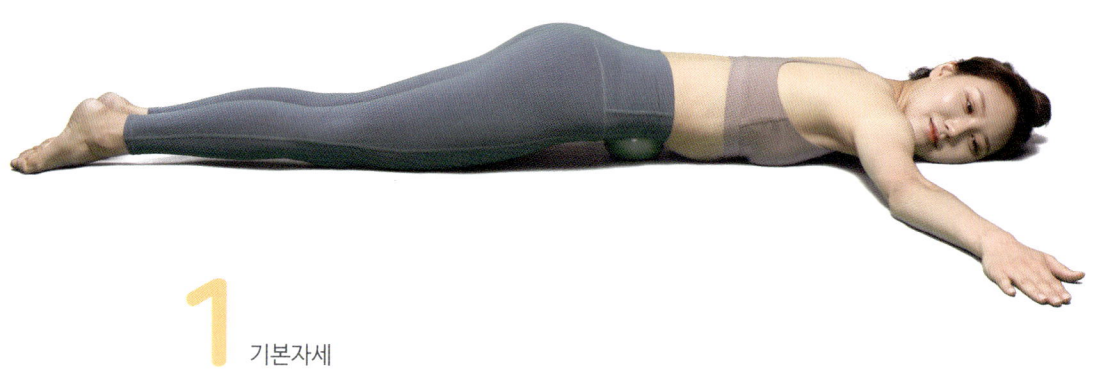

1 기본자세

배꼽에 미듐볼을 위치시켜 주세요.

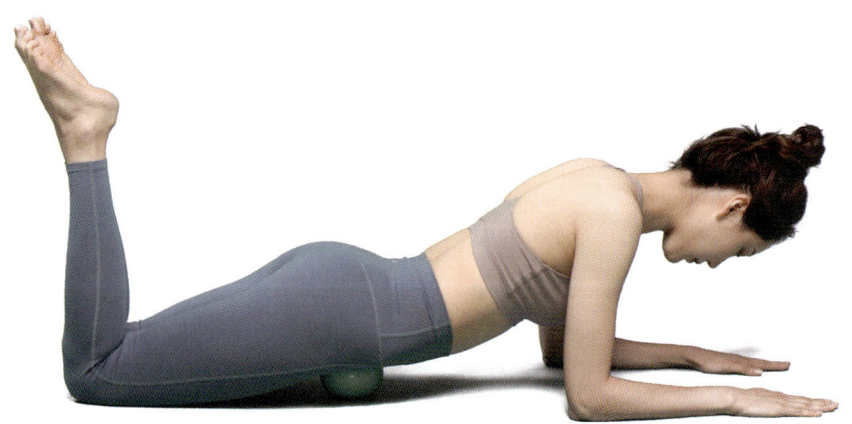

2 다리 굽히기

무릎을 굽히면, 더욱 강하게 자극할 수 있습니다.

> **tip**
> 배가로근은 복부근육 중 가장 깊은 층에 위치한 근육으로,
> 미듐볼을 통해 심부층까지 자극할 수 있습니다.

6. 골반비틀기 *pelvic cross*

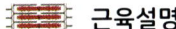 **근육설명** 골반비틀기는 요추와 골반 사이를 더욱 비틀어 요추와 골반의 정렬을 정상화 시키는 동작입니다. 좌우방향을 번갈아 가며 적용해 주세요. 근육자극보다는 관절견인효과를 유발해 척추주변 속근육을 스트레칭-이완하는 운동입니다.

준비물 | 맥스볼 2개

호흡법 | 복식 호흡

공기압

레벨 1 ~ 3

-3 -2 -1 0 1 2 3

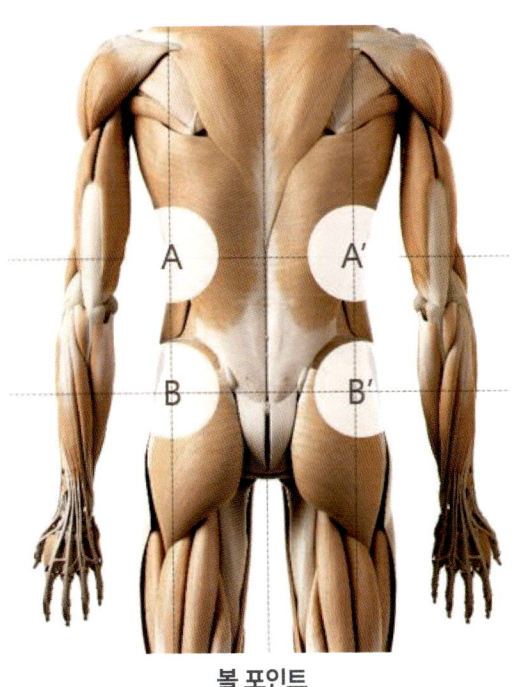

볼 포인트

커스텀 시퀀스 *custom sequence*

1 기본자세

허리 상단에 위치한 갈비뼈 12번 측면 A에 맥스볼을 위치해 주세요.

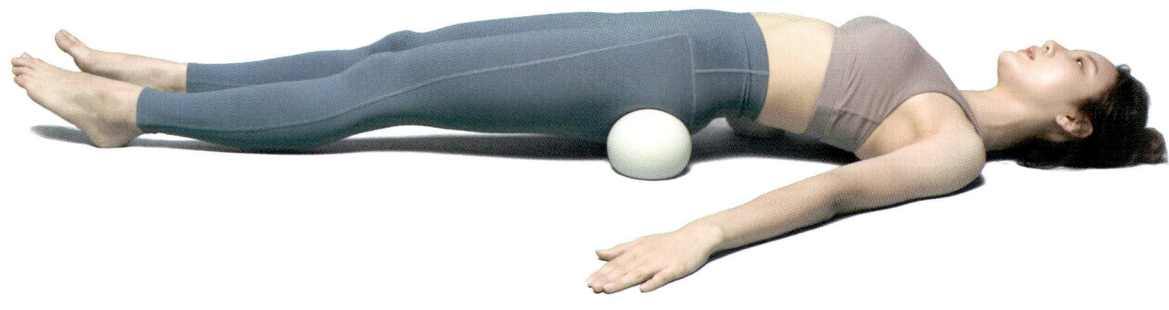

골반뼈와 최대한 가까운 측면 부위 B에 맥스볼을 위치해 주세요.
A,B 부위 모두 근육보다는 뼈에 볼을 위치시켜 주세요.

2

왼쪽, 오른쪽과 위, 아래 위치를 교대해 X자 모양으로 맥스볼 위치해 주세요.

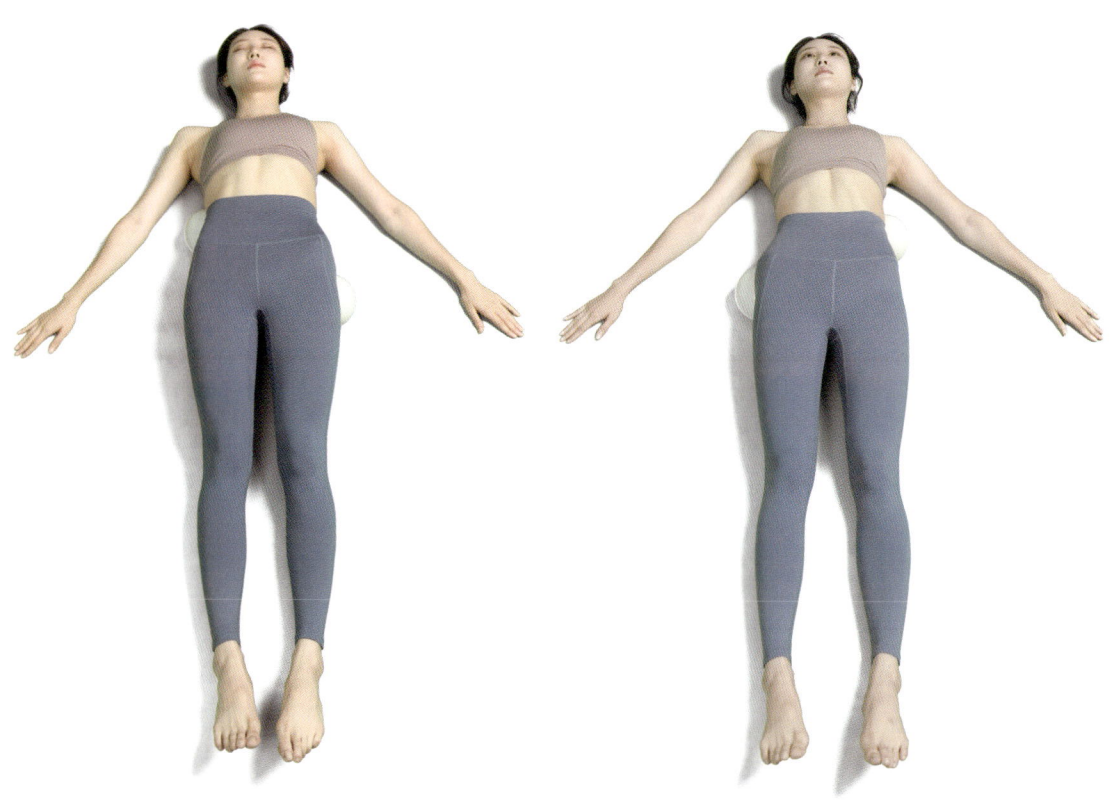

tip

근육이 아닌 골반뼈와 가슴밑갈비뼈 10번 뒤쪽에 맥스볼을 위치해 주세요.
실질적으로는 등뒤에 있는 갈비뼈 연골이 없는 T11-12번 부위에 볼을 위치시키는 것입니다.
맥스볼을 위치해 주세요.

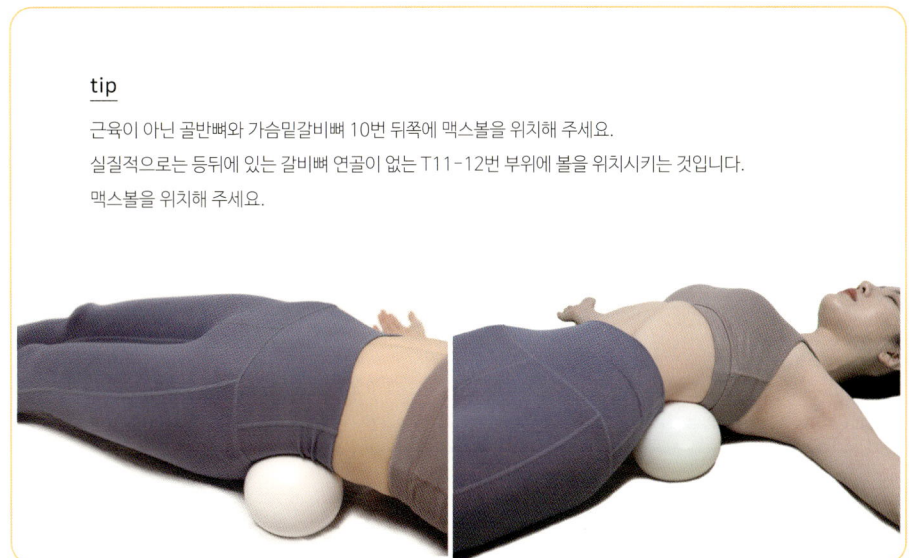

7. 허리네모근 요방형근 *quadratus lumborum*

근육설명   허리네모근은 허리의 가쪽굽힘측굴*lateral bending*에 중요한 역할을 하는 근육으로 보행시 중간볼기근중둔근*gluteus medius*과 함께 한다리를 들었을 경우 자세를 유지시키는 안정근으로 작용하며 복부근육 중 가장 심부층에 존재하는 근육으로 허리근육에 속합니다. 허리네모근의 단축은 의자에 오랫동안 앉아있을 경우 근피로로 인해 발생합니다. 특히, 척추후만증*kyphosis*과 엉덩이 근육*gluteus muscle* 의 약화는 허리네모근의 통증을 발생 시킬 수 있습니다.

준비물 | 맥스볼 1개
호흡법 | 복식 호흡
공기압 | 레벨 -2 ~ 0
-3 -2 -1 0 1 2 3

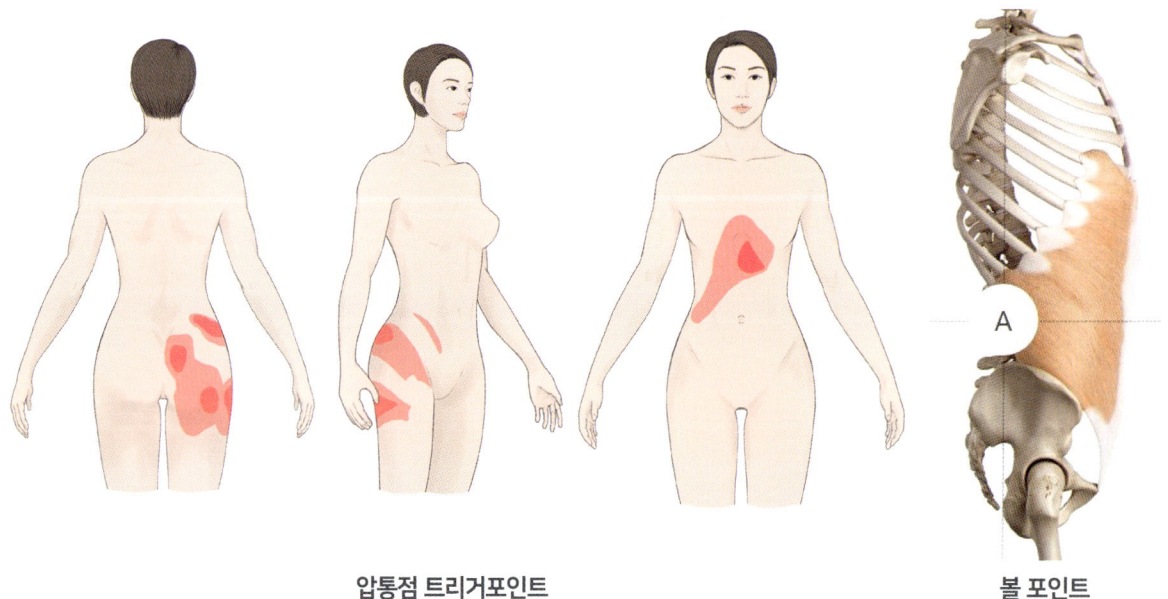

압통점 트리거포인트 · 볼 포인트

커스텀 시퀀스 *custom sequence*

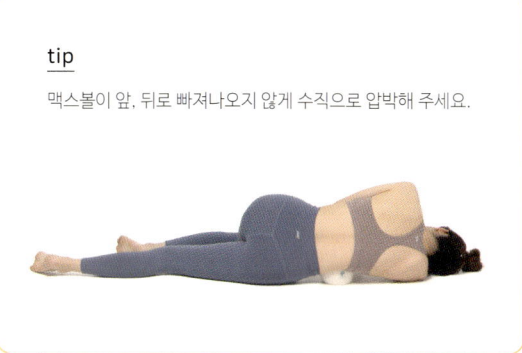

tip
맥스볼이 앞, 뒤로 빠져나오지 않게 수직으로 압박해 주세요.

1 기본자세

측면에 위치한 10번 갈비뼈 밑부위와 골반뼈 사이 A에 맥스볼을 위치해 주세요. 허리네모근은 복부근육 중 가장 깊은 근육입니다. 복식호흡이 더욱 중요한 근육입니다.

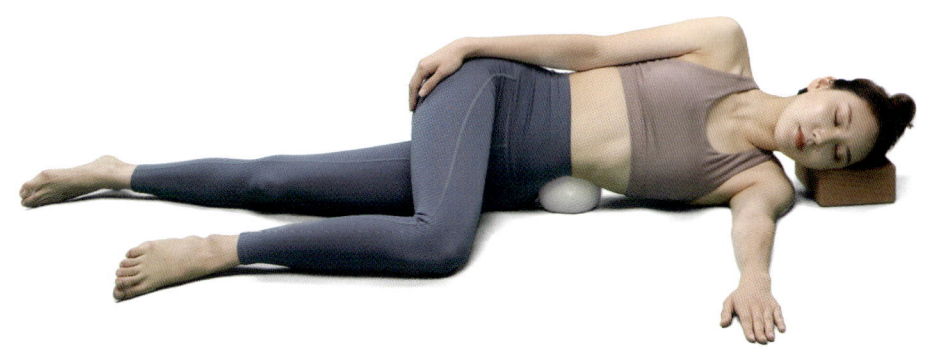

2 바로 누운 자세

맥스볼 2개를 배꼽높이, 허리 양 옆에 동일하게 위치해 주세요. 허리네모근과 빗근을 뒤에서 접근하는 방법입니다.

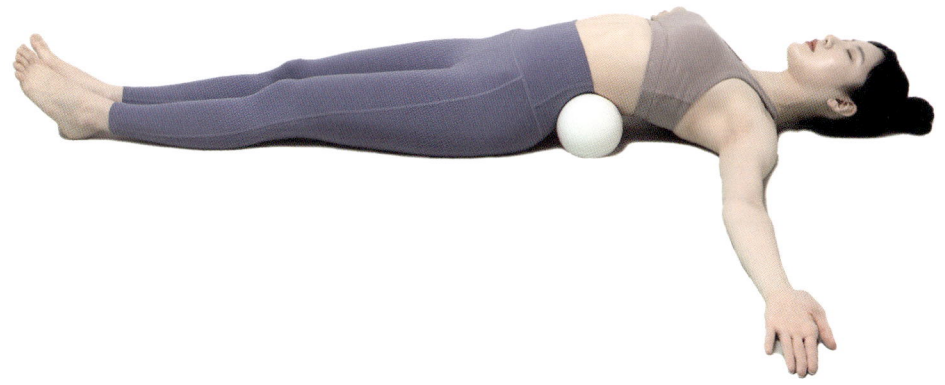

8. 골반저근육 골반기저근 *pelvic floor muscles*

근육설명 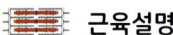 골반저근육이 과긴장 되었을 경우, 허리통증을 동반 할 수 있습니다. 골반저근육을 자극 하기에는 매우 제한적입니다. 말랑한 페인프리볼을 이용하면 효과적으로 골반저 근육을 자극할 수 있습니다. 여성에게는 요실금, 남성에게는 전립선 건강 관리에 매우 효과적인 부위입니다.

준비물 | 미듐볼 2개

호흡법 | 복식 호흡

공기압 레벨 -1 ~ 1

-3 -2 -1 0 1 2 3

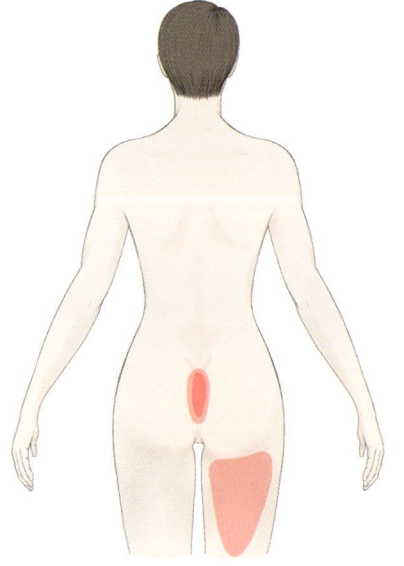

압통점 트리거포인트

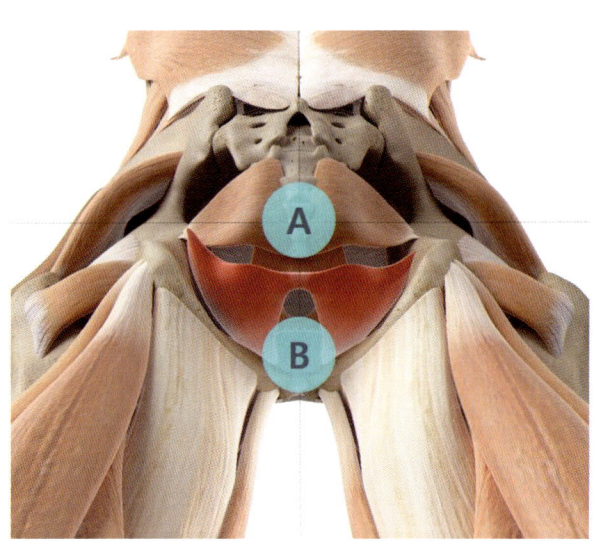

볼 포인트

커스텀 시퀀스 *custom sequence*

1 기본자세

양반자세로 항문 앞과 뒤로 미듐볼 1개를 위치시킵니다.
볼 1개를 사용하는 것이 더욱 효과적입니다.
통증이 심할 경우 볼의 압력을 조절하거나,
미듐볼 2개를 사용해도 좋습니다.

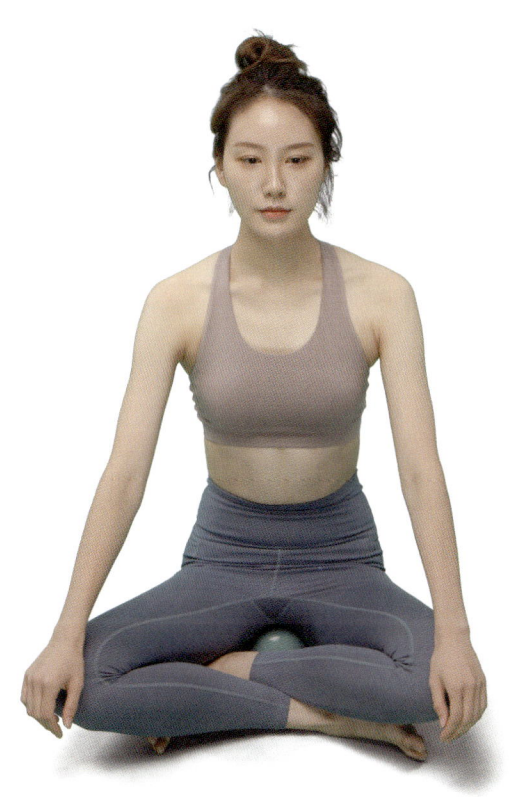

2

왼쪽 10초, 오른쪽 10초 번갈아 가며 체중을 이동합니다.

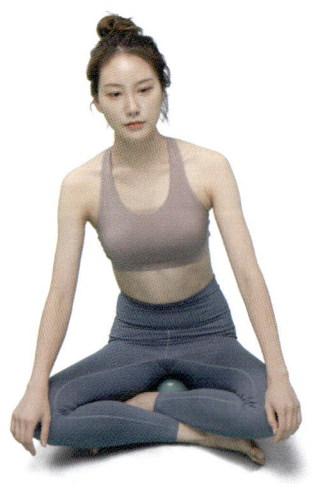

오른쪽으로 체중을 10% 옮겨주세요.

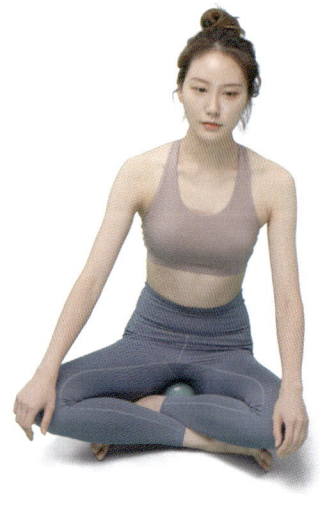

왼쪽으로 체중을 10% 옮겨주세요.

3

앞 10초, 뒤 10초 번갈아 가며 체중을 이동합니다.

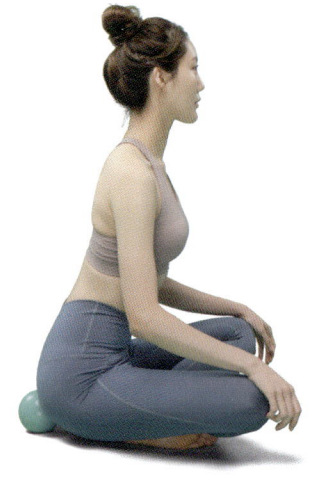

앞으로 체중을 10% 옮겨주세요.

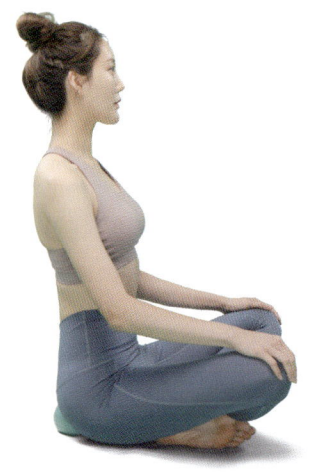

뒤로 체중을 10% 옮겨주세요.

9. 큰볼기근 대둔근 gluteus maximus

 근육설명   큰볼기근은 엉덩관절 폄 작용을 하며 스피드스케이팅과 같은 동작시 강한 힘을 발휘하는 근육입니다. 또한, 골반의 전방, 후방경사에도 관여하는 근육입니다.

준비물 | 맥스볼 1개

호흡법 | 복식 호흡

공기압

레벨 -1 ~ 1
-3 -2 -1 0 1 2 3

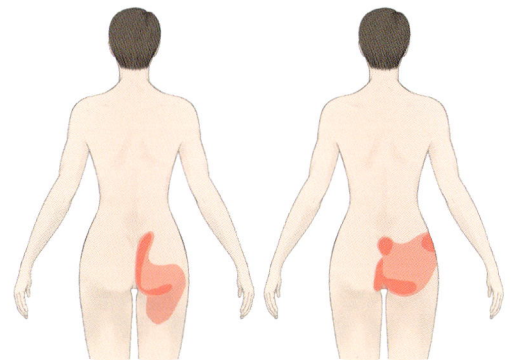

압통점 트리거포인트

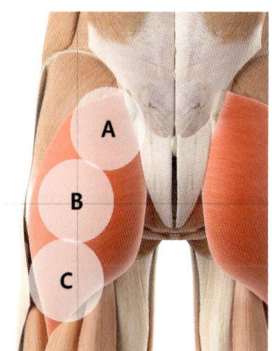

볼 포인트

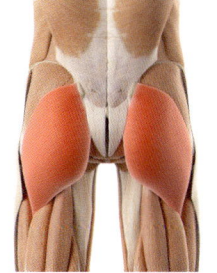

큰볼기근 대둔근 gluteus maximus

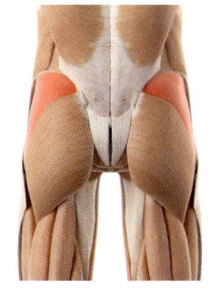

중간볼기근 중둔근 gluteus medius

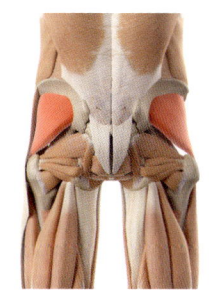

작은 볼기근 소둔근 gluteus minimus

커스텀 시퀀스 *custom sequence*

tip
1개보다는 효율성은 낮지만 동시에 2개를 적용할 수 있습니다.

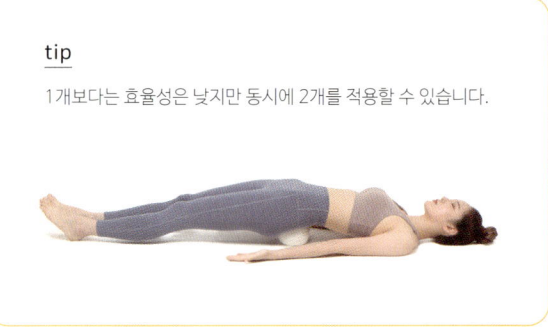

1 누운자세 – 무릎굽힘 *knee flexion* 과 외회전 *external rotation* 해 주세요.

무릎을 굽히고, 외회전 후 A-C에 맥스볼을 놓고
체중을 이용해 자극해 주세요.

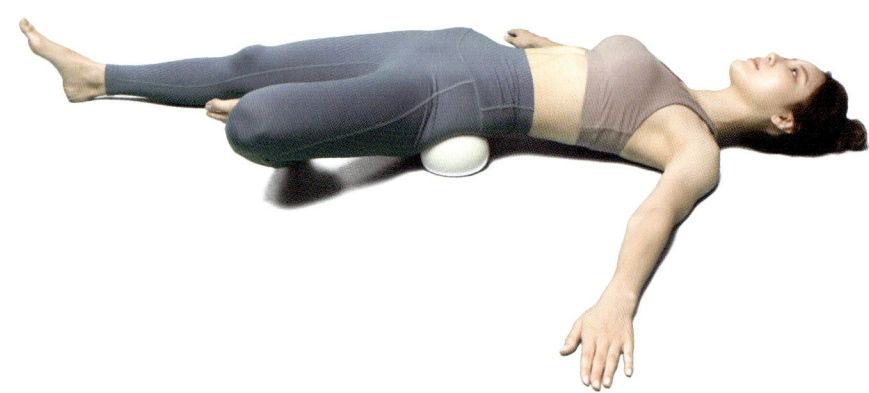

tip
엉덩이근
큰볼기근 대둔근 *gluteus maximus*
중간볼기근 중둔근 *gluteus medius*
작은볼기근 소둔근 *gluteus minimus*

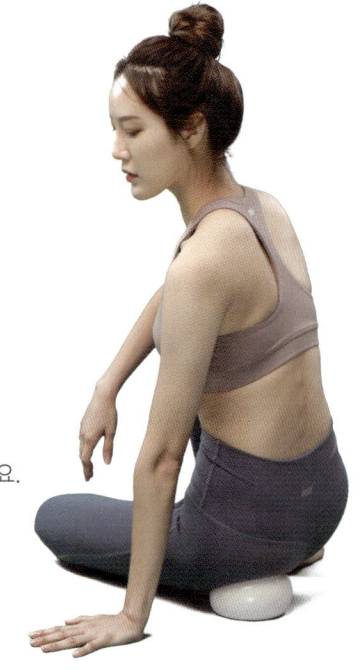

2 앉은자세 – 가장 두꺼운 근육인 큰볼기근에 맥스볼에 적용해 주세요.

B-C에 맥스볼을 놓고 체중을 이용해 가볍게 눌러 줍니다.

무릎통증 시퀀스
Sequence of knee pain

장기적으로 무릎통증은 골반통증과 발목 통증과도 밀접하기 때문에, 증상이 악화되기 전에 볼테라피를 통해 충분히 관리 할 수 있습니다.

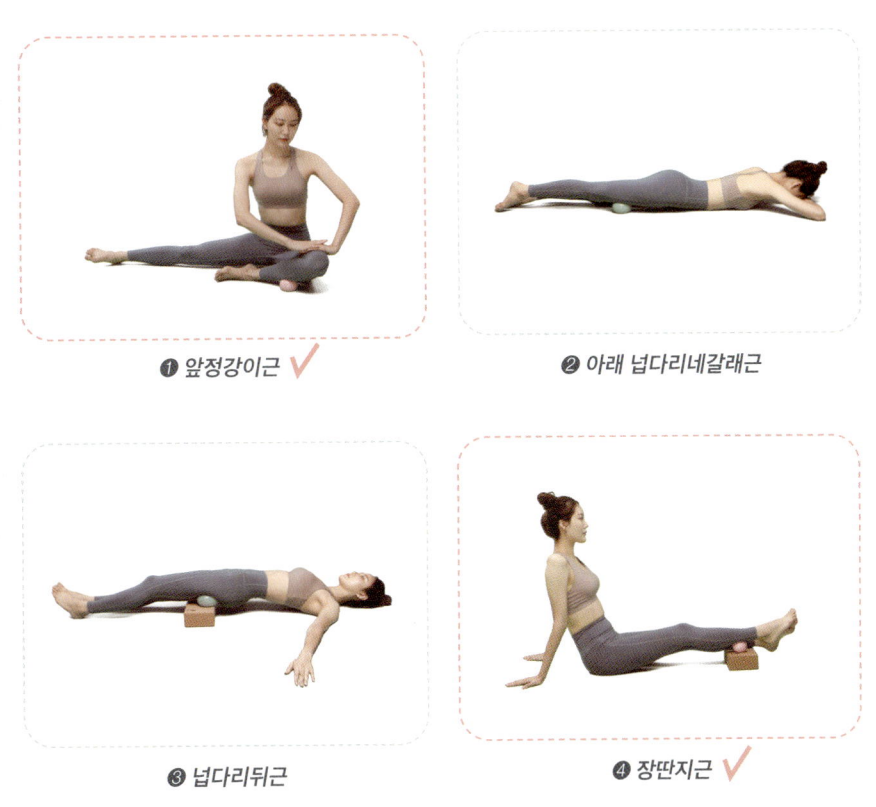

① 앞정강이근 ✓
② 아래 넙다리네갈래근
③ 넙다리뒤근
④ 장딴지근 ✓

★ 중요도
앞정강이근, 장딴지근, 거위발건

볼테라피를 증상에 따라 타겟근육을 순서대로 적용해 주세요. 증상, 해부생리학적 요인, 근육이완 정도에 따라 근육을 긴장시키는 요소들을 고려해 최적의 운동 프로토콜을 순서대로 구성했습니다. 커스텀시퀀스는 개인 체형, 기능, 통증 정도에 따라 이상적인 시퀀스로 구성되었지만, 개인에 따라 유연하게 사용할 수 있습니다.

1. 앞정강이근 전경골근 *tibialis anterior*

근육설명 앞정강이근은 무릎통증과 직접적인 관련성은 낮지만, 무릎 움직임에 관여하는 장딴지근과 밀접한 관련을 갖기 때문에 무릎 통증시 고려되어야 할 근육입니다.

준비물 | 미듐볼 1개 미니볼 1개 블럭 1개

호흡법 | 복식 호흡

공기압

미듐볼 레벨 -3~ -1
-3 -2 -1 0 1 2 3

미니볼 레벨 0~ 3
-3 -2 -1 0 1 2 3

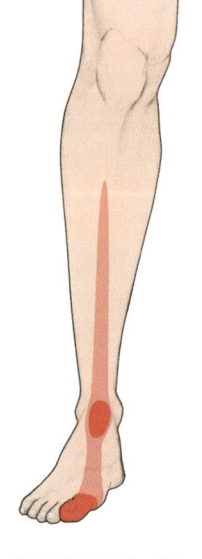

압통점 트리거포인트

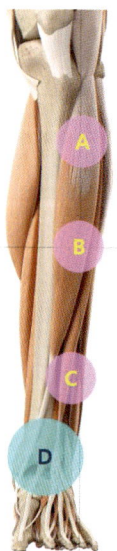

볼 포인트

커스텀 시퀀스 *custom sequence*

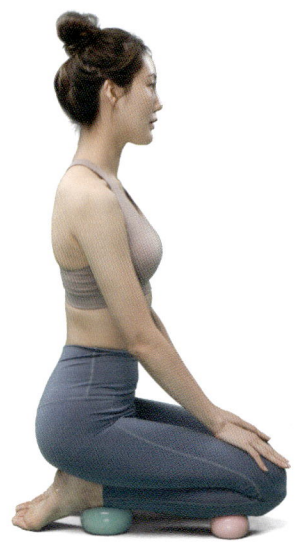

1 기본자세

정강이뼈 바깥쪽 A에 미니볼을 위치시키고, 체중을 이용해 자극해 주세요. 미듐볼을 D에 위치해 발목을 보호해 주세요 - 무릎꿇은 자세.

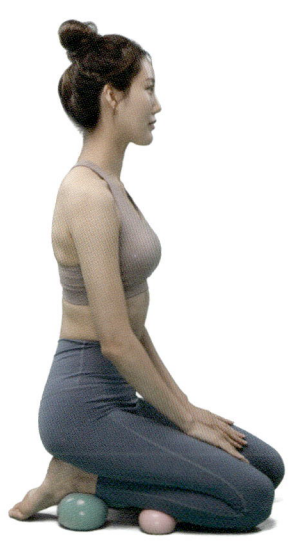

2

정강이뼈 바깥쪽 B에 미니볼을 위치시키고, 체중을 이용해 자극해 주세요. 미듐볼을 D에 위치해 발목을 보호해 주세요 - 무릎꿇은 자세.

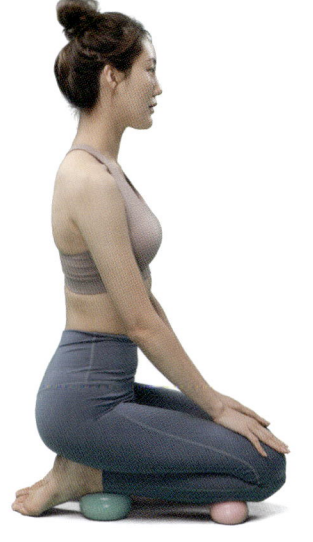

3

정강이뼈 바깥쪽 C에 미니볼을 위치시키고, 체중을 이용해 자극해 주세요. 미듐볼을 D에 위치해 발목을 보호해 주세요 - 무릎꿇은 자세.

tip

무릎 굽힘 *knee flexion* 시, 무릎통증이 심한 경우 앉은자세로 볼을 적용해 주세요.

1

앉은자세에서 체중을 이용해 A를 자극해 주세요.
- 앉은자세

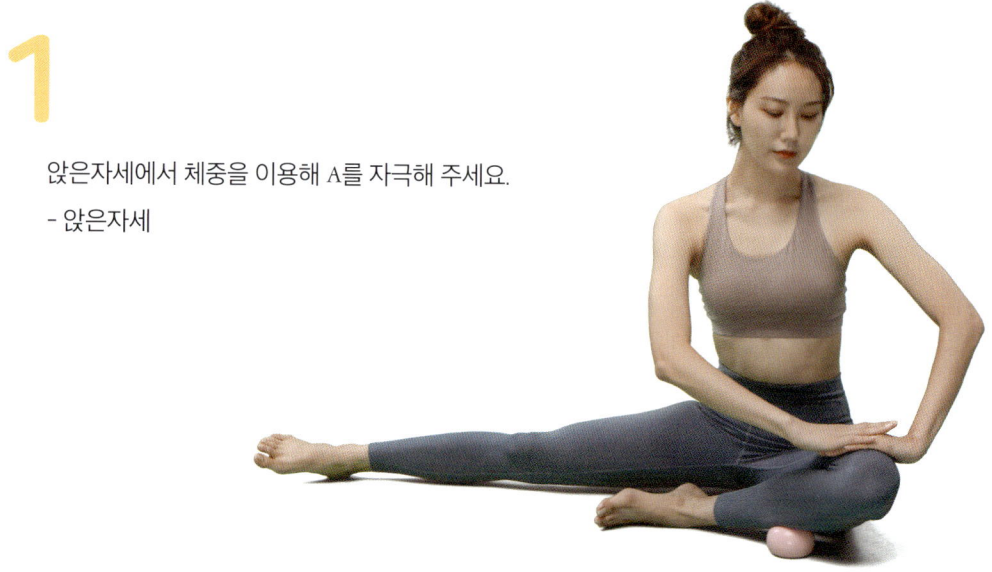

2

앉은자세에서 체중을 이용해 B를 자극해 주세요.

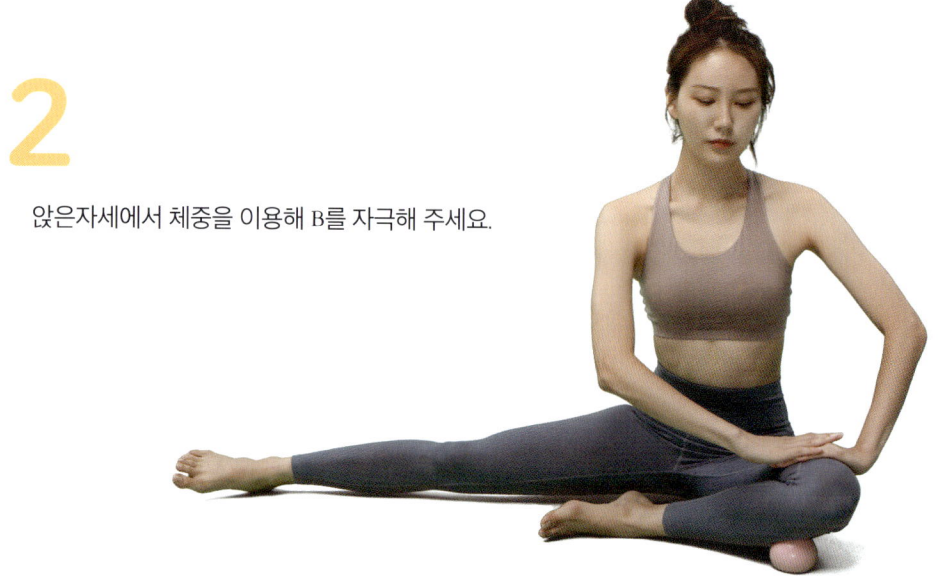

3

앉은자세에서 체중을 이용해 C를 자극해 주세요.

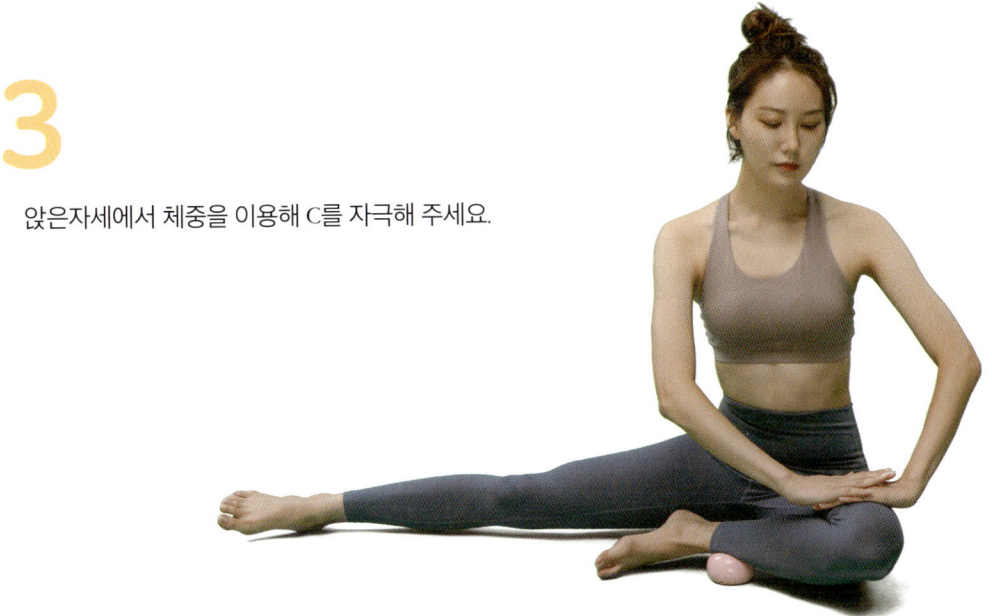

tip
앞정강이근 밑층에는 긴엄지폄근과 긴발가락폄근이 위치해,
앞정강이근 자극시 발등굽힘에 더욱 효과적입니다.

2. 아래 넙다리네갈래근 대퇴사두근 *quadriceps*

 근육설명   아래넙다리네갈래근은 무릎뼈 위에 부착하기보다는 힘줄과 근막에 붙습니다. 무릎위 허벅지에 부착하는 것처럼 생각할 수 있지만, 무릎뼈 하단과 정강뼈까지 힘줄형태로 부착되어 있어, 무릎을 펼 때 중요한 역할을 하는 근육입니다.

준비물 | 미듐볼 1개

호흡법 | 복식 호흡

공기압

레벨 -1 ~ 2

-3 -2 -1 0 1 2 3

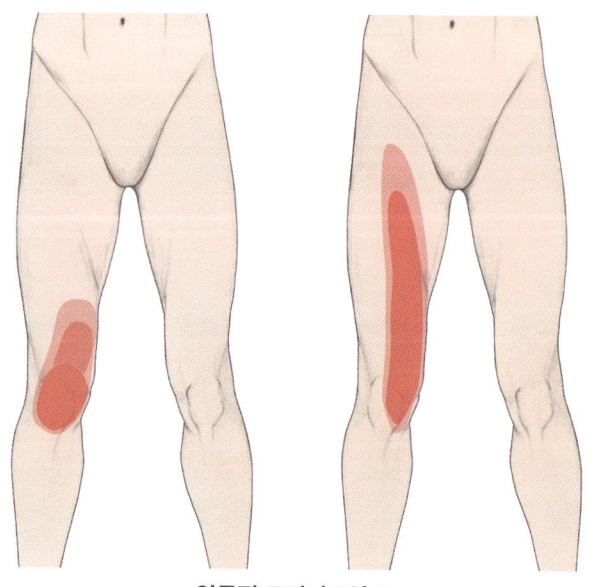

압통점 트리거포인트

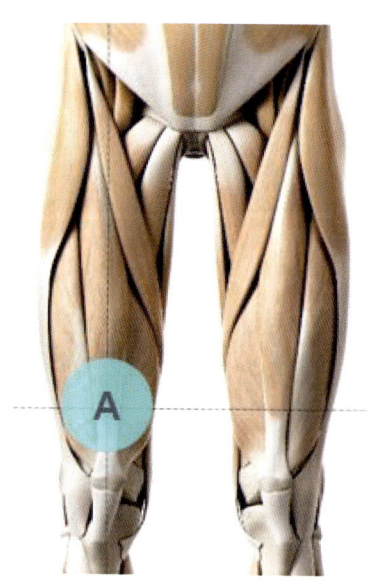

볼 포인트

커스텀 시퀀스 *custom sequence*

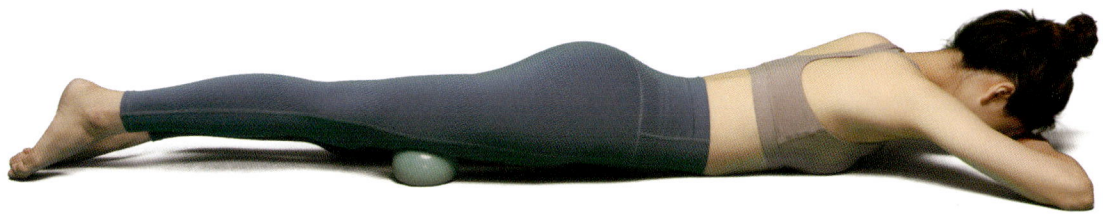

1 기본자세

무릎 위 5cm 위 A에 미듐볼을 놓고 가볍게 누릅니다.

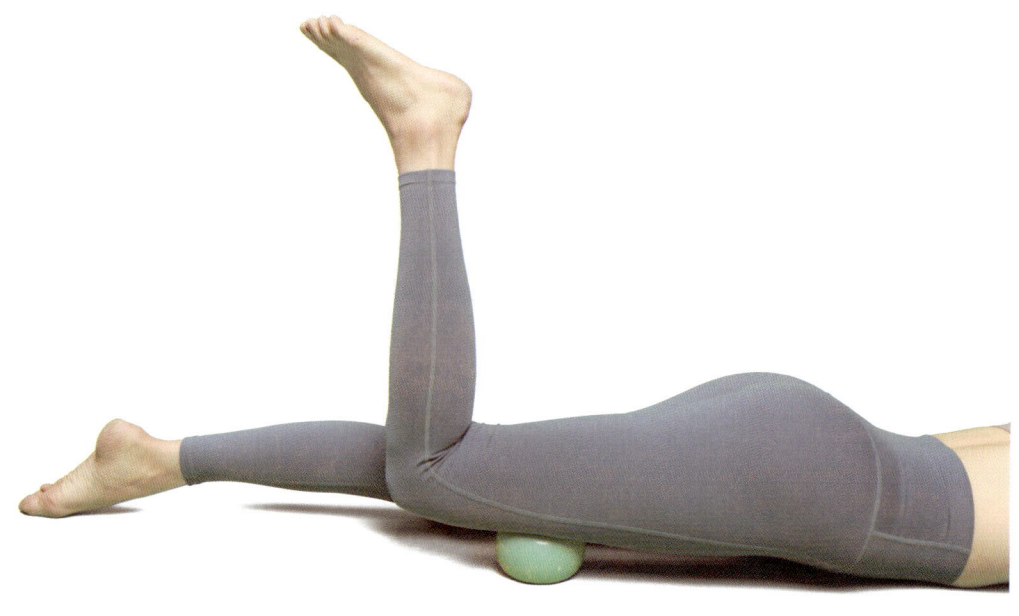

2

무릎을 굽히면, 넙다리네갈래근의 표면에 볼의 자극이 집중됩니다.

> **tip**
> 무릎통증이 심할 경우 볼의 압력을 낮추거나, 맥스볼을 사용해도 좋습니다.
>
>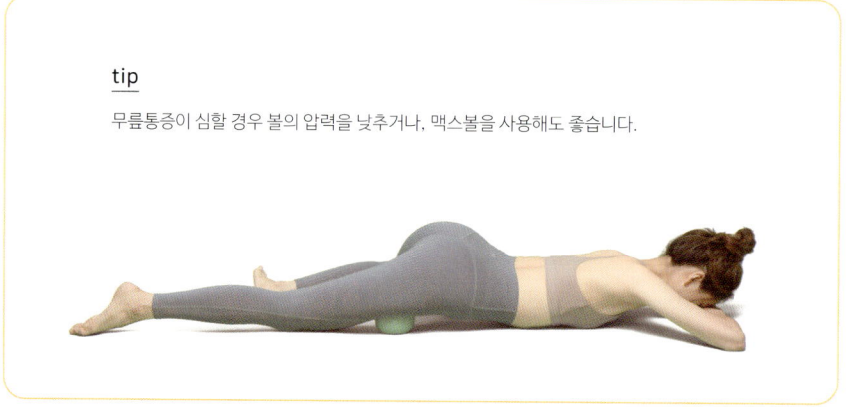

3. 넙다리뒤근육 슬괵근 *hamstring*

근육설명 넙다리뒤근육은 무릎을 굽히고 엉덩관절을 펴는데 주로 작용하며, 골반의 뒤쪽에서 시작됩니다. 넙다리네갈래근과 함께 골반의 전후경사에 관여합니다. 골반 뒤쪽 근육 이완을 위해서 위, 중간 넙다리뒤근육에 집중하세요.

준비물 | 미듐볼 1개 블럭 1개

호흡법 | 복식 호흡

공기압 레벨 -1 ~ 3

-3 -2 -1 0 1 2 3

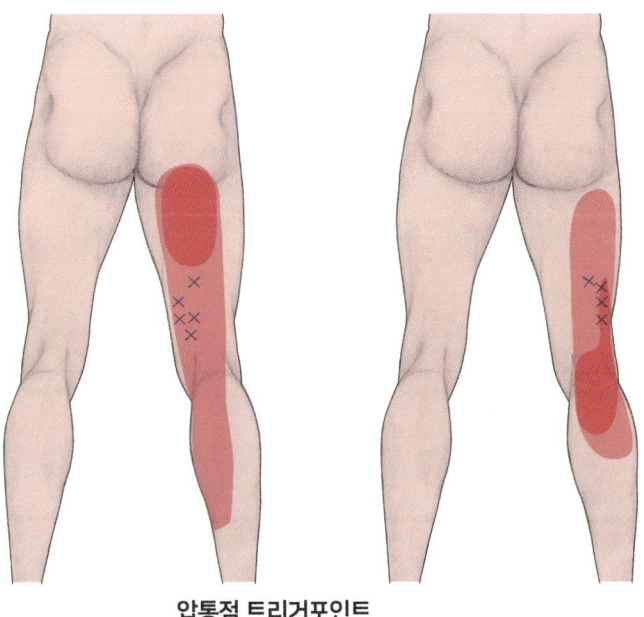

압통점 트리거포인트

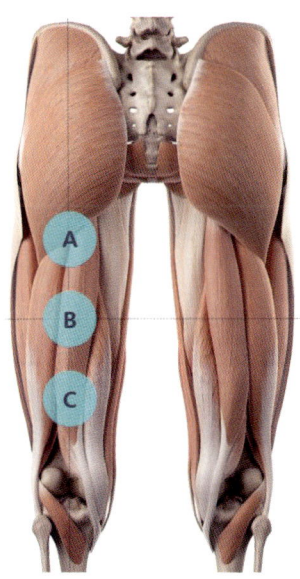

볼 포인트

커스텀 시퀀스 *custom sequence*

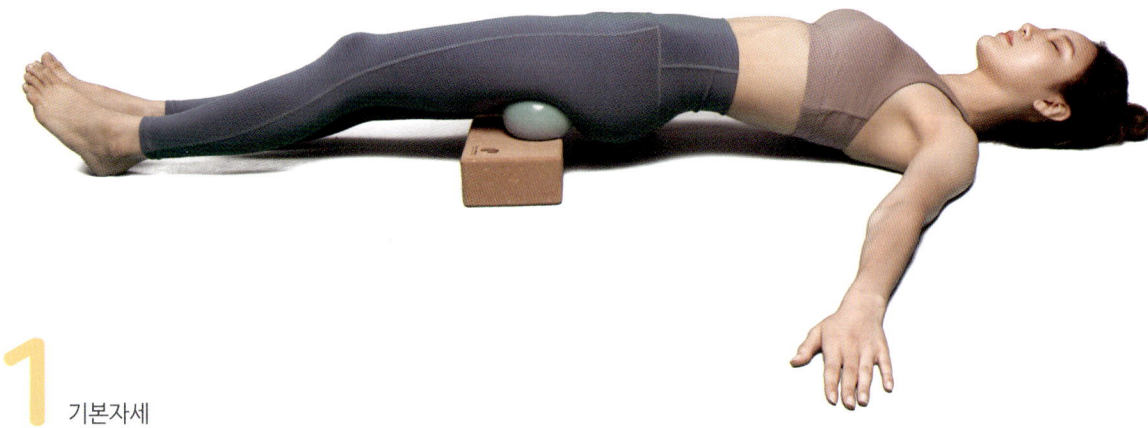

1 기본자세

엉덩이 근육과 넙다리뒤근육 사이 A 위치에 미듐볼을 놓고, 체중을 이용해 자극해 주세요.

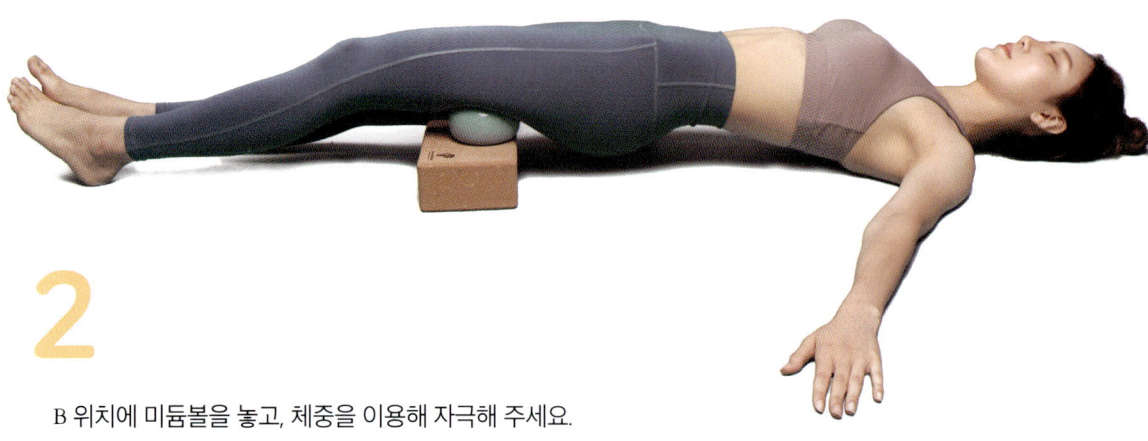

2

B 위치에 미듐볼을 놓고, 체중을 이용해 자극해 주세요.

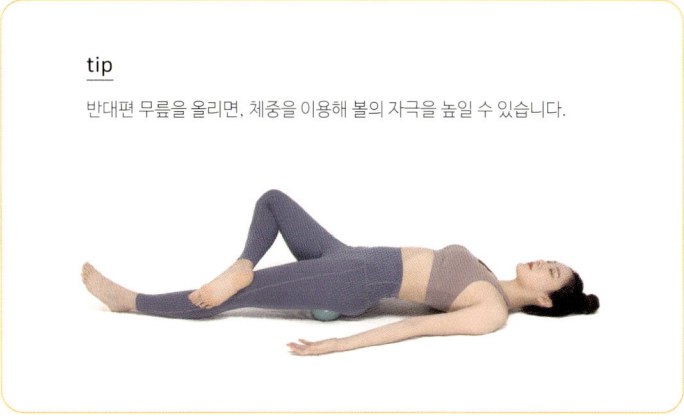

tip
반대편 무릎을 올리면, 체중을 이용해 볼의 자극을 높일 수 있습니다.

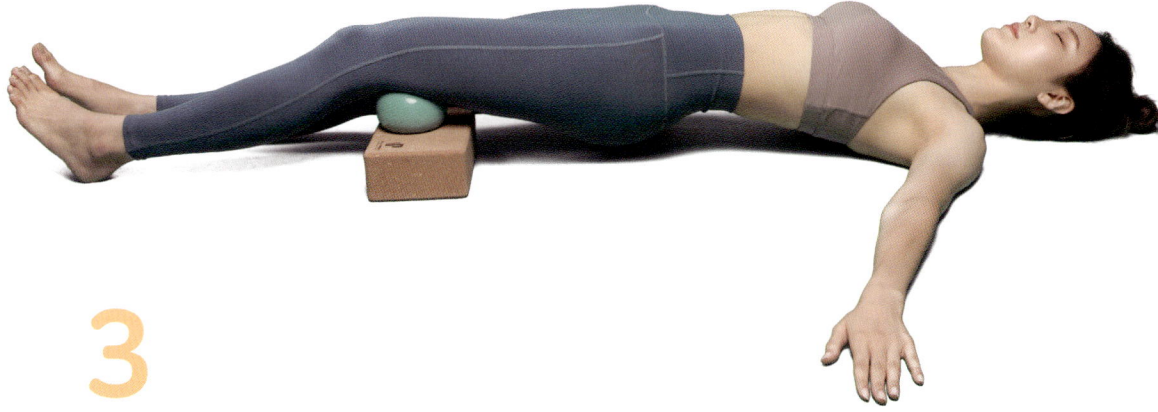

3

C 위치에 미듐볼을 놓고, 체중을 이용해 자극해 주세요.

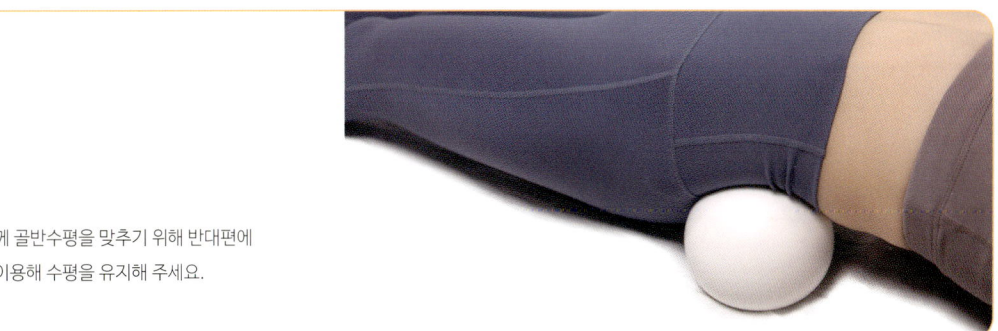

tip
블럭과 함께 골반수평을 맞추기 위해 반대편에
맥스볼을 이용해 수평을 유지해 주세요.

4. 장딴지근 비복근 gastrocnemius

근육설명 장딴지근은 무릎 뒤쪽에서 시작하는 표면 근육입니다. 큰 힘을 낼때 중요한 역할을 하며, 앞정강이근과 주동-길항근 관계에 있는 근육으로 앞정강이근과 짝을 이뤄 운동해야 하는 근육입니다.

준비물 | 미니볼 1개 블럭 1개

호흡법 | 복식 호흡

공기압 레벨 -1 ~ 2
-3 -2 -1 0 1 2 3

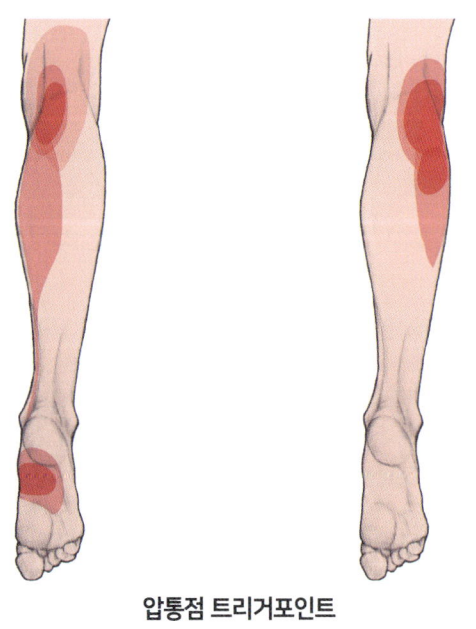

압통점 트리거포인트

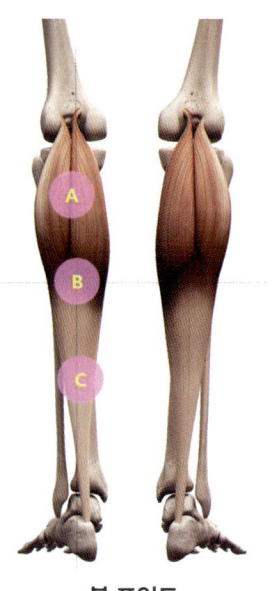

볼 포인트

커스텀 시퀀스 *custom sequence*

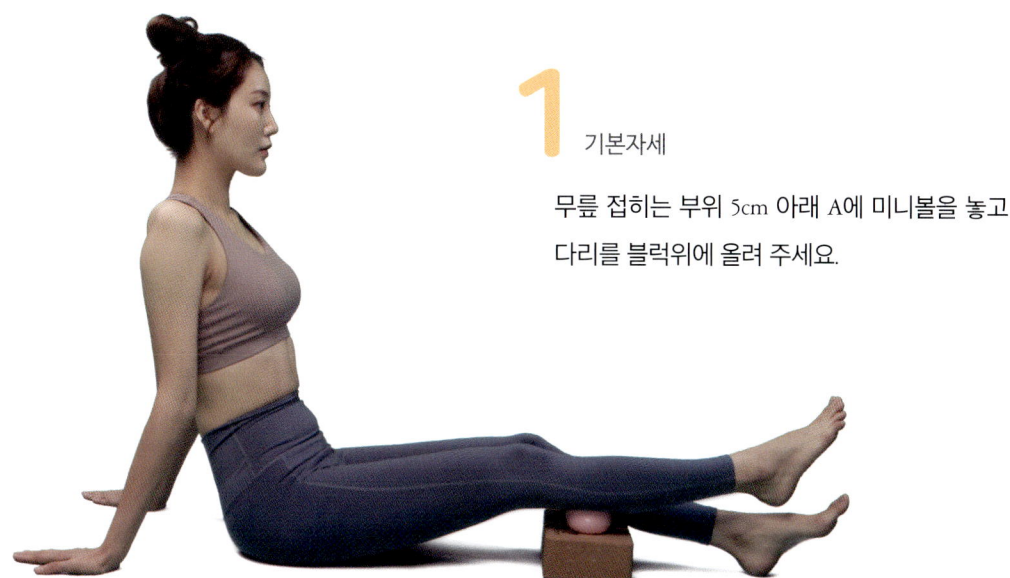

1 기본자세

무릎 접히는 부위 5cm 아래 A에 미니볼을 놓고 다리를 블럭위에 올려 주세요.

> **tip**
> A를 기준으로 종아리 부위를 A, B, C 3등분해 미니볼 위치를 정해 주세요.

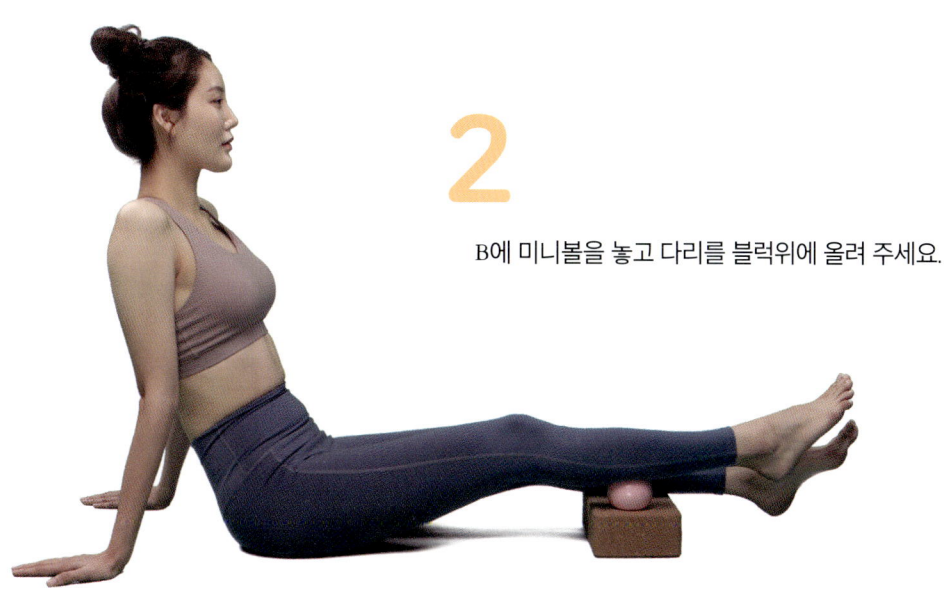

2 B에 미니볼을 놓고 다리를 블럭위에 올려 주세요.

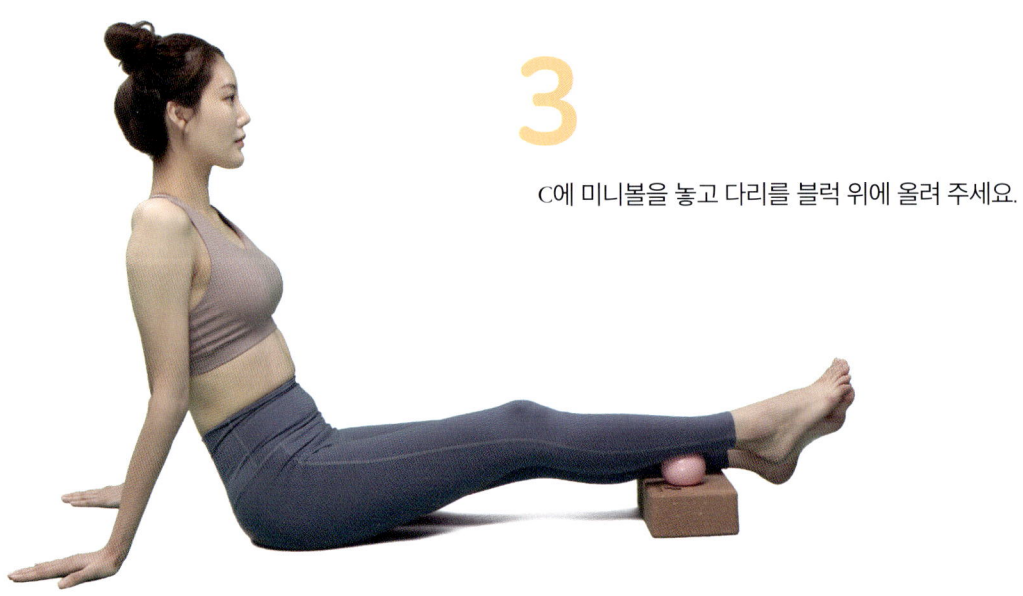

3

C에 미니볼을 놓고 다리를 블럭 위에 올려 주세요.

tip

안정적인 자세와 강한 자극을 원할 경우,
반대편 다리를 볼 적용 다리 무릎위에 올려 주세요.
볼 위치를 변경하면서 적용 할 수 있습니다.

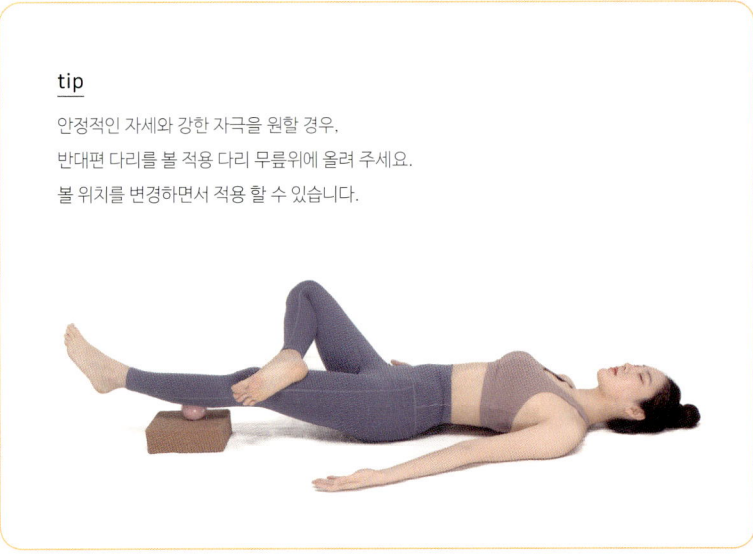

유방암 수술 후 부작용(10)
다이어트 *diet*

총 48건의 연구(메타분석 32, 통합분석 4, 시스템 리뷰 5, 정성적 연구 7)를 검토한 연구에서는 적색 육류, 가공육, 혈당지수가 높은 음식, 달걀을 많이 섭취하는 것은 유방암 발병과 높은 관련이 있고, 야채섭취는 유방암 발병과는 관련이 낮다고 보고하였습니다.

한 메타분석은 유방암 발병과 감귤류의 과일과 버섯 섭취 사이의 관련성이 낮다고 보고하였습니다. 칼슘, 엽산, 비타민D, 리그난 *lignans*, 카로티노이드와 같은 일부 영양소들은 유방암 위험과 반비례한다고 보고 했습니다. 다른 식이 요소(다불포화 지방산, 유제품) 섭취에 대해서는 아직 논란의 여지가 남아 있습니다. 간혹, 유방암 재발에 대한 두려움으로 채식만 고집하는 경우도 있지만, 체력이 낮아 지는 경우도 있기 때문에 균형잡힌 식단이 중요합니다. 다만 포화지방(동물성 지방)의 섭취를 제한하기 위해 지방은 최대한 제거하고 순수한 단백질을 섭취하는 것도 좋은 방법 중 하나입니다.

무엇보다, 유방암 환자/생존자들은 건강보조식품 복용에 많은 고민이 있습니다. 하지만, 병원의 관리를 받고 있는 기간에, 특히 항암 치료 중에는 건강 보조 식품 섭취를 금하는 것이 좋습니다. 특정 건강 보조 식품은 간과 신장기능 저하 등의 부정적인 영향을 미칠 수 있습니다. 또한, 항암치료 중 한약, 홍삼, 인삼과 같은 보조 약제 섭취는 자제하는 것이 좋습니다. 항암제 만으로도 간이나 신장은 약물 분해에 충분한 역할을 하고 있기 때문에 항암제의 효과가 감소될 수 있으며 약물대사가 늦춰지면서 부작용이 발생 할 수 있습니다. 개인에 따라 부작용 유무는 각기 상이할 수 있으나 병원의 관리하에 통제가 필요하기 때문에 보조치료제의 복용은 삼가는 것이 좋습니다.

결론적으로 암 환자에게는 균형식사가 중요하기 때문에 육류, 생선, 채소를 골고루 섭취하는 것이 무엇보다 중요하며 우유와 과일을 자주 섭취하는 것도 건강에 도움이 됩니다. 아직까지는 유방암 관련 음식 섭취에 관한 많은 연구들에서 상반된 연구 결과들을 보고하지만, 균형잡힌 음식 섭취가 중요하다고 할 수 있습니다. 육류 섭취는 필수 영양소인 단백질의 주요 공급원이기 때문에 암 치료시 손상된 몸의 정상 조직을 재생시키는데 중요한 에너지원입니다. 경우에 따라서 육류 섭취에 소홀한 경우에는 신체 회복이 더뎌져 치료 일정에 영향을 미칠 수 있습니다. 영양섭취는 사람들의 생활방식에서 가장 수정 가능 요소 중 하나이며, 식이요법 선택은 건강과 암의 위험에 영향을 미칠 수 있습니다. 전반적으로 건강한 식습관을 고수하는 것은 유방암 발병과 유의미한 관련성이 있습니다.

Buja, A., Pierbon, M., Lago, L., Grotto, G., & Baldo, V. (2020). Breast cancer primary prevention and diet: an umbrella review. International journal of environmental research and public health, 17(13), 4731.

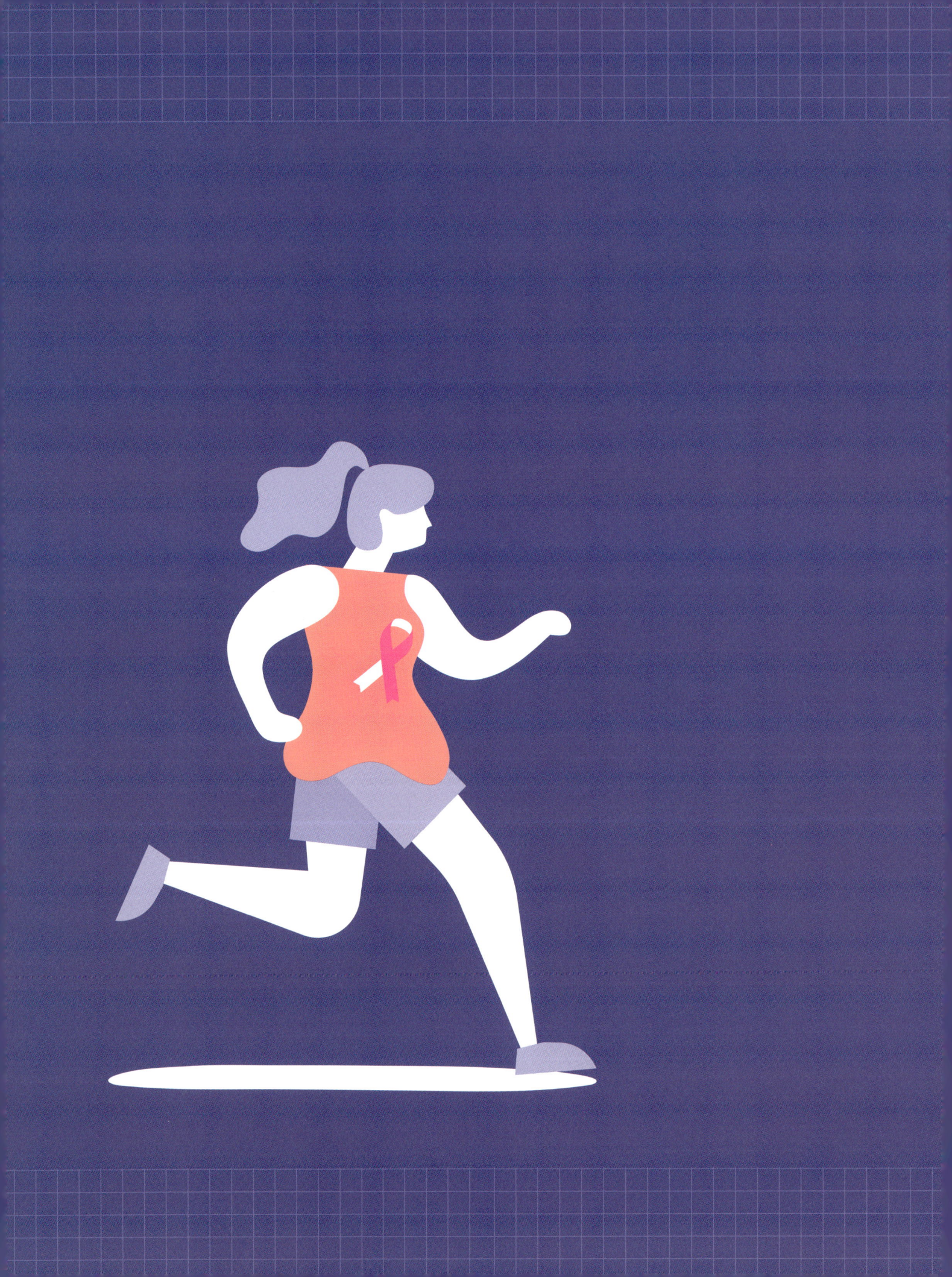

Part 10.

이식수술 재활을 위한 볼테라피

Part 10.
이식수술 재활을 위한 볼테라피

성공적인 유방암 자가이식 수술 이후에, 외과적인 수술로 인해 조직제공부위와 가슴부위의 조직 손상은 피할 수 없습니다. 또한, 수술 후 손상부위의 재활을 하지 못하였다면 불편감과 잔여통증으로 기능저하를 피하기 매우 어렵습니다. 가슴부위에 대한 근육단축, 근막유착과 조직제공부위에 대한 손상과 기능저하를 예방 관리하기 위해 무리하지 않는 범위내에서 적당한 운동이 필수입니다.

Rietjens M, 2015 ; Rindom MB, 2019 ; C.M Futter, 2003

주의사항!
수술 상처가 아물고, 염증이 완벽히 제거된 후에 볼테라피 운동을 해주세요.

볼테라피 적용부위

01. 유방 보형물 및 조직확장기 사용 경우
02. 복직근을 이용한 가슴복원 수술법
03. 넓은등근(광배근)을 이용한 가슴복원 수술법
04. 허벅지 안쪽 넙적다리 근육을 이용한 가슴복원 수술법
05. 허벅지 뒷 근육을 이용한 가슴복원술

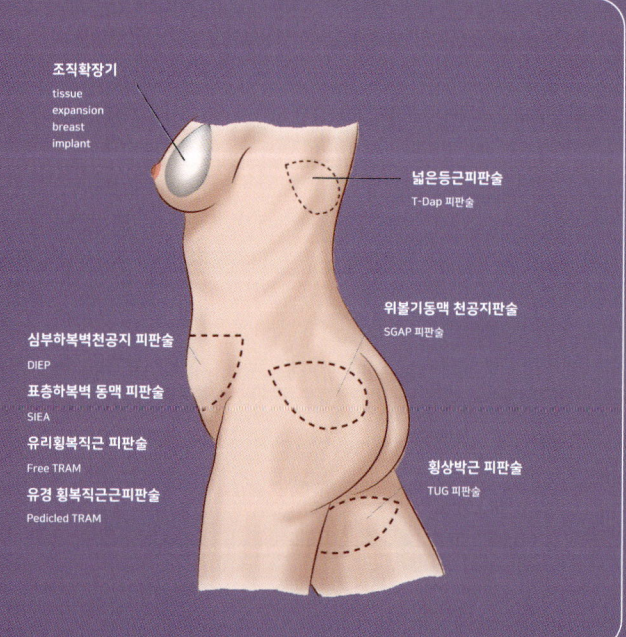

01. 공통부위 - 어깨통증 주요 근육

유방암 수술에서 공통적으로 통증과 불편감이 발생하는 부위는 어깨입니다. 수술에 따른 잔여통증, 항암치료, 방사선치료에 대한 후유증, 이차적 만성통증 등으로 어깨관절 기능저하와 통증은 5년이내 70% 이상의 유방암 환자/생존자들이 경험할 수 있는 증상입니다. 특히, 가슴복원 수술의 수요증가에 따라 성형외과적 불편감과 그에 따른 만성통증이 발생하기 쉽습니다(Cheville, AL, 2007). 어깨시퀀스 p 100~126 를 참고해 주세요.

1. 해당수술

(1) 유방암 종양 절제술 (2) 광범위 국소 절제술 (3) 부분 유방 절제술 (4) 1/4 유방 절제술 (5) 국소부 절제술

2. 수술과 방사선 치료 등이 체형변형에 미치는 영향

(1) 거북목 변형 (2) 라운드 숄더 변형 (3) 어깨 사용 감소로 인한 움추리는 자세변형 (4) 오십견 (5) 피부의 두꺼워짐(스트리쳉 필수) (6) 유연성 감소

3. 일상생활에 영향을 미치는 동작

(1) 팔굽혀펴기 (2) 수영과 같은 어깨를 사용하는 스포츠 (3) 운전핸들 사용제한 (4) 미닫이 문 열고 다기 (5) 무거운 무게 들기

1. 유방 보형물 및 조직확장기

조직 확장기간과 수술, 수술 이후의 회복기간을 모두 포함하면 수개월의 시간이 필요하기 때문에, 그 기간 중 컨디셔닝 및 근력강화는 매우 중요한 시기입니다.

근육이 영향을 받기 때문에, 큰가슴근 활동을 도와 작은가슴근, 위팔두갈래근, 앞 어깨세모근의 활성화가 중요합니다.

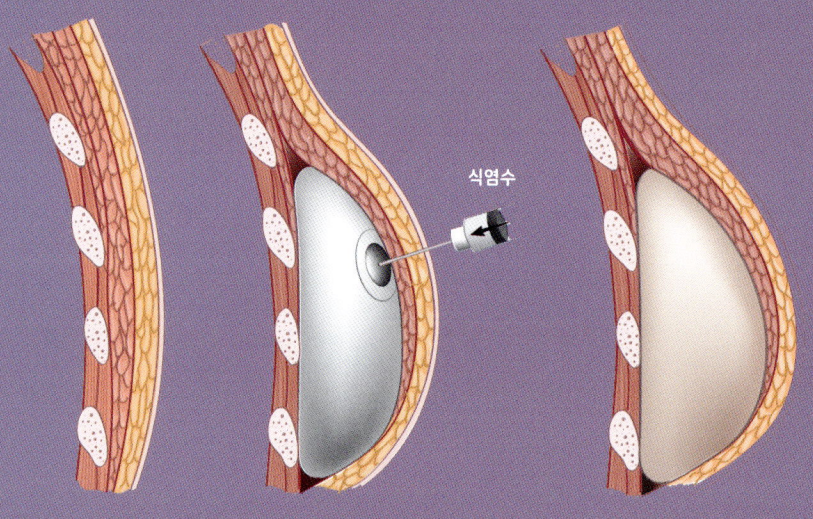

1. 수술이 미치는 영향

(1) 근육 경련

(2) 통증발생

(3) 근력 및 유연성 감소

(4) 거북목 & 라운드 숄더 발생

(5) 오십견 발생

2. 주의사항

(1) 강한 압력을 자제하고, 수술주변 부위를 중심으로 가볍게 누르면서 전후좌우 1~2cm 정도 피부를 가볍게 밀고 당기는 것이 중요합니다.

(2) 수술 직후에 더욱 효과적입니다.

(3) 림프자극과 근막유착 예방에 효과적입니다.

1. 큰가슴근 대흉근 *pectoralis major*

근육설명 가슴복원을 위해 유방 보형물과 조직 확장기를 사용하면 특정 신체 부위는 보형물만큼 늘어나게 됩니다. 가슴부위에서 피부 조직이 늘어나는 경우, 가슴 주변피부와 근육은 물론이고 어깨 기능저하와 통증발생에도 영향을 미칠 수 있습니다. 이에 따라, 신경과 혈관을 압박 할 수 있기 때문에 큰가슴근 주변 근육의 관리는 매우 중요합니다.

준비물 | 미니볼 1개 블럭 1개

호흡법 | 흉식 호흡

공기압

레벨 -1 ~ 2

-3 -2 -1 0 1 2 3

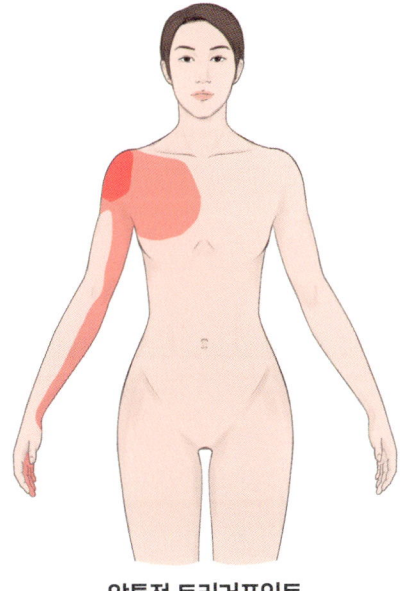

압통점 트리거포인트

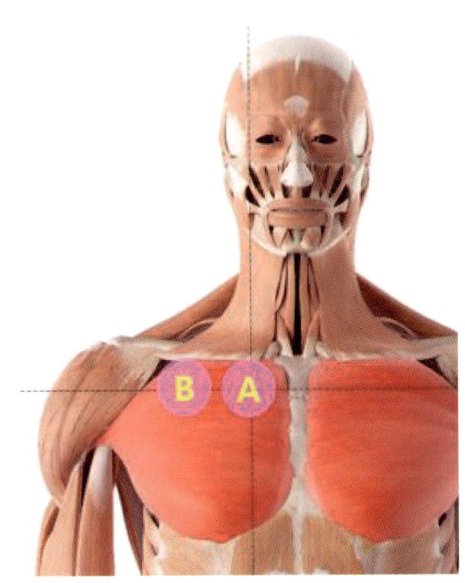

볼 포인트

커스텀 시퀀스 *custom sequence*

1 기본자세

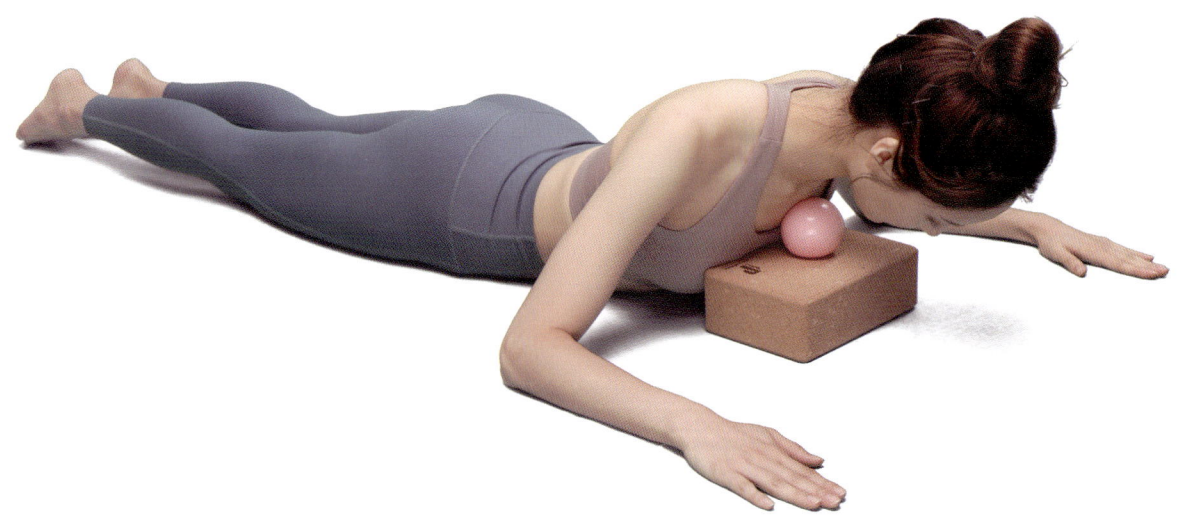

빗장뼈*clavicle* 안쪽 바로 밑 A, B 부위에 체중을 실어 가볍게 압박해 주세요.
특히, 여성의 경우 통증이 심할 수 있습니다. 자세조절을 통해 볼 자극을 조절해 주세요.

볼자극 조절 *adjusting stimulation*

1 기본자세

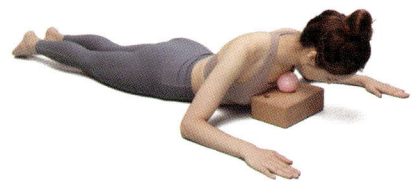

2 팔꿈치높이낮추기

팔꿈치를 옆으로 벌려, 높이조절을 통해 볼의 압력을 조절해 주세요.

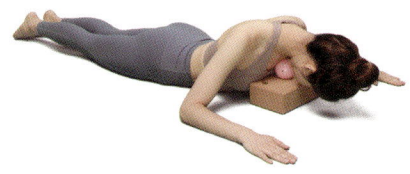

3 반대편 팔 내리기

볼 반대편 팔을 먼저 내려 주세요.

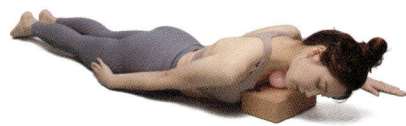

4 두팔 내리기

두팔을 허리 옆으로 나란히 해 주세요.

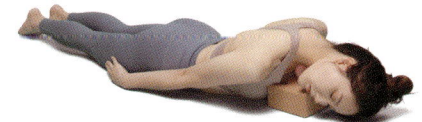

5 볼 반대편 다리 올리기

볼을 적용한 반대편의 다리를 허리옆으로 굽혀 주세요.

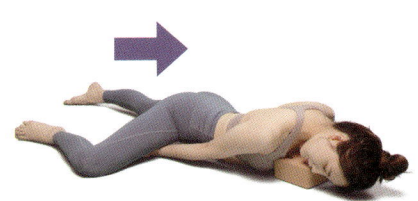

6 볼 방향 다리 더 벌리기

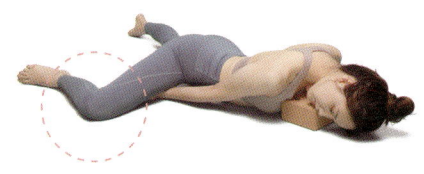

7 반대편 팔로 밀어 붙이기

볼을 적용한 반대팔을 굽혀, 볼 적용 방향으로 무게중심을 옮겨 압력을 높여 주세요.

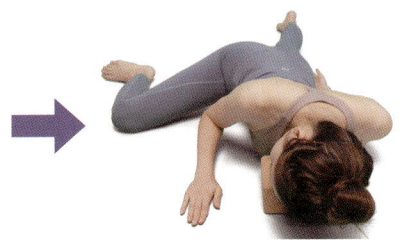

2. 앞톱니근 전거근 *serratus anterior*

 근육설명 어깨와 어깨뼈 움직임에 있어서 앞톱니근은 어깨뼈를 벌리는데 중요한 역할을 하는 근육입니다. 위치적으로도 수술 부위와 밀접하기 때문에 수술에 의한 유착이 발생 할 경우 앞톱니근의 수축-이완 기능에도 영향을 미칠 수 있습니다. 앞톱니근의 기능 저하는 어깨뼈 움직임에 중요한 역할을 하는 등 뒤의 마름근의 기능에도 영향을 미치기 때문에 더욱 중요합니다.

준비물 | 맥스볼 1개

호흡법 | 흉식 호흡

공기압 | 레벨 -2 ~ 0

-3 -2 -1 0 1 2 3

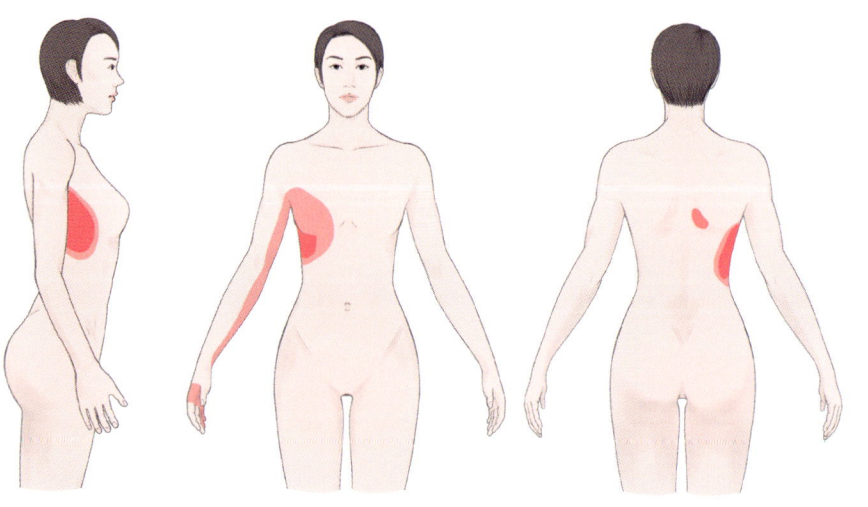

압통점 트리거포인트

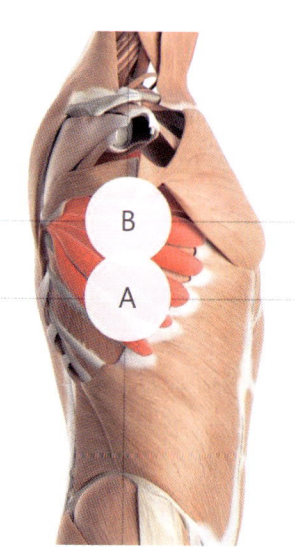

볼 포인트

커스텀 시퀀스 *custom sequence*

1 기본자세

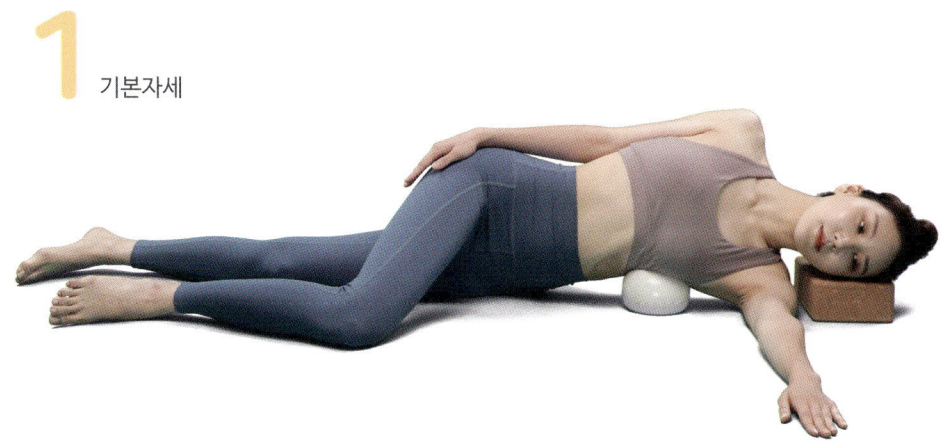

tip
앞톱니근 이완을 할 때는 심호흡이 매우 중요합니다.

2

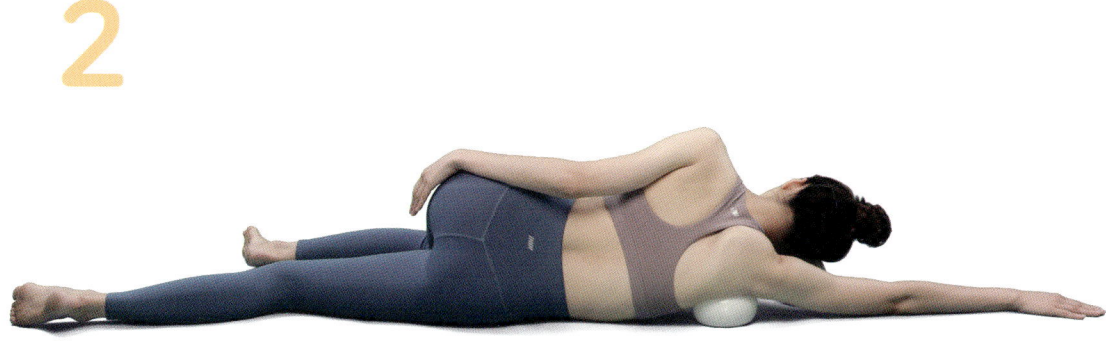

겨드랑이 밑부위 A에 맥스볼을 이용해 자극을 줍니다.
볼이 앞뒤로 삐져나오지 않게 수직으로 눌러주세요.

tip
노약자의 경우에는 갈비뼈골절의 위험이 있으니
볼의 압력을 0단계 이하로 낮춰주세요.

3. 배곧은근 복직근 *rectus abdominis*

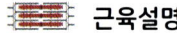 **근육설명** 갈비뼈와 두덩뼈에 붙어 있는 근육으로 허리를 굽힐 때 사용되는 근육입니다. 척추세움근과 주동–길항근 관계인 배곧은근 입니다. 허리통증을 위해 척추세움근과 배곧은근의 이완은 매우 중요합니다.

> **주동 길항근 관계**
> 미듐볼을 수직으로 누르는 것이 아니라, 볼이 살짝 삐져나올수 있게 볼을 위치시켜 주세요.

준비물 | 미듐볼 2개
호흡법 | 복식 호흡

공기압

레벨 -2 ~ 1
-3 -2 -1 0 1 2 3

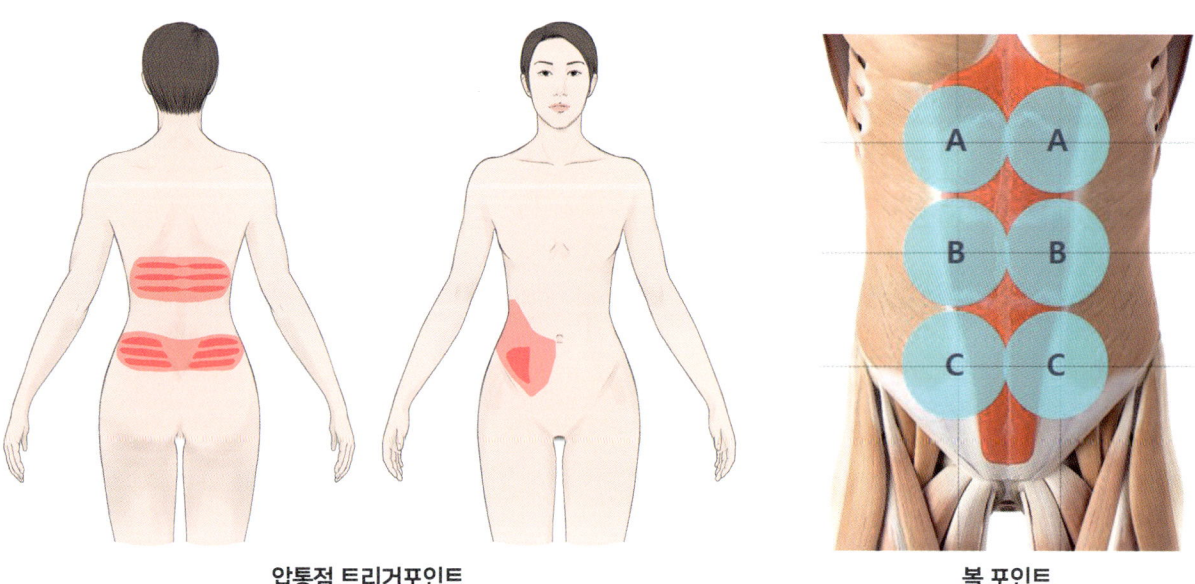

압통점 트리거포인트 **볼 포인트**

커스텀 시퀀스 *custom sequence*

1 기본자세

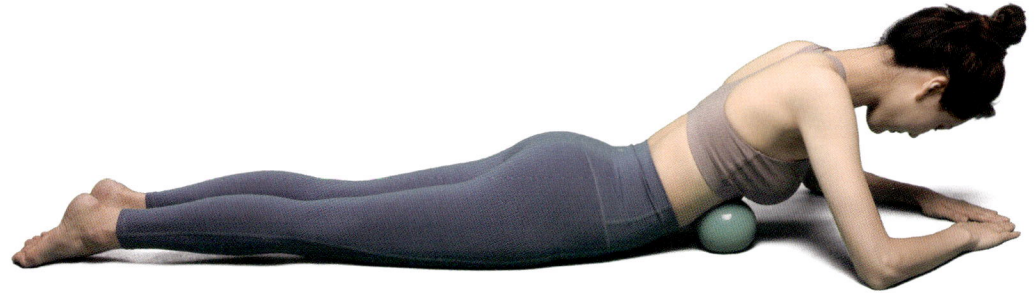

복부를 3등분(상중하)해 A에 미듐볼을 위치해 주세요.

2

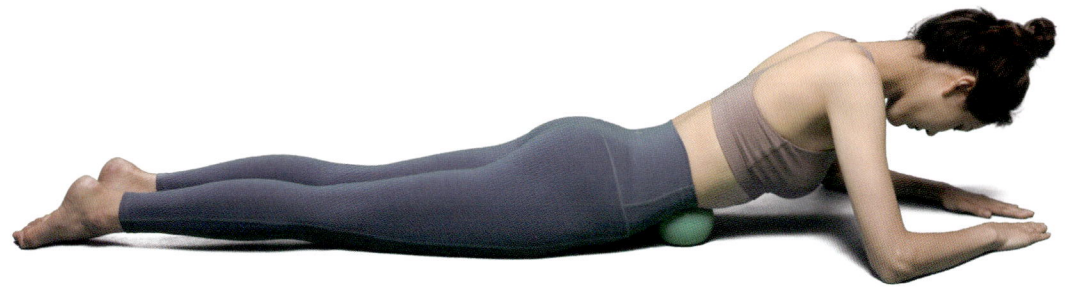

복부를 3등분(상중하)해 B에 미듐볼을 위치해 주세요.

3

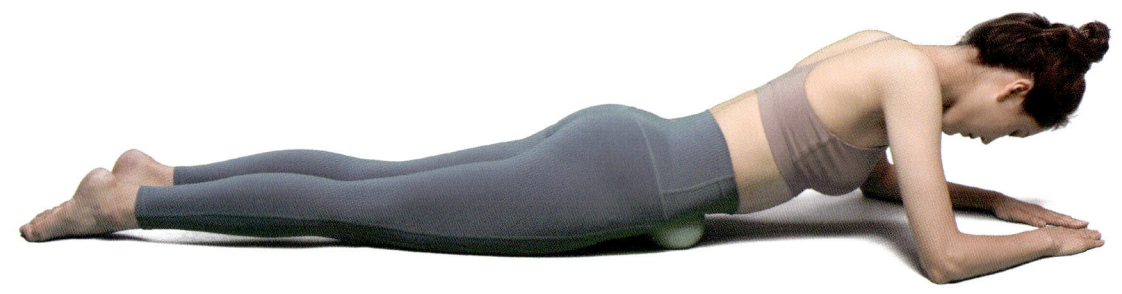

복부를 3등분(상중하)해 C에 미듐볼을 위치해 주세요.

4. 위등세모근 상부승모근 *trapezius*

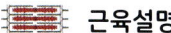 **근육설명**   가슴복원 수술을 통해, 가슴부위 뿐만 아니라 등세모근, 목빗근 등 까지도 영향을 미쳐 어깨통증과 기능감소가 발생 할 수 있습니다. 위등세모근은 목 – 어깨 – 어깨뼈 – 척주에 걸쳐 광범위하게 분포하는 근육입니다. 어깨 움직임에 있어서 목폄, 목 회전, 팔 들기, 어깨뼈 올림과 내림에 직접적으로 관여하기 때문에 매우 중요한 근육입니다.

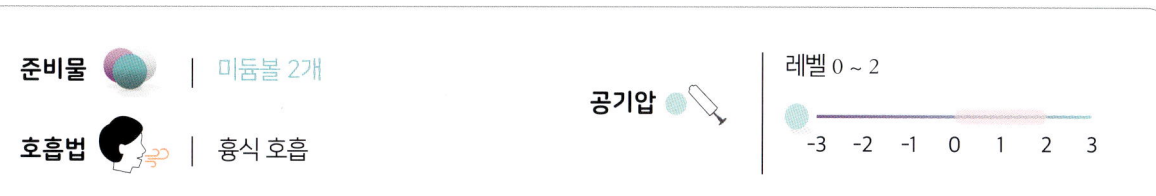

준비물 : 미듐볼 2개
호흡법 : 흉식 호흡
공기압 : 레벨 0 ~ 2

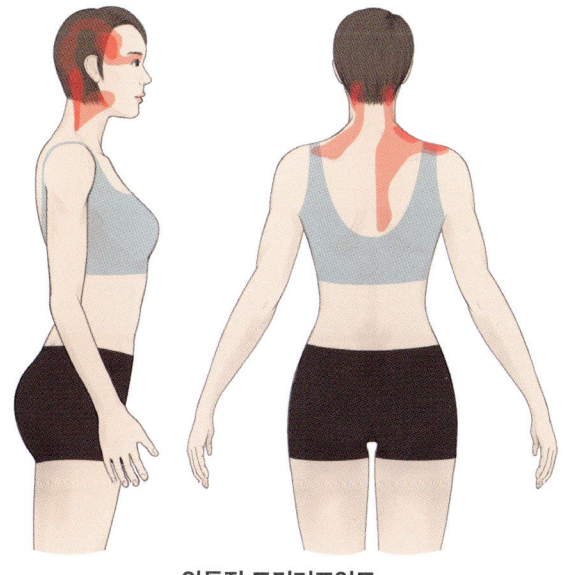

압통점 트리거포인트   **볼 포인트**

커스텀 시퀀스 *custom sequence*

1 기본자세

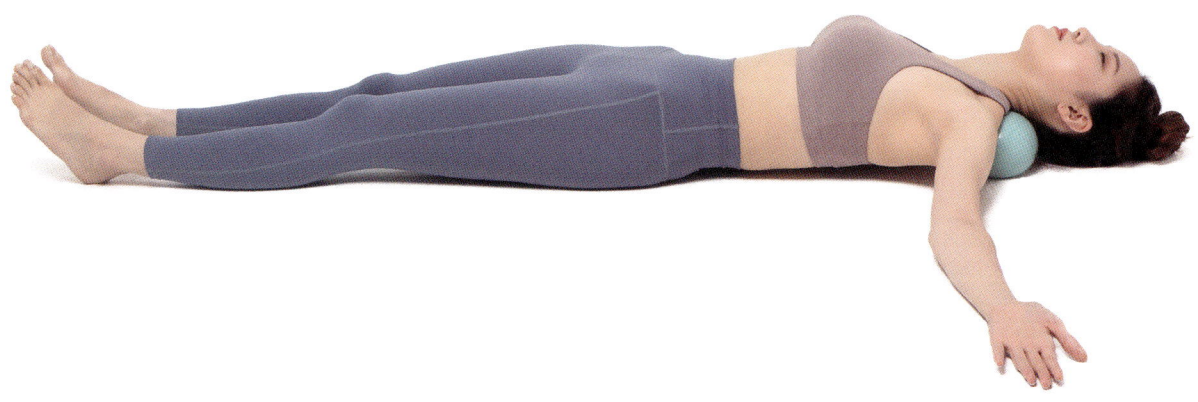

손가락으로 어깨세모근을 잡을 때
가장 두껍게 잡히는 부위 A에 미듐볼을 위치시켜 주세요.

볼자극 조절 *adjusting stimulation*

1

공 1개를 사용할 경우, 미듐볼이 놓인 반대 방향으로 고개를 60°정도 회전^{rotation} 합니다.

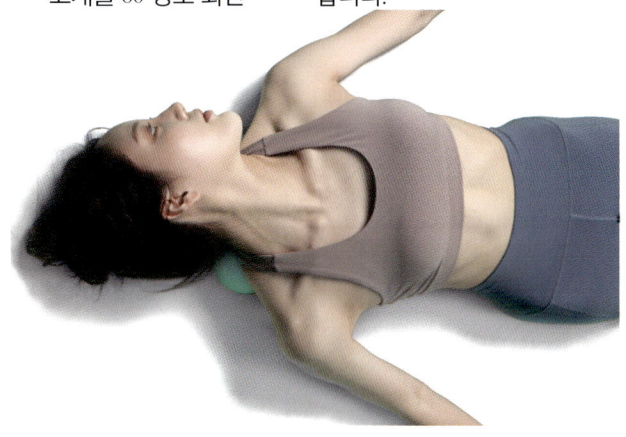

2

미듐볼 방향과 같은 방향의 어깨굽힘^{flexion} 해 주세요.

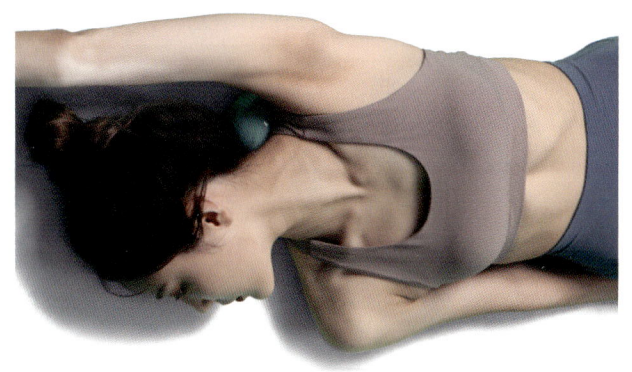

3

허리를 굽힌 후, A부위 위쪽에 미니볼을 놓고 체중을 이용해 자극해 주세요.

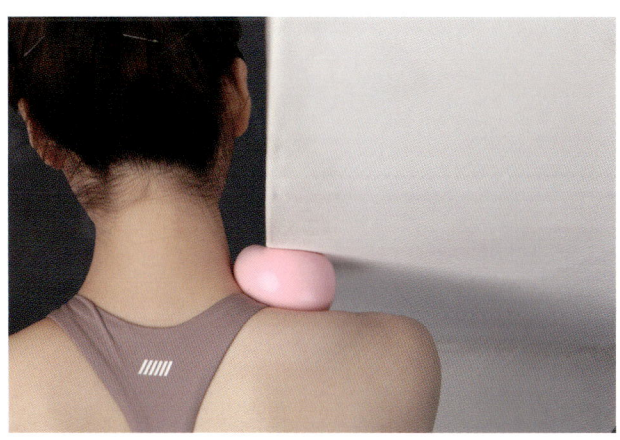

tip

고개를 볼의 반대방향으로 돌리면, 어깨올림근보다 등세모근 이완에 더욱 효과적입니다.

5. 마름근 능형근 *rhomboids*

| 근육설명 | 유방 보형물 삽입으로 인해 보형물 부피만큼 앞톱니근과 함께 피부와 근육, 근막 조직에 영향을 미칠 수 있습니다. 마름근은 어깨 움직임에 있어 항상 앞톱니근의 수축-이완과 함께 고려되어야 하며, 어깨 움직임에 필수적으로 건강이 유지되어야 하는 근육입니다. |

준비물 | 미니볼 4개
호흡법 | 흉식 호흡

공기압

레벨 0 ~ 2

-3 -2 -1 0 1 2 3

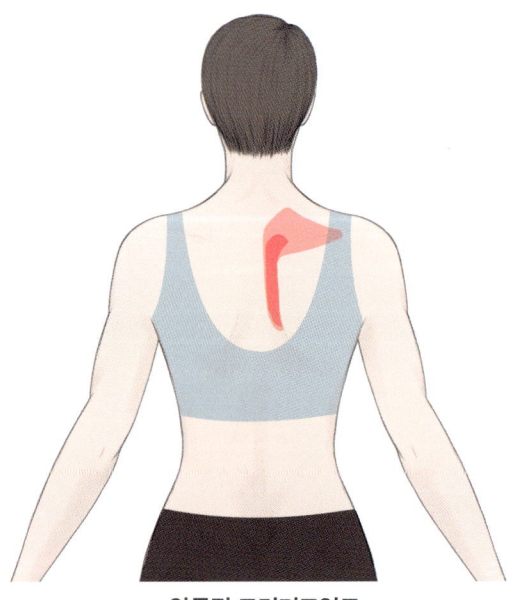
압통점 트리거포인트

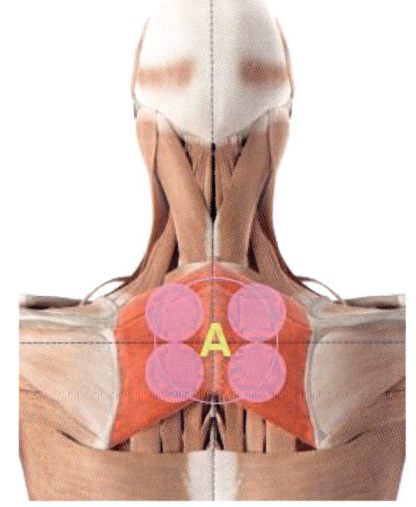
볼 포인트

커스텀 시퀀스 *custom sequence*

1 기본자세

미니볼 4개를 이용해 어깨뼈 사이 A 부위에 위치시켜 주세요.

척추뼈 양쪽과 어깨뼈 사이에 위아래로 2개씩 위치시켜 주세요.

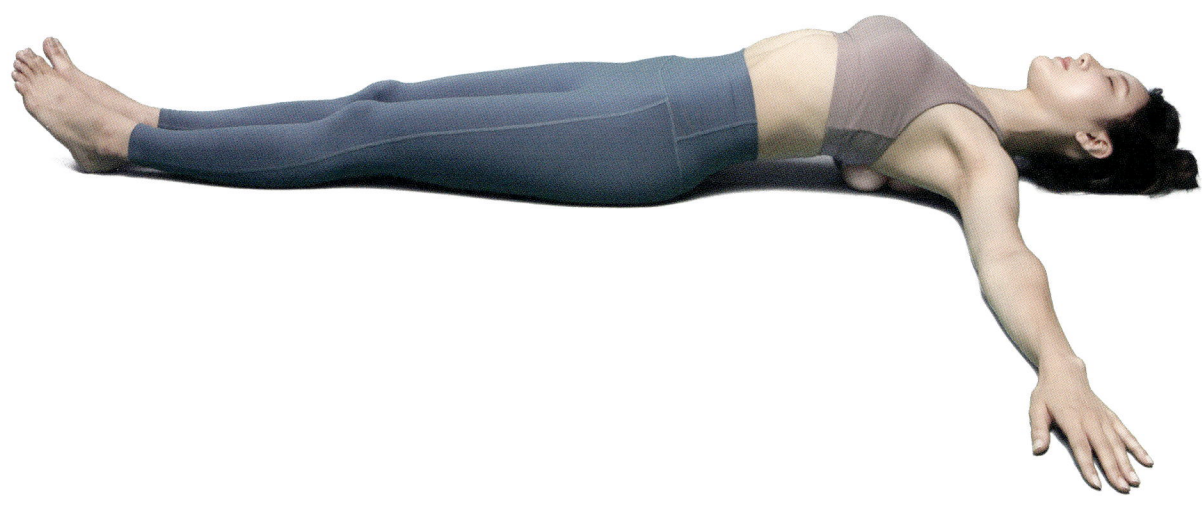

팔을 벌리면 척추 주변의 속근육까지 자극이 전달됩니다.

볼자극 조절 *adjusting stimulation*

1

팔을 교차해 가슴앞에 위치해 주세요.

표면 근육에 더 강한 자극을 느낄 수 있습니다.

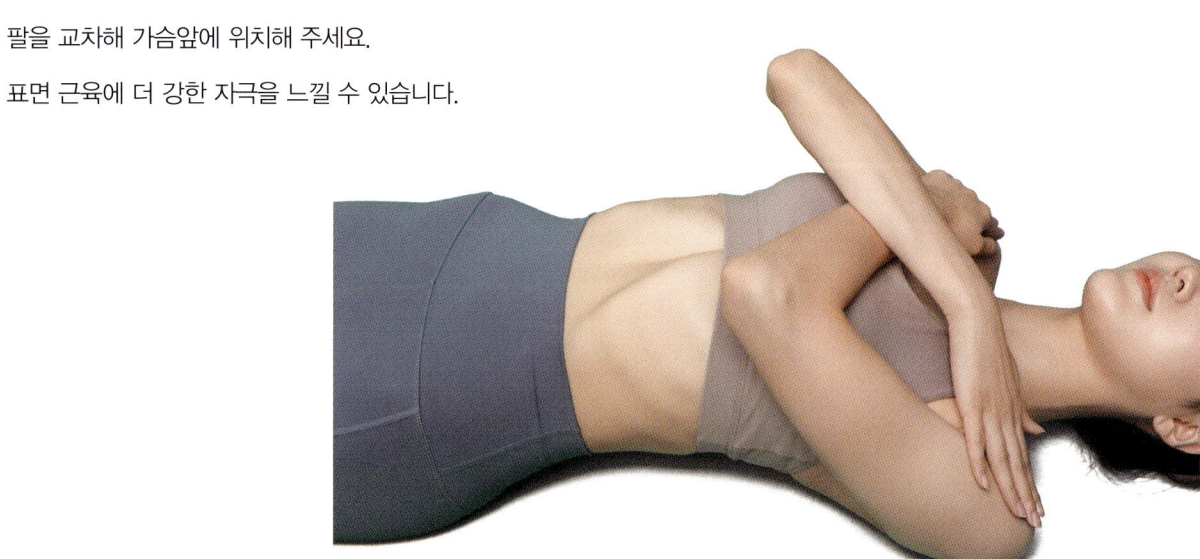

2

양쪽 어깨굽힘을 통해 표면 근육에 가장 큰 자극을 느낄 수 있습니다.

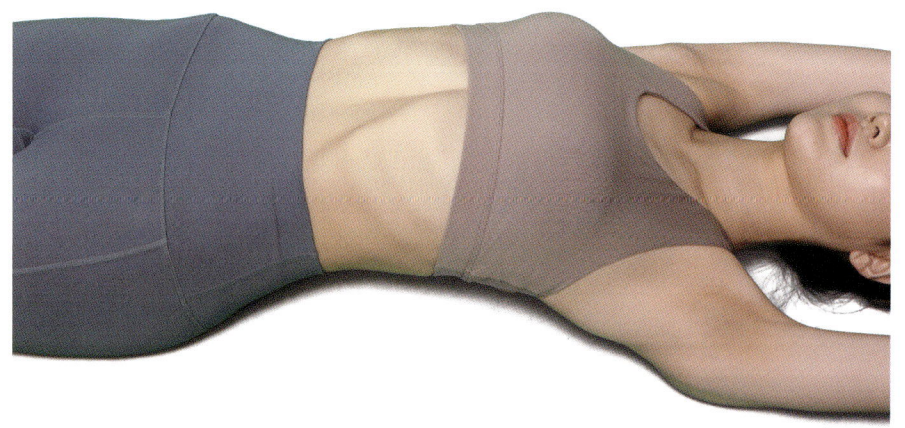

2. 복직근을 이용한 가슴복원 수술

배곧은근을 조직제공부위로 사용했기 때문에 윗몸일으키기 동작에 사용되는 배곧은근의 주요 동작을 도와주는 배가로근, 배바깥빗근, 배속빗근을 활성화 시키는 것이 중요합니다.

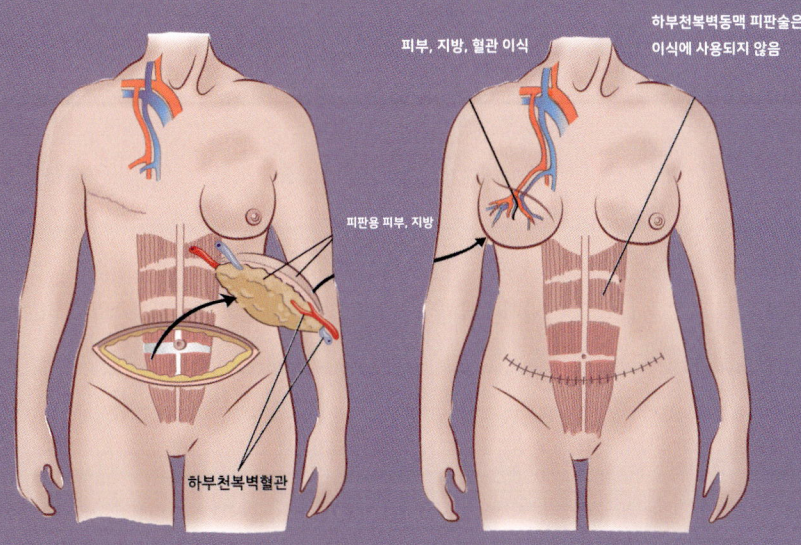

〈하부천복벽동맥 피판술 superficial inferior Epigastic Artery Flap〉

1. 수술이후 신체변화

(1) 균형감각 저하

(2) 가슴부위의 꽉 조이는 듯한 답답함

(3) 복부 근력 약화 및 통증유발

(4) 허리디스크

(5) 복부 굽힘 / 폄 동작 제한

(6) 거북목 & 라운드 숄더

(7) 어깨 관절가동범위 제한

(8) 오십견

2. 신체기능 저하

(1) 윗몸일으키기

(2) 회전운동(골프, 자전거 타기)

복직근 시퀀스
rectus abdominis sequence

이식 수술로 인해 복부 부위의 기능은 감소될 수 밖에 없습니다. 복부부위의 유착과 근육 기능 감소 예방과 관리를 위해 볼테라피를 적용해 주세요.

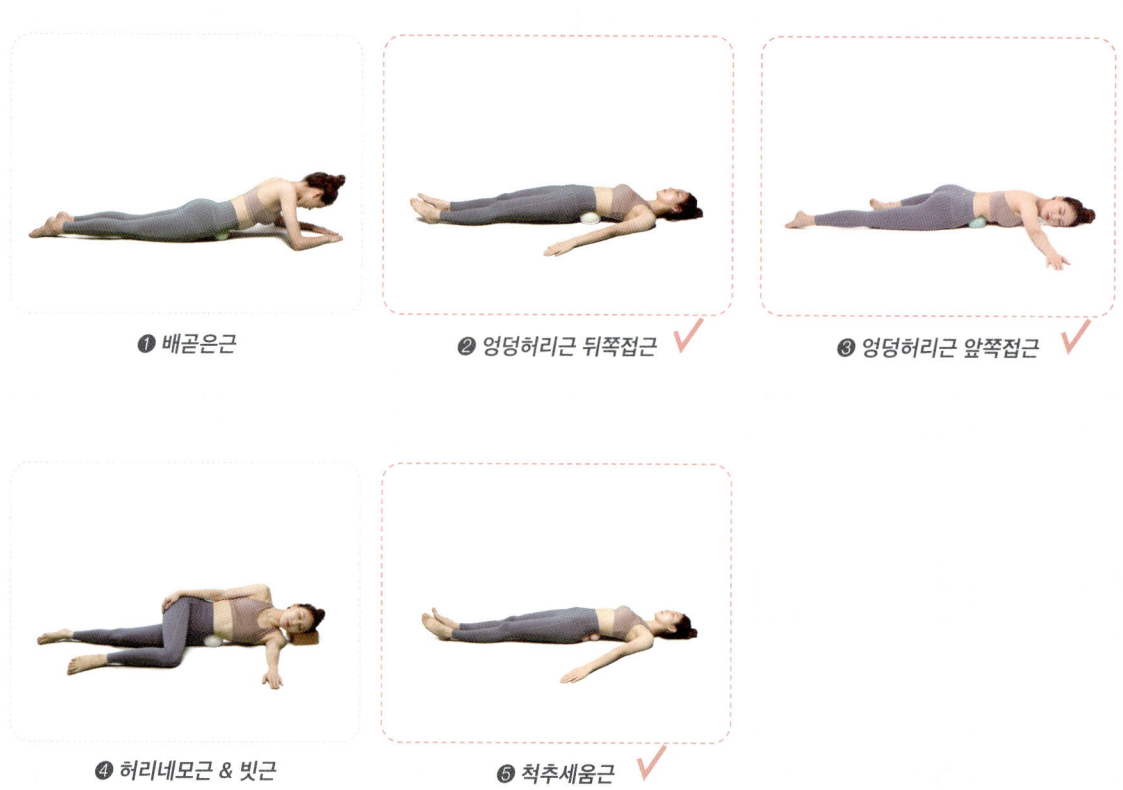

❶ 배곧은근

❷ 엉덩허리근 뒤쪽접근 ✓

❸ 엉덩허리근 앞쪽접근 ✓

❹ 허리네모근 & 빗근

❺ 척추세움근 ✓

★중요도
허리커브 만들기, 엉덩허리근 뒤쪽접근, 골반비틀기, 빗근

볼테라피를 증상에 따라 타겟근육을 순서대로 적용해 주세요. 증상, 해부생리학적 요인, 근육이완 정도에 따라 근육을 긴장시키는 요소들을 고려해 최적의 운동 프로토콜을 순서대로 구성했습니다. 커스텀시퀀스는 개인 체형, 기능, 통증 정도에 따라 이상적인 시퀀스로 구성되었지만, 개인에 따라 유연하게 사용할 수 있습니다.

1. 배곧은근 복직근 *rectus abdominis*

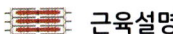 **근육설명**   배곧은근이 이식 제공 근육으로 사용될 경우, 배곧은근의 손상은 필수적입니다. 배곧은근의 손상은 근력약화, 감각이상, 운동기능 저하 등의 부작용이 발생할 수 있습니다. 배곧은근은 윗몸일으키기 동작을 할 때 주로 작용하는 근육입니다. 라운드숄더 체형의 경우 배곧은근의 단축이 발생 할 수 있습니다.

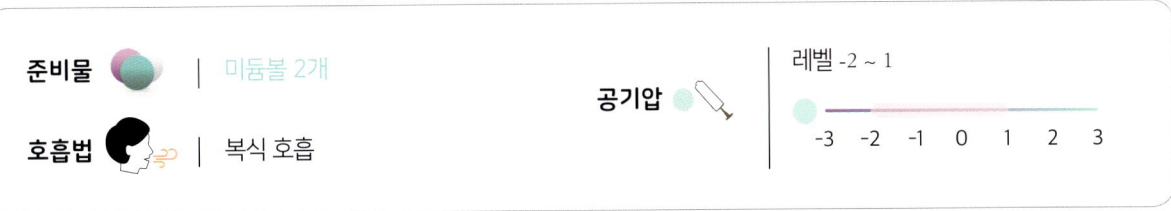

준비물 | 미듐볼 2개
호흡법 | 복식 호흡
공기압
레벨 -2 ~ 1
-3 -2 -1 0 1 2 3

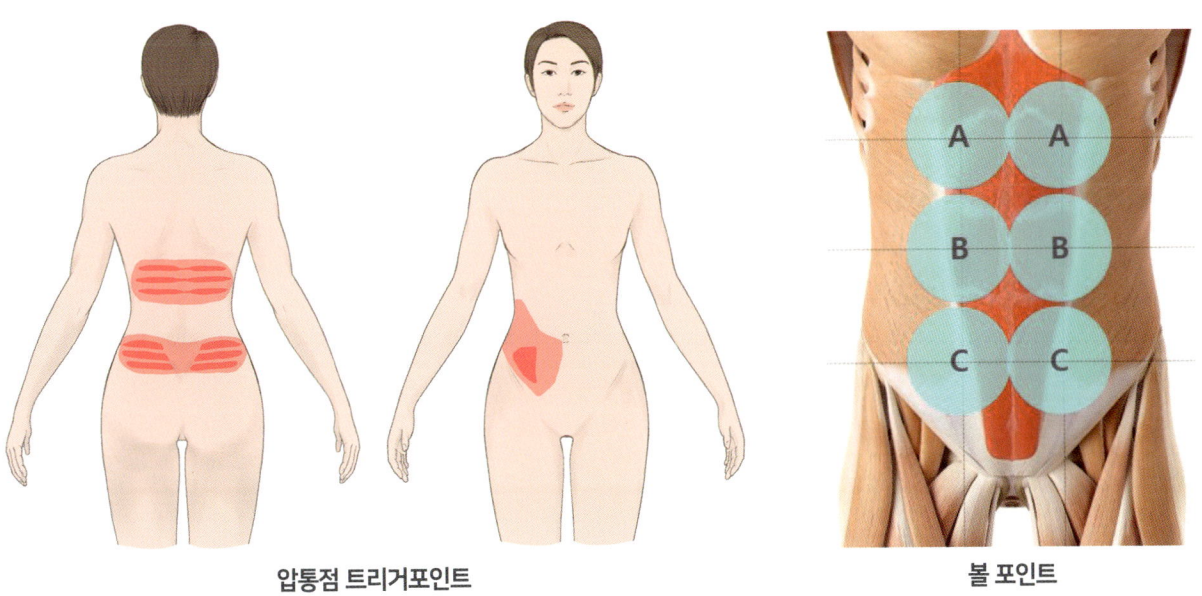

압통점 트리거포인트   **볼 포인트**

커스텀 시퀀스 *custom sequence*

1 기본자세

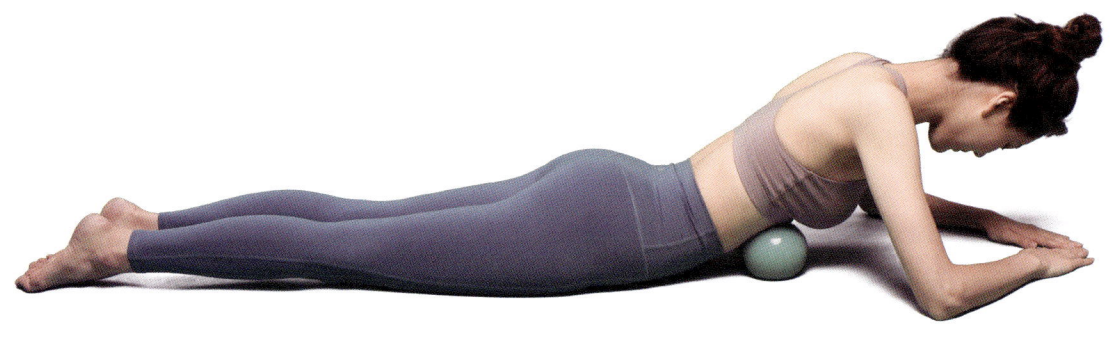

복부를 3등분(상중하)해 A에 미듐볼을 위치해 주세요.

2

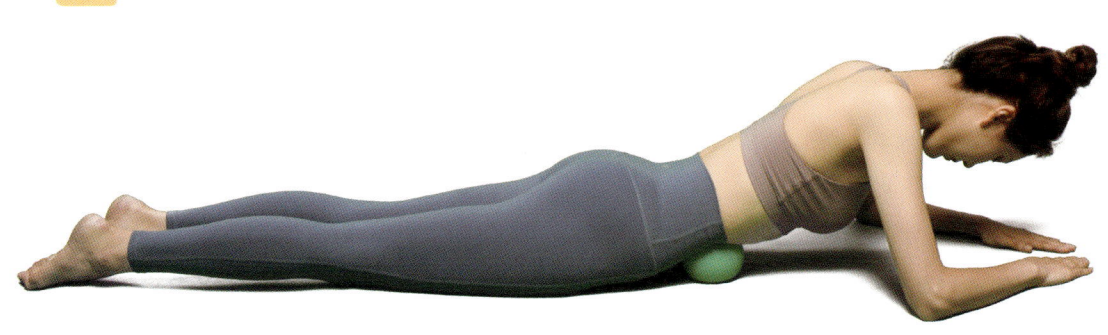

복부를 3등분(상중하)해 B에 미듐볼을 위치해 주세요.

3

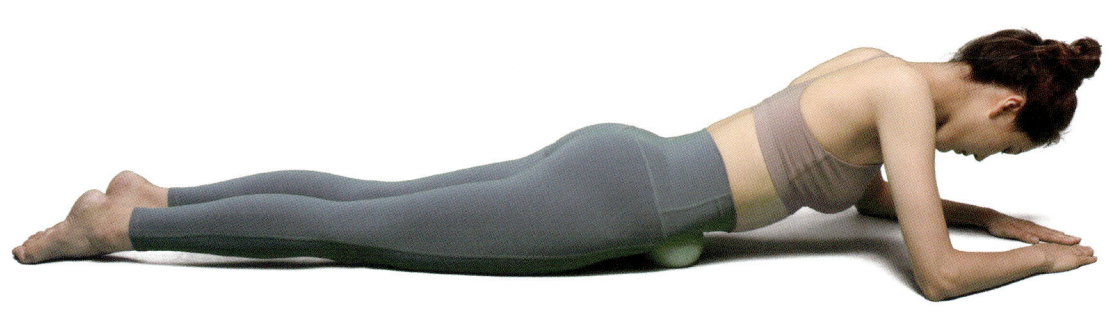

복부를 3등분(상중하)해 C에 미듐볼을 위치해 주세요.

볼자극 조절 *adjusting stimulation*

1

팔꿈치 위치를 조절해 볼 자극을 조절할 수 있습니다.

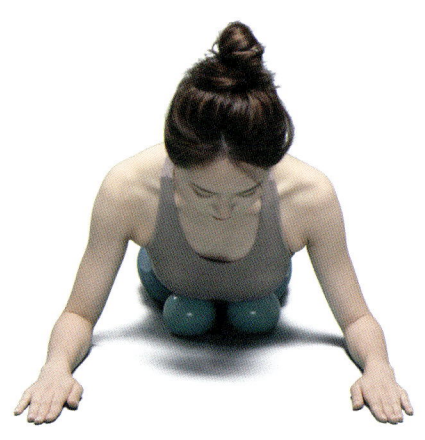
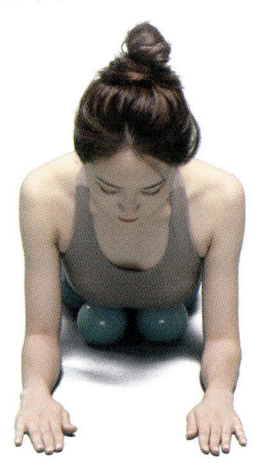

2

통증·불편감이 적응되면 완전히 엎드려 주세요.

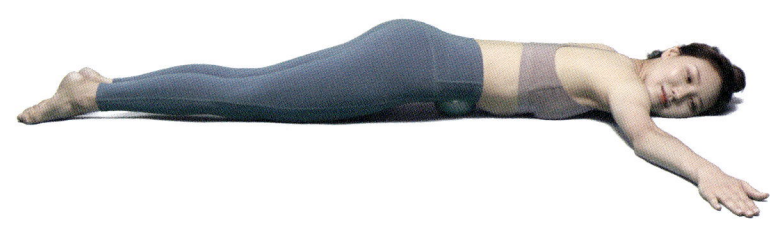

3

무릎을 굽히면 배곧은근 표면근육 위주로 자극할 수 있습니다.

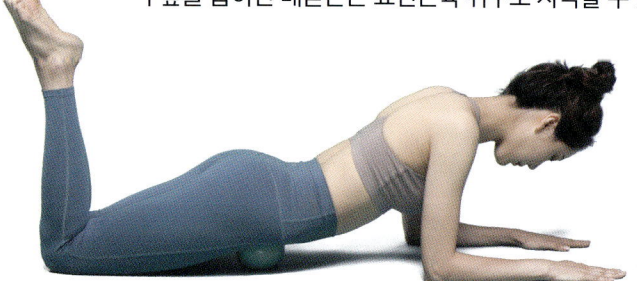

> **tip**
> 심호흡을 하면 배곧은근의 심부층까지 자극할 수 있습니다.

2. 엉덩허리근 - 뒤쪽 장요근 *iliopsoas major posterior*

| 근육설명 | 엉덩허리근은 몸통 굽힘과 고관절 굽힘을 주로 하는 근육입니다. 배곧은근의 약화에 따라 엉덩허리근의 부담이 가중되기 때문에 허리통증이 발생 할 수 있습니다. 배곧은근의 역할을 대신해야 하기 때문에 엉덩허리근의 관리는 중요합니다. |

준비물 | 맥스볼 2개

호흡법 | 복식 호흡

공기압

레벨 0~ 3

-3 -2 -1 0 1 2 3

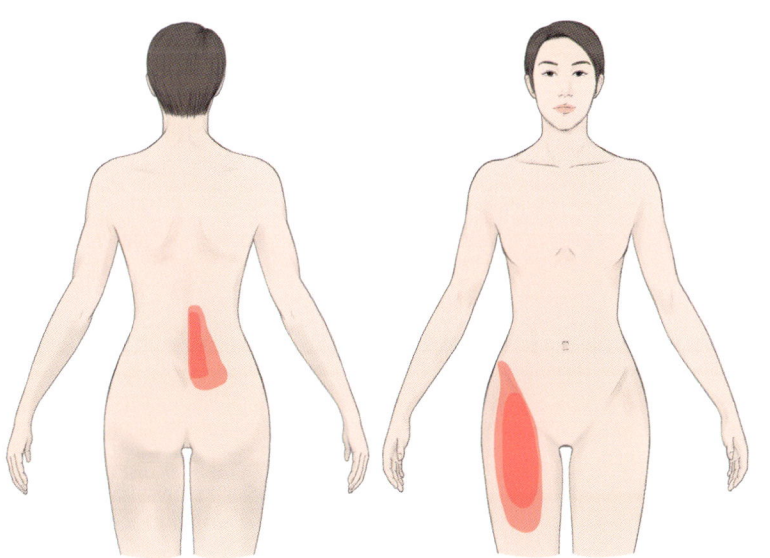

압통점 트리거포인트

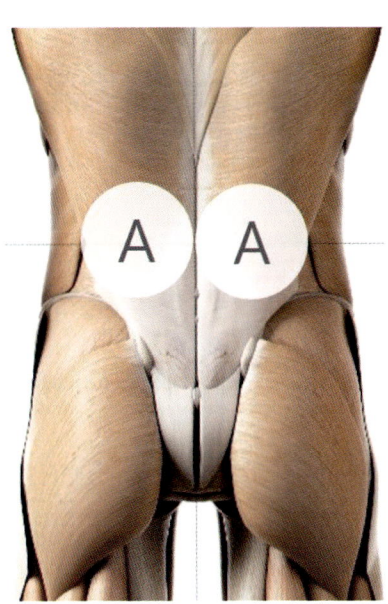

볼 포인트

커스텀 시퀀스 *custom sequence*

tip
근육관점의 자극이 아닌 요추관절의 견인효과와 굴곡변형을 통해
엉덩허리근을 자극할 수 있습니다.

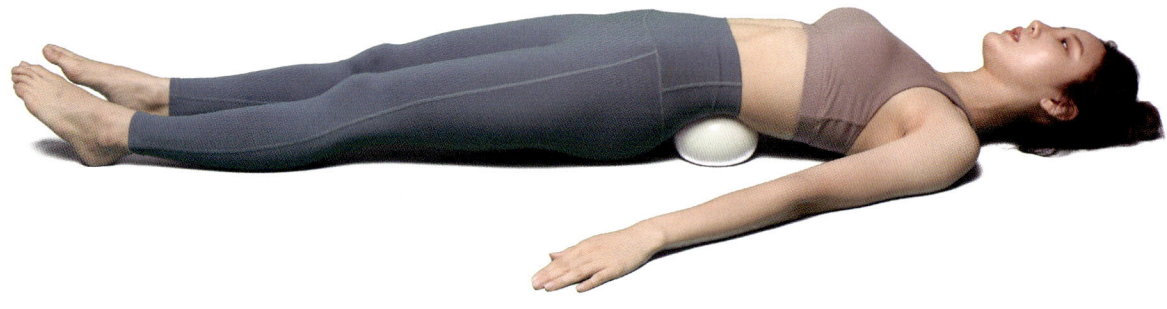

1 기본자세

배꼽을 기준으로 허리 양 옆 A에 맥스볼을 위치해 주세요.

tip
두 무릎을 굽혀 요추의 긴장도를 낮춰
엉덩허리근을 더욱 효과적으로 이완시킬 수 있습니다.

3. 엉덩허리근 - 앞쪽 장요근 *iliopsoas major anterior*

근육설명 복부에서 자극하는 방법입니다. 복부에는 내부장기가 밀집해 있기 때문에 엉덩허리근에 직접적으로 자극하는 것은 어렵습니다. 내부장기와 척추관절에 압력을 가해 간접적으로 자극하는 방법입니다. 다리위치에 따라 복부에 가해지는 압력정도가 달라집니다.

준비물 | 미듐볼 1개

호흡법 | 복식 호흡

공기압

레벨 -1 ~ 1

-3 -2 -1 0 1 2 3

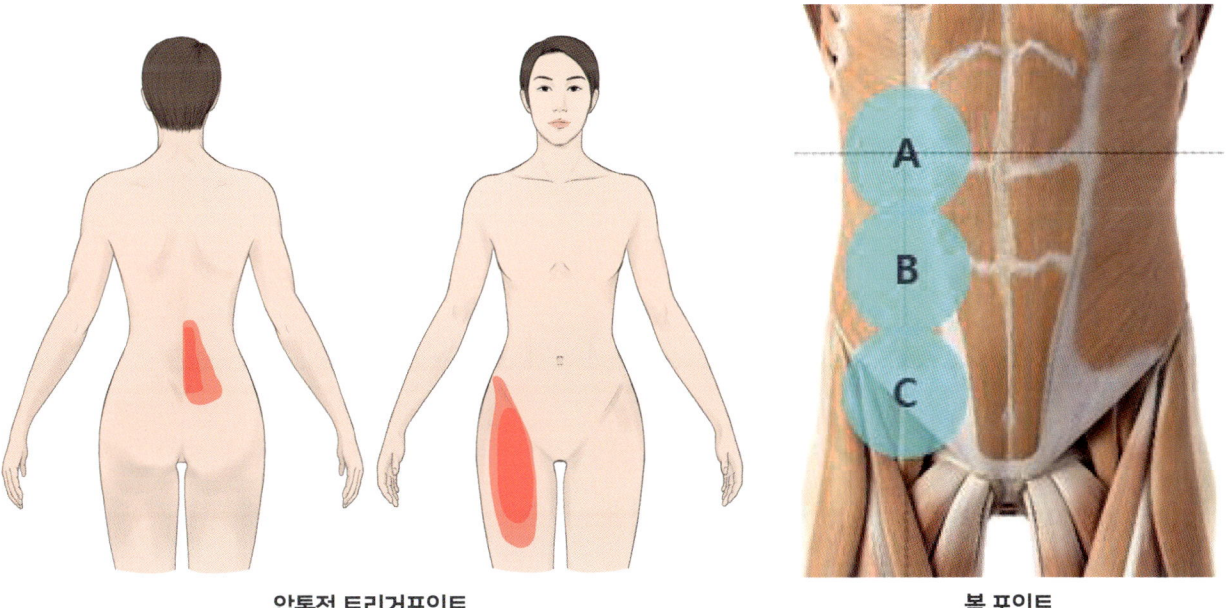

압통점 트리거포인트　　　　　**볼 포인트**

커스텀 시퀀스 *custom sequence*

1 기본자세

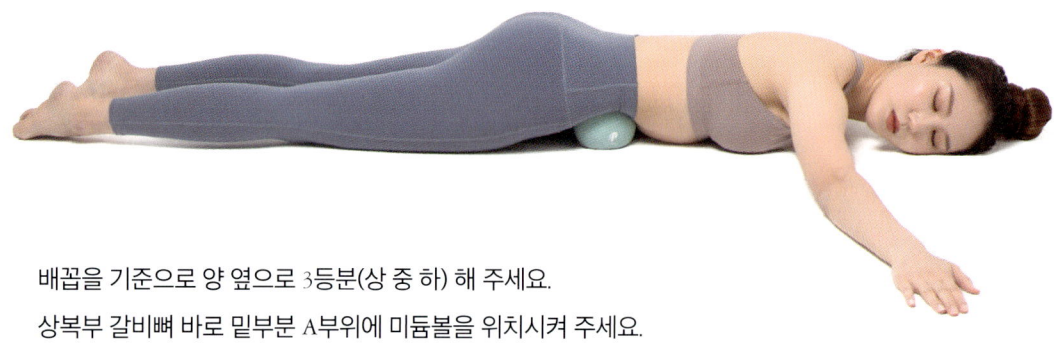

배꼽을 기준으로 양 옆으로 3등분(상 중 하) 해 주세요.
상복부 갈비뼈 바로 밑부분 A부위에 미듐볼을 위치시켜 주세요.

2

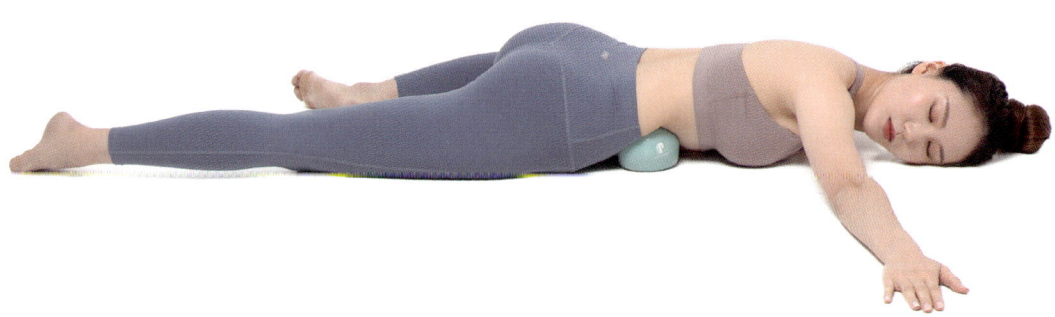

배꼽 양 옆 B부위에 미듐볼을 위치해 주세요.
엉덩허리근 하단 자극을 위해, 서혜부쪽에 최대한
가깝게 미듐볼을 C에 위치시켜 주세요.

볼자극 조절 *adjusting stimulation*

1

2

tip
아래 복부C 위치에 적용할 경우,
적용발을 외회전 시켜 덩허리근의 시작점과 부착점
가깝게 해 자극을 심부층까지 전달할 수 있습니다.

4. 허리네모근 요방형근 quadratus lumborum 빗근 복사근 oblique muscles

근육설명 허리네모근은 허리뒤쪽의 12번째 갈비뼈에 붙어있는 근육입니다. 허리의 외측 굽힘에 주로 작용하며, 호흡과도 관련성이 있는 근육입니다. 엉덩허리근과 함께, 허리통증이 심할 경우에는 허리네모근의 과긴장도 중요 요인이 될 수 있습니다. 참고로, 척추측만증이 있을 경우 척추의 좌우 비대칭에 관여하는 근육 중 하나입니다. 허리네모근은 층을 이루고 있어 동일한 적용부위에 자극을 주면 더욱 효과적입니다.

준비물 | 맥스볼 1개
호흡법 | 복식 호흡
공기압
레벨 -2 ~ 0
-3 -2 -1 0 1 2 3

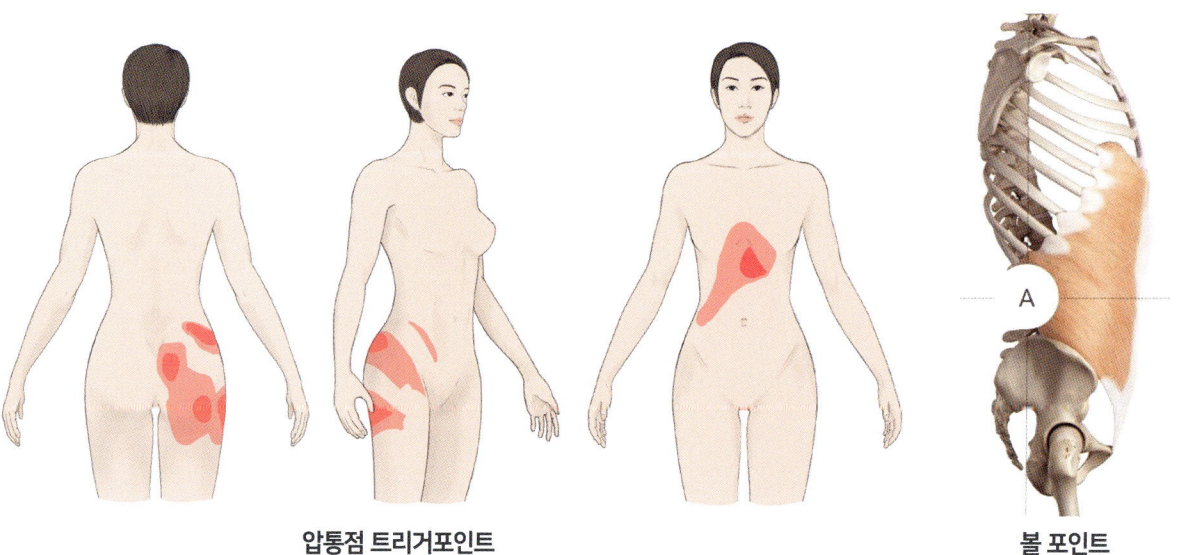

압통점 트리거포인트   **볼 포인트**

커스텀 시퀀스 *custom sequence*

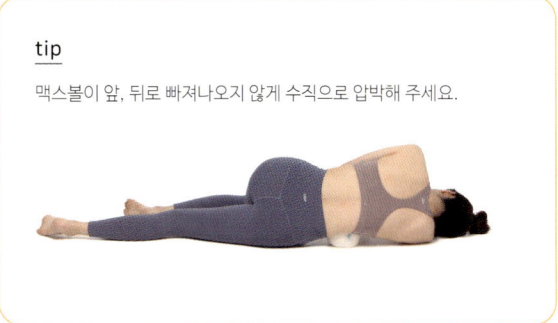

tip
맥스볼이 앞, 뒤로 빠져나오지 않게 수직으로 압박해 주세요.

1 기본자세

측면에 위치한 10번 갈비뼈 밑부위와 골반뼈 사이 A에 맥스볼을 위치해 주세요. 허리네모근은 복부근육 중 가장 깊은 근육입니다. 복식호흡이 더욱 중요한 근육입니다.

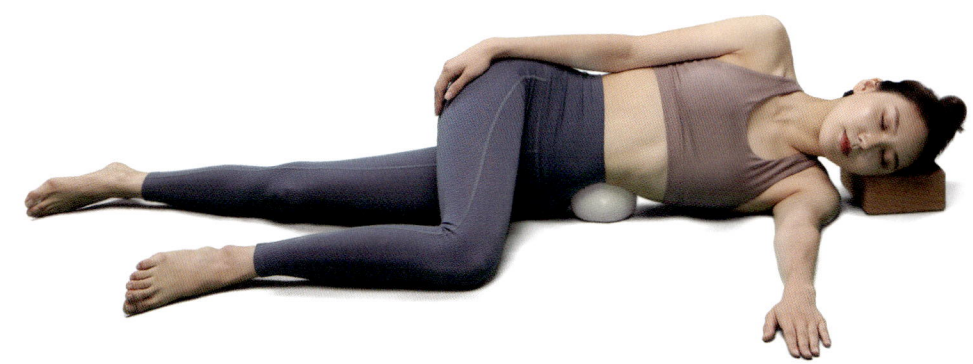

2 바로 누운 자세

맥스볼 2개를 배꼽높이, 허리 양 옆에 동일하게 위치해 주세요. 허리네모근과 빗근을 뒤에서 접근하는 방법입니다.

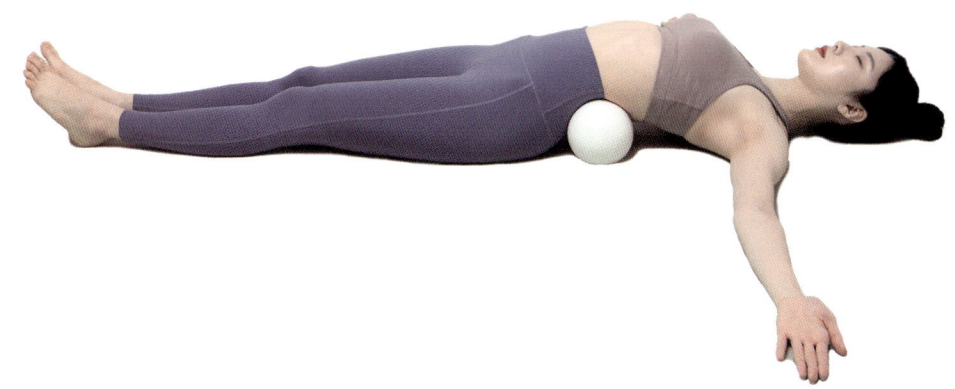

5. 척추세움근 척추기립근 *erector spinae*

근육설명 척추세움근은 엉치뼈와 골반 위쪽에 붙어있는 근육으로, 단축시 골반 전방경사에 영향을 미칩니다. 볼적용 부위는 넓은등근, 척추세움근, 뭇갈래근 등 여러층의 근육을 동시에 자극하기 때문에 골반교정 뿐만 아니라, 허리통증 감소에도 매우 효과적인 부위입니다.

준비물 | 미니볼 4개

호흡법 | 복식 호흡

공기압

레벨 1 ~ 3

-3 -2 -1 0 1 2 3

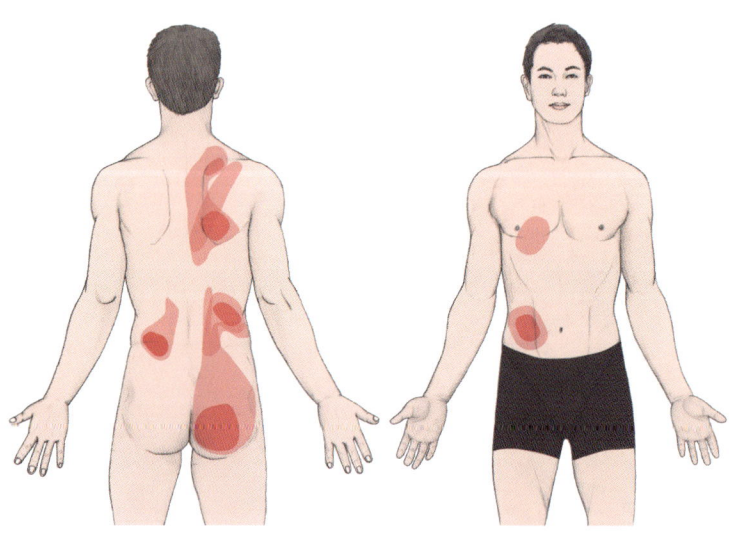

압통점 트리거포인트

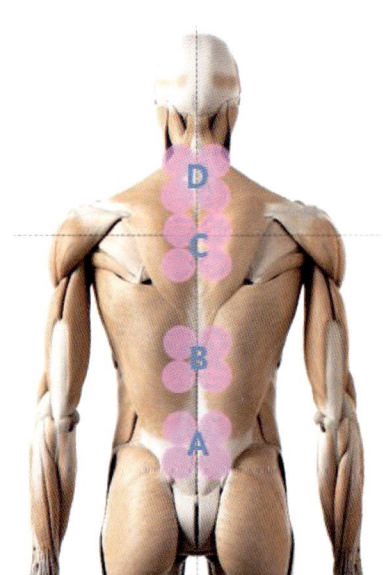

볼 포인트

커스텀 시퀀스 *custom sequence*

> **tip**
> 허리벨트라인 바로 위 = A
> 명치 바로 아래(상복부) 높이 아래 등 = B
> 루틴시퀀스 흉추 = C
> 아랫목 = D

1 기본자세

엉덩이 위쪽 골반뼈 라인에 맞춰 A부위에 미니볼 4개를 위치해주세요.

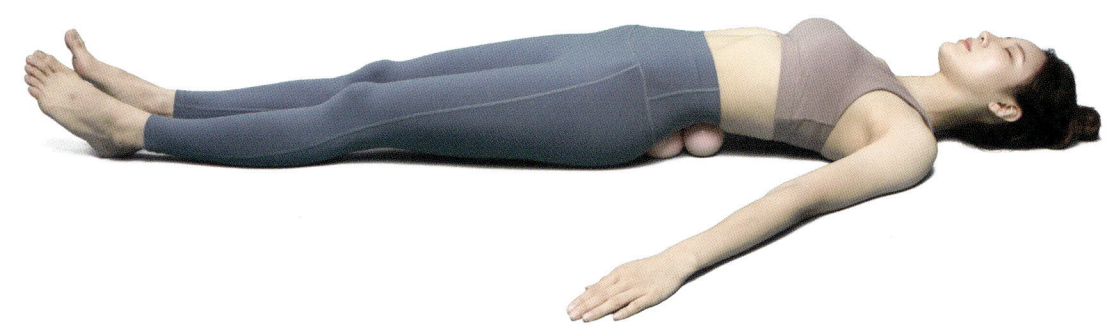

2

목아래 뒤 D 포인트에 미니볼 4개를 위치해 주세요.

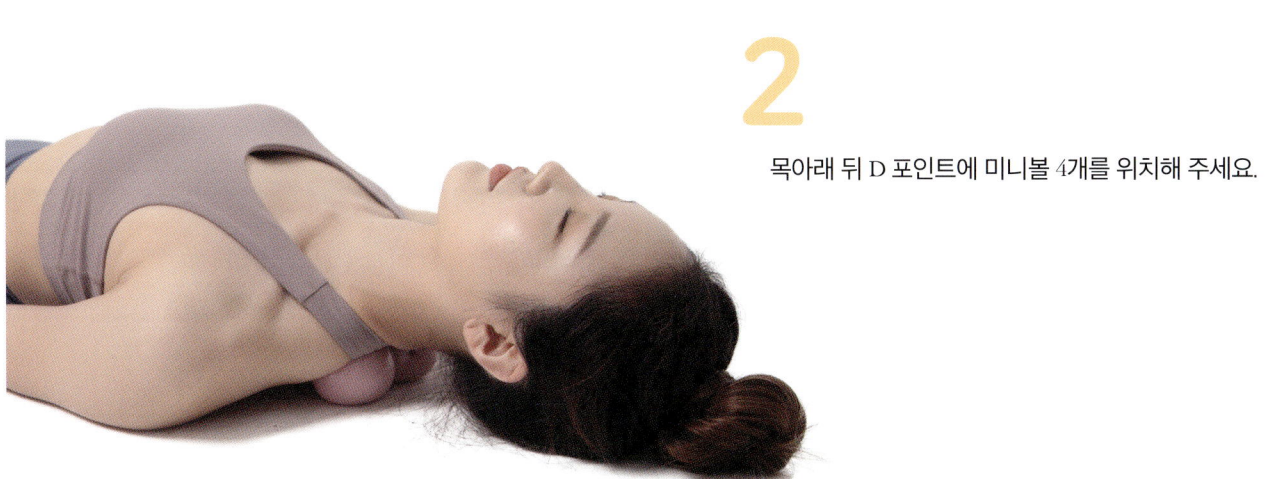

3. 넓은 등근(광배근)을 이용한 가슴복원 수술법

넓은등근은 팔을 뒤로 뻗고, 허리회전과 옆굽힘, 팔 벌림에서 모음에 주로 사용되는 근육으로 위팔세갈래근, 배바깥빗근, 배속빗근, 큰가슴근을 활성화시키는 것이 중요합니다.

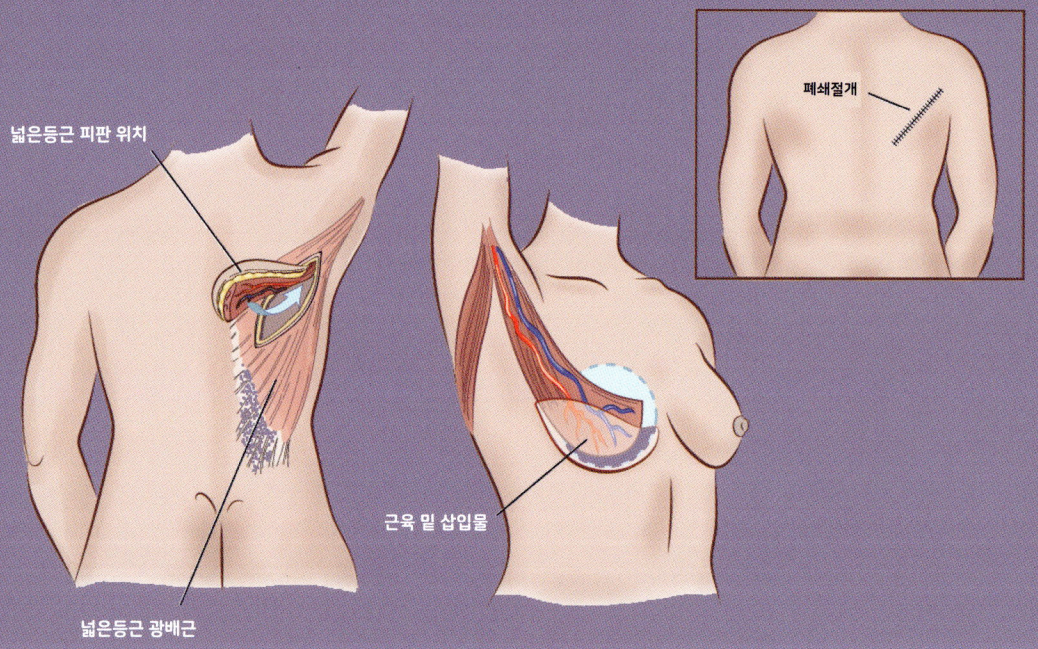

〈넓은등근피판술 latissimus dorsi flap 피판용 피부, 지방, 근육과 혈관〉

1. 수술이후 신체변화

1. 몸통 움직임 둔화
2. 팔 들기 관절가동범위 감소
3. 팔 근력 감소

2. 신체기능 저하

(1) 어깨관절 가동범위 제한
(2) 당기는 동작 제한
(3) 오십견 발생
(4) 손을 짚고 일어나기
(5) 머리위로 손 뻗기

넓은등근 시퀀스
Latissimus dorsi sequence

넓은등근은 허리와 몸통을 덮으며 광범위하게 분포되는 근육으로 어깨와 몸통 움직임에 매우 중요한 근육입니다.

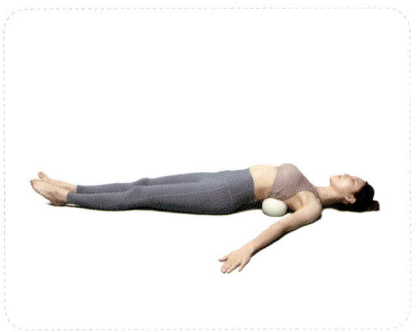
❶ 넓은등근

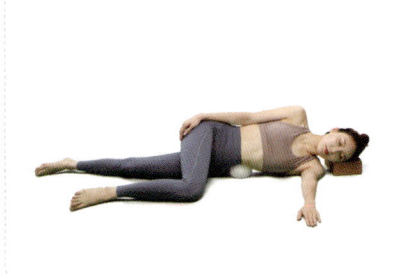
❷ 허리네모근 & 빗근

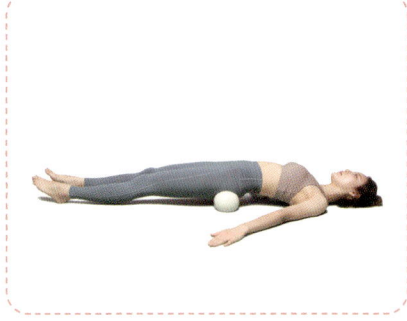
❸ 골반비틀기 ✓

볼테라피를 증상에 따라 타겟근육을 순서대로 적용해 주세요. 증상, 해부생리학적 요인, 근육이완 정도에 따라 근육을 긴장시키는 요소들을 고려해 최적의 운동 프로토콜을 순서대로 구성했습니다. 커스텀시퀀스는 개인 체형, 기능, 통증 정도에 따라 이상적인 시퀀스로 구성되었지만, 개인에 따라 유연하게 사용할 수 있습니다.

1. 넓은등근 광배근 *latissimus dorsi*

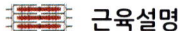

근육설명 넓은등근은 허리와 팔 움직임에 매우 중요한 근육으로, 피판술 수술로 인해 이식되었기 때문에, 물리적으로 그 본연의 기능을 할 수 가 없습니다. 팔 움직임에 관여되는 넓은등근의 손실로 광범위한 넓은등근의 컨디션 유지는 매우 중요합니다. 또한, 수술적 손상으로 인해 근육과 근막의 유착이 심해지기 때문에 유착예방과 관리를 위해서도 중요한 포인트 입니다.

준비물 | 맥스볼 2개

호흡법 | 흉식 호흡

공기압

레벨 -1 ~ 2

-3 -2 -1 0 1 2 3

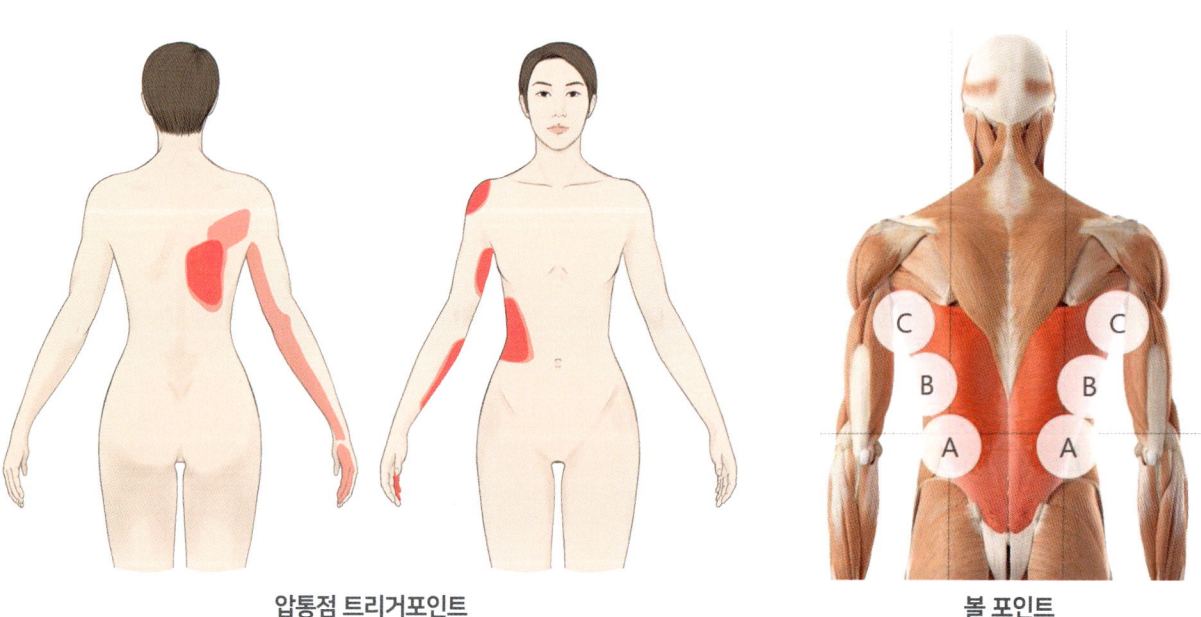

압통점 트리거포인트　　　　　**볼 포인트**

커스텀 시퀀스 *custom sequence*

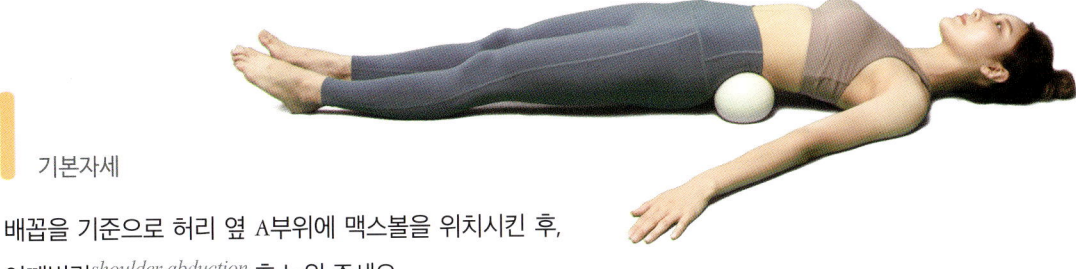

1 기본자세

배꼽을 기준으로 허리 옆 A부위에 맥스볼을 위치시킨 후,
어깨벌림 *shoulder abduction* 후 누워 주세요.

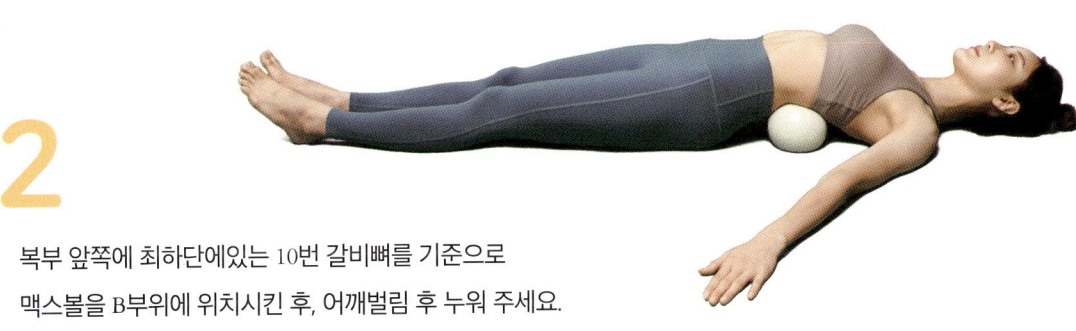

2

복부 앞쪽에 최하단에있는 10번 갈비뼈를 기준으로
맥스볼을 B부위에 위치시킨 후, 어깨벌림 후 누워 주세요.

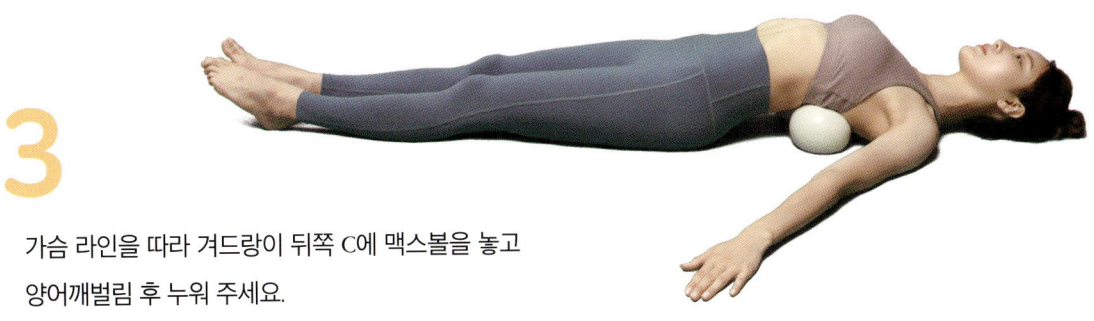

3

가슴 라인을 따라 겨드랑이 뒤쪽 C에 맥스볼을 놓고
양어깨벌림 후 누워 주세요.

볼자극 조절 *adjusting stimulation*

1

팔을 양 옆으로 벌려주세요.

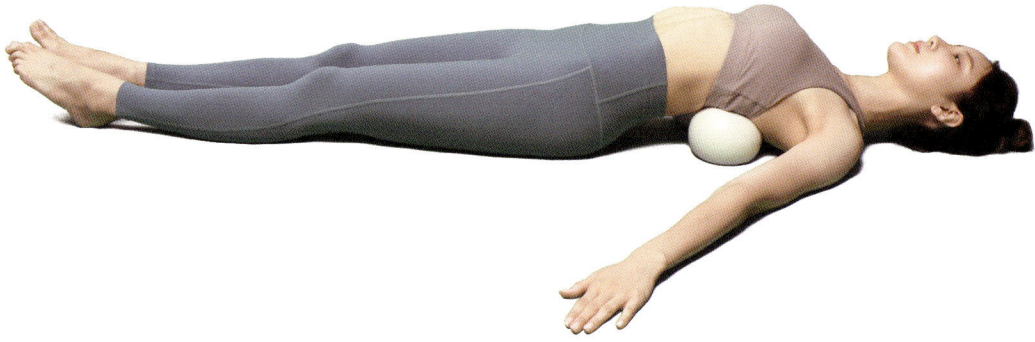

2

넓은등근의 시작점과 부착점 간의 거리를 넓혀
근육이 스트레칭 되기 때문에, 자극이 더욱 증가합니다.

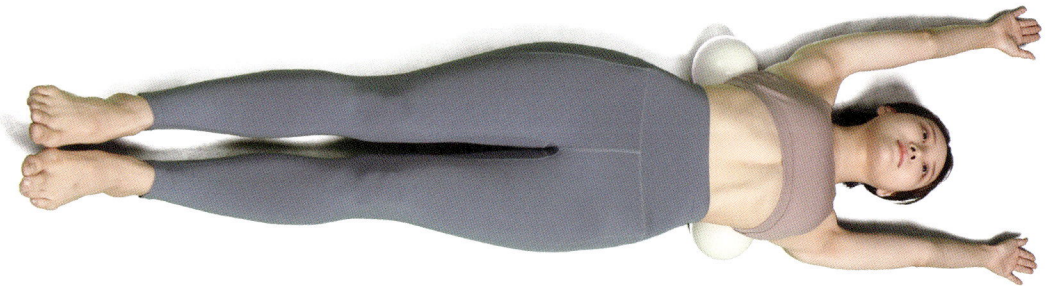

> **tip**
> 두 무릎을 굽히면, 더 큰 자극을 느낄 수 있습니다.

2. 허리네모근 요방형근 *quadratus lumborum* 빗근 복사근 *oblique muscles*

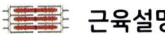 **근육설명** 넓은등근과 유사한 근육 움직임을 하는 근육입니다. 넓은등근이 손상되었기 때문에, 이를 보조해주는 허리네모근과 빗근의 역할이 더욱 중요해 집니다. 오래 앉아 있을 경우 허리네모근이 피로해져 허리통증이 발생할 수 있습니다. 또한, 빗근은 몸통 옆, 뒤 굽힘과 회전에 관여하기 때문에 허리통증과도 밀접합니다.

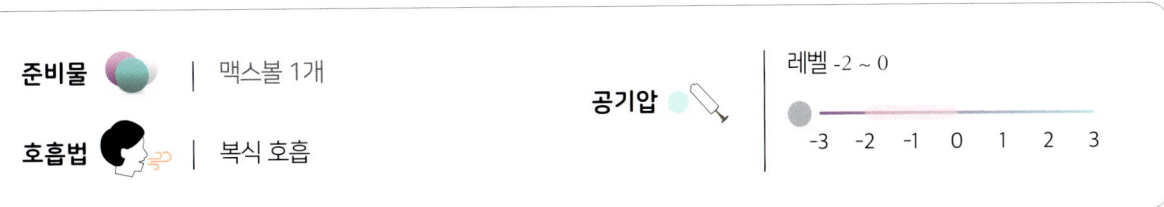

준비물 | 맥스볼 1개
호흡법 | 복식 호흡
공기압
레벨 -2 ~ 0
-3 -2 -1 0 1 2 3

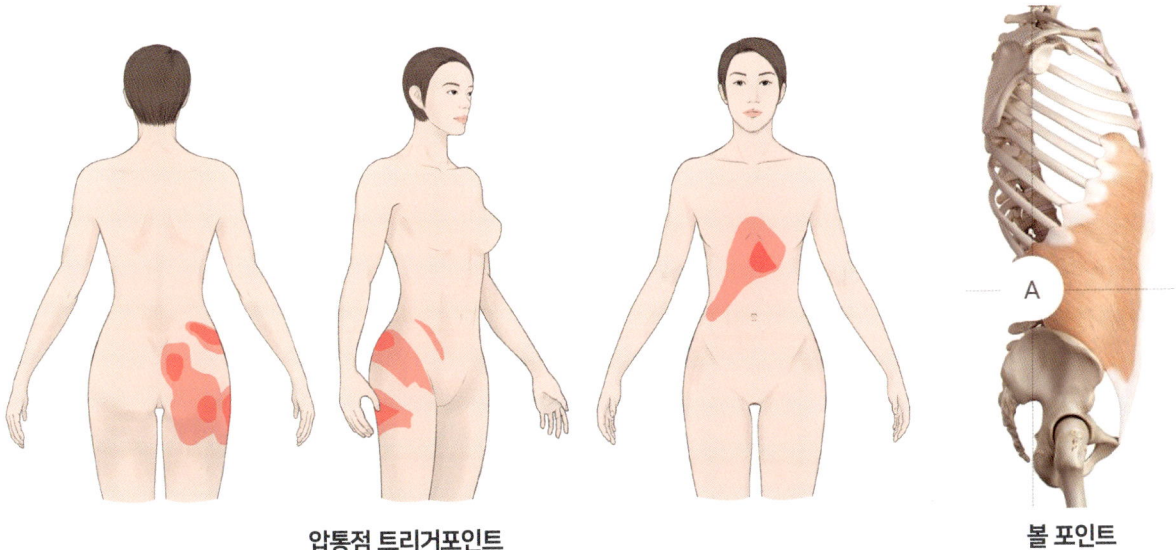

압통점 트리거포인트　　　　　　**볼 포인트**

커스텀 시퀀스 *custom sequence*

> **tip**
> 맥스볼이 앞, 뒤로 빠져나오지 않게 수직으로 압박해 주세요.

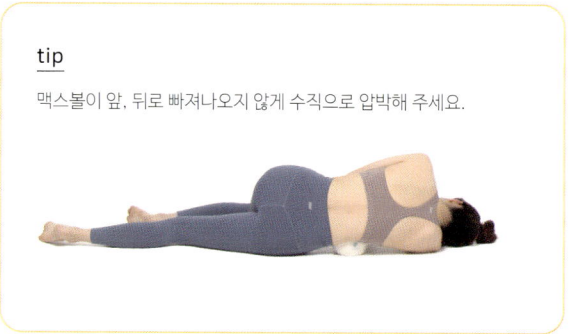

1 기본자세

측면에 위치한 10번 갈비뼈 밑부위와 골반뼈 사이 A에 맥스볼을 위치해 주세요. 허리네모근은 복부근육 중 가장 깊은 근육입니다. 복식호흡이 더욱 중요한 근육입니다.

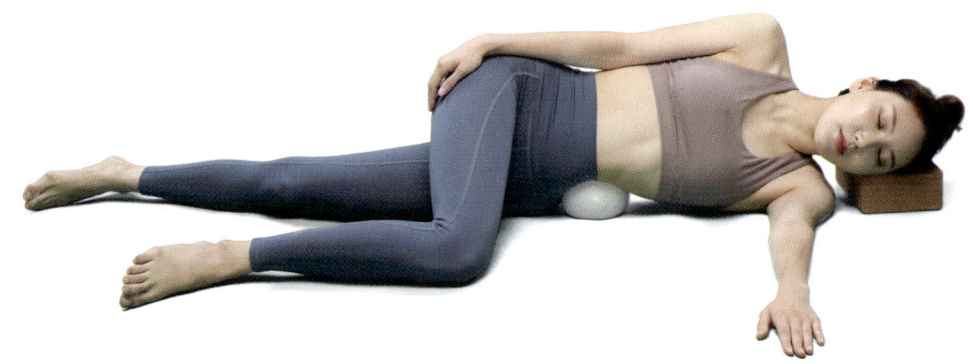

2 바로 누운 자세

맥스볼 2개를 배꼽높이, 허리 양 옆에 동일하게 위치해 주세요. 허리네모근과 빗근을 뒤에서 접근하는 방법입니다.

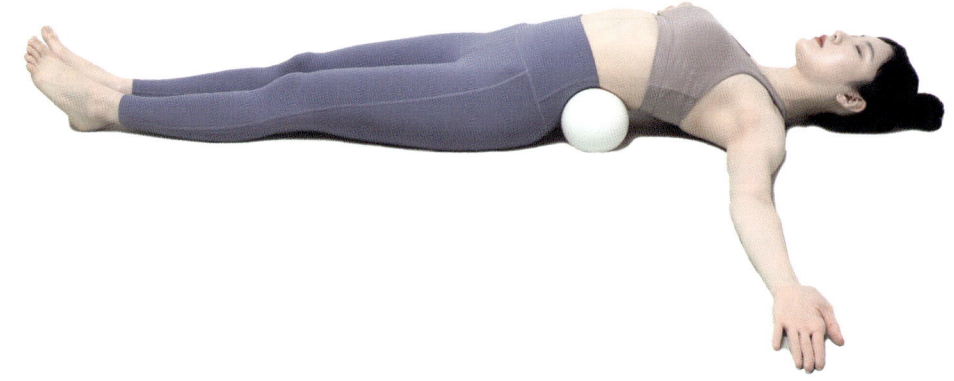

3. 골반비틀기 *pelvic cross*

근육설명 골반비틀기는 넓은등근 가운데 부분과 엉덩이 골반뼈에 맥스볼을 위치시키는 동작입니다. 무엇보다 복식호흡을 통해 일시적으로 골반을 틀어 넓은등근의 이완을 유도시킵니다. 좌우로 x 자 형태로 번갈아 가면서 시도해 주세요.

준비물 | 맥스볼 2개

호흡법 | 복식 호흡

공기압 레벨 1 ~ 3

-3 -2 -1 0 1 2 3

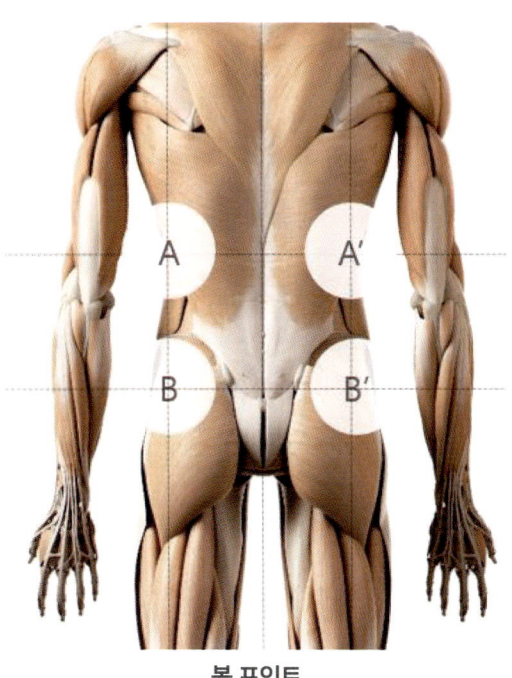

볼 포인트

커스텀 시퀀스 *custom sequence*

1 기본자세

허리 상단에 위치한 갈비뼈 12번 측면 A에 맥스볼을 위치해 주세요.

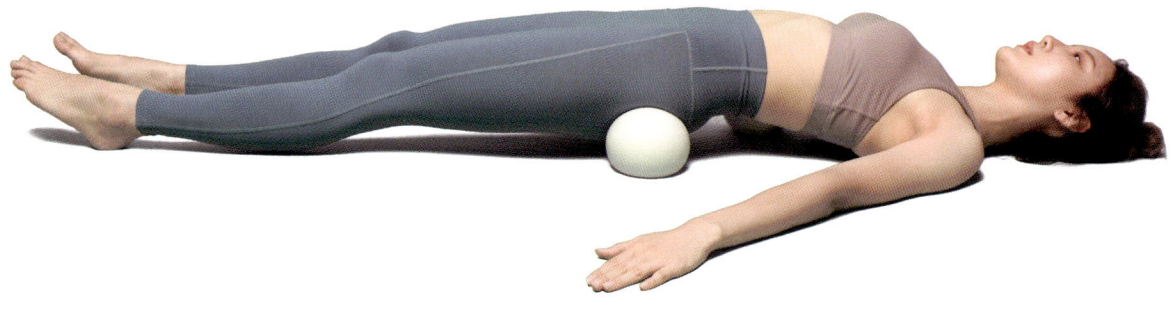

골반뼈와 최대한 가까운 측면 부위 B에 맥스볼을 위치해 주세요.
A,B 부위 모두 근육보다는 뼈에 볼을 위치시켜 주세요.

2

좌우 방향을 번갈아 가면서 적용해 주세요.

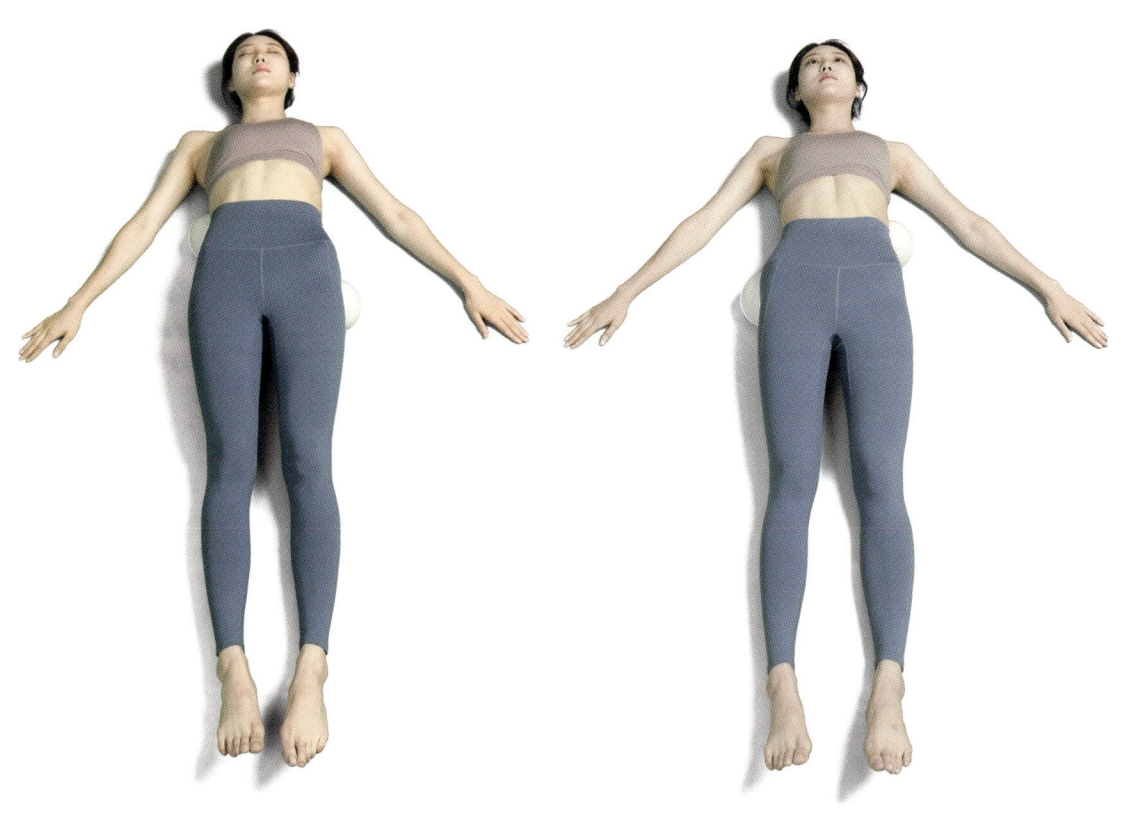

tip

근육이 아닌 골반뼈와 가슴밑갈비뼈 10번 뒤쪽에 맥스볼을 위치해 주세요.
실질적으로는 등뒤에 있는 갈비뼈 연골이 없는 T11-12번 부위에 볼을 위치시키는 것입니다.
맥스볼을 위치해 주세요.

4. 허벅지 안쪽 넓적다리 근육을 이용한 가슴복원 수술법

허벅지 안쪽 넓적다리 근육은 다리를 모으는 모음근입니다. 긴모음근, 짧은모음근, 큰모음근, 두덩근등이 수술 영향을 받기 때문에 근육단축과 근막유착이 발생할 수 있습니다. 허벅지 안쪽 근육들의 근육단축과 근막유착 예방과 관리, 근육 활성화가 매우 중요합니다.

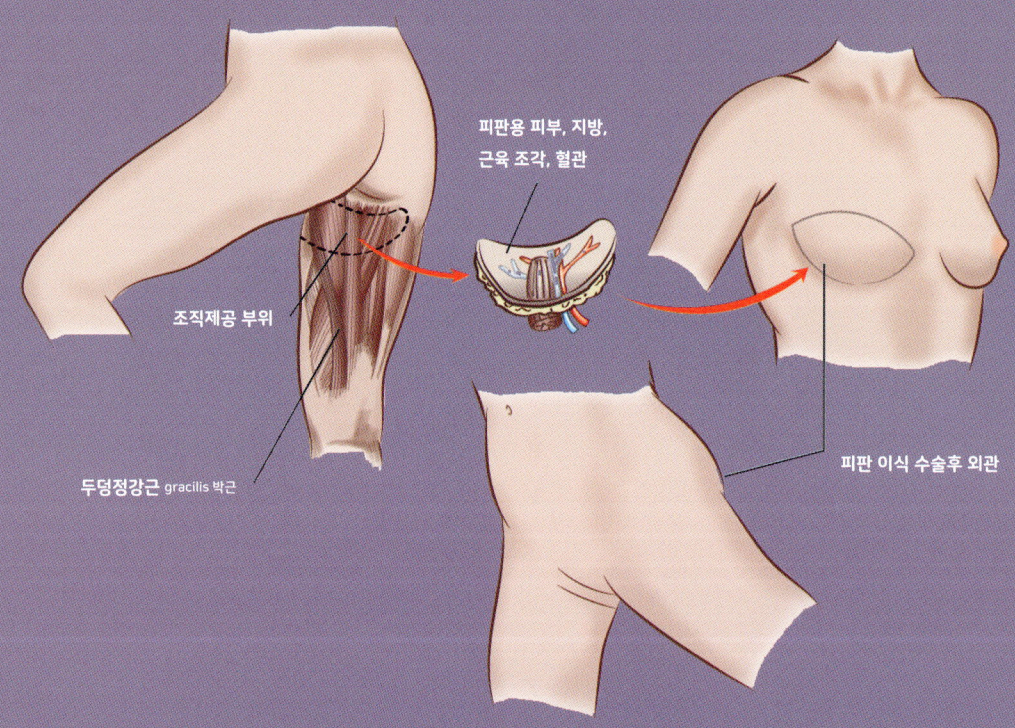

1. 수술이후 신체변화

(1) 균형감각 저하

(2) 하지근력약화

2. 신체기능 저하

(1) 다리모으는 동작 기능 저하

(2) 골반 근육 균형 저하

넙적다리 피판술 시퀀스
Sequence of thigh free flap

허벅지 안쪽에는 근육 뿐만아니라 신경과 혈관등이 분포하는 중요 부위입니다. 수술로 인해 근육과 근막의 유착이 발생할 수 있습니다. 또한, 이러한 유착이 장기화 될 경우 골반의 변형까지 발생할 수 있으니, 컨디션이 좋아지면 운동과 스트레칭도 병행해 주세요.

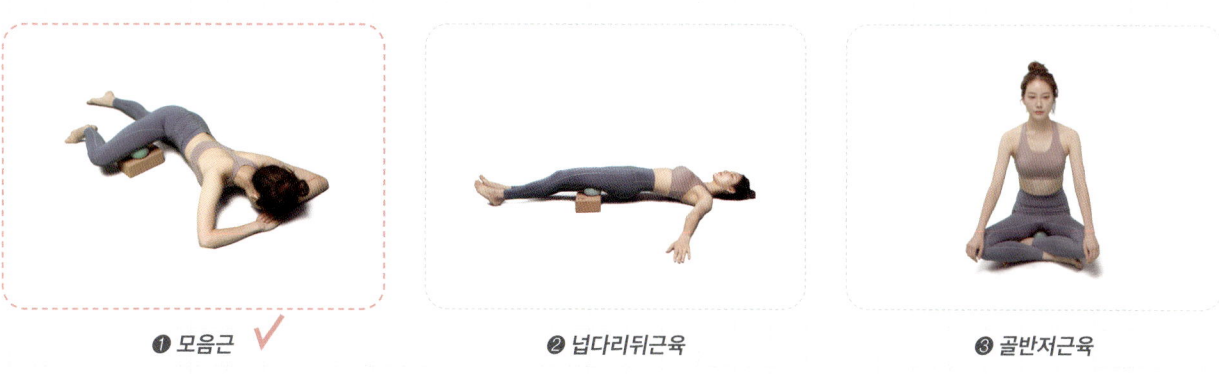

❶ 모음근 ✓   ❷ 넙다리뒤근육   ❸ 골반저근육

볼테라피를 증상에 따라 타겟근육을 순서대로 적용해 주세요. 증상, 해부생리학적 요인, 근육이완 정도에 따라 근육을 긴장시키는 요소들을 고려해 최적의 운동 프로토콜을 순서대로 구성했습니다. 커스텀시퀀스는 개인 체형, 기능, 통증 정도에 따라 이상적인 시퀀스로 구성되었지만, 개인에 따라 유연하게 사용할 수 있습니다.

1. 모음근 내전근 adductor

근육설명 모음근의 주된 역할은 엉덩관절 굽힘과 모음 동작입니다. 무엇보다도, 수술적 조직손상에 의해 모음근 부위의 손상은 필연적입니다. 모음근 안쪽에는 혈관·신경·림프 등의 조직들이 주로 경유하는 부위이기 때문에 부종관리와 예방의 의미에서도 더욱 중요한 부위입니다.

준비물 | 미니볼 1개 블럭 1개

호흡법 | 복식 호흡

공기압

레벨 -1 ~ 3

-3 -2 -1 0 1 2 3

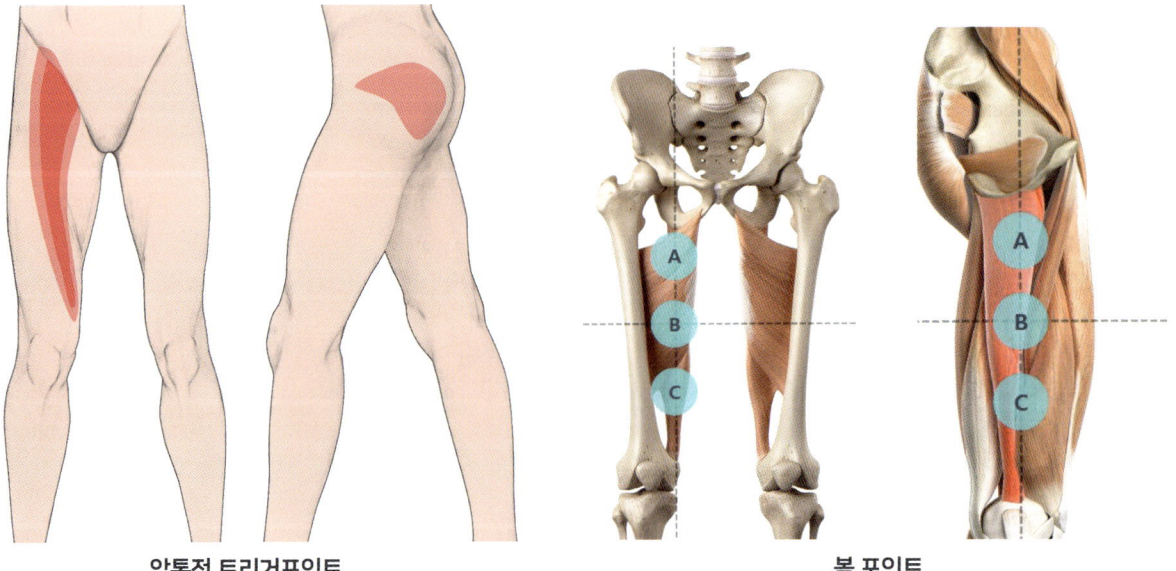

압통점 트리거포인트   볼 포인트

커스텀 시퀀스 *custom sequence*

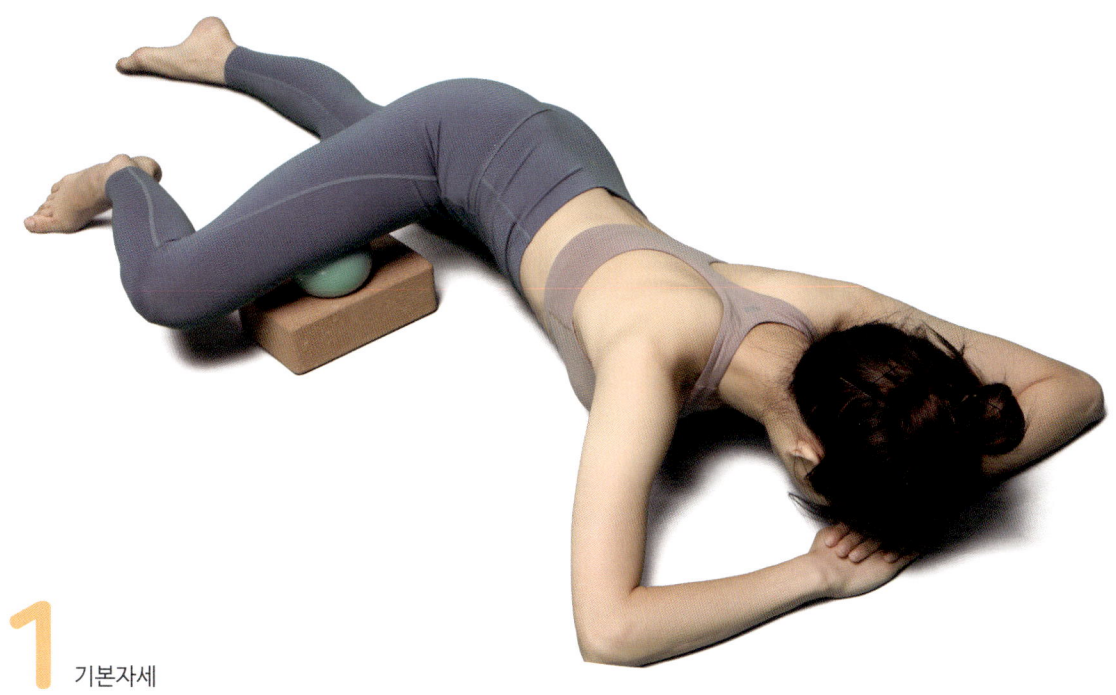

1 기본자세

무릎과 엉덩관절을 굽힌 후, A에 미듐볼을 놓고
체중을 이용해 가볍게 눌러주세요.
바지 봉제선을 기준으로 허벅지 안쪽-아래부분에
미듐볼을 적용해 주세요.

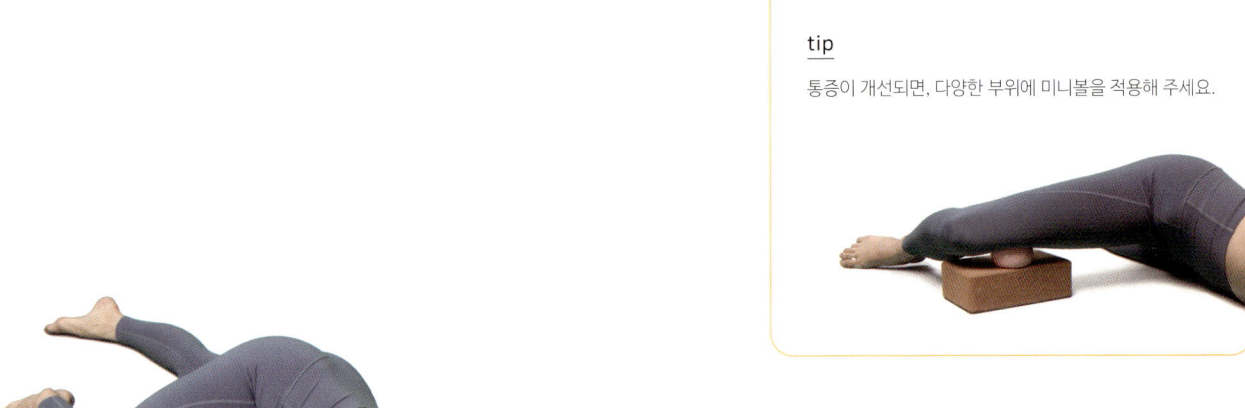

tip
통증이 개선되면, 다양한 부위에 미니볼을 적용해 주세요.

2

무릎과 엉덩관절을 굽힌 후, B에 미듐볼을 놓고 체중을 이용해 가볍게 눌러주세요. 자극이 가장 강한 부위입니다. 통증이 너무 심하면 볼 압력을 낮춰주세요.

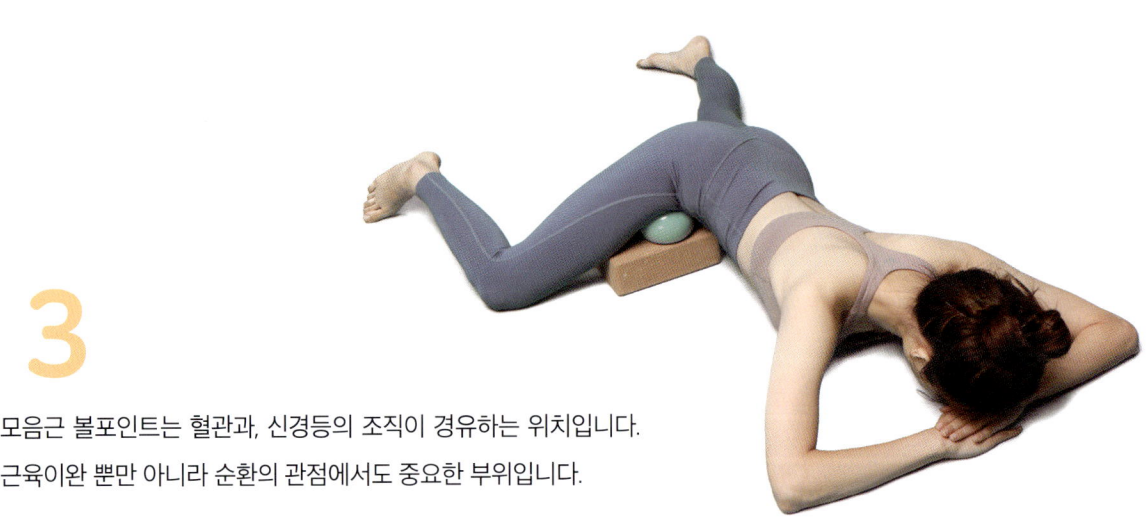

3

모음근 볼포인트는 혈관과, 신경등의 조직이 경유하는 위치입니다. 근육이완 뿐만 아니라 순환의 관점에서도 중요한 부위입니다.

2. 넙다리뒤근육 슬괵근 *hamstring*

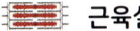 **근육설명** 모음근 손상으로인해 넙다리뒤근육의 근력과 기능장애가 발생할 수 있습니다. 모음근 중 큰 모음근의 경우 에는 넙다리뒤근육과 동일한 작용을 하는 협력근으로 사용되기 때문에 넙다리뒤 근육의 이완은 중요합니다. 또한, 넙다리뒤근육은 척추세움근과의 관련성을 보더라도 몸을 뒤로 젖히는 동작에 서로 관여하기 때문에 허리, 골반, 무릎 통증 예방에도 효과적인 근육입니다.

준비물 | 미듐볼 1개 블럭 1개

호흡법 | 복식 호흡

공기압

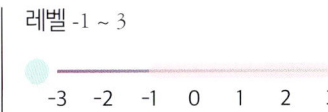

레벨 -1 ~ 3

-3 -2 -1 0 1 2 3

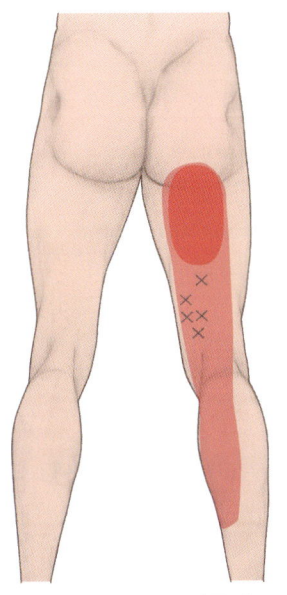
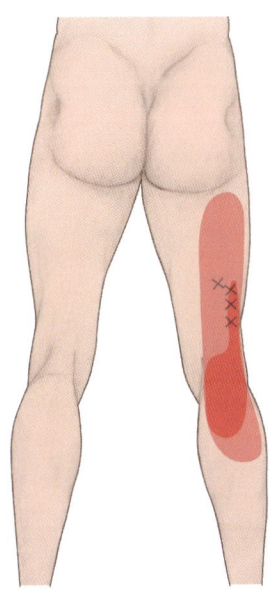

압통점 트리거포인트

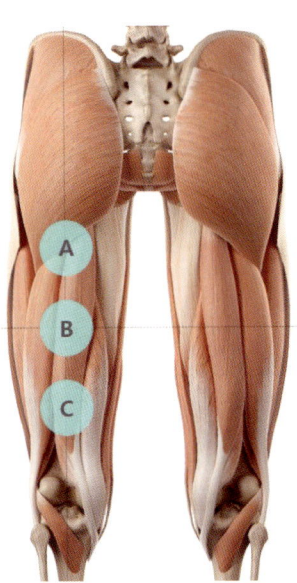

볼 포인트

커스텀 시퀀스 *custom sequence*

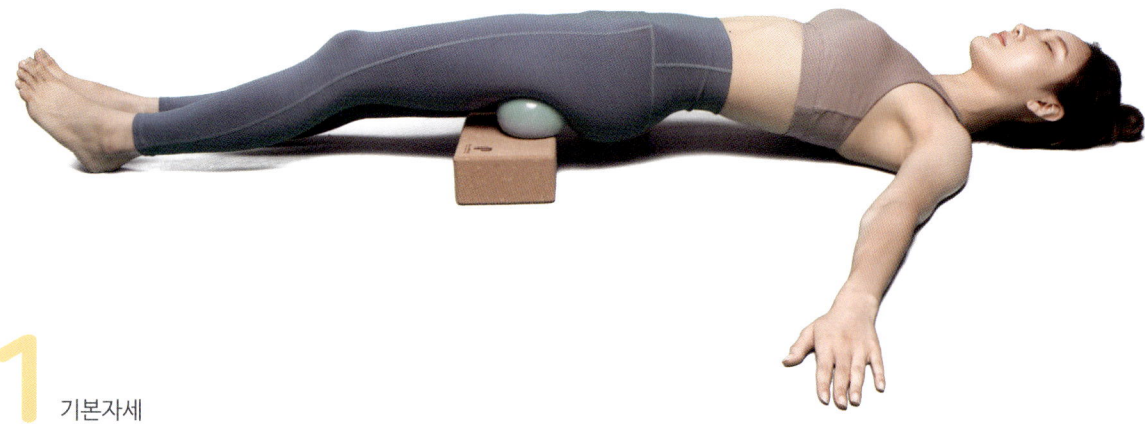

1 기본자세

엉덩이 근육과 넙다리뒤근육 사이 A 위치에 미듐볼을 놓고, 체중을 이용해 자극해 주세요.

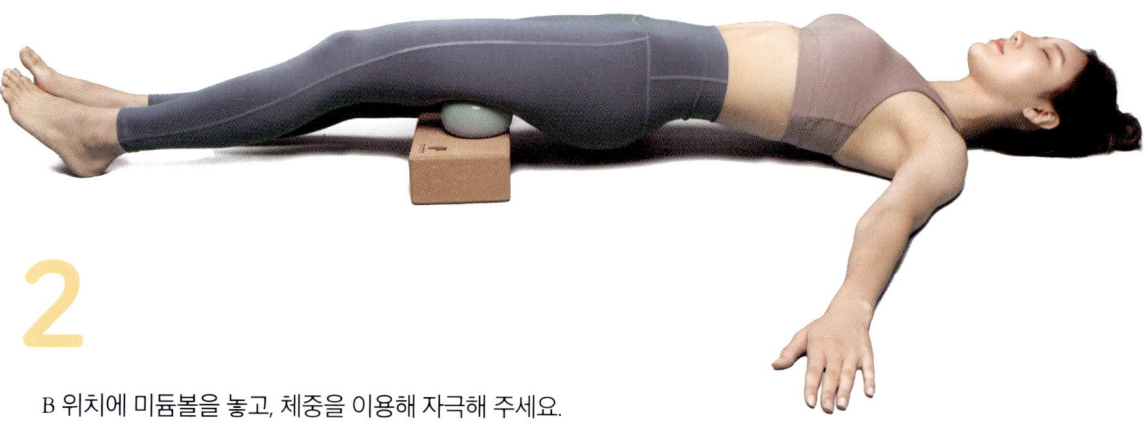

2

B 위치에 미듐볼을 놓고, 체중을 이용해 자극해 주세요.

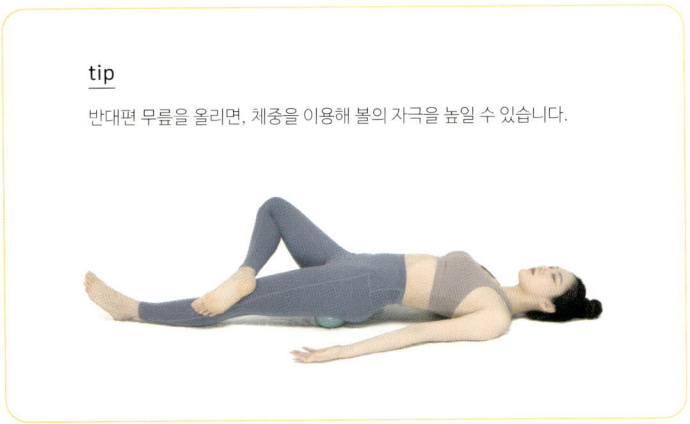

tip
반대편 무릎을 올리면, 체중을 이용해 볼의 자극을 높일 수 있습니다.

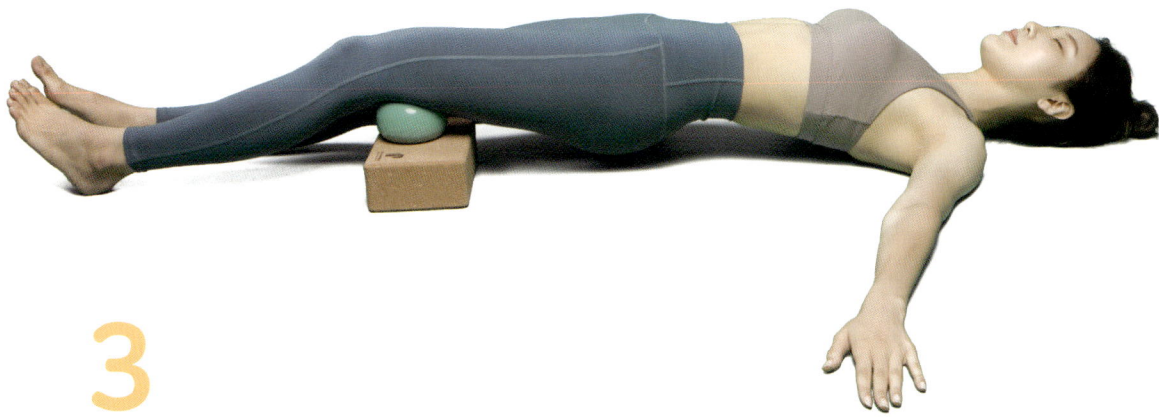

3

C 위치에 미듐볼을 놓고, 체중을 이용해 자극해 주세요.

tip
블럭과 함께 골반수평을 맞추기 위해 반대편에 맥스볼을 이용해 수평을 유지해 주세요.

3. 골반저근육 골반기저근 *pelvic floor muscles*

 근육설명 골반저근육은 위치적, 기능적으로도 모음근과 관련성이 높습니다. 구조적으로 골반저근육은 내부장기를 떠받치고 있지만, 배곧은근, 척추세움근과 같은 복부와 허리근육과 근막으로 연결 되어 있기 때문에 , 골반저근육의 긴장이 높으면 허리통증까지 발생할 수 있습니다. 또한, 요실금 관리에 매우 효과적인 부위입니다.

준비물 | 미듐볼 2개

호흡법 | 복식 호흡

공기압

레벨 -1 ~ 1

-3 -2 -1 0 1 2 3

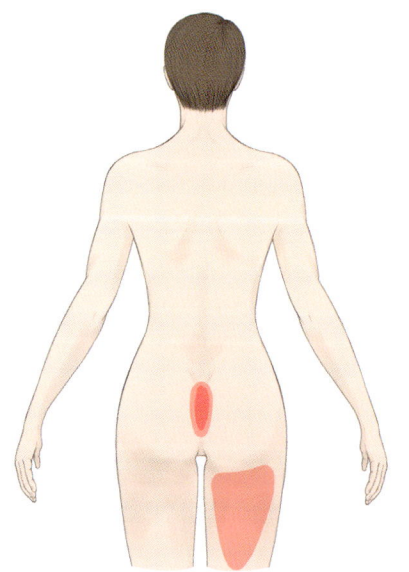

압통점 트리거포인트

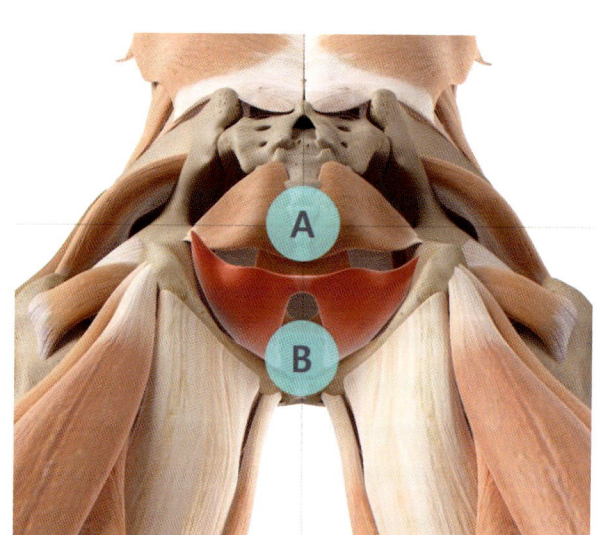

볼 포인트

커스텀 시퀀스 *custom sequence*

1 기본자세

양반자세로 항문 앞과 뒤로 미듐볼 1개를 위치시킵니다.
볼 1개를 사용하는 것이 더욱 효과적입니다.
통증이 심할 경우 볼의 압력을 조절하거나,
미듐볼 2개를 사용해도 좋습니다.

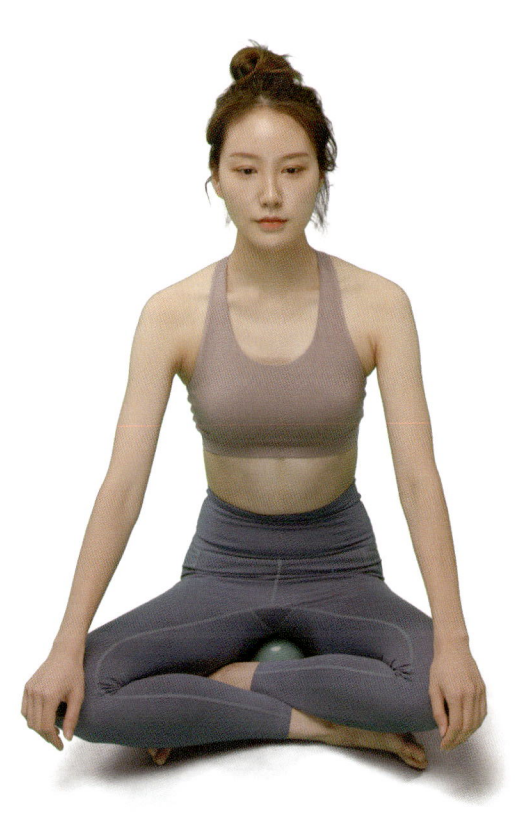

2

왼쪽 10초, 오른쪽 10초 번갈아 가며 체중을 이동합니다.

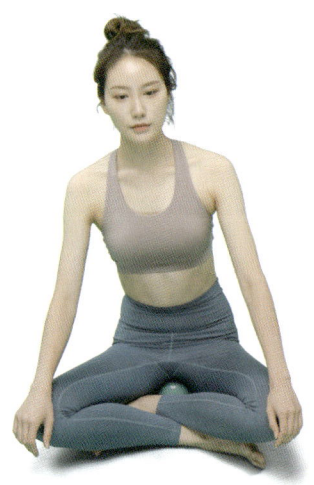

오른쪽으로 체중을 10% 옮겨주세요.

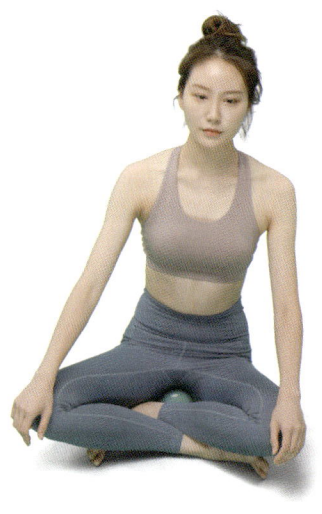

왼쪽으로 체중을 10% 옮겨주세요.

3

앞 10초, 뒤 10초 번갈아 가며 체중을 이동합니다.

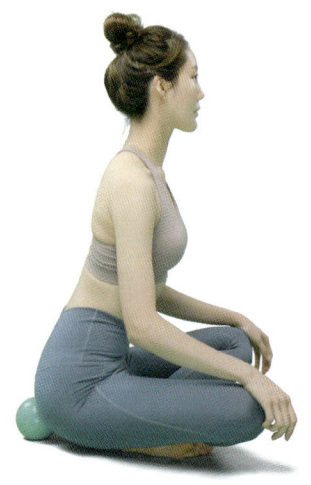

앞으로 체중을 10% 옮겨주세요.

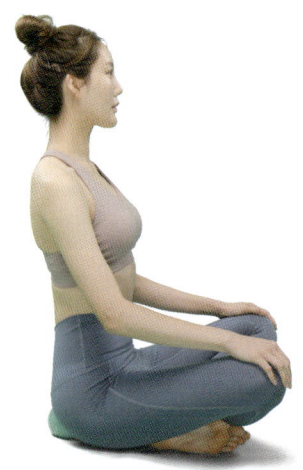

뒤로 체중을 10% 옮겨주세요.

5. 아래엉덩이 근육을 이용한 가슴복원술

엉덩이 근육은 다리를 뒤로 뻗는 동작과 허리를 뒤로 젖힐 때 힘을 받혀주는 대표적인 근육입니다. 손상된 엉덩이 근육을 도와주는 근육으로는 척추세움근, 넙다리뒤근육(햄스트링)이 있습니다. 또한, 다리를 뒤로 잘 뻗기 위해서는 앞쪽에 있는 허벅지 넙다리네갈래근과 배곧은근의 이완이 필수적입니다.

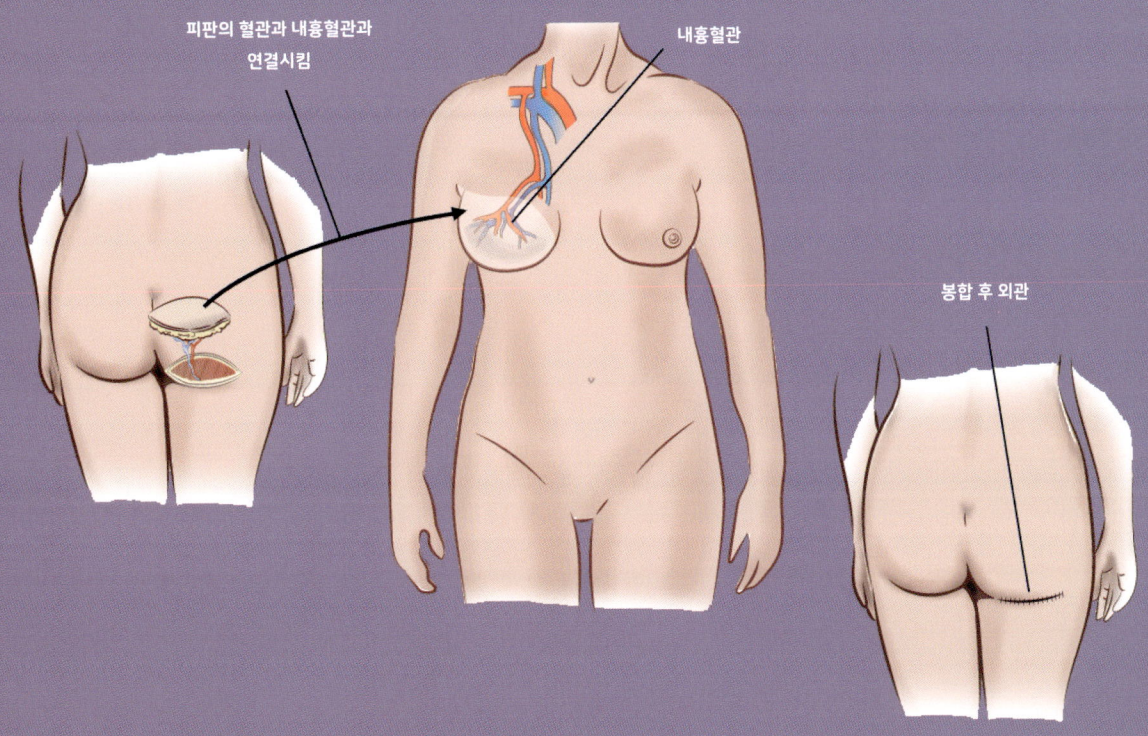

1. 수술이후 신체변화

(1) 균형감각 저하
(2) 하지근력약화

2. 신체기능 저하

(1) 계단 오르기 기능 저하
(2) 골반 근육 근형 저하

아래 엉덩이 시퀀스
lower hip sequence

아래 엉덩이는 다리를 뒤로 뻗는 동작, 뛰어 나가는 동작에 매우 중요한 역할을 합니다. 아래엉덩이 부위는 허벅지 뒤쪽 넙다리뒤근육과 매우 밀접하며, 무릎 굽힘 동작에도 영향을 미칠 수 있는 근육입니다.

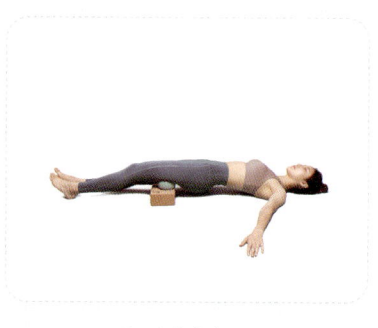

❶ 넙다리뒤근육

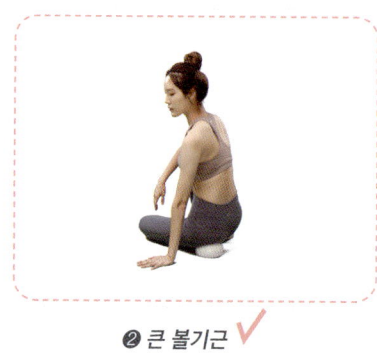

❷ 큰 볼기근 ✓

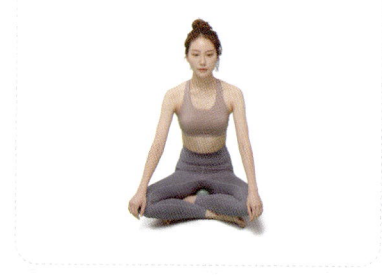

❸ 골반저근육

볼테라피를 증상에 따라 타겟근육을 순서대로 적용해 주세요. 증상, 해부생리학적 요인, 근육이완 정도에 따라 근육을 긴장시키는 요소들을 고려해 최적의 운동 프로토콜을 순서대로 구성했습니다. 커스텀시퀀스는 개인 체형, 기능, 통증 정도에 따라 이상적인 시퀀스로 구성되었지만, 개인에 따라 유연하게 사용할 수 있습니다.

1. 넙다리뒤근육 슬괵근 *hamstring*

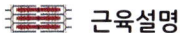 **근육설명** 넙다리뒤근육은 무릎을 굽히고 엉덩관절을 펴는데 주로 작용하며, 골반의 뒤쪽에서 시작됩니다. 엉덩이 근육의 수술적인 손실로 인해 기능이 감소되기 때문에, 협력근육으로 사용되는 넙다리뒤근육의 근육 이완은 매우 중요합니다. 특이하게 넙다리뒤근육은 엉덩관절을 뒤로 뻗는 작용도 하지만, 무릎을 굽히는 동작도 하기 때문에 엉덩관절과 무릎의 통증과 기능이 동시에 개선되는 것을 경험할 수 있습니다.

준비물 | 미듐볼 1개 블럭 1개

호흡법 | 복식 호흡

공기압

레벨 -1 ~ 3

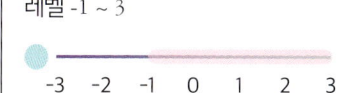

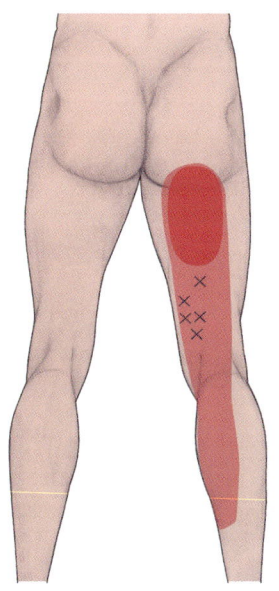

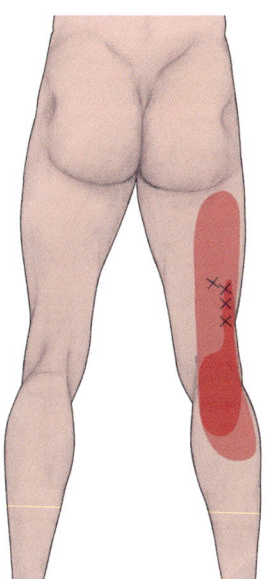

압통점 트리거포인트

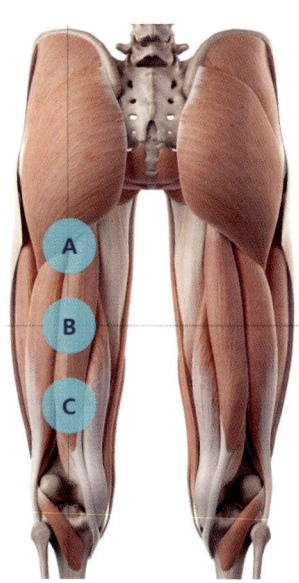

볼 포인트

337

커스텀 시퀀스 *custom sequence*

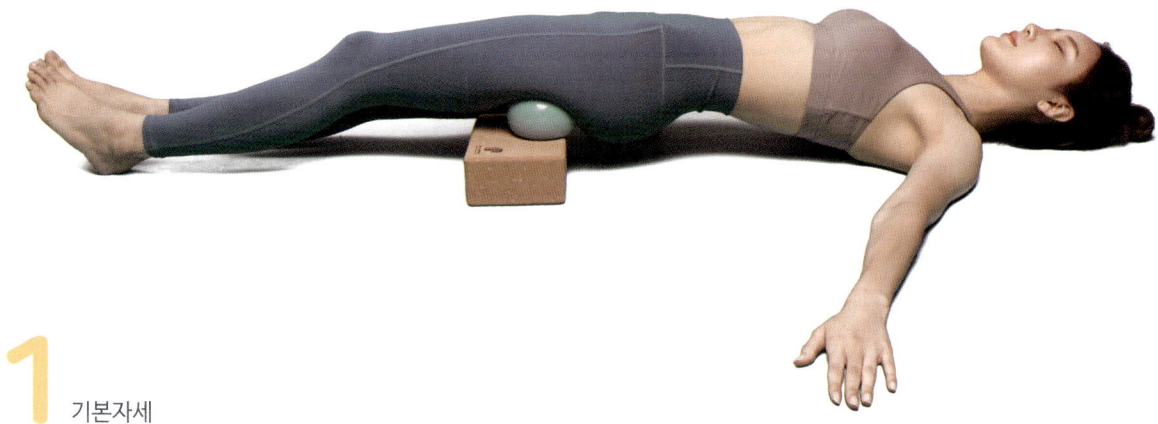

1 기본자세

엉덩이 근육과 넙다리뒤근육 사이 A 위치에 미듐볼을 놓고,
체중을 이용해 자극해 주세요.

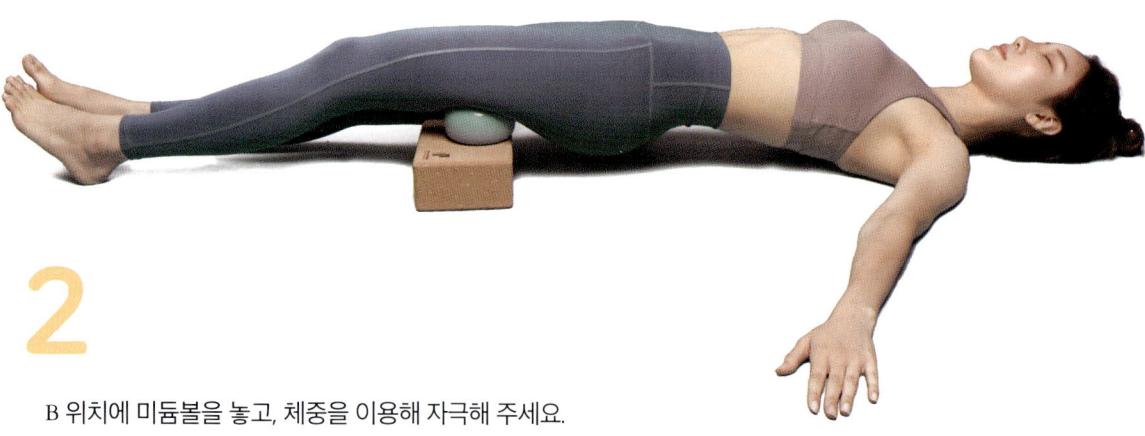

2

B 위치에 미듐볼을 놓고, 체중을 이용해 자극해 주세요.

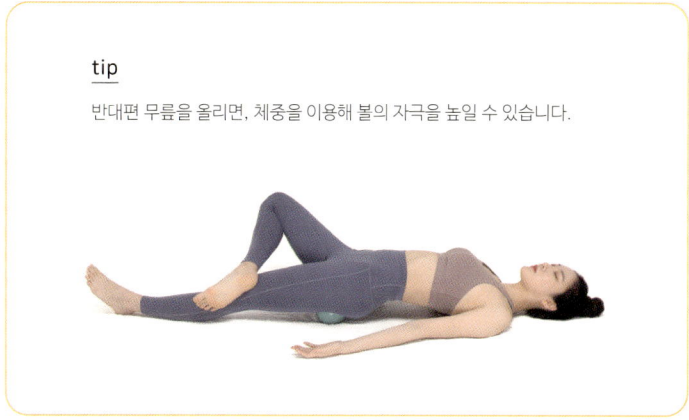

tip
반대편 무릎을 올리면, 체중을 이용해 볼의 자극을 높일 수 있습니다.

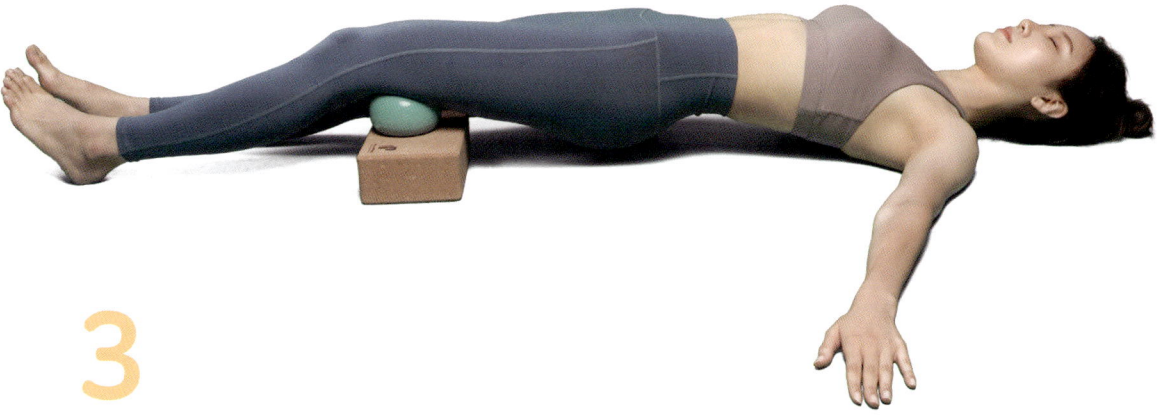

3

C 위치에 미듐볼을 놓고, 체중을 이용해 자극해 주세요.

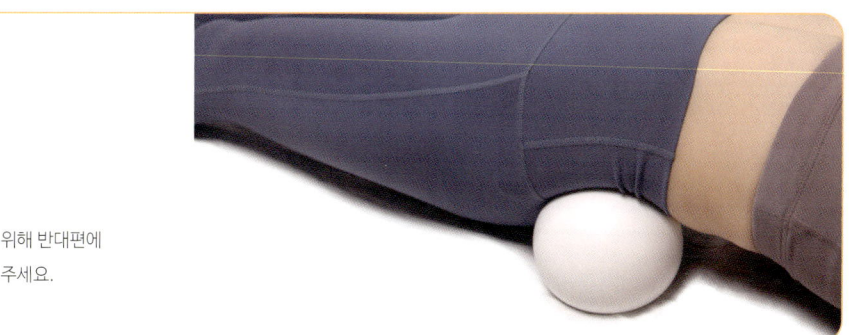

tip
블럭과 함께 골반수평을 맞추기 위해 반대편에 맥스볼을 이용해 수평을 유지해 주세요.

2. 큰볼기근 대둔근 gluteus maximus

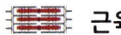 **근육설명**   큰볼기근은 엉덩관절 폄 작용을 하며 스피드스케이팅과 같은 동작시 강한 힘을 발휘하는 근육입니다. 또한, 골반의 전방, 후방경사에도 관여해 자세에도 영향을 미치는 근육입니다. 큰볼기근의 수술적 손상으로 근막유착이 발생하기 때문에 근력약화와 기능상실이 발생 할 수 있습니다. 큰볼기근 약화는 골반과 허리통증의 원인이 될 수 있습니다.

준비물 | 맥스볼 1개

호흡법 | 복식 호흡

공기압

레벨 -1 ~ 1

-3 -2 -1 0 1 2 3

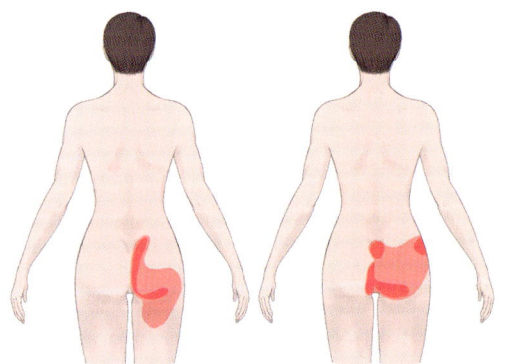

압통점 트리거포인트

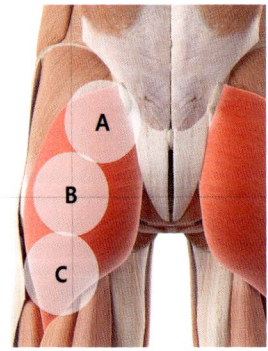

볼 포인트

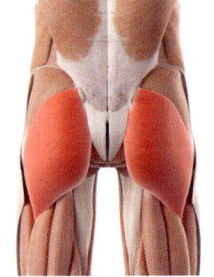

큰볼기근 대둔근 gluteus maximus

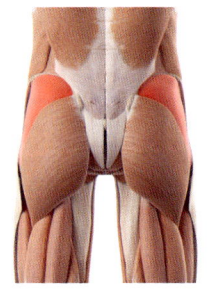

중간볼기근 중둔근 gluteus medius

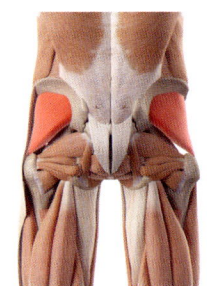

작은 볼기근 소둔근 gluteus minimus

커스텀 시퀀스 *custom sequence*

tip
1개보다는 효율성은 낮지만 동시에 2개를 적용할 수 있습니다.

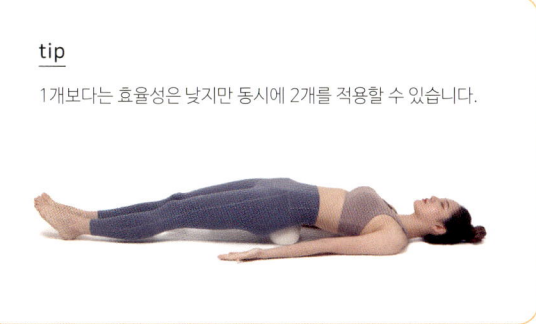

1 누운자세 – 무릎굽힘 *knee flexion* 과 외회전 *external rotation* 해 주세요.

무릎을 굽히고, 외회전 후 A-C에 맥스볼을 놓고
체중을 이용해 자극해 주세요.

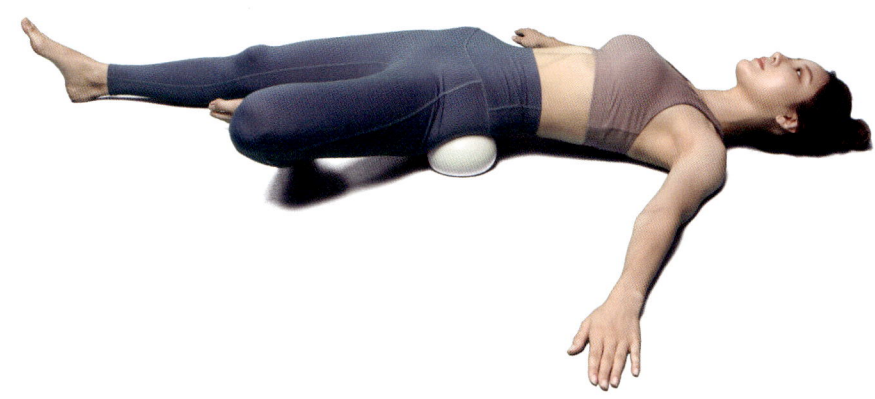

tip
엉덩이근
큰볼기근 대둔근 *gluteus maximus*
중간볼기근 중둔근 *gluteus medius*
작은볼기근 소둔근 *gluteus minimus*

2 앉은자세 – 가장 두꺼운 근육인 큰볼기근에 맥스볼에 적용해 주세요.

B-C에 맥스볼을 놓고 체중을 이용해 가볍게 눌러 줍니다.

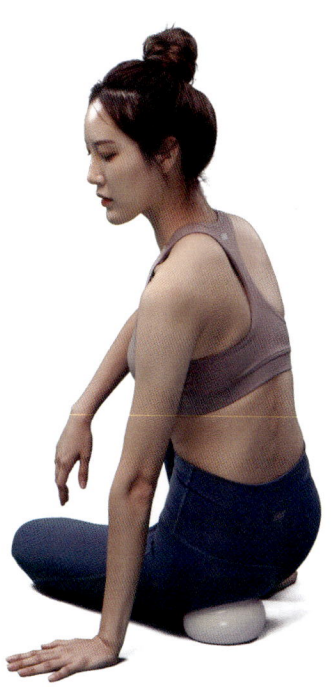

3. 골반저근육 골반기저근 *pelvic floor muscles*

|  **근육설명** | 골반저근육이 과긴장 되었을 경우, 허리통증을 동반 할 수 있습니다. 골반저근육을 자극 하기에는 매우 제한적입니다. 말랑한 페인프리볼을 이용하면 효과적으로 골반저 근육을 자극할 수 있습니다. 여성에게는 요실금, 남성에게는 전립선 건강 관리에 매우 효과적인 부위입니다. |

준비물 | 미듐볼 2개
호흡법 | 복식 호흡
공기압
레벨 -1 ~ 1
-3 -2 -1 0 1 2 3

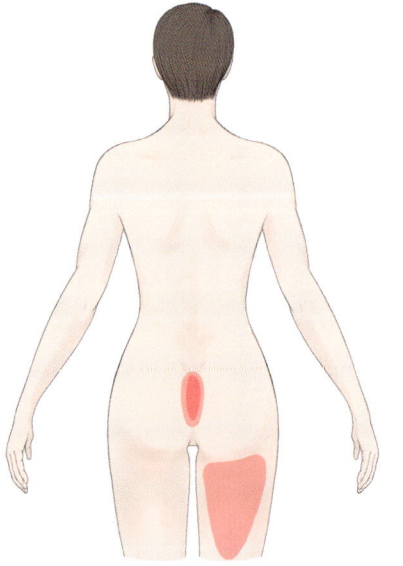

압통점 트리거포인트

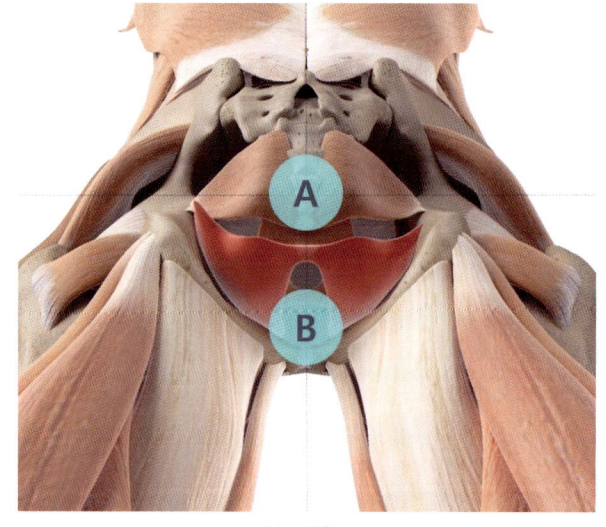

볼 포인트

커스텀 시퀀스 *custom sequence*

1 기본자세

양반자세로 항문 앞과 뒤로 미듐볼 1개를 위치시킵니다. 볼 1개를 사용하는 것이 더욱 효과적입니다.
통증이 심할 경우 볼의 압력을 조절하거나,
미듐볼 2개를 사용해도 좋습니다.

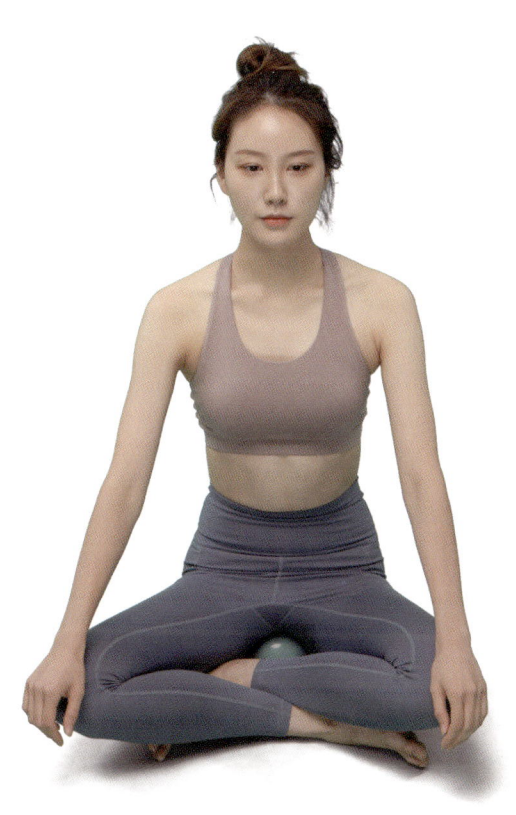

2

왼쪽 10초, 오른쪽 10초 번갈아 가며 체중을 이동합니다.

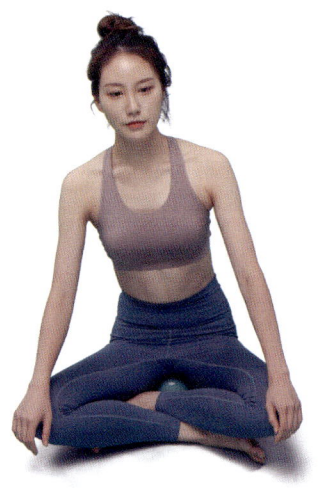

오른쪽으로 체중을 10% 옮겨주세요.

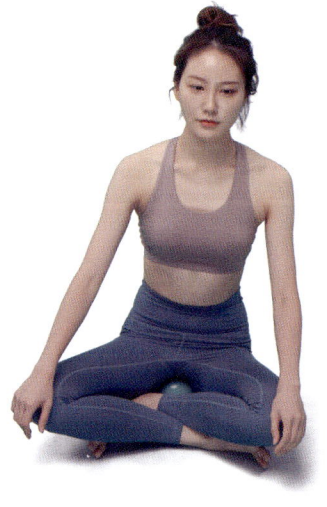

왼쪽으로 체중을 10% 옮겨주세요.

3

앞 10초, 뒤 10초 번갈아 가며 체중을 이동합니다.

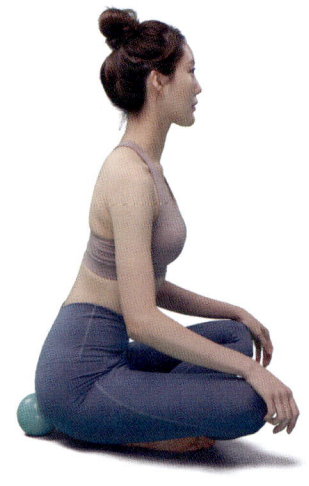

앞으로 체중을 10% 옮겨주세요.

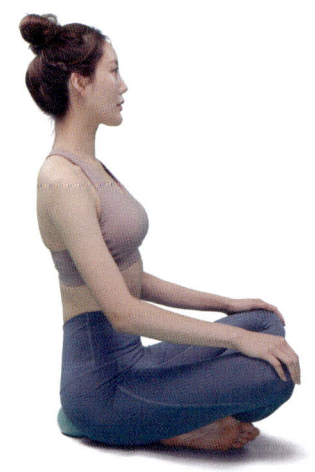

뒤로 체중을 10% 옮겨주세요.

6. 엉덩이 위 근육을 이용한 가슴복원술

상대적으로 넙다리뒤근육과 관련성이 높은 엉덩이 아래 근육을 이용한 가슴복원술에 비해 위쪽 엉덩이 근육을 사용했기 때문에 상대적으로 척추세움근과 관련성이 더욱 높습니다.

〈하둔동맥 천공지피판 IGAP〉

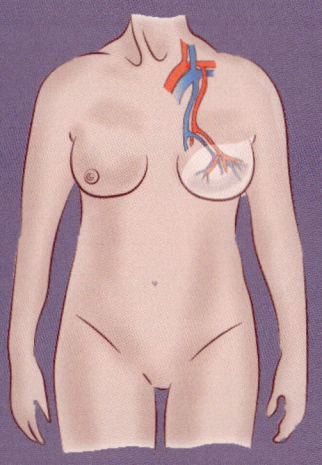
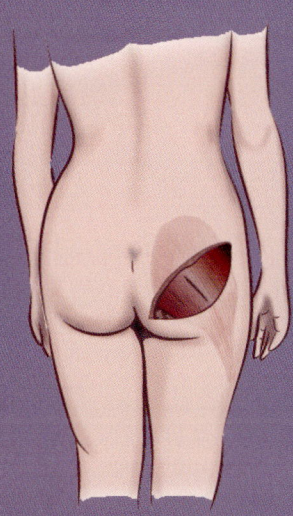
제공조직 제거
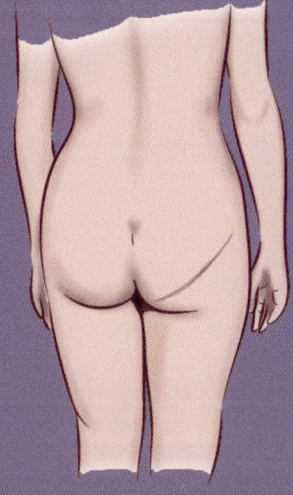
봉합 후 외관

1. 수술이후 신체변화

(1) 고관절 외회전 기능 저하

(2) 고관절 뒤로 펌 기능 저하

(3) 고관절 근력 저하

(4) 골반근육 균형저하

2. 신체기능 저하

(1) 무릎 펌 동작 유지 기능 저하

(2) 다리 벌림 기능 저하

윗 엉덩이 시퀀스
upper hip sequence

위 엉덩이 근육은 허리근육과 위치적으로 매우 밀접하며 허리 통증과도 관련성이 높습니다. 이식수술 이후 조직 유착이 발생해 골반 기능에도 영향을 미칠 수 있기 때문에, 요추 – 골반 – 허벅지로 연결되는 움직임에 매우 중요한 부위 입니다.

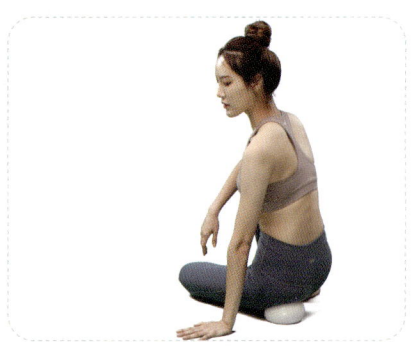

❶ 큰 볼기근

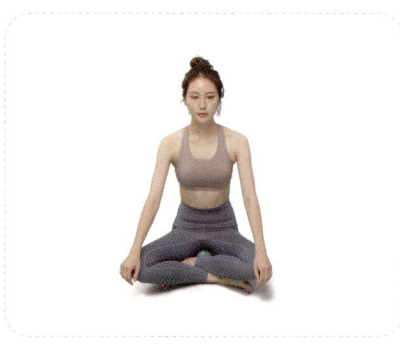

❷ 골반저근육

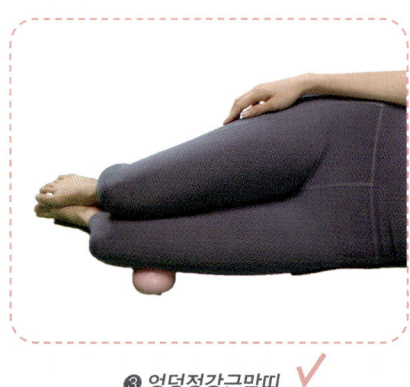

❸ 엉덩정강근막띠 ✓

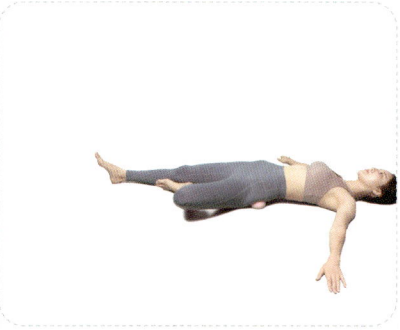

❹ 궁둥구멍근

볼테라피를 증상에 따라 타겟근육을 순서대로 적용해 주세요. 증상, 해부생리학적 요인, 근육이완 정도에 따라 근육을 긴장시키는 요소들을 고려해 최적의 운동 프로토콜을 순서대로 구성했습니다. 커스텀시퀀스는 개인 체형, 기능, 통증 정도에 따라 이상적인 시퀀스로 구성되었지만, 개인에 따라 유연하게 사용할 수 있습니다.

1. 큰볼기근 대둔근 gluteus maximus

 근육설명 큰볼기근은 궁둥구멍근 ^{이상근} *piriformis*, 상쌍자근, 하쌍자근, 내폐쇄근 등과 층을 이루고 있습니다. 이러한 근육들은 양반다리와 같은 넙적다리 외회전 동작에 직접적으로 관여하는 근육입니다. 큰볼기근 시퀀스는 큰볼기근의 근막유착, 근긴장 예방과 함께 속근육들의 이완에도 효과적입니다.

준비물 | 맥스볼 1개

호흡법 | 복식 호흡

공기압

레벨 -1 ~ 1

-3 -2 -1 0 1 2 3

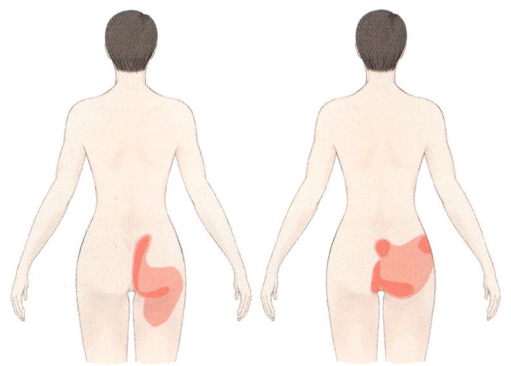

압통점 트리거포인트

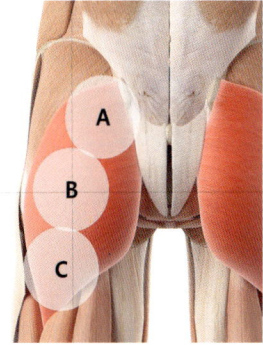

볼 포인트

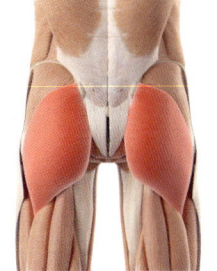

큰볼기근 대둔근 *gluteus maximus*

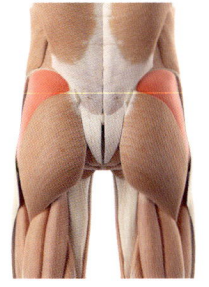

중간볼기근 중둔근 *gluteus medius*

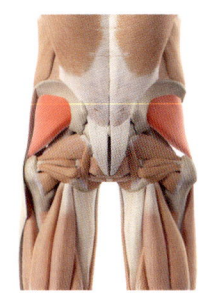

작은 볼기근 소둔근 *gluteus minimus*

커스텀 시퀀스 *custom sequence*

> **tip**
> 1개보다는 효율성은 낮지만 동시에 2개를 적용할 수 있습니다.

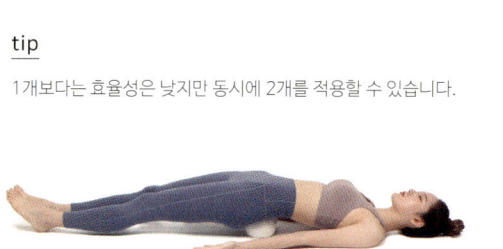

1 누운자세 – 무릎굽힘 *knee flexion* 과 외회전 *external rotation* 해 주세요.

무릎을 굽히고, 외회전 후 A-C에 맥스볼을 놓고 체중을 이용해 자극해 주세요.

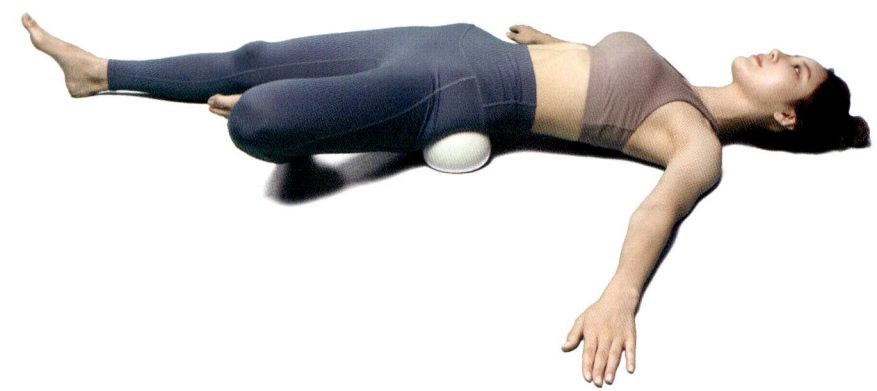

> **tip**
> 엉덩이근
> 큰볼기근 대둔근 *gluteus maximus*
> 중간볼기근 중둔근 *gluteus medius*
> 작은볼기근 소둔근 *gluteus minimus*

2 앉은자세 – 가장 두꺼운 근육인 큰볼기근에 맥스볼에 적용해 주세요.

B-C에 맥스볼을 놓고 체중을 이용해 가볍게 눌러 줍니다.

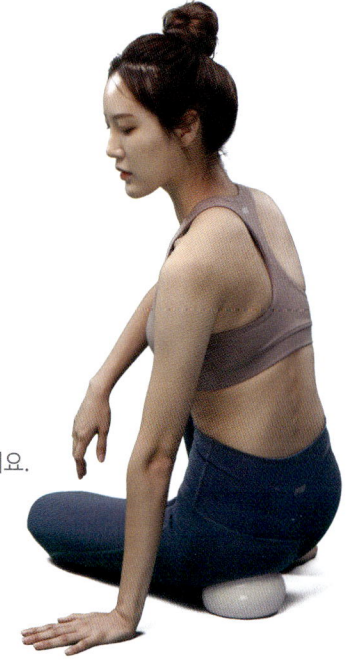

2. 골반저근육 골반기저근 *pelvic floor muscles*

근육설명 골반저근육은 위치적, 기능적으로도 볼기근과 관련성이 높습니다. 구조적으로 골반저근육은 내부장기를 떠받치고 있지만, 배곧은근, 척추세움근과 같은 복부와 허리근육과 근막으로 연결되어 있기 때문에 , 골반저근육의 긴장이 높으면 허리통증까지 발생할 수 있습니다. 또한, 요실금 관리에 매우 효과적인 부위입니다.

준비물 | 미듐볼 2개

호흡법 | 복식 호흡

공기압

레벨 -1 ~ 1

-3 -2 -1 0 1 2 3

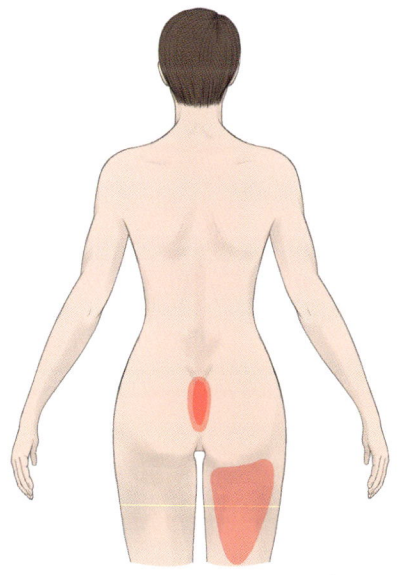

압통점 트리거포인트

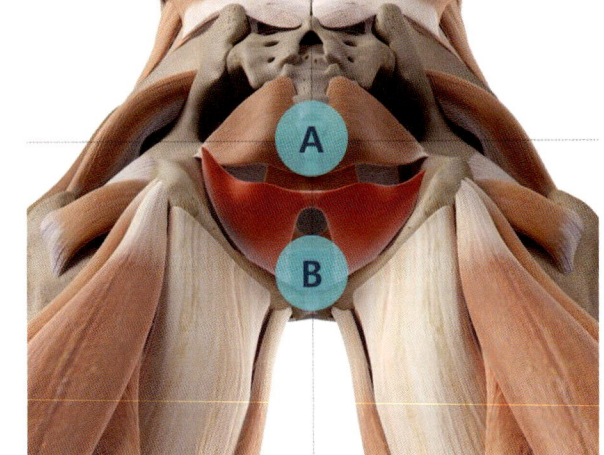

볼 포인트

349

커스텀 시퀀스 *custom sequence*

1 기본자세

양반자세로 항문 앞과 뒤로 미듐볼 1개를 위치시킵니다.
볼 1개를 사용하는 것이 더욱 효과적입니다.
통증이 심할 경우 볼의 압력을 조절하거나,
미듐볼 2개를 사용해도 좋습니다.

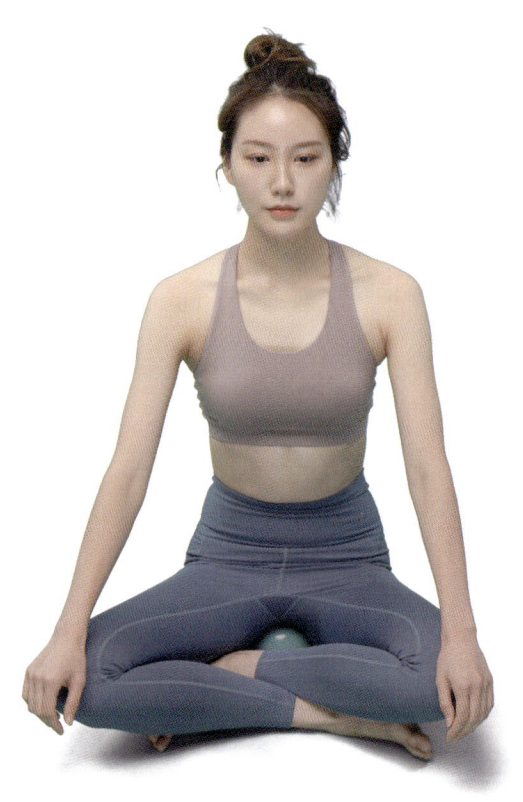

2

왼쪽 10초, 오른쪽 10초 번갈아 가며 체중을 이동합니다.

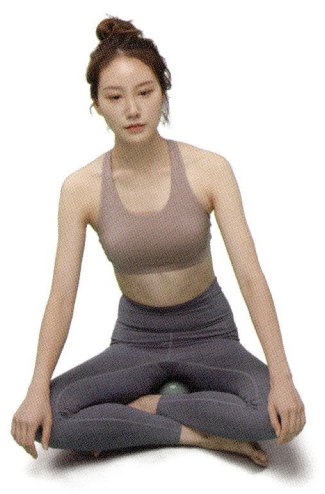

오른쪽으로 체중을 10% 옮겨주세요.

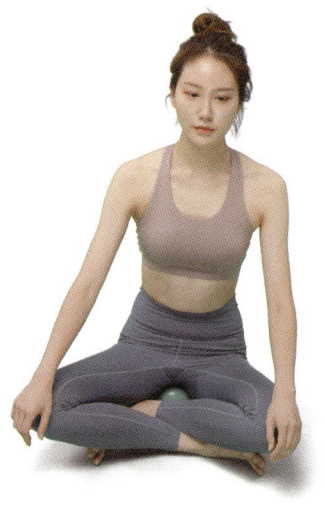

왼쪽으로 체중을 10% 옮겨주세요.

3

앞 10초, 뒤 10초 번갈아 가며 체중을 이동합니다.

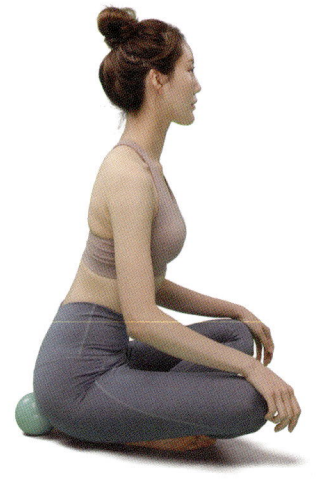

앞으로 체중을 10% 옮겨주세요.

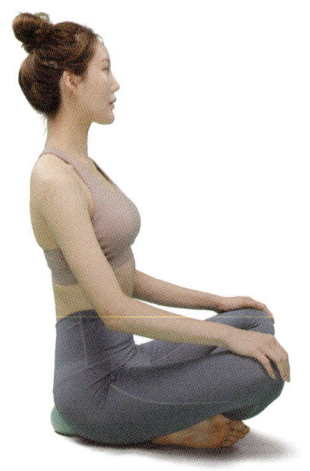

뒤로 체중을 10% 옮겨주세요.

3. 엉덩정강근막띠 장경인대 *iliotbial tract*

 근육설명 넙다리근막긴장근 *tensor fascia lata* 과 연결된 엉덩정강근막띠는 엉덩관절과 무릎에 안정성을 제공하는 역할을 합니다. 특히, 엉덩정강근막띠는 중간볼기근과 작은볼기근과에서 발생하는 근력을 장력형태로 무릎에 전달하는 역할을 하기 때문에 엉덩이 근력을 효율적으로 활용하려면 엉덩정강근막띠의 이완은 매우 중요합니다.

준비물 | 미니볼 1개 블럭 1개

호흡법 | 복식 호흡

공기압

레벨 0 ~ 2

-3 -2 -1 0 1 2 3

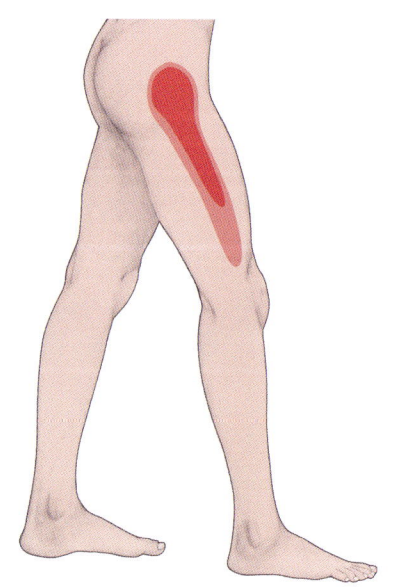

압통점 트리거포인트

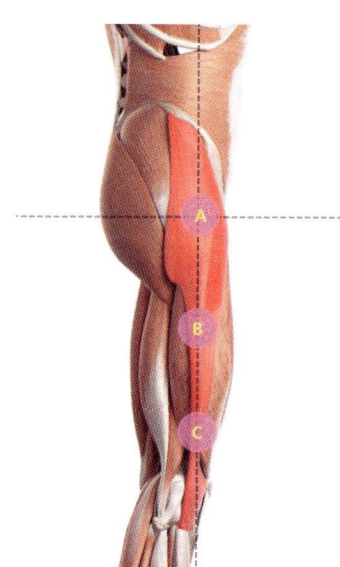

볼 포인트

커스텀 시퀀스 - 넙다리근막긴장근 *custom sequence*

1 기본자세

엉덩정강근막띠는 통증이 심한 부위입니다. 볼 압력을 조절해 사용해 주세요.
A부위에 미니볼을 적용해 주세요.

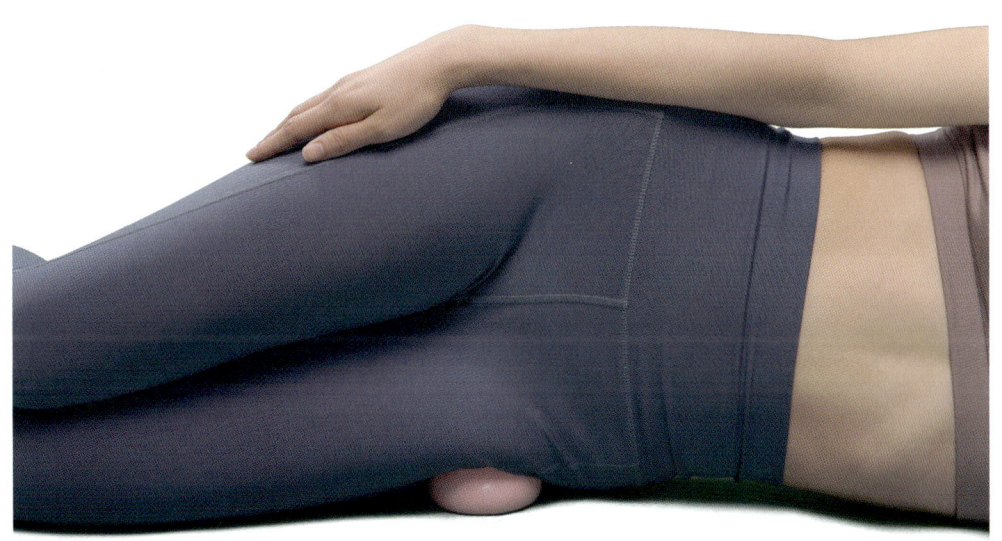

엉덩정강근막띠는 근육이 아니기 때문에 근력은 발생되지 않습니다.
하지만, 넙다리근육과 볼기근에 의해 발생된 장력을
효과적으로 전달하기 위해 중요한 부위입니다.

2

B부위에 미니볼을 적용해 주세요.

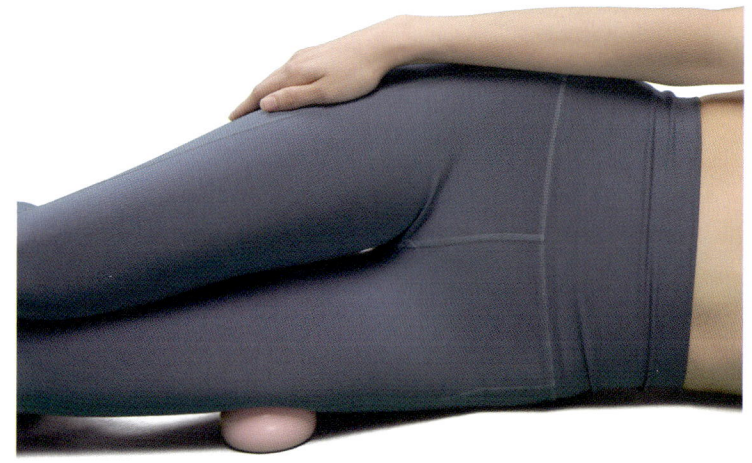

tip
엉덩정강근막띠는 근육이 아닌 두꺼운 근막입니다.
볼기근에서 발생한 장력을 무릎 굽힘과 폄 작용에 전달하는 역할을 하기 때문에 중요한 조직입니다.

3

C부위에 미니볼을 적용해 주세요.

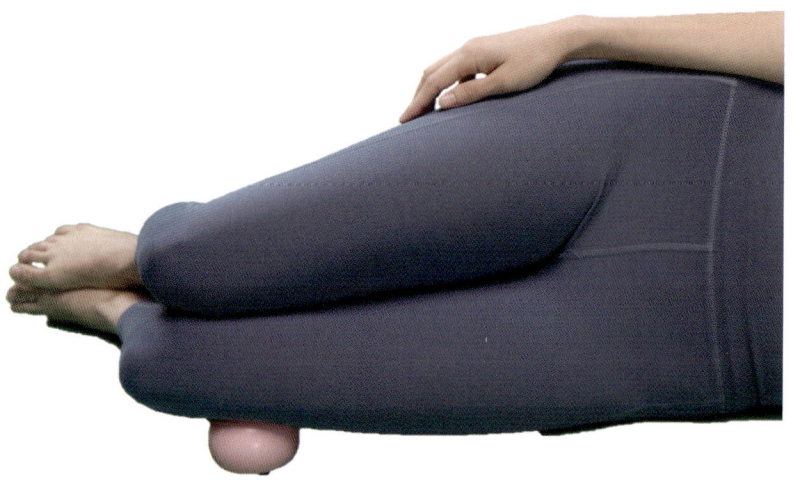

4. 궁둥구멍근 이상근 *piriformis*

근육설명 위치적으로 큰볼기근 밑에 층에 위치한 궁궁구멍근은 좌골신경통의 주요 원인으로 널리 알려진 대표적인 근육입니다. 엉치뼈와 넙적다리뼈머리끝에 붙어 엉덩관절의 외회전 움직임에 관여합니다. 궁둥구멍근의 긴장은 좌골신경통을 야기해 엉덩이 – 허벅지 뒤 – 무릎 – 발까지 통증을 야기할 수 있습니다.

준비물 | 미니볼 1개

호흡법 | 복식 호흡

공기압 레벨 -1 ~ 2

-3 -2 -1 0 1 2 3

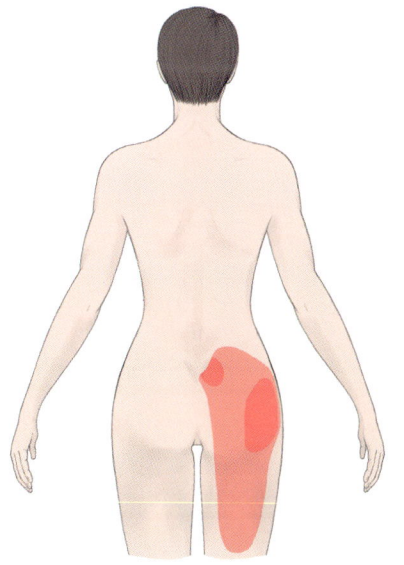

압통점 트리거포인트

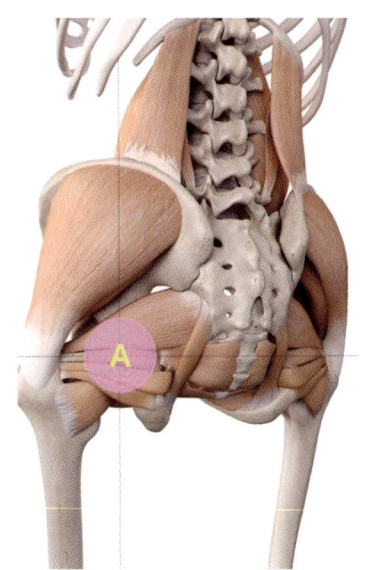

볼 포인트

커스텀 시퀀스 *custom sequence*

1 기본자세

A에 미듐볼을 놓고 가볍게 눌러 줍니다.

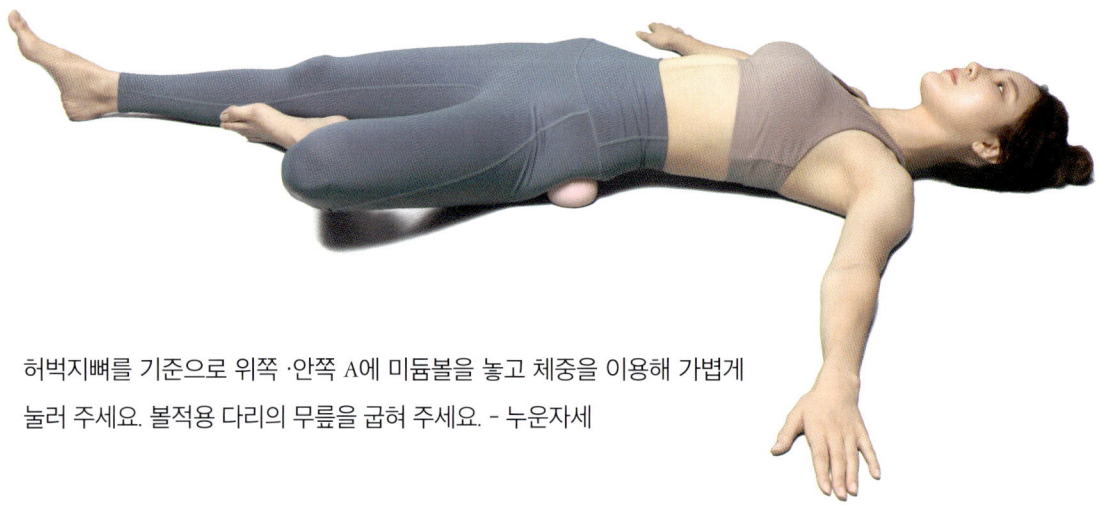

허벅지뼈를 기준으로 위쪽·안쪽 A에 미듐볼을 놓고 체중을 이용해 가볍게 눌러 주세요. 볼적용 다리의 무릎을 굽혀 주세요. - 누운자세

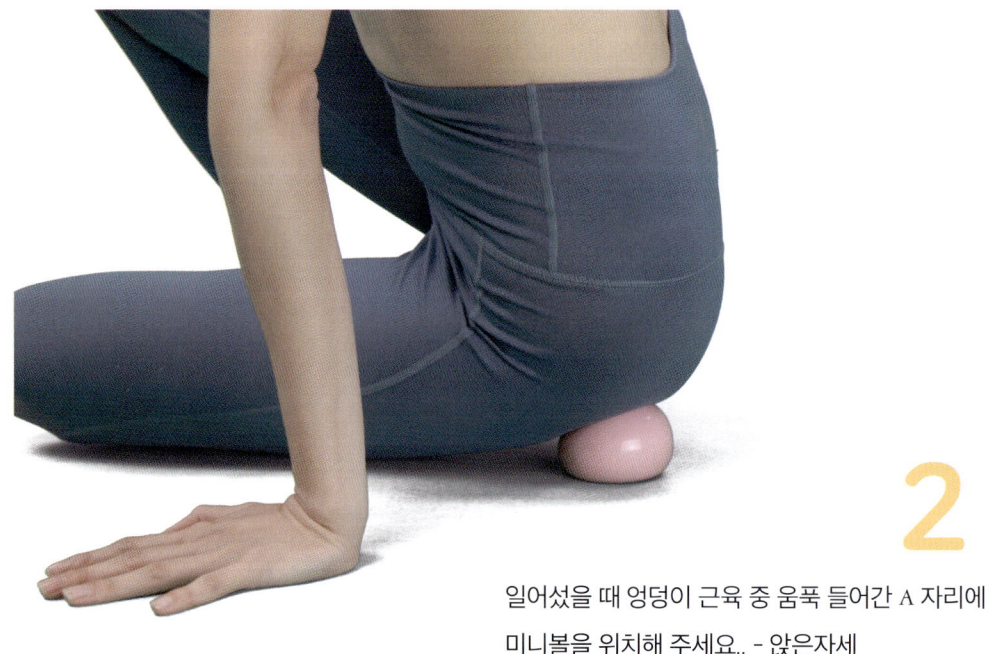

2

일어섰을 때 엉덩이 근육 중 움푹 들어간 A 자리에 미니볼을 위치해 주세요.. - 앉은자세

찾아보기

신용어

ㄱ

가시아래근   20, 23, 38, 39, 40, 45, 49, 143, 161, 200
가시위근   23, 45, 49, 133, 143, 158, 198
가쪽넓은근   19, 21
가쪽허리가로돌기사이근   98
감각이상   83
강아지 자세   182
강아지자세변형   177
거북목   217
고유수용감각   98, 251
고지혈증   214
골감소증   357
골다공증   357
골반저근육   332, 342
골반전방경사   263, 312,
골반후방경사   243, 263
관자근   21
광배근치환술   157, 162, 166, 198, 212, 213
광범위국소절제술   283
교감신경   88, 98
구심성수축   196
국소부 절제술   283
궁둥구멍근   347, 355
근막이완   88
긴가슴신경   113, 288
긴노쪽손목폄근   20, 21
긴모음근   167
긴발가락굽힘근   214
긴발가락폄근   19
긴종아리근   21
길항근   225, 249

ㄴ

나무자세   175
낙타자세   192
내폐쇄근   347
넓다리뒤근   166
넓은등근   20, 22, 38, 39, 40, 41, 42, 44, 45, 48, 53, 133, 134, 137, 139, 162, 203, 177, 180, 183, 205, 206, 207, 208, 312
넓은등근피판술   314

넓은목근   32, 66
넙다리곧은근   19
넙다리근막긴장근   19, 48
넙다리네갈래근   149, 153, 157, 166, 167, 168, 179, 190, 191, 192, 209, 211, 212, 213, 214, 216
넙다리뒤근   20, 21, 41, 155, 156, 157, 162, 163, 165, 168, 169, 170, 192, 212, 215, 216, 329, 337
넙다리빗근   19
넙적다리네갈래근   178, 183, 188
넙적다리뒤근   177, 179, 181, 182, 186, 187, 176
넙적다리뼈머리끝   355
넙치근   19, 21, 216
노쪽   18

ㄷ

대퇴근막긴장근   21
독수리자세   186
돌림근   98
두덩근   167
두덩뼈   67, 290
두덩정강근   324
두점식별테스트   90
뒤정강이근   170, 214
뒤쪽어깨세모근   161
뒤통수밑근   138
등세모근   20, 22, 31, 32, 33, 38, 39, 47, 133, 138, 142, 200, 206

ㄹ

라운드숄더   217, 301
라파티닙   217
러닝머신   214
런지   212
레그익스텐션   209
렛풀다운   207
로우풀리래터럴레이즈   198
루틴 4 포인트   89
림프절   60
림프조직   72

ㅁ

마름근   23, 33, 42, 43, 44, 47, 133, 135, 139, 141, 161, 205, 206, 207, 208, 225, 296
머리널판근   20, 23, 30, 32, 138, 225

머신어덕션   210
먼쪽   18
메뚜기자세   179
모음근   65, 157, 179, 186, 188, 210, 326, 329
목갈비근   23, 30, 31, 133, 142, 225
목빗근   20, 22, 30, 32, 66
몸쪽   18
뭇갈래근   41, 138, 143, 186, 312
미골거상 기법   88

ㅂ

바깥쪽   18
바람빼기자세   175
박쥐자세   186
반가시근   138
반활자세   176
방사선경화증   102
배가로근   67, 92, 143, 153, 154, 184, 185, 190
배곧은근   19, 67, 154, 155, 156, 164, 181, 182, 186, 187, 190, 191, 192, 290, 299, 301, 305, 332
배바깥빗근   20, 48, 67, 92, 143, 154, 178, 184, 185, 189, 299, 314
배속빗근   48, 92, 143, 153, 154, 178, 184, 185, 189, 190, 299, 314
보트자세   190
보형물삽입술   157, 198, 205
복부피판술   149, 162, 166, 198, 212, 213
복식호흡   90
부교감신경   88, 98
부리위팔근   38, 39, 42, 203
부분유방절제술   283
부종   68
빗근   310
빗장뼈   104

ㅅ

사지막대자세   191
상쌍자근   347
소 얼굴 자세   183
소머리자세   176
소머리자세변형   180
속근육   88
손가락폄근   20
손목굽힘근   202
스쿼트   213
스틸포인트   88, 99
시티드덤벨 프레스   199

시티드로우(1) 205
시티드로우(2) 206
싸이클 215

ㅇ

아기자세 183
아래등세모근 207
아래쪽 18
아로마신 217
아리미덱스 217
안쪽넓은근 19
앉은 비틀기 자세 184
앉은 숫자 4자세 185
앉은전굴자세 182
앞어깨세모근 51, 52, 53, 204
앞정강근 19, 21, 214
앞쪽어깨세모근 159, 163, 164
앞톱니근 21, 23, 61, 133, 141, 288
액와막증후군 54
양다리벌려 선 전굴자세 177, 187
양팔벌린 숫자 4 자세 189
양팔을 들어 올린자세 189
어깨관절 296
어깨밑근 36, 45, 143
어깨뼈 140
어깨서기자세 178
어깨세모근 19, 20, 35, 38, 39, 42, 133, 136, 139, 198, 199, 201
어깨올림근 23, 30, 33, 133, 142, 225, 293
어깨위신경 123
어깨충돌증후군 144
얼굴 아래로 향한 개 자세 181
업라이트로우 200
엉덩관절 305
엉덩이근육 피판술 212, 213
엉덩정강근막띠 21, 352
엉덩허리근 149, 190, 305, 306
엉치뼈 312
옆 널빤지 자세 190
옆허리 스트레칭 자세 185
오십견 121
요실금 260
원심성수축 196
위등세모근 19, 30, 293
위쪽 18
위쪽등세모근 158
위팔근 21, 22, 160, 202
위팔노근 19, 21
위팔두갈래근 19, 21, 22, 52, 53, 63, 133, 157, 159, 160, 201, 202, 189

위팔세갈래근 20, 23, 35, 36, 38, 39, 42, 63, 134, 200, 177, 205, 2 06, 208, 314
유방암 종양절제술 283
유방절제술 198
유착세포 58
의자자세 188
이마근 19, 21
익셈프라 217
일상보상패턴 89

ㅈ

자가 림프마사지 72
자율신경계 89, 90, 98
자쪽 18
자쪽손목폄근 20
작은가슴근 33, 134, 135, 136, 137, 139, 142, 191
작은볼기근 263, 264, 341
작은원근 20, 23, 45, 49, 53, 143, 161, 200
장딴지근 19, 20, 21, 170, 182, 214, 215, 216
전립선 260
전사자세 179
전사자세3 188
정상세포 58
조직확장기 157, 205
종양절제술 198
좌골신경통 355
주동근 225, 249
중간등세모근 139, 161
중간볼기근 20, 263, 264, 341
중간어깨세모근 158
중심쪽 18
쪼그려 앉은자세 180

ㅊ

척추사이근 98
척추세움근 23, 41, 137, 138, 143, 154, 162, 163, 164, 165, 166, 177, 178, 179, 180, 181, 182, 183, 186, 187, 188, 189, 190, 192, 211, 212, 213, 290, 312, 329, 332
척추세움근광배근치환술 205
척추안정성 253
척추측만증 310
척추후만증 258

ㅋ

케틀벨스윙 201
코브라자세 191
크로스오버 203
크로스워킹 216
큰가슴근 19, 21, 33, 38, 39, 40, 42, 44, 50, 51, 52, 53, 60, 133, 134, 135, 136, 137, 139, 157, 159, 163, 164, 199, 201, 203, 177, 180, 183, 189, 204, 285, 314
큰모음근 20
큰볼기근 20, 41, 153, 155, 156, 162, 163, 165, 166, 167, 168, 169, 170, 180, 186, 192, 192, 211, 216, 263, 264, 340, 341, 347
큰원근 22, 40
클로즈그립렛풀다운 208
키스텀시퀀스 89

ㅍ

파워스쿼트 211
펙덱플라이 204
프리쳐컬 202

ㅎ

하둔동맥청공지피판 335
하부천복벽동맥 피판술 299
하쌍자근 347
해부학적자세 98
허리네모근 48, 183, 185, 310
허리비틀기자세 178
허벅지뒷근육 피판술 212, 213
회전근개 45, 111, 132, 143
흉식호흡 90

구용어

ㄱ
가시아래근　45
가시위근　133
가자미근　19, 21, 216
견갑거근　23, 30, 33, 133, 142, 225, 228, 293
견갑하근　36, 45, 143
경추3번　89
경판상근　225, 293
경흉추　89
골반기저근　332, 342, 349
광배근　19, 22, 38, 39, 40, 41, 42, 44, 45, 48, 49, 118, 133, 134, 135, 137, 139, 162, 205, 206, 207, 208, 316
극상근　23, 45, 49, 121, 133, 143, 158, 198
극하근　20, 23, 38, 39, 40, 45, 49, 123, 143, 161, 200

ㄴ
내복사근　48, 92, 143, 153, 154
내전근　65, 157, 326
내측광근　19
능형근　23, 33, 42, 43, 44, 47, 115, 133, 135, 141, 161, 205, 206, 207, 208

ㄷ
다열근　41, 138, 143
대내전근　20
대둔근　20, 41, 153, 155, 156, 162, 165, 166, 167, 168, 169, 170, 210, 216, 263, 264, 340, 341, 347
대원근　22, 40
대퇴근막장근　19, 21, 48
대퇴사두근　149, 152, 153, 157, 166, 167, 168, 170, 209, 210, 212, 213, 214, 216, 270
대퇴이두근　20, 21
대퇴직근　19
대흉근　19, 21, 33, 38, 39, 40, 42, 44, 50, 51, 60, 133, 134, 135, 136, 137, 139, 144, 151, 157, 159, 163, 164, 199, 201, 203, 204, 238, 285
두판상근　20, 23, 30, 32, 138, 233
등세모근　200

ㄹ
림프부종　79

ㅁ
마름근　139, 296

ㅂ
반건양근　20, 21
반극형근　138
반막상근　20,, 21
복사근　310, 319
복직근　19, 67, 143, 149, 150, 151, 152, 153, 154, 155, 164, 249, 290, 301
복횡근　92, 143, 154, 253
봉공근　19
비복근　19, 20, 21, 170, 214, 215, 216, 276

ㅅ
사각근　23, 30, 31, 133, 142, 238
삼각근　19, 20, 35, 38, 39, 42, 126, 133, 136, 139, 158, 159, 161, 163, 164, 198, 199, 201
삼두근　20
상부대흉근　103
상부승모근　225, 293
상완근　21, 22, 160, 202
상완삼두근　23, 35, 36, 38, 39, 42, 63, 134, 200, 206, 208
상완와관절　47
상완요골근　19, 21
상완이두근　19, 21, 22, 52, 63, 157, 159, 160, 201, 202, 205
소둔근　263, 264, 340, 341, 347
소원근　20, 23, 45, 49, 53, 111, 143, 161, 200
소흉근　33, 42, 134, 135, 136, 137, 139, 142, 144
쇄골　74, 76
슬괵근　20, 21, 41, 155, 156, 157, 162, 163, 165, 166, 168, 169, 170, 212, 215, 216, 273, 329, 337
승모근　19, 20, 22, 31, 32, 33, 37, 38, 39, 47, 122, 133, 135, 138, 142, 158, 161, 206, 207

ㅇ
오훼완근　38, 39, 42, 203
외복사근　20, 48, 92, 143, 154
외측광근　21, 19
요방형근　48, 258, 310, 319
요천추　89
이상근　347, 355

ㅈ
장경인대　21, 352
장내전근　167
장비골근　21
장요근　149, 150, 152, 244, 246, 305, 306
장요측수근신근　20, 21
장지굴근　214
장지신근　19
전거근　21, 23, 62, 113, 133, 141, 288
전경골　19, 21, 214, 266
전두근　19, 21
전삼각근　39, 51, 204
중둔근　20, 258, 263, 264, 340, 341, 347
중부승모근　139
지신근　20

ㅊ
척추기립근　23, 41, 137, 138, 143, 154, 162, 163, 164, 165, 205, 210, 213, 312, 212
척측수근신근　20
천골　89
체액　80, 82
추간근　98
측두근　21
치골근　167

ㅎ
활경근　66
회전근　98
회전근개　45, 46
횡골기간근　98
후경골근　170, 214
후두하근　138, 231
후두환추　89
후삼각근　37
흉쇄유돌근　20, 22, 30, 32, 66, 151, 235
흉요추　89
흉추3번　89
흉추5번　89

영어

A
abductor longus 167
abductor magnus 20
adductors 65, 157, 210, 326
Adho Mukha Svanasana 181
ALND 54
anatomy position 98
anthracycline chemotherapy 171
Ardha Dhanurasana 176
axillary web syndrome 24, 54

B
balasana 183
Bhujangasana 191
biceps brachii 19, 21, 22, 63, 157, 159, 160, 201, 202, 205
biceps femoris 20
biologic therapy 171
brachialis 21, 22, 160, 202
brachioradialis 19, 21

C
C5 89
cardiocascular disorders 24, 171
cervicothoracic 89
Chaturanga Dandasana 191
clavicle 104, 286
close-grip lat pull down 208
common compensatory pattern 89
corachobrachialis 38, 39, 203
cow face & clasp hands gomukhasana 176
cross over 203
cross wakling 216
cutaneous sensory disorders 24
cycle 215

D
deep breathing 88, 99
deltoid 19, 20, 35, 37, 39, 126, 133, 136, 139, 158, 161, 163, 164, 198, 199, 201, 204
diet 24, 279
disital 18
doxorubicin 171

E
Eka Pada Utkatasana 185, 189
erector spinae 23, 41, 137, 138, 143, 154, 162, 163, 164, 165, 166, 205, 211, 213, 312
extensor carpi radialis longus 20, 21
extensor carpi ulnaris 20
extensor digitorum longus 19, 20
external oblique 20, 48, 92, 143, 154, 264

F
fatigue 24, 193
fibularis longus 21
flexor digitorum longus 214
frontalis 19, 21

G
Garudasana 186
gastrocnemius 19, 20, 21, 214, 215, 216, 276
gluteus maximus 20, 41, 155, 156, 211, 263, 153, 162, 163, 165, 166, 167, 168, 169, 216, 264, 340, 347
gluteus medius 20, 258, 263, 264, 340, 347
gluteus minimus 264, 340, 347
gluteus muscles 258
Gomukhasana 180, 183

H
hamstirng 20, 21, 41, 155, 157, 162, 163, 165, 166, 169, 215, 216, 273, 329, 337

I
iliopsoas 149, 150, 152, 244, 305
iliotibial tract 21, 352
inferior 18
infraspinatus 20, 23, 38, 39, 40, 45, 123, 143, 161, 200
innervated TRAM 83
insomnia 24, 217
internal oblique 48, 92, 143, 153, 154
interspinalis 98
intertransversarii 98

K
kettlebell swing 201
knee flexion 264
kyphosis 258

L
lat pull downs 207
lateral 18
latissimus dorsi 20, 22, 38, 39, 40, 41, 42, 44, 48, 118, 133, 134, 135, 137, 139, 162, 203, 205, 206, 207, 208, 316
leg extensions 209
levator scapulae 23, 30, 33, 133, 142, 225, 228, 293
low pulley lateral raises 198
lumbosacral 89
lunge 213
lymph edema 68

M
machine adductions 210
medial 18
middle pectoralis major 108
middle trapezius 139
multifidus 41, 138, 143

N
National Cancer Institute 193
naukasana 190
neuropathic pain 129
non-innervated TRAM 83
NSAIDS 55

O
oblique muscles 310, 319
occipito-atlanal 89
osteopenia 24
osteoporosis 24

P
paresthesia 83
Parivrtta Sukhasana 184
Parivrtta Utkatasana 178
Parsva Sukhasana 185
Paschimottanasana 182
pec deck flys 204

pectineus 167
pectoralis 40
pectoralis major 19, 21, 33, 38, 39, 42, 44, 60, 129, 133, 134, 136, 137, 139, 151, 157, 159, 163, 164, 199, 201, 203, 204, 238, 285,
pectoralis minor 33, 42, 129, 134, 135, 136, 137, 139, 142
pelvic cross 255, 321
pelvic floor muscles 260, 332, 342, 349
piriformis 355
platysma 32, 66
power squats 211
Prasarita Padottanasana 177, 187
preacher curls 202
proximal 18

Q
quadratus lumborum 48, 258, 310, 319
quadriceps 149, 152, 153, 157, 166, 167, 168, 209, 211, 213, 214, 216, 270

R
radial 18
radiation fibrosis 24, 25, 102
rectus abdominis 19, 67, 143, 149, 150, 151, 152, 153, 154, 155, 156, 164, 249, 290, 301
rectus femoris 19, 23, 33, 42, 43, 133, 135, 139, 141, 161, 205, 206, 207, 208, 296, 115
rotator cuff 45, 143
rotatores 98
running machine 214

S
sacrum 89
Salamba Sarvangasana 178
sartorius 19
scalene muscles 23, 30, 31, 133, 142, 238
scapular 129
seated dumbell presses 199
seated row 205
semimembranosus 20, 21
semispinalis 138
semitendinosus 20, 21
serratus anterior 21, 23, 63, 113, 133, 141, 288
shalabhasana 179
shoulder abduction 119
shoulder depression 129
shoulder dysfunction and pain 24, 129
shoulder sequence 102
SKIN TRACTION 55
SOFT TISSUE MOBILIZATION 55
soleus 19, 21, 216
splenius capitis 20, 23, 30, 32, 138, 233
splenius cervicis 225, 293
sternocleidomastoid 20, 22, 30, 32, 66, 151, 235
still point 88, 99
suboccipital,m 138, 231
subscapularis 36, 45, 143
superior 18
supraspinatus 23, 45, 121, 133, 143, 158, 198
swelling 24

T
T3 89
T5 89
Tadasana Pavanmuktasana 175
tamoxifen 171
temporalis 21
tensor fascia lata 19, 21, 48, 352
teres major 22, 40
teres minor 20, 23, 45, 111, 143, 161, 200
thoracolumbar 89
tibialis anterior 19, 21, 214, 266
tibialis posterior 214
transversus abdominis 92, 143, 154, 253
trapezius 20, 22, 31, 32, 33, 37, 39, 133, 135, 138, 142, 158, 161, 200, 206, 207, 225, 293
trastuzumab 171
triceps brachii 20, 23, 35, 36, 38, 39, 42, 63, 134, 200, 206, 208
two point discrimination 90

U
ulnar 18
Upavesasana 180
Upavistha Konasana 186
upper pectoralis major 103
upper trapezius 19
upright row 200
Ustrasana 192
Utkatasana 188
Uttana shishosana 177, 182

V
Vasisthasana 190
vastus lateralis 19, 21
vastus medialis 19
vibrating 88, 99
Virabhadrasana 179, 188
vrksasana 175, 189

W
wrist flexor 202

대표 참고문헌

1. Andersen KG, Duriaud HM, Kehlet H, Aasvang EK (2017) The relationship between sensory loss and persistent pain 1 year after breast cancer surgery. J Pain 18:1129–1138. https://doi.org/10.1016/j.jpain.2017.05.002

2. Beugels, J., Cornelissen, A. J. M., Spiegel, A. J., Heuts, E. M., Piatkowski, A., Van der Hulst, R. R. W. J., & Tuinder, S. M. H. (2017). Sensory recovery of the breast after innervated and non-innervated autologous breast reconstructions: A systematic review. Journal of Plastic, Reconstructive & Aesthetic Surgery, 70(9), 1229-1241.

3. Buja, A., Pierbon, M., Lago, L., Grotto, G., & Baldo, V. (2020). Breast cancer primary prevention and diet: an umbrella review. International journal of environmental research and public health, 17(13), 4731.

4. Byrd DR, Lawton TJ, Moe RE. Axillary web Surg. 2001;181(5):434-439.

5. Cancer Research UK(2017) Exercises after breast reconstruction using muscle. http://www.cancerresearchuk.org/about-cancer/breastcancer/ treatment/surgery/breastreconstruction/exercisesback-muscles, Published July, 13, 2017

6. Cheville AL, Tchou J (2007) Barriers to rehabilitation following surgery for primary breast cancer. J Surg Oncol 95(5):409–418

7. Coughlin, S. S., Ayyala, D., Majeed, B., Cortes, L., & Kapuku, G. (2020). Cardiovascular disease among breast cancer survivors. Cardiovascular disorder and medicine, 2(1).

8. Effectiveness of early physiotherapy to prevent lymphoedema after surgery for breast cancer: randomised, single blinded, clinical trial. Bmj, 340. Ewertz, M., & Jensen, A. B. (2011). Late effects of breast cancer treatment and potentials for rehabilitation. Acta Oncologica, 50(2), 187-193.

9. Futter, C. M., et al. "Do pre-operative abdominal exercises prevent post-operative donor site complications for women undergoing DIEP flap breast reconstruction? A twocentre, prospective randomised controlled trial." British journal of plastic surgery 56.7 (2003): 674-683.

10. Giacalone, A., Alessandria, P., & Ruberti, E. (2019). The physiotherapy intervention for shoulder pain in patients treated for breast cancer: Systematic review. Cureus, 11(12).

11. Hayes, S. C., Janda, M., Cornish, B., Battistutta, D., & Newman, B. (2008). Lymphedema after breast cancer: incidence, risk factors, and effect on upper body function. Journal of clinical oncology, 26(21), 3536-3542.

12. Johansen, S., Fosså, K., Nesvold, I. L., Malinen, E., & Fosså, S. D. (2014). Arm and shoulder morbidity following surgery and radiotherapy for breast cancer. Acta oncologica, 53(4), 521-529.

13. Kibler, W. B., Sciascia, A. D., Uhl, T. L., Tambay, N., & Cunningham, T. (2008). Electromyographic analysis of specific exercises for scapular control in early phases of shoulder rehabilitation. The American journal of

14. Kim, M. (2021). Development of a Customized rehabilitation program for physical function of breast cancer survivors(Doctoral dissertation, Korea University).

15. Kim, M., Lee, M., Kim, M., Oh, S., Jung, S., & Yoon, B. (2019). Effectiveness of therapeutic inflatable ball self-exercises for improving shoulder function and quality of life in breast cancer survivors after sentinel lymph node dissection. Supportive Care in Cancer, 27(7), 2349-2360

16. Koehler, L. A. (2006). Axillary web syndrome and lymphedema, a new perspective. Lymph Link, 18(3), 9-10.

17. Lacomba, M. T., Sánchez, M. J. Y., Goñi, Á. Z., Merino, D. P., del Moral, O. M., Téllez, E. C., & Mogollón, E. M. (2010).

18. Lee, S. A., Kang, J. Y., Kim, Y. D., An, A. R., Kim, S. W., Kim, Y. S., & Lim, J. Y. (2010). Effects of a scapula-oriented shoulder exercise programme on upper limb dysfunction in breast cancer survivors: a randomized controlled pilot trial. Clinical rehabilitation, 24(7), 600-613.

19. Leidenius M, Leppanen E, Krogerus L, von web syndrome after sentinel node biopsy and Surg. 2003;185(2):127-130.

20. Ma, Y., Hall, D. L., Ngo, L. H., Liu, Q., Bain, P. A., & Yeh, G. Y. (2021). Efficacy of cognitive behavioral therapy for insomnia in breast cancer: a meta-analysis. Sleep Medicine Reviews, 55, 101376.

21. Moskovitz AH, Anderson BO, Yeung RS, Byrd syndrome after axillary dissection. Am J Surg. 2. Severeid K, Simpson J, Templeton B, York R, cording among patients with breast cancer of Rehabilitation Oncology. 2007;25(4):8-13.

22. Mustonen L, Aho T, Harno H, Sipilä R, Meretoja T, Kalso E (2019) What makes surgical nerve injury painful? A 4-year to 9-year follow-up of patients with intercostobrachial nerve resection in women treated for breast cancer. Pain 160:246–256

23. Nelson, N. L. (2016). Breast cancer–related lymphedema and resistance exercise: a systematic review. Journal of strength and conditioning research, 30(9), 2656-2665.

24. Palesh, O., Scheiber, C., Kesler, S., Mustian, K., Koopman, C., & Schapira, L. (2018). Management of side effects during and post-treatment in breast cancer survivors. The breast journal, 24(2), 167-175.

25. Partridge, A. H., Burstein, H. J., & Winer, E. P. (2001). Side effects of chemotherapy and combined chemohormonal therapy in women with early-stage breast cancer. JNCI Monographs, 2001(30), 135-142.

26. R, Hummel-Berry K, Leiserowitz A. Lymphatic of melanoma referred to physical therapy.

27. Ramin, C., May, B. J., Roden, R., Orellana, M. M., Hogan, B. C., McCullough, M. S., ... & Visvanathan, K. (2018). Evaluation of osteopenia and osteoporosis in younger breast cancer survivors compared with cancer-free women: a prospective cohort study. Breast Cancer Research, 20(1), 1-10.

28. Rietjens, M., De Lorenzi, F., Andrea, M., Petit, J. Y., Chirappapha, P., Hamza, A., ... & Giuseppe, L. (2015). Technique for minimizing donor-site morbidity after pedicled TRAM-flap breast reconstruction: outcomes by a single surgeon's experience. Plastic and reconstructive surgery Global open, 3(8).

29. Rindom MB, Gunnarsson GL, Lautrup MD, et al. Shoulderrelated donor site morbidity after delayed breast reconstruction with pedicled flaps from the back: An open label randomized controlled clinical trial. J Plast Reconstr Aesthet Surg. 2019;72(12):1942---1949, http://dx.doi.org/10.1016/j.bjps.2019.07.027

30. Shao, Y. W., Shu, Q., Xu, D., Teng, H., Wu, G. S., Hou, J. X., & Tian, J. (2021). Effect of different rehabilitation training timelines to prevent shoulder dysfunction among postoperative breast cancer patients: study protocol for a randomized controlled trial. Trials, 22(1), 1-9.

31. Sharma, M., Lingam, V. C., & Nahar, V. K. (2016). A systematic review of yoga interventions as integrative treatment in breast cancer.Journal of cancer research and clinical oncology, 142(12), 2523-2540.

32. Smith, J., Dahm, D. L., Kaufman, K. R., Boon, A. J., Laskowski, E. R., Kotajarvi, B. R., & Jacofsky, D. J. (2006). Electromyographic activity in the immobilized shoulder girdle musculature during scapulothoracic exercises. Archives of physical medicine and rehabilitation, 87(7), 923-927.

33. Smitten K. Motion restriction and axillary axillary clearance in breast cancer. Am J lymphedema, a new perspective. Lymph Link.

34. Soriano-Maldonado, A., Carrera-Ruiz, Á ., Dí ez-Ferná ndez, D. M., Esteban-Simó n, A., Maldonado-Quesada, M., Moreno-Poza, N., & Casimiro-Andú jar, A. J. (2019). Effects of a 12-week resistance and aerobic exercise program on muscular strength and quality of

life in breast cancer survivors: Study protocol for the EFICAN randomized controlled trial. Medicine, 98(44). sports medicine, 36(9), 1789-1798.

35. TRAM-Flap breast reconstruction: Outcomes by a single surgeon's experience. Plast Reconstr Surg Global Open. 2015;3(8), e476-e476.

36. Warpenburg, M. J. (2014). Deep friction massage in treatment of radiation-induced fibrosis: rehabilitative care for breast cancer survivors. Integrative Medicine: A Clinician's Journal, 13(5), 32.

37. Warrier S, Hwang S, Koh CE, Shepherd H, Mak C, Carmalt H, Solomon M (2014) Preservation or division of the intercostobrachial nerve in axillary dissection for breast cancer: meta-analysis of randomised controlled trials. Breast 23:310–316

38. Zimmermann, A., Wozniewski, M., Szklarska, A., Lipowicz, A., & Szuba, A. (2012). Efficacy of manual lymphatic drainage in preventing secondary lymphedema after breast cancer surgery. Lymphology, 45(3), 103-112.

페인프리테라피 소개

    체형변형으로 고생하시는 수많은 분들을 겪으면서 신체기능 저하와 만성통증의 본질적 원인을 찾지 못하고 오랜 시간 동안 질환으로 발전시킨다는 것이 매우 안타까웠습니다. 페인프리테라피의 목표는 변형된 체형을 바로 잡아 신체기능 향상과 만성통증 관리하는 것입니다. 체형변형의 원인은 매우 다양합니다. 잘못된 생활습관·외상에 의한 변형·수술적 치료 후 근육 단축·근막유착·심리적 요인 등 다양한 원인에 의해 체형은 변형될 수 있습니다. 또한, 외상성 수술 후 성공적인 수술이러라도 신체의 물리적·구조적 손상에 의해 신체에 무리가 가는 것이 필연적입니다. 성장기 아동·바쁜 현대인·어르신들의 경우에도 신체적 제한은 자연스러운 신체기능에 부담을 주기 때문에 불편함 증가·신체기능 저하·통증 감소 등을 경험할 수 있습니다. 체형교정은 단시간에 해결될 문제가 아닙니다. 꾸준한 관리와 운동이 필수적입니다. 바쁜일상 생활 속에 지속적인 자기관리를 한다는 것은 매우 어려운 일입니다. 페인프리테라피는 체형교정관리에 탁월한 노하우를 보유하고 있습니다. 체형교정·신체기능 향상을 통해 보다나은 삶의 질을 영유할수 있도록 노력할 것과 고객들과 소통하며 만족하실 때까지 끊임없는 노력을 약속을 드립니다.

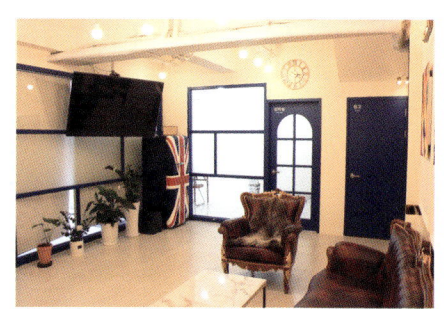
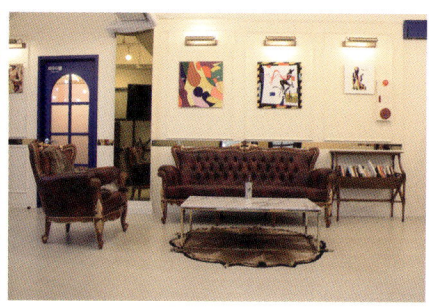
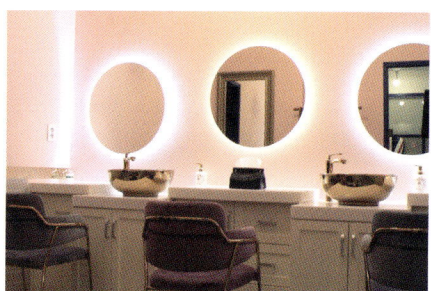
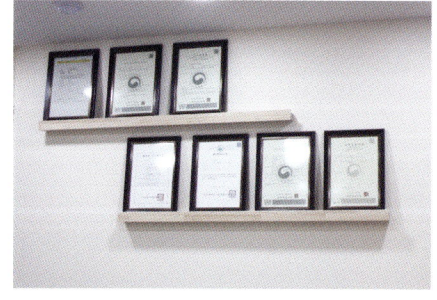
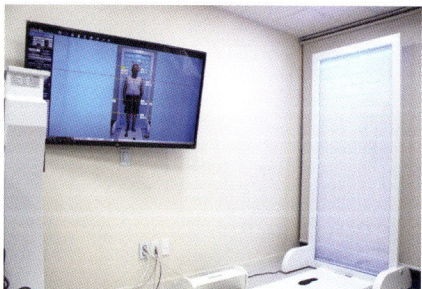
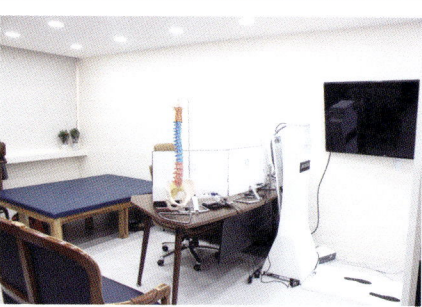
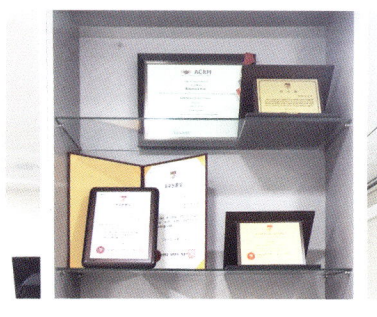
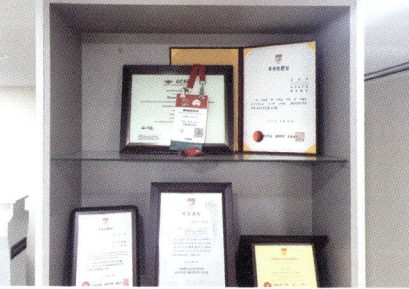
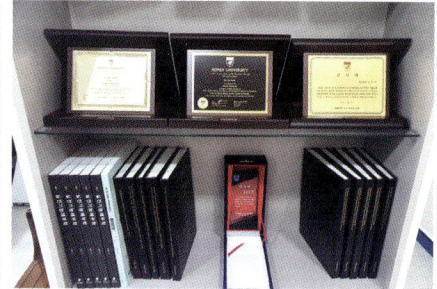

페인프리테라피 고객

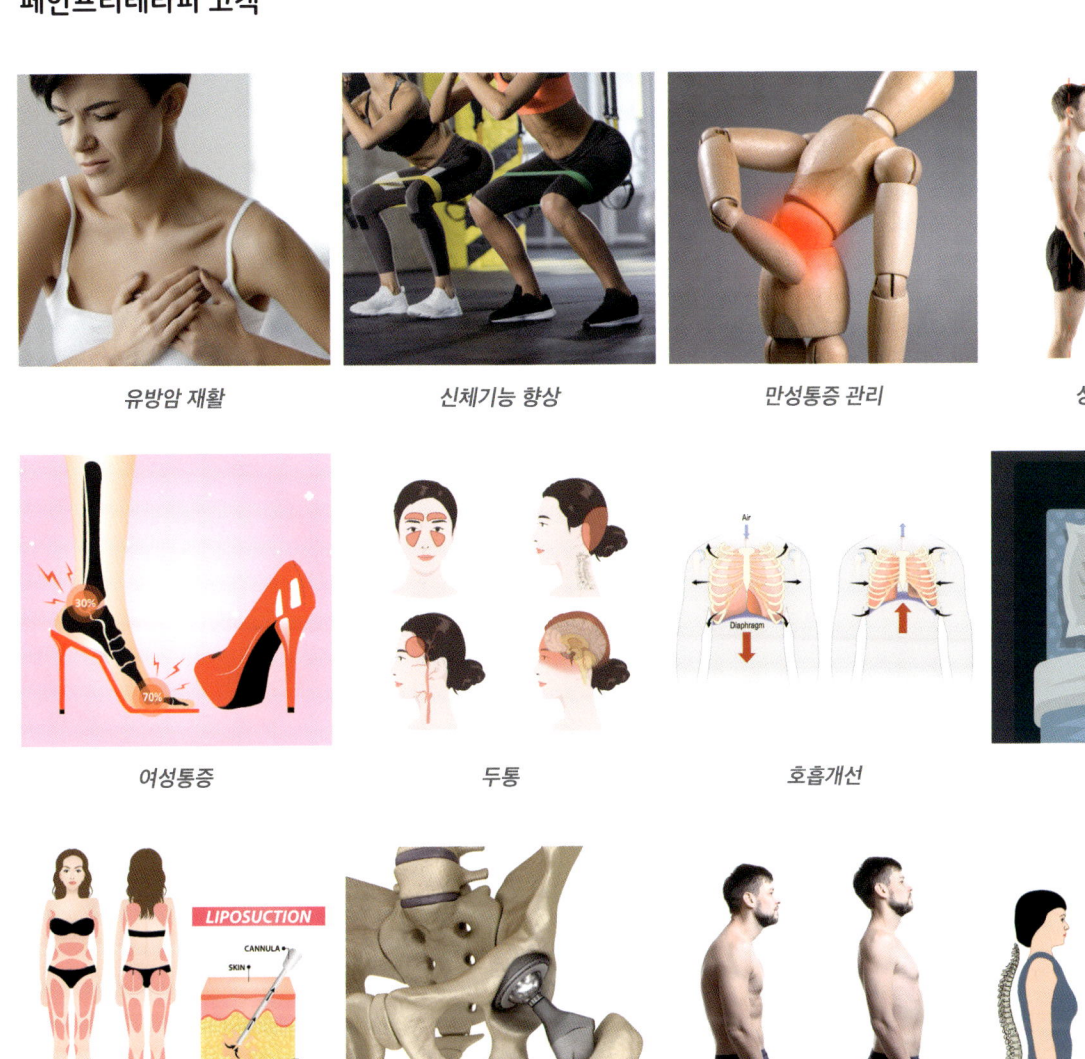

| 유방암 재활 | 신체기능 향상 | 만성통증 관리 | 성장기 체형관리 |

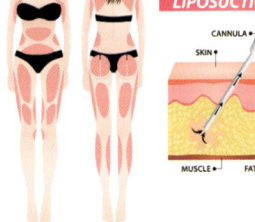 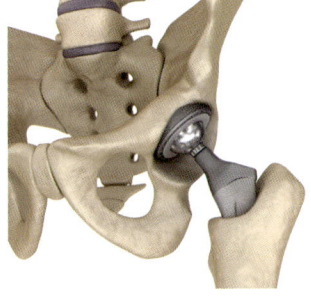 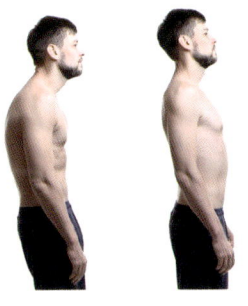 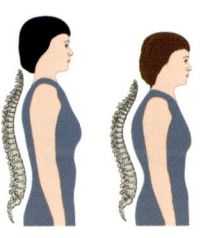

여성통증 · 두통 · 호흡개선 · 불면증

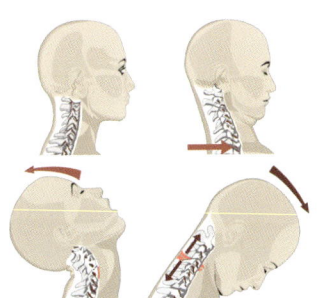 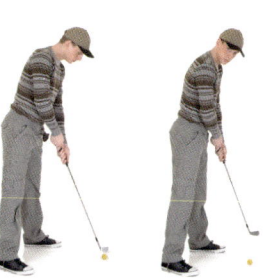 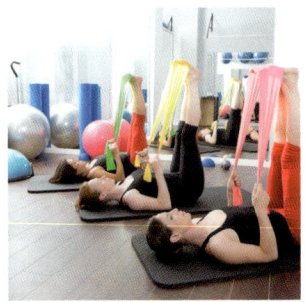 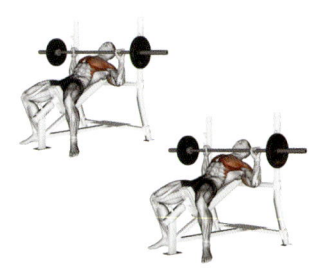

성형수술 후 재활운동 · 수술 후 재활운동 · 거북목 라운드숄더 · 굽은허리

사고 후유증 · 스포츠 퍼포먼스 향상 (골프, 야구, 농구, 축구) · 필라테스, 요가 · 피트니스 퍼포먼스향상